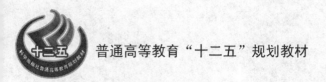

普通高等教育"十二五"规划教材

全国高等医学院校
中医药类系列教材

中西医结合儿科学

王 茹 主编

科学出版社
北京

内容简介

本教材为全国高等医学院校中医药类教材之一。全书共16章,分总论和各论两大部分。总论主要包括绪论和儿科学基础。各论分别介绍各个系统疾病。本教材坚持"三基、五性、三特定"的原则,以"精"、"新"、"实"为特点。注重体现中西医结合特色,目的是使学生掌握中西医结合儿科学基本知识和技能、中西医结合的思维方式、儿科临床常见病和多发病及部分疑难病的病因病理、临床表现、实验室及相关检查、诊断、鉴别诊断和治疗。结合实验教学,使学生掌握临床工作的基本操作和基本技能。

本教材的使用对象为全国高等医学院校和中医药院校中西医结合专业的本科生,也适用于其他各层次中西医结合儿科临床工作者。

图书在版编目(CIP)数据

中西医结合儿科学 / 王茹主编. —北京:科学出版社,2012.9
全国高等医学院校中医药类系列教材
ISBN 978-7-03-035288-0

Ⅰ. ①中… Ⅱ. ①王… Ⅲ. ①儿科学-中西医结合-医学院校-教材 Ⅳ. ①R72

中国版本图书馆 CIP 数据核字(2012)第 187128 号

丛书策划:潘志坚 方 霞 / 责任编辑:闵 捷 余 杨
责任印制:刘 学 / 责任校对:刘珊珊

科学出版社 出版
北京东黄城根北街16号
邮政编码:100717
http://www.sciencep.com

南京展望文化发展有限公司排版
江苏省句容市排印厂印刷
科学出版社发行 各地新华书店经销

*

2012年9月第 一 版 开本:889×1194 1/16
2012年9月第一次印刷 印张:28
字数:589 000
定价:53.00元

专家指导委员会

主 任 委 员 吕志平
副主任委员 王亚利
　　　　　　 哈木拉提·吾甫尔
　　　　　　 曹文富
委员（按姓氏笔画排序）

卜　平（扬州大学）	王　茹（河北医科大学）
王　滨（内蒙古医科大学）	王四平（河北医科大学）
王亚利（河北医科大学）	王志文（河北联合大学）
牛　阳（宁夏医科大学）	方朝义（河北医科大学）
卢　勇（新疆医科大学）	吕志平（南方医科大学）
刘晓伟（南方医科大学）	安冬青（新疆医科大学）
李　波（内蒙古医科大学）	李义凯（南方医科大学）
杨　柳（南方医科大学）	杨思进（泸州医学院）
张一昕（河北医科大学）	张再康（河北医科大学）
张星平（新疆医科大学）	范利国（山西大同大学）
罗　仁（南方医科大学）	周迎春（南方医科大学）
孟庆才（新疆医科大学）	赵国平（暨南大学）
赵春妮（泸州医学院）	郝福明（内蒙古医科大学）
哈木拉提·吾甫尔（新疆医科大学）	贺松其（南方医科大学）
贾春生（河北医科大学）	钱　静（扬州大学）
徐志峰（河北医科大学）	黄　泳（南方医科大学）
曹文富（重庆医科大学）	彭　康（南方医科大学）
董尚朴（河北医科大学）	韩雪梅（内蒙古医科大学）
湖　波（内蒙古医科大学）	翟　伟（内蒙古医科大学）

《中西医结合儿科学》编委会

主　编　王　茹
副主编　马君蓉　王孟清
　　　　熊　磊　翟文生
编　委（按姓氏笔画排序）

马君蓉（泸州医学院）	王　茹（河北医科大学）
王孟清（湖南中医药大学）	尹蔚萍（云南中医学院）
田　君（河北医科大学）	冉志玲（泸州医学院）
任献青（河南中医学院）	刘小渭（山西中医学院）
刘晓辉（内蒙古医科大学）	孙灵娇（河北医科大学）
李巧颖（重庆医科大学）	周　盈（新疆医科大学）
周永红（暨南大学）	赵　晔（山西大同大学）
徐正莉（南方医科大学）	崔瑞琴（宁夏医科大学）
谢　静（湖南中医药大学）	翟文生（河南中医学院）
熊　磊（云南中医学院）	

全国高等医学院校中医药类
系列教材

总　序

教材建设是教学改革的重要组成部分，是提高高等院校教学质量、培养优秀人才的关键之一。如何进一步做好新时期教材建设工作，教育部在《关于"十二五"普通高等教育本科教材建设的若干意见》中已明确指出：坚持育人为本，适应不同类型高等学校需要和不同教学对象需要，编写推介一大批符合教育规律和人才成长规律的具有科学性、先进性、适用性的优秀教材，进一步完善具有中国特色的普通高等教育本科教材体系。中医药事业的不断发展，对中医药人才培养质量、知识结构、专业能力、综合素质提出了新的更高的要求，改进和完善中医药类本科教材的重要性和必要性日益突出，成为中医药事业发展的基础性工程。

为了进一步提高高等医学院校中医药类本科教材的质量，更好地把握高等医学院校和综合性大学中医药类专业本科教学改革和课程体系建设，满足高等医学院校中医药类专业本科的培养要求和教学需求，打造教师"易讲"、学生"乐学"的系列教材，科学出版社和全国高等医学院校中医药类教材专家指导委员会共同组织了供高等医学院校中医药类专业本科生使用的"全国高等医学院校中医药类系列教材"的编写项目。我们采用了"跨校、跨区域合作，出版社协助"的模式，由全国十余所高等医学院校中医药类专业的教学名师、优秀学科带头人、教学一线的教授专家共同参与，以"明确培养方向，优化编写体例，打造学生'乐学'教材"为原则，以教育部新版的教学大纲和国家中医执业医师、执业中药师资格考试要求为依据，充分吸收现有各版本中医药类教材的特色与合理之处并有所创新，努力打造遵循中医药教育规律、满足高等医学院校中医药类专业的培养目标需求、具有时代精神的高品质教材。

本系列教材是科学出版社和全国高等医学院校中医药类教材专家指导委员会首次合作项目，各方领导高度重视，从教材规划到编写和编辑的各个环节，精心组织，层层把关，步步强化，意在提高教材的内在质量。在教材内容组织上，力争概念准确，理论体系完整，知识点完备，内容精练,切合教学实际和临床实践所需,体现"创新性"和"实用性";在教材版式设计上,力求编排新颖,版式紧凑,形式多样,主体层次清晰,类目与章节安排合理、有序,体现"清晰性"、"易读性"及"实用性"。

在本系列教材策划、主编遴选及审定稿等过程中,得到了全国各高等医学院校的大力支持,在此致以衷心的感谢!让我们为成功打造中医药类本科精品教材共同努力!

全国高等医学院校中医药类教材专家指导委员会

2012 年 7 月

前 言

本教材是全国高等医学院校中医药类系列教材之一,是在全国高等医学院校中医药类系列教材专家指导委员会和科学出版社统一规划、宏观指导下,依据《中西医结合儿科学》教学大纲的要求编写的,来自全国13所大学的19位具有丰富临床经验和教学经验的教授和资深教师参加了编写。本教材的编写坚持科学性、先进性、实用性的原则,注重从本专业的教学特点和临床工作的实际需要出发,对中、西医儿科学的理论知识进行合理取舍,努力寻求中、西医的结合点,尽量使中、西医两种思维模式在临床实践中达到协调一致。由于西医的病名比较规范,故在疾病命名上以西医病名为主,在内容的编写方面,均采用中医列前、西医列后的形式,以期全书体例统一。教材中各论所列疾病均为临床常见病、多发病。为了编好这套教材,我们不仅吸取了其他中西医结合儿科学教材建设的成功经验,还参考了各中、西医院校使用的相关规划教材。希望能通过我们的努力,使本教材既突出中医辨证论治的特点,又体现西医的现代诊疗方法,并尽量反映我国现阶段中西医结合在儿科领域中所取得的成果,以便更好地为儿科的教学与临床服务。

本教材经集体讨论、审定,但限于编者水平,教材中疏漏之处在所难免,殷切期望各院校师生在使用过程中,不断发现问题,提出宝贵意见,以便再版时进一步修订,使其日臻完善。

主 编
2012年3月

目　录

总序
前言

总　论
001

第一章　绪论 ... 003

第二章　儿科学基础 ... 011
第一节　小儿年龄分期 ... 011
第二节　小儿生长发育 ... 013
第三节　儿童各期保健 ... 019
第四节　小儿生理病理特点 ... 021
第五节　儿科诊法概要 ... 023
第六节　儿科治疗概要 ... 033
第七节　儿科体液平衡的特点和液体疗法 ... 044

各　论
055

第三章　新生儿与新生儿疾病 ... 057
第一节　新生儿系统概论 ... 057
第二节　新生儿缺氧缺血性脑病 ... 062
第三节　新生儿黄疸 ... 068
第四节　新生儿寒冷损伤综合征 ... 076
第五节　新生儿脐部疾患 ... 081

第四章　呼吸系统疾病　　086
第一节　小儿呼吸系统概论　　086
第二节　急性上呼吸道感染　　089
　　　　附　反复呼吸道感染　　094
第三节　急性支气管炎　　097
第四节　肺炎　　100
第五节　支气管哮喘　　109

第五章　消化系统疾病　　119
第一节　小儿消化系统概论　　119
第二节　小儿口炎　　121
第三节　胃炎　　127
第四节　小儿腹泻　　133

第六章　营养性疾病　　145
第一节　小儿营养基础与婴儿喂养　　145
第二节　蛋白质-能量营养不良　　149
第三节　小儿肥胖症　　156
第四节　维生素 D 缺乏性佝偻病　　161

第七章　循环系统疾病　　171
第一节　小儿循环系统概论　　171
第二节　病毒性心肌炎　　175
第三节　充血性心力衰竭　　181
第四节　先天性心脏病　　187
　　　　附　一、法洛四联症　　193
　　　　　　二、几种常见的先天性心脏病的鉴别　　194

第八章　神经肌肉系统疾病　　195
第一节　小儿神经系统概论　　195
第二节　化脓性脑膜炎　　200
第三节　病毒性脑炎　　205
第四节　小儿癫痫　　211

第五节 脑性瘫痪 219

第九章 泌尿系统疾病 225
第一节 小儿泌尿系统概论 225
第二节 急性肾小球肾炎 229
第三节 肾病综合征 237
第四节 泌尿道感染 245

第十章 造血系统疾病 251
第一节 小儿造血系统概论 251
第二节 小儿贫血总论 253
第三节 营养性缺铁性贫血 256
第四节 特发性血小板减少性紫癜 263

第十一章 小儿心理行为异常性疾病 269
第一节 注意力缺陷多动障碍 269
第二节 多发性抽动综合征 274

第十二章 内分泌及代谢性疾病 280
第一节 小儿内分泌系统概论 280
第二节 儿童糖尿病 282
第三节 先天性甲状腺功能减退症 290
第四节 性早熟 294

第十三章 结缔组织及免疫性疾病 301
第一节 结缔组织及免疫系统概论 301
第二节 风湿热 304
第三节 幼年特发性关节炎 310
第四节 过敏性紫癜 317
第五节 皮肤黏膜淋巴结综合征 322

第十四章 感染性疾病 328
第一节 麻疹 328

第二节　风疹　335
第三节　幼儿急疹　339
第四节　猩红热　341
第五节　水痘　347
第六节　手足口病　351
第七节　流行性腮腺炎　357
第八节　中毒型细菌性痢疾　361
第九节　传染性单核细胞增多症　366

第十五章　小儿急症

第一节　心搏呼吸骤停与心肺复苏术　371
第二节　小儿惊厥　376
第三节　感染性休克　385

第十六章　中医其他病证

第一节　咳嗽　392
第二节　腹痛　396
第三节　积滞　400
第四节　厌食　403
第五节　尿血　406
第六节　遗尿　408
第七节　夜啼　411
第八节　夏季热　414

附录

一、小儿常见实验室检查正常值　417
二、小儿推拿疗法　420
三、历代中医儿科重要著作　422
四、计划免疫实施程序　423
五、常用方剂索引　423
六、常用中成药索引　432

中西医结合儿科学

总论

第一章
绪 论

导 学

本章主要介绍中医儿科学理论体系的形成和发展,西医儿科学的传入和在中国儿科领域的贡献以及中西医结合儿科学的形成和成就。其中中西医结合儿科学在基础理论及临床实践方面的成就是本章的重点。

通过学习,掌握中西医结合儿科学在基础理论及临床实践方面的主要成就。熟悉中医儿科学在各个历史时期的重大学术进步、重要的医家以及其著作和学术思想。了解西医儿科学在我国儿科领域的影响和贡献。

中西医结合儿科学是融会中西医两种医学理论体系及诊疗方法之长,研究小儿自胎儿期至青春期的生长发育、生理病理、预防保健以及疾病诊断和治疗的临床医学学科。它是中西医结合临床医学专业的主干课程之一,在中西医结合临床学科中占有重要地位。

中西医结合儿科学的发展,经历了中医儿科学独立发展、西医儿科学进入、中西医融会和结合的阶段。在小儿疾病的诊治、预防和保健方面积累了极其丰富的经验,为中华民族的繁衍昌盛作出了卓越的贡献。

一、中医儿科学理论体系的形成和发展

中医儿科学是以中医学理论体系为指导,以中药、针灸、推拿等治疗方法为手段,研究小儿的生长发育、生理病理、喂养保健以及疾病防治的一门中医临床医学学科。它随着中医学的发展,不断充实和完善,其发展可划分为四个阶段。

(一) 中医儿科学的萌芽阶段(远古~南北朝)

我国最早关于中医儿科学的文字记载,见于商代殷墟出土的甲骨文,其中涉及儿科的有"龋"、"贞子疾首"、"蛊"等20余种病名。长沙马王堆出土的《五十二病方》记载了"婴儿病痫"、"婴儿瘛"等疾病。《内经》对小儿生长发育、生理特点及多种儿科疾病如腹泻、癫痫、喘鸣等的病

因、病机、证候和预后进行了论述。《史记·扁鹊仓公列传》记载："扁鹊……入咸阳,闻秦人爱小儿,即为小儿医",这是我国历史上儿科医生的最早记载。该书还记述了西汉名医淳于意用下气汤治疗小儿气鬲病,为最早的儿科医案。东汉末年著名医学家张机(字仲景)所撰《伤寒杂病论》,确立了六经辨证、脏腑辨证,受到历代医学家的推崇,对后世儿科辨证理论体系的形成产生了重要的影响。《伤寒论》中记载的麻杏石甘汤,至今仍是用于治疗风热闭肺喘证的有效方剂。至两晋南北朝时代,医药书中已有了儿科、产科等分科。《隋书·经籍志》记载关于儿科的专书已达10余种,如王末钞的《小儿用药本草》、徐叔响的《疗少小百病杂方》等。

(二)中医儿科学的形成阶段(隋朝~宋朝)

隋唐时期,政府非常重视医学教育,设立了太医署,这是当时的医疗和医学教育机构,下设各科,由医博士授课,其中专设少小科,学习年限为5年。太医署有严格的考核制度,定期对学生进行考核,促进了儿科专业的发展。这一时期,还涌现出许多著名儿科医家及其著作,如隋代巢元方《诸病源候论·小儿杂病诸候》小儿科杂病6卷,其中记载儿科证候255候。唐代孙思邈《备急千金要方·少小婴孺方》2卷,载方380首,从小儿初生护养到常见病的治疗,共分9门进行论述。

《颅囟经》是我国现存最早的儿科专著,据考可能著于唐末宋初。书名取小儿初生时颅囟未合之义,书中提出了小儿为"纯阳之体"的观点,还对小儿脉法有独到见解。此外对惊、痫、疳、痢、火丹等疾病的证治进行了详细论述。

两宋年代,中医儿科专业得到巩固与发展,宋太医局将医学分为9科,其中设小方脉,儿科理论体系及临床疾病的防治也日趋成熟。北宋钱乙是中医儿科学术发展史上一位有杰出贡献的医家,专业儿科40余年,学术造诣精湛,以幼科冠绝一代。钱乙的学生阎孝忠整理了老师的方剂和理论,编辑了《小儿药证直诀》3卷。原书上卷言病证,中卷载医案,下卷录方药,不但在医理、治法和方药上颇有创见,而且对我国儿科学和方剂学的发展作出了极大的贡献,实为中医儿科的奠基之作。钱乙认为小儿为纯阳之体,生理上属"五脏六腑未全,全而未壮",病理上为"脏腑柔弱,易虚易实,易寒易热",因此,治疗时慎用攻下及峻补之法。他结合《内经》脏腑理论和张机辨证论治思想,创立的以五脏为纲的小儿辨证方法,为后世医家所推崇。钱乙对儿科四大证(痧、痘、惊、疳)有较为详细的记载;对惊风和癫痫作出明确鉴别,指出痫的特征为"口作五畜声",惊风有急惊与慢惊之分,提出急惊用凉泻,慢惊用温补的治疗大法。钱乙的许多优秀方剂,如泻白散、升麻葛根汤、导赤散、异功散、七味白术散、六味地黄丸等,至今被广泛地运用于临床,同时也远远地超出了儿科用药的范围。钱乙的学术思想对中医儿科学的发展产生了重大影响,后世称其为"儿科之圣"。

北宋年间,天花、麻疹等时行疾病流行。北宋名医董汲善治痘疹,撰写《小儿斑疹备急方论》,书中记载了白虎汤、升麻散、紫草散等很多治疗痘疹的方剂和治疗经验。南宋名医陈文中对小儿痘疹造诣极高,取家藏验方,撰成《小儿痘疹方论》。他不仅是痘疹专家,对小儿杂病论治也多有奇效,著有《小儿病源方论》,被当时医生普遍采纳,为中医儿科理论体系的形成和辨证论治方法的完善奠定了基础。

南宋刘昉等编著的《幼幼新书》40卷,整理、汇集了宋代以前的儿科学术成就,所引资料颇为丰富,且文献均有明确出处,其中不乏后来已佚之医著或其他文献,有很重要的文献价值。该书用药治法详备,除常用的丸、散、膏、丹外,亦有针法、灸法及外治法,对临床有较高的参考价值,是当时世界上内容最完备的儿科专著。同时期还有《小儿卫生总微论方》20卷,该书较全面、系统地论述了小儿生理、病理、诊断、治疗、预防、护理等内容,总结了南宋以前儿科学发展的突出成就,不仅对于一些常见病如惊痫、诸疳、诸疳等论述详细、汇方丰富,而且汇集了一些新的认识和经验。

总之,宋代对小儿的生长发育、喂养保健、生理病理特点以及儿科疾病的认识已经比较系统全面,形成了中医儿科学独特的学科体系。

(三) 中医儿科学的发展阶段(元朝~中华人民共和国成立前)

中医药学在金元时代进入了一个百家争鸣的新时期,以金元四大家为首的医家各有所长,其中,善用温补的李杲倡导"脾胃"学说,后世称"补脾派";善用滋补的朱震亨主张"阳常有余,阴常不足",后世称"滋阴派";善用寒凉的刘完素,后世称"寒凉派";善用攻下的张从正治疗热病"上病取下",后世称"攻下派",对中医儿科学发展起到了极大的推动作用。元代儿科大家曾世荣著有儿科著作《活幼心书》3卷,将小儿病因、病机、诊治等编成七言四句歌诀,并加以注释,以便初学者理解和记诵。其对惊风认识有独特之处,将急惊风归纳为四证八候,提出镇惊、截风、退热、化痰治法,所拟琥珀抱龙丸沿用至今。明代儿科医家鲁伯嗣,所著《婴童百问》对儿科的致病原因、证候、治法及方药等论述尤详,所附方剂800余首,多为常用良方。明代薛铠、薛己父子精于儿科,父薛铠曾为太医院医士。薛己自幼继承家训,精研医术,博学多才,正德年间被选为御医,嘉靖年间又任太医院院使。父子合编《保婴撮要》20卷,全书共列病证221种,载方780余首,其中很多验案、验方,儿科临床参考价值很大。

明代世医万全,广纳前人经验,继承家学,著有《育婴家秘》、《幼科发挥》、《片玉心书》等。在小儿的生理特点上,提出了"小儿五脏有余不足说",认为小儿在生理上肝常有余、脾常不足、心常有余、肺常不足、肾常不足,高度概括了小儿五脏的特点,对小儿的生长发育和疾病防治有重要的指导意义;他十分重视小儿护养,提出"预养以培其元,胎养以保其真,蓐养以防其变,鞠养以慎其疾"的育婴四法;在处方用药方面,注重保护胃气,提出"五脏有病,或泻或补,慎勿犯胃气"。万全还汇集整理了万氏祖传和自己的临床经验,总结出了100多个家传验方,其中许多方剂,如玉枢丹、牛黄清心丸等,一直沿用至今。万全的学术见解和临证经验,对儿科学的发展起到了积极的推动作用。

明代对医学图书进行了大规模的收集和编辑。由朱棣等人编撰的《普济方》是中国历史上最大的方剂书籍,全书大致分为12个部分,其中卷358~408为儿科,编次条理清晰,内容十分丰富,自古经方,本书最为完备。王肯堂《证治准绳·幼科》是一部集明以前医学大成的名著,书中对各种疾病的证候和治法叙述"博而不杂,详而又要",为历来医家所推崇。明代医学家张介宾(字会卿,号景岳),著《景岳全书》,其中《小儿则》2卷,以论述儿科杂病为主,临证用药注重甘温扶阳,对促进儿科学的发展,作出了一定的贡献。

清代医家辈出,如清代儿科医家夏禹铸所著《幼科铁镜》,为小儿推拿名著,重视推拿疗法在儿科的应用。他还提出"有诸内而形诸外",从查指纹、望面色、审苗窍来辨别脏腑的寒热虚实。谢玉琼《麻科活人全书》详细阐述了麻疹各期及合并症的辨证和治疗,是一部有影响的麻疹专书。陈复正《幼幼集成》收集众多的前代儿科文献、民间治疗经验,结合作者许多独创性的见解,"存其精要,辨其是非",汇成一部名副其实的儿科学"集成"。其将指纹辨证高度概括为:"浮沉分表里,红紫辨寒热,淡滞定虚实,三关测轻重",至今为临床所采用。清代吴瑭不仅是温病大家,也是一位儿科专家,所著《温病条辨·解儿难》提出了"小儿稚阳未充,稚阴未长"的生理特点;易于感触,易于传变的病理特点;"稍呆则滞,稍重则伤,稍不对证,则莫知其乡"的用药特点;并详述麻、痘、惊、疳四证的病因与治法,对儿科临证具有指导意义。王清任《医林改错》记载了观察小儿尸体的解剖学资料,明确提出"灵机记性不在心在脑"的观点,阐发活血化瘀治法及其在紫癜、疳证、小儿痞块等病证中的应用。

清代《医宗金鉴》是乾隆四年由太医吴谦负责编修的一部医学教科书,共90卷,其中《幼科心法》6卷,将清代以前的儿科学作了一次全面的整理和总结,内容极为丰富。

明清时期的儿科疾病,以麻疹、天花等发疹性传染病最为猖獗,所以这一时期的痘疹专书很多,如胡璟的《秘传痘疹寿婴集》、万全的《痘疹世医心法》、翁仲仁的《痘疹金镜录》等均为痘疹的防治提供了丰富的经验。明代发明了预防天花的人痘接种法,清代俞茂鲲的《痘科金镜赋集解》中记载:"闻种痘法起于明朝隆庆年间(1567～1572年)宁国府太平县(今安徽太平)……由此蔓延天下。"这期间人痘接种法已经盛行各地。至17世纪,先后流传至土耳其、俄国、朝鲜、日本、英国等国,我国人痘接种法较英国人琴纳发明的牛痘接种(1796年)早200多年,是世界免疫学发展的先驱。

(四)中医儿科学成熟阶段(中华人民共和国成立后)

1949年中华人民共和国成立后,在政府发展我国传统医学的政策支持下,在医学科学技术飞跃进步的学术氛围中,中医儿科学和其他中医学科一样,进入了快速发展的新时期。

20世纪50年代全国各地开始了中医儿科学中等和高等专科、本科教育,20世纪70年代开始中医儿科学硕士生教育,20世纪80年代开始中医儿科学博士生教育,20世纪90年代又开始进行在职医师的继续教育,这种现代完整教育体系,不仅为中医儿科学界输送了大批不同层次的人才,而且使中医儿科从业队伍素质不断提高,成为学科发展的保证。

在儿科学基础理论方面,对稚阴稚阳、纯阳学说、五脏"有余"和"不足"及变蒸学说等进行了深入探讨,认识趋于一致;在辨证论治方面,对儿科常见病制订了一系列诊疗标准,并逐渐规范化,并广泛应用于临床。

20世纪80年代后,出版了大量中医儿科学术著作,王伯岳、江育仁主编的《中医儿科学》集古今儿科之所长,系统论述了中医儿科学基础理论和临床常见病的辨证论治。江育仁、张奇文主编的《实用中医儿科学》,分基础篇、临床篇、治法篇,是一部具有实用价值的学术著作。《中医儿科学》的教材历经多次修订和补充,内容不断更新和完善,对中医儿科学的基础理论、基本知识和基本技能均有继承和发展。

中医儿科学学术交流十分活跃。1983年9月成立了中国中医药学会儿科专业委员会,各省、市、自治区也相继建立了中医儿科专业委员会,这对促进全国中医儿科学界的学术交流、推动中医儿科学发展,起到了积极的作用。

二、西医儿科学的传入和在中国儿科领域的贡献

西医儿科学是以西医学理论体系为指导,应用现代医学技术研究小儿生长发育、保健以及疾病防治的临床医学学科。

19世纪下半叶西方医学传入中国,20世纪30年代,西医儿科学在我国开始受到重视。由于西方医学是建立在近代自然科学基础上的,它的传入客观上为我国带来了新的科学知识,促进了我国医学的发展,对我国儿童医疗卫生起了重要的作用。

20世纪40年代,儿科医疗机构规模初具,各地医院开始设立儿科病房及门诊。儿科学教育方面,我国现代儿科学的奠基人诸福棠于1943年主编《实用儿科学》,内容涉及儿科医疗、保健、科研,成为我国第一部大型儿科医学参考书,标志着我国现代儿科学的建立,此著作多次再版。此后,一系列西医《儿科学》教材相继出版,培养了大批西医儿科人才。全国各大城市建立了几十所儿童医院,西医儿科医师在数量上不断增长,质量上也有一定提高。

中华人民共和国成立后,党和政府非常重视我国的儿童医疗卫生事业,在城乡各地建立和完善了儿科医疗机构,儿科学与内、妇、外等各科一并成为医学院校的主干课程。西医儿科学在有效地防治传染病方面作出了重大贡献,预防多种传染病的疫苗的使用,使儿童常见传染病的发病率明显下降,天花、鼠疫、先天梅毒等对小儿危害性极大的传染性疾病基本消灭,脊髓灰质炎基本得到了控制。在其他方面,如对儿童的生长发育监测、先天性遗传性疾病的筛查、"四病"的防治、抗生素的发展和广泛应用等,均作出较大贡献,使儿童各种疾病的发病率和死亡率大幅下降。

21世纪初,我国政府颁布了《中国儿童发展纲要(2001—2010年)》,继续把降低婴儿和5岁以下儿童死亡率、提高儿童营养水平和增强儿童体质作为儿童健康发展的重要目标。同期,中华儿科学会在北京第23届世界儿科学大会上宣布我国儿童医疗保健要与国际接轨。

西医儿科学具有十分广泛的医学基础,它涉及胚胎学、解剖学、生理学、生物化学、病理学、药理学、遗传学、免疫学、微生物学、营养学、心理学等,由于西医儿科学充分利用现代科学技术的各种先进手段,把对疾病的认识深入到微观世界直到分子水平,不仅能确定某些疾病的病原,而且能确定局部组织器官的病理变化。西药在药物剂型及给药方式上快速敏捷,便于小儿接受,也为中医儿科学所借鉴。

总之,西医儿科学的引入对我国儿童的医疗预防保健工作水平的提高起到了十分重要的作用。

三、中西医结合儿科学的形成和成就

自20世纪50年代开始,中西医两种医学之间即开始互相融合和借鉴,取长补短,在对立和统一中走向结合之路,形成了中医学、西医学、中西医结合医学三大医学体系并存的局面。

几十年来,中西医结合在医学教育、机构建设、人才培养等方面取得了很大成就。很多高等医学院校成立了中西医结合学院、中西医结合系;医疗机构中成立了中西医结合医院、中西医结合研究所、中西医结合专科等;部分高等医学院校和高等中医药院校于1998年开始创办五年制中西医结合医学本科、七年制中西医结合方向的本硕班,在此基础上相继建立了中西医结合硕士点、博士点、博士后流动站。中西医结合儿科学教育也随之成熟和完善,已经成为中西医结合专业临床课的主干课程之一。2001年8月,欧正武主编了供五年制本科使用的全国高等中医药院校中西医结合专业系列教材《中西医结合儿科学》;2005年8月,王雪峰主编了新世纪全国高等中医药院校规划教材《中西医结合儿科学》,为中西医结合教材建设作出了较大贡献。

这些年来,中西医结合儿科学无论是在基础理论研究,还是在临床实践上都取得了很大成就,主要体现在以下几方面。

(一)中西医结合儿科学的基础研究

中西医结合儿科学既包含了中医儿科学广博精深的内容,又涵盖了西医儿科学的理论体系。如小儿的生理特点是脏腑娇嫩,形气未充,其中尤以肺、脾、肾三脏不足更为突出。举"肺"脏为例,中医对肺的认识,内涵比西医解剖学上的"肺脏"更为广泛,除了包含西医解剖意义上的肺脏,还包括了以"肺"为主的整个肺系的功能,如"肺主气、司呼吸,外合皮毛","肺主卫外","肺主宣发肃降","肺为水之上源","肺朝百脉","肺与大肠相表里"等。中医对小儿呼吸系统生理特点概括为"肺常不足",是指肺的结构和功能不成熟,主要表现为腠理不密,肌肤疏薄,卫外不固,易为邪气所侵,易患感冒、咳、喘等病证。中医"肺常不足"的特点与西医学对呼吸道解剖生理特点的认识相一致:由于小儿鼻腔短小,没有鼻毛,气管和支气管黏膜纤毛运动差且血管丰富,不能很好地将微生物和黏液清除,故稍有炎症易致鼻塞;小儿肺弹力组织发育差,含血量多而含气量少,感染时易被黏液阻塞,易致肺炎、肺气肿及肺不张等病。此外,在免疫方面,呼吸道分泌型IgA少,故易患呼吸道感染。再如呼吸系统疾病中小儿哮喘的发生,中医认为,小儿时期肺脾肾三脏不足导致痰饮留伏于肺窍,是其主要原因,"伏痰"成为小儿哮喘发作的"宿根"。"伏痰"从西医学角度看,哮喘发病过程中,全身免疫功能紊乱,大量的细胞因子、炎症细胞的产生,多种炎性介质的释放,如白三烯(LTs)、血小板活化因子、组胺、前列腺素及嗜酸性粒细胞阳离子蛋白(ECP)等,均可引起气道炎症,通过刺激气道平滑肌,引起气道损伤而导致气道高反应性。引起气道炎症的多种炎性介质,可理解为中医所谓"伏痰"。

(二)辨病与辨证结合,形成整体和微观结合的儿科诊疗和评价体系

"病证结合"已成为目前公认的中西医结合的最佳模式。"病证结合"即运用西医诊断方法确

定病名,运用中医辨证作出分型,从中、西医两种不同的医学角度审视疾病。西医的辨"病"是建立在病因学、病理学、病理生理学、解剖学等基础上的,它能够反映疾病的病因和局部微观病理改变,在治疗上针对性较强。中医的辨"证"则更能体现个体的差异性,反映疾病不同阶段的本质及疾病整体上的病因病机、病变部位、发生发展规律、疾病性质和病情的转归与预后,并能及时调整用药。中西医"病证结合"的优势是西医的辨病能从微观角度了解疾病的病因、机制及病理演变情况,而中医辨证则反映疾病的整体状态及动态变化,克服了西医缺乏整体性和个体化、中医缺乏精确性的缺点,达到最佳诊断和治疗效果。以"小儿肺炎"为例,中医从初期"风热闭肺"证、"风寒闭肺"证,发展到疾病中期的"痰热闭肺"证,然后到后期的"阴虚肺热"证,这个过程,提示肺炎从轻到重、到恢复的疾病动态演变过程。

此外,中医还具有"异病同治"的灵活性,例如,小儿泄泻、积滞、腹痛等疾病都可由于乳食积滞导致,治疗时均可用消食导滞的保和丸治疗;过敏性紫癜、血小板减少性紫癜的急性型,均可表现为血热妄行,均可用犀角地黄汤(犀角现以水牛角代)治疗等;新生儿硬肿症、过敏性紫癜、小儿肾炎与肾病综合征等疾病,在病程中都有血瘀的表现,在西医治疗的基础上,均可采用活血化瘀的方法治疗。

(三) 把提高临床疗效作为中西医结合儿科治疗的最终目的

西医学对疾病微观变化的认识与中医学辨证论治方法结合,可取长补短,优势互补,极大地提高临床疗效。中西医结合不是简单的中药加西药,而是有机配合、互相补充,这样往往能获得更好的疗效。目前,用中西医结合诊治儿科常见病、多发病、难治病已较普遍,大量事实说明,用中西医结合治疗某些儿科疾病取得了较好的临床疗效,如小儿缺铁性贫血、佝偻病、腹泻等表现为脾虚者,均可采用扶正固本、健脾益气的方法,对木糖吸收率、免疫功能及血清免疫球蛋白水平均有提高;对小儿流行性乙型脑炎的中医辨证论治,降低了死亡率和后遗症发生率;对胎怯(低出生体重儿)的治疗,提高了生长发育速度,增强了体质,降低了死亡率;急性肾小球肾炎西医采用青霉素控制链球菌感染,结合中药疏风解表、宣肺利水、清热解毒之品,从而提高临床疗效;对小儿肺炎后期,肺部湿啰音不消散者,应用中药外敷,可促进湿啰音的吸收,缩短疗程。又如治疗小儿血小板减少性紫癜,在应用免疫抑制剂的同时,采用补血、活血的中药,可减少化疗药物的不良反应,提高疗效。对哮喘、肺炎喘嗽、泄泻、癫痫、胎黄、厌食、注意力缺陷多动障碍、病毒性心肌炎、皮肤黏膜淋巴结综合征、手足口病、传染性单核细胞增多症等其他常见疾病,中西医结合治疗也取得了明显成果。

近年来,投入临床使用治疗儿科急症的儿科药物新剂型如口服液、注射液等有飞跃发展,如治疗小儿呼吸道疾病的双黄连注射剂、清开灵注射液、鱼腥草注射液、川琥宁注射液、痰热清注射液、麻杏石甘口服液、小青龙口服液等;治疗胎黄的茵栀黄注射液;用于休克的参附青注射液、生脉注射液等,均显示出中西医结合的优势。

（四）科学研究使中西医结合儿科学发展不断深入

近年来，中西医结合儿科学无论在临床还是在基础研究方面，均取得了一定的进展，国家自然科学基金、国家科技攻关等重大国家级项目逐年增加，在研究小儿常见疾病的机理及临床疗效方面起到了指导性作用。如大量临床及实验表明清热解毒药物不仅具有抗菌、抗病毒作用，还能改善机体的免疫状态；活血化瘀药能增加冠状动脉循环血量，改善心肌缺血，并能改善微循环障碍，对血小板黏附、聚集及释放有抑制作用；复方丹参制剂可提高新生儿缺血缺氧性脑病的存活率，减少致残率，动物实验证实复方丹参制剂可有效减轻模型动物的脑损伤，为探讨中药防治新生儿缺氧缺血性脑病提供了一定的理论依据；激素可使肾病综合征患儿病情较快缓解，但是长期应用也带来了副作用，如果同时采用中医辨证论治，从整体调整由于激素造成的机体阴阳失衡状态，则可有效减轻激素的副作用，提高临床疗效和患儿的生存质量。

中西医结合儿科学作为一门正在发展的学科，在临床实践中的优势已越来越引起医学界的重视，但中、西医儿科学尚未达到完全的融会贯通，要实现中医学和西医学在更高层次的真正的有机结合，还需要长期艰苦不懈的努力。

第二章 儿科学基础

导 学

本章主要内容包括小儿年龄分期、生长发育、儿童各期保健、小儿生理病理特点、儿科诊法概要、儿科治疗概要及小儿体液平衡的特点和液体疗法。其中小儿年龄分期、生理病理特点是学习的重点；液体疗法是学习的难点。

通过学习,掌握小儿各年龄分期及其生长发育特点,生理病理特点,常见的水、电解质和酸碱平衡紊乱的临床表现及治疗,液体疗法和临床应用,察指纹的方法。熟悉儿科诊法、治疗概要和儿童各期保健。了解中西医结合儿科治疗特点。

第一节 小儿年龄分期

小儿机体处在一个连续渐进生长发育的动态变化过程中。随着年龄的增长,儿童的解剖生理和心理等功能在不同的阶段表现出与年龄相关的规律性。古代医家对小儿年龄分期论述较详细的是《寿世保元》,其中提出"夫小儿半周两岁为婴儿,三四岁为孩儿,五六岁为小儿,七八岁为龆龀,九岁为童子,十岁为稚子矣"。西医学将整个小儿时期划分为七个阶段,以便掌握不同时期的特点,指导儿童保健和疾病防治。

一、胎儿期

从受精卵形成到小儿出生称胎儿期,胎龄从孕妇末次月经的第1天算起为40周,即280天。胎儿期完全依靠母体而生存,以组织与器官的迅速生长和功能渐趋成熟为其主要特点,尤其最初8周是机体各器官原基分化、初具人形的关键时期。此时如受到各种不利因素的影响,如感染、创伤、滥用药物或毒品、接触放射性物质以及营养缺乏、严重疾病及心理创伤等均可影响胎儿各器官的正常生长分化,从而造成流产、各种畸形及宫内发育不良等。因此,孕期保健必须从妊娠早期开始。

二、新生儿期

自胎儿娩出脐带结扎时起至生后28天内为新生儿期。此时小儿脱离母体转而独立生活,所处的内外环境发生根本的变化,加之生理调节和适应能力不成熟,因此,此期小儿的发病率高,死亡率亦高,常有产伤、感染、窒息、出血、溶血及先天畸形等疾病发生。新生儿期保健,重点强调合理喂养、保暖及预防感染等。

围生期又称围产期,是指胎龄满28周至生后7足天。这一时期包括了胎儿晚期、分娩过程和新生儿早期,是小儿经历巨大变化、生命遭受最大危险的时期。此期的死亡率最高,也是衡量一个国家或地区的产科和新生儿科质量的一项重要指标,重视优生优育必须抓好围生期保健。

三、婴儿期

从出生到满1周岁为婴儿期。此期是生长发育最迅速的阶段,对营养(尤其是蛋白质)的需要量相对较高,但由于其消化和吸收功能尚不够完善,容易发生消化紊乱和营养不良;后半年内来自母体的被动免疫力逐渐消失,而自身免疫功能尚未成熟,抗感染的能力较弱,易发生各种感染和传染性疾病。

四、幼儿期

1周岁到满3周岁称为幼儿期。此期小儿生长速度稍减慢,但活动范围增大,接触周围事物增多,故智能发育迅速,语言、思维和交往能力增强,但对危险事物的识别能力差,应注意防止意外、创伤和中毒;饮食则从乳汁向成人型饭菜过渡,营养的需要量仍然相对较高,但消化系统功能仍不完善,应注意防止消化紊乱。

五、学龄前期

3周岁到6~7岁入小学前为学龄前期,亦称"幼童期"。此期生长发育速度减慢,处于稳步增长状态,但智能发育更加迅速,好奇多问,求知欲强,模仿性强,可塑性强,因此,要注意培养其良好的道德品质和生活习惯。随着外界活动增多,意外伤害概率增加,易发生溺水、烫伤、误吞药物及中毒等,自身免疫性疾病如急性肾小球肾炎、风湿热等疾病此阶段有可能发生,应注意防治。

六、学龄期

从6~7岁入小学起到进入青春期前称为学龄期,亦称"儿童期"。此期体格生长速度相对缓慢,除生殖系统外,其他器官的发育到本期末已接近成人水平。脑的形态发育基本完成,智能发育更加成熟,控制、理解、分析和综合能力增强,是接受科学文化教育的重要时期。发病率较前有所降低,但要注意预防近视和龋齿,端正坐、立、行的姿势,安排有规律的生活、学习和锻炼,保证充足的营养和睡眠。

七、青春期

自第二性征出现到生殖功能基本发育成熟、身高基本停止增长的时期称为青春期。青春期年龄范围一般从10~20岁,女孩青春期开始年龄和结束的年龄比男孩要早2年左右,女孩从10~12岁开始到

17~18岁,男孩从12~14岁开始到18~20岁。此期主要特点为体格生长发育再度加速,出现第二次高峰,生殖系统的发育也加速并逐渐成熟,性别差异显著,女孩出现月经,男孩发生遗精,第二性征逐渐明显。此时由于神经内分泌调节不稳定,常出现心理、行为、精神方面的不稳定。此期疾病多与内分泌及自主神经系统的功能紊乱有关,如甲状腺肿,贫血,女孩出现月经不规则、痛经等。在保健方面,除保证供给足够的营养以满足迅速的生长发育所需外,尚应根据其心理和生理上的特点,加强教育和引导,使之树立正确的人生观和培养优良的道德品质。此时期也是学习科学文化知识的最好时期。

第二节 小儿生长发育

小儿从胎儿期到青春期,一直处于不断生长发育的过程中,生长发育是小儿不同于成人的最根本的特点。"生长"一般指形体的增长,主要反映量的变化,如身高、体重等;"发育"一般指功能的进展,主要反映质的变化,如智力、思维等。生长和发育两者密切相关,掌握小儿生长发育规律,对于指导儿童保健和疾病防治具有重要意义。

一、小儿生长发育规律

小儿的生长发育无论在速度上,还是各器官、系统的发育顺序方面都遵循一定规律进行,掌握其规律有助于对儿童生长发育作出正确评价与指导。

(一)生长发育是连续的过程

生长发育在整个小儿时期是连续的过程,但各年龄阶段生长发育并非等速进行。年龄越小,增长越快,如体重、身长在婴儿期是第一个生长高峰,尤其是前3个月增长最快,第1年为生后的第一个生长高峰,第2年后生长速度逐渐减慢,至青春期生长速度又加快,形成第二个生长高峰。

(二)各系统器官发育不平衡

小儿各系统、器官的发育顺序、生长速度有其阶段性。神经系统发育较早,脑在生后2年内发育较快;淋巴系统在学龄期生长迅速,于青春期前达高峰,此后逐渐下降;其他器官如心、肝、肾、肌肉等发育基本与体格生长平行;生殖系统发育较晚。

(三)生长发育的一般规律

1. 由上到下 小儿一般先抬头,后抬胸,再会坐、立、行。
2. 由近到远 如小儿的动作一般先从臂到手、从腿到脚地活动。
3. 由粗到细 如从全掌抓握到手指拾取。
4. 由简单到复杂 如先画直线后画圆图形。
5. 从低级到高级 如先从看、听等感性认识,发展到记忆、思维等理性认识。

(四)生长发育的个体差异

小儿生长发育虽按一定的规律发展,但在一定范围内受遗传、营养、性别、疾病、家庭及社会环境等的影响,存在较大的个体差异。因此,每个人的生长发育水平不会完全相同,有一定的正常范围,正常值不是绝对的,必须结合影响个体的不同因素,才能作出正确的判断。

二、体格生长

生理常数是对健康小儿生长发育规律的总结,用来衡量小儿健康状况的标准,也用于某些疾病的诊断和为临床治疗用药提供依据。

(一) 体重

体重为各器官、系统和体液的总重量。体重易于准确测量,是最容易获得的反映儿童生长与营养状况的指标。儿科临床中用体重计算药量和静脉输液量。

正常同年龄、同性别儿童的体重存在个体差异,一般在10%左右,发现体重增长过多或不足,均应查找原因。体重测量最佳时间是在清晨空腹排尿后。正常足月婴儿生后第1个月体重增加可达1~1.7 kg,小儿体重随着年龄增长,增长速度减慢。正常新生儿出生时的体重平均为3.2 kg,生后3~4个月体重约为出生时的2倍;12个月时体重达出生时3倍(约10 kg),是体重增长最快的时期,为第一个生长高峰;生后第2年体重增加2.5~3.5 kg;2岁时体重为出生时4倍;2岁后到11~12岁前每年体重增长约2 kg。儿童体重的增长为非等速增加,进行评价时应以个体儿童增长的变化为依据。当无条件测量体重时,为便于临床应用,才可按公式粗略估计体重:

<6个月龄婴儿体重(kg) = 出生时体重 + 月龄×0.7。

7~12个月龄婴儿体重(kg) = 6 + 月龄×0.25。

2~12岁体重(kg) = 年龄×2 + 8。

(二) 身高(长)

1. 身高(长) 是指头部、脊椎与下肢长度的总和。3岁以下儿童立位测量不易准确,应仰卧位测量,称身长;3岁以后立位测量为身高,立位的测量值比仰卧位少1~2 cm。身高(长)的增长规律与体重相似,年龄越小增长越快。正常新生儿出生时的身长平均约50 cm,生后第1年增长最快,约25 cm;前3个月身长增长约11~13 cm,约等于后9个月的增长值,1岁时身长约75 cm;第2年增长稍慢,约10~12 cm,2岁时身长约87 cm;2岁后身高每年增长6~7 cm。身高在进入青春早期时出现第二次增长高峰,速度约为学龄期的2倍,持续约2~3年。2~12岁身高(长)的估算公式为:身高(cm) = 年龄×7 + 75。

身高(长)的增长受遗传、内分泌、宫内生长水平的影响较明显,短期的疾病与营养波动不易影响身高的生长。

2. 坐高(顶臀长) 是指头顶到坐骨结节的高度,3岁以下儿童仰卧位测量的值称顶臀长,坐高增长代表头颅与脊柱的生长。

(三) 头围

头围的增长主要反映脑和颅骨的生长。测量时用软尺齐双眉上缘,后经枕骨结节绕头一周的长度为头围。胎儿期脑发育居全身各系统的领先地位,故出生时头围相对大,平均33~34 cm,与体重、身长增长相似,生后前3个月和后9个月头围各约增长6 cm,故1岁时头围为46 cm;生后第2年头围增长减慢,约2 cm,2岁时头围约48 cm;2~15岁头围仅增加6~7 cm,头围测量在2岁前最有价值,头围 $<\bar{X}-2SD$ 常提示有脑发育不良的可能,$<\bar{X}-3SD$ 以上常提示脑发育不良;头围增长过速往往提示脑积水。

(四) 胸围

胸围代表肺与胸廓的生长。测量时用软尺由乳头向后背经肩胛角下缘绕胸一周的长度为胸围,取呼气和吸气的平均值。出生时胸围平均为32 cm,比头围小1~2 cm,1周岁左右头围、胸围相等,以后胸围逐渐大于头围,1岁时头、胸围增长曲线相交。其相交时间与儿童营养和胸廓发育有关,发育较差者头、胸围增长曲线延后。佝偻病和营养不良则胸围较小。

(五) 上臂围

上臂围代表肌肉、骨骼、皮下脂肪和皮肤的生长。1岁以内上臂围增长迅速,1~5岁增长缓慢,为1~2 cm。因此,有人认为在无条件测体重和身高的场合,可测量左上臂围来筛查1~5岁小儿的营养状况:>13.5 cm 为营养良好;12.5~13.5 cm 为营养中等;<12.5 cm 为营养不良。

(六) 皮下脂肪

通过测量皮脂厚度反映皮下脂肪的多少。常用的测量部位有:① 腹壁皮下脂肪;② 背部皮下脂肪。要用皮下脂肪测量工具(测皮褶卡钳)测量才能得出正常的数据。

三、与体格生长有关的其他系统的发育

(一) 骨骼

1. **颅骨** 除头围外,还可依据骨缝和前后囟闭合迟早来衡量颅骨的发育。前囟为顶骨和额骨边缘形成的菱形间隙,其大小以对边中点连线长度进行衡量,出生时为1~2 cm,以后随颅骨发育而增大,6个月后逐渐骨化而变小,最迟于1.5岁时闭合。后囟在出生时即已很小或已闭合,最迟于生后6~8周闭合。颅骨缝在生后3~4个月闭合。前囟检查对儿科临床很重要,如脑发育不良时头围小、前囟小或关闭早;迟闭、过大见于佝偻病、先天性甲状腺功能减退症等;前囟饱满常提示颅内压增高;而凹陷则见于脱水或极度消瘦者。

2. **脊柱** 脊柱的增长反映脊椎骨的生长。生后第1年脊柱生长快于四肢,以后四肢生长快于脊柱。出生时脊柱无弯曲,仅呈轻微后凸;3个月左右随着抬头动作而出现颈椎前凸;6个月后会坐时,出现胸椎后凸;1岁左右开始行走时出现腰椎前凸,至6~7岁时这三个脊柱自然弯曲才被韧带所固定,脊柱的生理弯曲使身体姿势得到平衡。所以要注意小儿坐、立、走姿势,选择适宜的桌椅,保证儿童脊柱正常形态。

3. **长骨** 长骨的发育是从胎儿到成人期逐渐完成的,长骨主要由其干骺端的软骨骨化、骨膜下成骨而增长、增粗,骨骺与骨干融合标志长骨停止生长。长骨干骺端的骨化中心随年龄的增加而按一定的顺序和部位有规律地出现,依此可反映长骨的生长发育成熟程度。出生时腕部尚无骨化中心,股骨远端及胫骨近端已出现骨化中心,因此可判断婴儿生长,婴儿早期应摄膝部X线片,年长儿摄左手及腕骨的X线片,了解骨的生长,判断骨龄。出生后骨化中心出现次序为:3个

月左右有头状骨、钩骨;约1岁时出现下桡骨骺;2~2.5岁有三角骨;3岁左右有月骨;3.5~5岁出现大、小多角骨;5~6岁时有舟骨;6~7岁有下尺骨骺;9~10岁时出现豆状骨。10岁时出全,共10个。故1~9岁腕部骨化中心的数目约为其岁数加1。临床常测定骨龄以协助诊断某些疾病,如生长激素缺乏症、甲状腺功能减退症等骨龄明显延后,真性性早熟、先天性肾上腺皮质增生症骨龄常超前。

(二) 牙齿

人一生有乳牙(共20个)和恒牙(共28~32个)两副牙齿。生后4~10个月乳牙开始萌出,12个月后尚未萌出者,为乳牙萌出延迟,乳牙萌出顺序一般为:下颌先于上颌,自前向后,上下第一乳磨牙先于上下单尖牙萌出。乳牙萌出时间及顺序个体差异较大,与遗传、内分泌、食物性状有关,食物的咀嚼有利于牙齿生长。乳牙最晚2岁半出齐。2岁以内乳牙的数目约为月龄减4(或6)。6~7岁乳牙开始脱落换恒牙。出牙为生理现象,出牙时个别小儿可有低热、流涎及睡眠不安、烦躁等症状。较严重的营养不良、佝偻病、甲状腺功能减退症、外胚层发育不良、氟缺乏等患儿可有出牙生长异常。

(三) 生殖系统发育

生殖系统的发育受内分泌系统下丘脑—垂体—性腺轴的控制。从出生到青春前期小儿,生殖系统发育处于静止期。进入青春期,性腺和性征才开始发育,出现第二性征。因此,在各系统中生殖系统发育最迟。

1. **女性生殖系统的发育** 女孩性发育通常从10~12岁开始,发育顺序为:乳房发育,阴毛、外阴生殖器改变,月经来潮,出现腋毛,整个过程需1.5~6年,平均4年,在乳房开始发育后1年,身高会骤然增长。

2. **男性生殖系统的发育** 出生时睾丸大多已降至阴囊,10岁前睾丸发育很慢,进入青春期开始迅速生长发育,附睾、阴茎也同时发育。男孩性发育首先表现为睾丸容积增大(睾丸容积超过3 ml时即标志着青春期开始,达到6 ml时即可有遗精现象)。

四、神经、心理发育

神经、心理发育是儿童健康成长的一个重要方面,与体格发育相互影响,包括感知、运动、语言、情感、思维、判断和意志性格等方面,以神经系统的发育和成熟为物质基础,发育异常可能是某些系统疾病的早期表现。

(一) 感知的发育

1. **视感知发育** 新生儿已有视觉感应功能,瞳孔有对光反应,但视觉不灵敏,在安静清醒状态下可短暂注视物体,但只能看清15~20 cm内的事物,可出现一时性斜视和眼球震颤,3~4周内消失。新生儿后期视觉感知发育迅速,1个月可凝视光源,开始有头眼协调;3~4个月喜看自己的手,头眼协调较好;4~5个月认识母亲面容,初步分辨颜色,喜欢红色;6~7个月时目光可随上下移动的物体垂直方向转动90°;8~9个月时开始出现视深度感觉,能看到小物体;18个月已能区别各种形态;2岁时可区别垂直线与横线,5岁能区别颜色,6岁时视深度已充分发育。

2. 听感知发育　出生时鼓室无空气,听力较差;3~7日后听觉已相当好;3~4个月时头可转向声源,听到悦耳声时会微笑;7~9个月时能确定声源,开始区别语言的意义;13~16个月可寻找不同响度的声源,听懂自己的名字;4岁听觉发育完善。

听感知发育与儿童的语言发育有直接关系,听力障碍如果不能在语言发育的关键期内(6个月内)得到确诊和干预,则可因聋致哑。

3. 味感知发育　出生时味觉已发育得很完善;4~5个月后对食物的微小改变已很敏感,为味觉发育的关键时期,此期应适时添加辅食,使之习惯不同味道。

4. 嗅感知发育　出生时嗅觉中枢与神经末梢已基本发育成熟。3~4个月能区别愉快与不愉快的气味;7~8个月开始对芳香有反应。

5. 皮肤感觉的发育　皮肤感觉包括触觉、痛觉、温度觉及深感觉等。触觉是引起某些反射的基础。新生儿眼、口周、手掌、足底等部位的触觉已很敏感,而前臂、大腿、躯干的触觉较迟钝。新生儿已有痛觉,但较迟钝;第2个月起才逐渐改善。出生时温度觉已很敏感。

(二) 运动发育

运动发育可分为大运动(包括平衡)和精细运动两大类。运动的发育与感知发育同步,且相互影响。发育规律是:自上而下、由近到远、不协调到协调、先正面动作后反面动作、先取后舍。

1. 平衡与大运动　新生儿俯卧时能抬头1~2秒。3个月时抬头较稳,6个月时双手向前撑住能坐,7个月能翻身,8个月坐稳并可用双上肢向前爬,11个月时可独自站立片刻,15个月独自走稳,2岁双足并跳,3岁才能快跑。

2. 精细动作　新生儿双手紧握拳,3~4个月握持反射消失,可玩弄手中物体;6~7个月时出现换手、捏与敲等探索性动作;9~10个月能用拇、食指捏拾东西;12~15个月时能用匙,并企图抓扒物体,乱涂画;2~3岁会用筷子;4岁能自己穿衣、绘画及书写。

(三) 语言的发育

语言的发育与大脑、咽喉部肌肉的正常发育及听觉的完善有关。要经过发音、理解和表达3个阶段。新生儿已会哭叫,3~4个月咿呀发音;6个月时能听懂自己的名字;12个月能说简单的单词,如"再见"、"没了"。18个月能用15~20个字,指认并说出家庭主要成员的称谓;24个月时能指出简单的人、物名和图片,而到3岁时能指认许多物品,并说由2~3个字组成的短句;4岁时能讲述简单的故事情节。

(四) 心理活动的发展

人的心理活动包括感觉、记忆、思维、想象、情绪、性格等众多方面。小儿的心理活动随年龄的增长一直处于不断发展之中。

1. 早期的社会行为　小儿社会行为是不同年龄阶段相应神经发展的综合表现。2~3个月时小儿以笑、停止啼哭代表行为,以眼神和发音表示认识父母;3~4个月的婴儿开始出现社会反应性大笑;7~8个月的小儿可表现出认生、对发声玩具感兴趣;9~12个月是认生的高峰;12~13个月小儿喜欢玩变戏法和躲猫猫游戏;18个月时逐渐有自我控制能力;2岁时不再认生,易与父母分开;3岁后可与小朋友做游戏。

2. 注意的发展　人对环境的一部分或一方面的选择性警觉或对一种刺激的选择性反应就是注意,分无意注意和有意注意。无意注意是自然产生的,没有自觉目的,而有意注意为自觉的、有目的的注意。婴儿期以无意注意为主,随着年龄的增长,语言的丰富和思维能力的发展,逐渐出现有意注意。5~6岁后小儿能较好地控制自己的注意力。

3. 记忆的发展　记忆是将所学得的信息贮存和"读出"的神经活动过程,可分为感觉、短暂记忆和长久记忆三个不同的系统。长久记忆又分为再认和重现两种,再认是以前感知的事物在眼前重现时能被认识,重现是以前感知的事物虽不在眼前重现,但可在脑中重现。1岁内婴儿只有再认而无重现,随着年龄的增长,重现能力亦增强。幼年儿童只按事物的表面性质记忆信息,以机械记忆为主。随着年龄的增加和理解、语言思维能力的加强,逻辑记忆逐渐发展。

4. 思维的发展　思维是人应用理解、记忆和综合分析能力的高级心理活动。1岁以后的儿童开始产生思维,在3岁以前只有最初级的形象思维;3岁以后开始有初步抽象思维;6~11岁以后儿童逐渐学会综合分析、分类比较等抽象思维方法,具有进一步独立思考的能力。

5. 意志的发展　意志是自觉的、有目的地调节自己的行动、克服困难以达到预期目的或完成任务的心理过程,是人的主观能动性的集中表现,所以是自觉的、有意识的行动。新生儿没有意志,随着语言、思维的发展,婴幼儿开始有意识地行动或抑制某些行动时的表现为意志的最初形式。儿童开始表现"自己来"的动作时,就是意志行为发展的标志。积极的意志品质有自觉性、坚持性、果断性、自制性、有韧性、决不退缩;消极的意志表现为依赖性、顽固性和易冲动性等,年龄越小,积极的意志品质表现越差。所以应在日常生活、游戏和学习过程中注意培养儿童的积极意志,增强其自制能力、责任感和独立性。

五、变蒸学说

小儿的生长发育有一定的过程和规律。据此,我国古代医家提出"变蒸"学说。变蒸指的是初生儿到周岁时由于生长发育旺盛,其"骨脉"、"五脏六腑"、"神智"都在不断变异,蒸蒸日上,逐渐向健全方面发展,在此时期,如出现低热和出汗等症而无病态者。历代医家对变蒸论述较多,其始见于西晋王叔和的《脉经》,隋代巢元方在《诸病源候论·变蒸候》中指出:"小儿变蒸者,以长血气也。变者上气。蒸者体热……"《幼科发挥》云:"变蒸非病也,乃儿长生之次第也。"说明变蒸与疾病不同,不是病变的变,而是长气血的正常生理现象。但应与病理情况的症状作一区分。

变蒸是古代医家用以说明小儿出生后由于全身的器官和功能均未臻完善且脆弱,尤其是周岁内的婴儿,诸如肌肉、筋骨、脑髓、脏腑、营卫气血,皆成而未全,犹如草木之萌芽,而其期,正是小儿生长发育的最迅速阶段。故有"变者,变其情智,发其聪明;蒸者,蒸其血脉,长其百骸"之说。

变蒸的日数,自出生起,32日为一变,两变(64日)为一小蒸,十变五小蒸,历时320日,小蒸结束。小蒸以后是大蒸,前两次是64日,第三次是128日,大、小蒸共计576日。

变蒸学说总结了婴幼儿生长发育的一些规律。婴幼儿时期生长发育最快;每过一定的时间周期,生长发育有显著变化;在这周期性生长发育显著变化中,形与神是相应同步发展的;变蒸周期逐步延长,显示婴幼儿生长发育随年龄增长逐步变慢。变蒸学说对于认识小儿的生长发育特点与发育规律有一定的价值。但变蒸学说认为在发育过程中必定会出现一些异常征象,这不切乎实际。如果将疾病所出现的发热、呕吐等视为变蒸的过程,而不及时处理,则会造成不良后果。

第三节 儿童各期保健

小儿保健是针对小儿生长发育过程中的影响因素,采取有效措施,加强有利条件,防治不利因素,促进和保证小儿健康成长的综合性防治医学。其目的是增强小儿体质,降低小儿发病率和死亡率。各年龄分期的保健侧重点不同。

一、各年龄期儿童的保健

(一) 胎儿期

胎儿发育与孕母身体健康、心理卫生、营养状况和生活环境等密切相关,胎儿期保健主要通过孕母的保健来实现。

1. 预防遗传性疾病与先天畸形　大力提倡、普及男女双方婚前检查及遗传性咨询,禁止近亲结婚,可减少先天性遗传性疾病患儿的出生;避免接触放射线、烟、酒以及铅、苯、汞、有机磷农药等化学毒物;孕母患病应在医生指导下用药。

2. 养胎、护胎与胎教　给予良好的生活环境,避免环境污染,注意劳逸结合,注重孕母精神、情操、道德的修养,给胎儿一个良好的生长发育外环境。保证孕母的充足营养,妊娠后期应加强铁、锌、钙、维生素D等重要营养素的补充,也应防止营养素摄入过多。

3. 预防感染　包括孕期及分娩时,孕妇早期应预防风疹病毒、巨细胞病毒、单纯疱疹病毒及弓形虫的感染,以免造成胎儿畸形及宫内发育不良;分娩时应预防来自产道的感染。

4. 产前检查　重视产前检查及产前诊断,筛查高危对象,异常者终止妊娠,尽可能避免妊娠期合并症,预防流产、早产、异常产的发生。

5. 加强对高危新生儿的监护　早产儿、低体重儿、围生期缺氧、窒息、低体温、低血糖、低钙和颅内出血等疾病的高危新生儿应予以特殊监护和积极处理。

(二) 新生儿期

新生儿期是胎儿出生后生理功能进行有利于生存的重大调整时期。发病率及死亡率均较高,因此,新生儿保健是儿童保健的重点。

1. 出生时的护理　出生时应注意保暖,产房室温宜为25~28℃,新生儿娩出后迅速清理口腔内黏液,保证呼吸道通畅;严格消毒,结扎脐带;记录出生时 Apgar 评分、体温、呼吸、心率、体重与身长;除高危新生儿外,提倡母婴同室,尽早喂母乳。

2. 新生儿　有条件的家庭,室内温度应保持在 20～22℃,湿度为 55% 左右,保持新生儿体温正常恒定。提倡母乳喂养,指导母亲正确的哺乳方法。新生儿皮肤娇嫩,应保持皮肤清洁,并注意脐部护理,选择柔软的衣服与尿布。父母应与小儿交流,抚摸有利于早期感情交流。根据需要进行某些遗传代谢病及内分泌病和听力筛查,接种卡介苗和乙肝疫苗。

(三) 婴儿期

婴儿期的体格生长十分迅速,需大量各种营养素满足其生长的需要,但婴儿的消化功能尚未成熟,故易发生消化紊乱和营养缺乏性疾病。部分母乳喂养或人工喂养婴儿则应选择配方奶粉。自 4～6 个月开始应添加辅食,为断离母乳作准备。定期进行体格检查,便于早期发现缺铁性贫血、佝偻病、营养不良、发育异常等疾病,并予以及时的干预和治疗。坚持户外活动,进行空气浴及日光浴和主、被动体操有利于体格生长。给予各种感知觉的刺激,促进大脑发育。该时期应按计划免疫程序完成基础免疫。预防异物吸入及窒息。

(四) 幼儿期

由于感知能力和自我意识的发展,对周围环境产生好奇、乐于模仿,幼儿期是社会心理发育最为迅速的时期。该时期应重视与幼儿的语言交流,通过游戏、讲故事、唱歌等促进幼儿语言发育和大运动能力的发展。同时,应培养幼儿的独立生活能力,安排规律生活,养成良好的生活习惯,如睡眠、进食、排便、沐浴、游戏、户外活动等,定期进行体格检查,预防龋齿。由于该时期的儿童已经具备一定的活动能力,应预防异物吸入、烫伤、跌伤等意外伤害。

(五) 学龄前期

学龄前期儿童的智能发展快,理解能力逐渐增强,是性格形成的关键时期。因此,加强学龄前期儿童的教育较重要,应注意培养其学习习惯、想象与思维能力,使之具有良好的心理素质。应通过游戏、体育活动增强体质。每年应进行 1～2 次体格检查,通过视力、龋齿、缺铁性贫血等常见病的筛查与矫治,保证充足营养。学龄前期儿童独立活动范围大,应预防溺水、外伤、误服药物以及食物中毒等意外伤害。

(六) 学龄期与青春期

此期儿童求知欲强,是获取知识的最重要时期,也是体格发育的第二个高峰期。该时期应提供适宜的学习条件,培养良好的学习习惯,并加强素质教育;应引导积极的体育锻炼,不仅可增强体质,同时也可培养毅力和意志力;合理安排生活,供给充足营养,预防屈光不正、龋齿、缺铁性贫血等常见病的发生;加强意外伤害的防范意识。在青春期应进行正确的性教育,以使其在生理和心理上有正确的认识。

二、计划免疫的实施

根据儿童免疫特点,按年龄进行全程足量基础免疫,并适时加强免疫措施,进行预防接种,提高小儿免疫水平,达到控制和消灭传染病的目的。

按照卫生部规定,1岁内婴儿必须完成卡介苗,脊髓灰质炎减毒活疫苗,百日咳菌液、白喉类毒素、破伤风类毒素混合制剂,麻疹减毒活疫苗及乙肝疫苗等基础免疫的预防接种。根据流行地区、季节或根据家长自己的意愿,有时也进行乙型脑炎疫苗、流行性脑脊髓膜炎疫苗、风疹疫苗、流感疫苗、甲肝疫苗、水痘疫苗、流感杆菌疫苗、肺炎疫苗、轮状病毒疫苗等的接种。

第四节　小儿生理病理特点

小儿自出生到成年,其身体的各组织器官、各种生理功能都处于尚未成熟状态,随着年龄增长,才逐渐趋于完善。这种不成熟状态,年龄越小,表现越显著,因此不能简单地把小儿看成是成人的缩影。历代医家有关论述较多,归纳起来,小儿生理特点主要表现为脏腑娇嫩,形气未充;生机蓬勃,发育迅速。病理特点主要表现为发病容易,传变迅速;脏气轻灵,易于康复。掌握这些特点,对指导儿科临床诊疗及保健工作有重要意义。

一、生理特点

（一）脏腑娇嫩,形气未充

脏腑即指五脏六腑;娇嫩,指娇弱柔嫩,不耐攻伐;形,指形体结构、四肢百骸、筋肉骨骼、精血津液等;气,指各种生理功能活动;充,即充实、完善之意。脏腑娇嫩,形气未充,说明小儿出生之后,五脏六腑均较娇嫩脆弱,其形体结构、精血津液和各种功能都是不够成熟和相对不足的。具体表现为气血未充,经脉未盛,筋骨未坚,内脏精气不足,卫外功能未固,阴阳两气均属不足。历代医家对此特点的论述颇多,如《灵枢·逆顺肥瘦》曰:"婴儿者,其肉脆血少气弱。"隋代巢元方《诸病源候论·养小儿候》说:"小儿脏腑之气软弱。"又如《小儿药证直诀·变蒸》曰:"五脏六腑,成而未全……全而未壮"。《小儿病源方·养子十法》云:"小儿一周之内,皮毛、肌肉、筋骨、脑髓、五脏六腑、营卫、气血,皆未坚固。"《育婴家秘·发微赋》曰:"小儿血气未充……肠胃脆弱……神气怯弱。"再如《温病条辨·解儿难》说:"小儿稚阳未充,稚阴未长也。"以上都从不同侧面论述了小儿脏腑娇嫩,形气未充的生理特点。小儿脏腑娇嫩,五脏六腑的形和气皆属不足,其中尤以肺、脾、肾三脏更为突出。故曰:小儿"肺常不足"、"脾常不足"及"肾常虚"。

小儿"肺常不足",指肺为娇脏,肺主一身之气,司呼吸,外合皮毛,肺常不足主要表现为息数较促,腠理不密,肌肤疏薄,卫外不固,易为邪气所侵,易患感冒、咳、喘等。西医学亦认为,小儿由于鼻腔短小,黏膜血管丰富,没有鼻毛,支气管黏膜纤毛运动较差,肺的弹力纤维发育较差,间质发育旺盛而肺泡数量较少,呼吸道分泌型IgA少,故易患呼吸道感染。

小儿"脾常不足",指脾为后天之本,主运化水谷精微,为气血生化之源,小儿生长发育迅速,生长旺盛,对气血精微需求较成人相对为多,但小儿脾胃薄弱,运化未健,饮食稍有不节,便易损伤脾胃而出现食积、吐泻、厌食甚至疳证等病。西医学认为,小儿口腔黏膜柔嫩,唾液腺发育不足,分泌唾液较少;肠管相对较长,有利于消化与吸收,但胃酸及消化液分泌相对较少,消化酶活力较低,故饮食稍有不当,即易引起腹泻。

小儿"肾常虚",指肾为先天之本,肾中元阴元阳为生命之根,关系到人的禀赋体质与成长,各脏之阴取之于肾阴的滋润,各脏之阳依赖于肾阳之温养。小儿生长发育,抗病能力以及骨髓、脑髓、发、耳、齿等的正常发育与功能,均与肾有关。小儿初生,肾气未盛,气血未充,肾气随年龄增长而逐渐充盛,此即小儿"肾常虚"的含义。

清代医家吴瑭概括前人论述,提出了"稚阴稚阳"的学说,"阴",是指体内精、血、津液等物质;"稚阴"指的是精、血、津液、脏腑、筋骨、脑髓、血脉、肌肤等有形之质皆未充实与完善。而"阳"是指体内脏腑的各种生理功能活动;"稚阳"指的是各脏腑功能活动均属不足和处于不稳定状态。"稚阴稚阳"说明小儿无论在物质和生理功能方面,都是幼稚和不完善的,正处于不断生长发育过程中。

(二) 生机蓬勃,发育迅速

生机蓬勃,发育迅速是小儿生理特点的另一方面。因为脏腑娇嫩,形气未充,所以在生长发育过程中,随着年龄增长而不断向完善、成熟方面发展。在形态增长的同时,功能也不断趋于完善。年龄越小,生长发育的速度愈快。如以小儿的体格生长为例,小儿体重周岁时较出生增长3倍,身长增长1.5倍,头围增长0.5倍。古代医家观察到小儿这种生机蓬勃,发育迅速的动态变化,提出了小儿为纯阳之体的观点。

我国现存最早的一部儿科著作《颅囟经》中,首先提出了"凡孩子三岁以下,呼为纯阳,元气未散"。"纯",指小儿未经情欲克伐,先天禀赋的元阴元阳未曾耗散;"阳",指小儿的生命活力。"纯阳"是指小儿在生长过程中表现为生机旺盛,蓬勃发展,好比旭日之初升,草木之方萌,蒸蒸日上,欣欣向荣。生机属阳,阳生则阴长。"纯阳"不能理解为"盛阳",也不是有阳无阴,"纯阳"主要体现小儿机体生机蓬勃,发育迅速这一生理现象,也就是说由于小儿机体生长发育迅速,对水谷精气之需求格外迫切,在机体阴长阳生的新陈代谢过程中,常常表现为阳气的旺盛,而相对感到阴液的不足。也正是由于这种阳气旺盛的生理过程,才能使小儿以成人无法比拟的生长速度发育成长。

"稚阴稚阳"和"纯阳"两个观点,是用来概括小儿机体生理功能的两个方面的,前者是指小儿机体柔弱,阴和阳两气均属不足,后者则是指小儿机体在生长发育的过程中,生机蓬勃,发育迅速。两者代表了小儿生理特点的两个方面,这也是小儿不同于成人的特殊性。

二、病理特点

(一) 发病容易,传变迅速

小儿由于脏腑娇嫩,形气未充,体质和功能均较脆弱,故不仅发病容易,而且传变迅速,年龄越小越显突出。《医学三字经·小儿》指出"稚阳体,邪易干"。说明小儿对疾病的抵抗力较低,容易感染外邪。《温病条辨·解儿难》也说:"脏腑薄,藩篱疏,易于传变。肌肤薄,神气怯,易于感触"。这也说明脏腑功能和卫外功能均差,不仅容易患病,而且病程中最易传变。由于小儿对疾病的抗病能力较差,加上小儿寒暖不能自调,饮食不知自节,故外易为六淫之邪所侵,内易为饮食所伤,肺脾两脏疾病发病率特别高。肺司呼吸,主一身之气,外合皮毛,由于小儿生理上形气未充,经脉未盛,卫外功能未固,故邪气每易由表而入,侵袭于肺,故感冒、咳嗽、哮喘、肺炎等最为常见。脾胃为后天之本,主运化水谷和输布精微,小儿生长发育迅速,所需水谷较成人迫切,但又脾常不足,若饮食不节,饥饱无度,均能影响脾胃运化,出现呕吐、泄泻等。小儿患病后还容易出现高热惊风等症,小儿脏腑经络柔嫩,感邪后邪气易于从阳化热化火,易致热极生风;同时小儿神气怯弱,邪气深入,内陷心肝则谵语、昏迷、惊搐,古代医家将这一特点归纳为"肝常有余"、"心常有余"。

小儿不仅发病容易,而且变化迅速,寒热虚实的变化比成人更为迅速,更显复杂。《小儿药证直诀》提出:"脏腑柔弱,易虚易实,易寒易热"。

"易虚易实"指邪气易实,正气易虚。邪气盛则实,精气夺则虚,由于小儿机体柔弱,感邪后每易病势嚣张,出现实证。但邪气既盛,则正气易伤,又可迅速转为虚证,或虚实并见。如内伤乳食,病初为伤食泻实证,若吐泻频繁,耗气伤阴,则易出现气阴两伤甚至阴竭阳脱之虚脱证。又如感受外邪未及时表解,邪气闭阻肺络,发生咳痰热喘之肺炎喘嗽,如不及时开宣肺气,致心血运行不畅,心阳不振,气滞血瘀,则出现心阳虚衰之证。

"易寒易热",其产生和小儿稚阴稚阳的生理特点有密切关系。由于"稚阴未长",故患病后,易呈阴伤阳亢,表现热的证候;而小儿"稚阳未充",机体脆弱,又容易阳虚衰脱出现寒的证候。由于小儿体禀"纯阳",在病机转化上寒易化热最多。如外感风寒可郁而化热,热极生风。因风火相煽,实热内闭同时,可正不胜邪,迅即出现面色苍白、肢冷脉微等阴盛阳衰的证候。

(二)脏气清灵,易趋康复

由于小儿生机蓬勃,处于蒸蒸日上、不断生长的阶段,脏气清灵,活力充沛。患病以后,若能得到及时的治疗和护理,疾病的恢复较为迅速,这种易于康复的特点,除了生理上的因素外,和病因单纯、少七情影响等也有关。明代《景岳全书·小儿则》中说:小儿"脏气清灵,随拨随应,但能确得其本而撮取之,则一药可愈"。这是对小儿这一病理特点的概括。

第五节 儿科诊法概要

诊法是收集临床症状、体征及有关实验室检查等病变资料,探求病因、病位、病性及病势,辨别证候,诊断疾病,从而指导临床治疗的方法。中医学以"四诊"方法诊察疾病,西医学根据病史、症状、体格检查及辅助检查进行分析判断和诊断。小儿在生理、病理及疾病演变过程中有自身的特殊性。儿科,古人谓之哑科。小儿由于神识未发,较小的婴儿不会言语,不能自述其所苦,较大儿童虽能讲话,但往往言不达意,语不足信;小儿气血未充,脉息不定,形声未定,就诊时有的烦闹、啼哭、脉诊、闻诊均难等,与成人有较大的差别,因此,要重点掌握好儿科诊法的特点。

一、病史采集和记录

病史采集要准确。其要点是认真听,重点问,关键是从家长或陪护人员提供的信息中发现对病情诊断有用的线索。在病史询问过程中态度要和蔼亲切,语言要通俗易懂,要注重与家长或陪护人员的沟通,要关心家长与孩子,以取得家长和孩子的信任。同时要尊重家长和孩子的隐私并为其保密。不能用暗示的语言或语气来诱导家长作出医生主观期望的回答,这样会给诊断造成困难。病史采集内容包括:

(一) 一般内容

正确记录患儿的姓名、性别、年龄(采用实际年龄:新生儿记录天数,婴儿记录月数,1岁以上记录几岁几个月)、种族、父母或抚养人的姓名、职业、年龄、文化程度、家庭住址及联系电话,病史提供者与患儿的关系以及病史可靠程度。

(二) 主诉

来院就诊的主要症状、体征、发病原因和时间。主诉字数不宜太多,一般不超过20个字。例如:"反复皮肤紫癜15天","持续发烧5天"。

(三) 现病史

现病史是病史中最重要的部分。记录要全面,主次分明,重点突出,文字简洁,按照时间的顺序,由远及近,与主诉相一致,依次记录下列内容。

1. 起病情况 发病时间、地点,起病缓急及可能的病因、诱因。

2. 主要症状特点及演变情况 包括主要症状出现的部位、性质、持续时间、程度。了解这些特点对判断患病所在的系统或器官以及病变的范围和性质很有帮助。

3. 伴随症状及有鉴别意义的有关症状 在主要症状的基础上又同时出现一系列其他症状,有助于判断疾病发生的部位、性质,而且可作为鉴别诊断的依据。

4. 自发病以来总的情况 包括饮食、精神状态、睡眠、大小便。

5. 用药情况 已经治疗的患儿要询问用药的情况,如药名、剂量、方法、治疗效果及有无不良反应。

(四) 个人史

个人史包括出生史、喂养史、发育史,根据不同的年龄和不同的疾病在询问时各有侧重和详略。

1. 出生史 母孕期的情况;第几胎第几产,出生体重,分娩时是否足月、早产或过期产,生产方式,出生时有无窒息、产伤、Apgar评分情况等。新生儿和小婴儿、疑有中枢神经系统发育不全或智力发育迟缓的患儿更应详细了解围生期的有关情况。

2. 喂养史 母乳喂养还是人工喂养或混合喂养,以何种乳品为主,乳品配制方法,喂哺次数及量,断奶时间,添加辅食的时间、品种及数量,进食及大小便情况。年长儿还应注意了解有无挑食、偏食及吃零食的习惯。了解喂养情况对患有消化系统或营养性疾病的儿童尤为重要。

3. 发育史　包括体格发育和神经心理发育两方面。常用的生长发育指标有：体重和身高以及增长情况，前囟闭合及乳牙萌出的时间等；发育过程中何时能抬头、笑、独坐、走路；何时会叫爸爸、妈妈。学龄儿童还应询问在校学习成绩和行为表现等。

（五）既往史

1. 既往患病史　需详细询问既往患过的疾病、患病时间和治疗结果，应着重了解有无传染病史及其现状，对疾病诊断和传染病隔离均有重要意义，如过去曾患过麻疹而此次有发热、皮疹的患儿，在综合分析时应多考虑其他发热出疹性疾病。认真了解有无药物或食物过敏史，并详细记录，以供治疗时参考。在年长儿或病程较长的疑难病例，应对各系统进行系统回顾。

2. 预防接种史　对常规接种的疫苗均应逐一询问。何时接受过何种预防接种，具体次数，有无反应。接种非常规的疫苗也应记录。

（六）家族史

家族中有无遗传性、过敏性或急慢性传染病患者，如有，则应详细了解与患儿接触的情况。父母是否近亲结婚、母亲分娩情况、同胞的健康状况（死亡者应了解原因和死亡年龄）。必要时要询问家庭成员及亲戚的健康状况、家庭经济情况、居住环境、父母对患儿的关爱程度和对患儿所患疾病的认识等。

（七）传染病接触史

疑为传染性疾病者，应详细了解可疑的接触史，包括患儿与疑诊或确诊传染病者的关系、该患者的治疗经过和转归、患儿与该患者的接触方式和时间等。了解父母对传染病的认识和基本知识的掌情况也有助于诊断。

二、中医四诊

（一）望诊

望诊在儿科疾病的诊断上显得尤为重要，历代儿科医家都把望诊列为四诊之首。"有诸内必形于诸外"，小儿处在生长发育时期，肌肤薄嫩，反应灵敏，一旦患病，内在的病理变化必然比成人更明显地反映在体表，使神色形态等发生异常变化。儿科望诊主要包括望神色、望形态、审苗窍、察指纹、辨斑疹、察二便等六个方面的内容。

1. 望神色　即观察小儿的精神状态和面部气色。

望神应主要从目光的变化、意识是否清楚、反应是否敏捷、躯体动作是否灵活协调等方面去判断患儿有神、失神等不同情况，即可判断精气的盈亏，从而测知脏腑的功能状态、病情的轻重及预后。凡小儿有神则表现为目光炯炯，意识清楚，反应敏捷，躯体动作灵活协调，反之则为失神。

望色主要望面部的颜色，即面部皮肤的颜色和光泽。正常小儿的面色，应当"红黄隐隐"，不论肤色如何，均应红润有光泽，略带黄，或虽肤色较白，但白里透红，是气血调和、无病的表现。新生儿面色嫩红，也为正常肤色。若邪气为病，小儿的面色就会随疾病性质的不同而相应地发生变化。

（1）面呈红色，多主热证。小儿面红目赤，咽部红肿者，多为外感风热；面红，伴高热，口渴引饮，汗多，尿赤者，多为里热炽盛；午后颧红，伴潮热，盗汗者，多为阴虚内热；夜间面颊潮红，伴腹胀者，多为食积郁热；重病患儿两颧艳红，伴面色苍白，肢厥，冷汗淋漓者，多为虚阳上越的危象。

（2）面呈白色，多主寒证、虚证。外感初起，小儿面色苍白，无汗者，多为风寒袭表；突然面色苍白，伴四肢厥冷，汗出淋漓等症状者，多为阳气暴脱；面色淡白，面容消瘦者，多为营血亏虚；面白而虚浮者，多为阳虚水泛；面白而晦滞，伴有出血者多为气虚血脱。

（3）面呈黄色，多为脾虚证或有湿浊。小儿面色萎黄，伴形体消瘦，纳呆，腹胀者，多为脾胃气虚；面黄无华，兼有面部虫斑者，多为虫积。面目身黄者，则为黄疸，若黄色鲜明如橘色者，多为湿热熏蒸的阳黄；黄色晦暗如烟熏者，多为寒湿内阻的阴黄。面呈枯黄色，多为气血枯竭。新生儿在出生不久出现面目黄染，为胎黄，有生理性和病理性之区别。

（4）面呈青色，主寒证、痛证、瘀血及惊风。小儿面色时青时白，愁眉苦脸者，多为里寒腹痛；面唇青紫，伴呼吸气促者，多为肺气郁闭，气滞血瘀；面色青而晦暗，以鼻梁与两眉间及口唇四周尤为明显者，多为惊风之先兆，或癫痫发作之时。

（5）面呈黑色，主肾虚、寒证、瘀证、水饮。面色灰黑暗滞者，多为肾气虚衰；小儿面色青黑，伴四肢厥冷者，多为阴寒内盛；面色黧黑，肌肤甲错，多为血瘀日久所致；两颊黯黑者，多为肾虚水浊之气上泛。

2. 望形态　形，指形体；态，为动态。望形态包括望全身形态和局部形态两个方面。

望全身形态即了解患儿全身的一般状态，包括发育、营养等。若小儿全身形态正常，则表现出发育正常，筋骨坚强，肌肉丰满，肤润发泽，姿态活泼；若形体消瘦，神态呆滞，筋骨软弱，皮肤干枯，毛发萎黄，多为先天不足，后天失调，多为病态表现。

凡小儿端坐呼吸，喉中痰鸣者，多为痰涎壅盛；两目上翻，牙关紧闭，颈项强直，四肢抽搐，角弓反张者，多为肝风内动；头摇不能自主者，多为肝风内动的先兆；喜俯卧者，多为内伤饮食；喜蜷卧者，多为内寒盛，或腹痛；仰卧少动，两目无神者，多为重病、久病，体质极虚。

望局部形态包括望颅囟、头、项、躯体、四肢、肌肤、毛发、指（趾）甲等部位。

3. 审苗窍　苗窍是指目、耳、口、鼻、舌及前后二阴。《幼科铁镜·望形色审苗窍从外知内》曰："故小儿病于内必形于外，外者内之著也。望形审窍，自知其病"，因舌为心之苗，肝开窍于目，肺开窍于鼻，脾开窍于口，肾开窍于耳及二阴，故苗窍成为五脏的外候。审苗窍可测知对应脏腑的病变。

（1）察目：若黑睛圆大，神采奕奕，为肝肾精血充沛的表现。若目无光彩，二目无神为病态。两目呆滞、直视，为惊风。瞳孔不等圆，或缩小，或散大无反应，病多危重。泪眼汪汪，须防麻疹。眼结膜干燥，多为肝血不足，证属肝疳。眼结膜淡白，多为血虚。眼睑浮肿如卧蚕之状，为水肿。眼睑下垂，开合无力或睡卧露睛，半开半合，为脾虚。

（2）察耳：健康小儿，耳壳丰厚，颜色红润，为先天肾气充沛的表现。反之，则属肾气不足，或体质较差,如早产儿的耳壳即软薄而紧贴二颞,耳周轮廓不清。耳内流脓疼痛,为肝胆风火上扰。耳背络脉隐现,耳尖发凉,兼身热多泪,常为麻疹先兆。若以耳垂下部位中心漫肿红热,常为痄腮。

(3)察鼻:鼻塞流清涕,为外感风寒。流浊涕,为热犯表。流脓涕而臭,为鼻渊。鼻孔干燥,为肺经燥热。鼻孔出血,多属肺热伤络。鼻内生疮糜烂,多为肺火上炎。鼻翼扇动,为肺闭之证。

(4)察口:主要观察口腔、唇、齿、龈、咽、喉等。

口、唇:唇色淡白,为脾虚血亏;唇色红赤,为脾胃积热;唇色深红,为里热炽盛;唇色青紫,为气滞,亦主寒证。口唇红肿溃烂,为脾胃火热上炎。口舌生疮或糜烂,亦多脾胃火热上炎。满口白屑,状如雪花,为鹅口疮,多属脾胃湿热上熏。口腔两颊部黏膜有白色小点,周围红晕,为麻疹黏膜斑,预示出麻疹。口角流涎,浸及两颐,称为滞颐。

齿、龈:牙齿逾期不出,或稀疏细小,多为肾气不足。齿龈红肿溃烂,多为胃火上冲。齿龈出血,一为胃火伤络,一为脾虚不摄。齿龈干燥,为津液受伤,常见于热病后期。牙关紧闭,为惊风之证。新生儿牙龈有白色斑块,影响吮乳,俗称极牙。

咽喉:咽喉一侧或两侧赤肿者,为乳蛾。咽喉疼痛或白腐,皮疹鲜红,为丹痧。咽喉红肿,有灰白色假膜,不易拭去,为白喉。

(5)察舌:是中医诊察疾病的重要方法,主要包括观察舌体、舌质和舌苔三个方面。正常小儿舌体柔软、淡红润泽、伸缩自如,舌面有干湿适中的薄苔。小儿舌质较成人红嫩。新生儿舌红无苔和哺乳婴儿的乳白苔,均属正常舌象。食后或服药后对舌苔有一定影响,应予注意。

观察舌体应注意舌体胖瘦、活动情况,舌边有无齿痕显著,有无木舌、重舌、连舌、吐舌、弄舌、舔舌等。观察舌质应注意舌质颜色、津液多少,有无芒刺、杨梅舌等变化。观察舌苔应注意舌苔的颜色、厚薄,有无花剥苔、霉酱苔、染苔等变化。

(6)察二阴:男性婴儿阴囊不紧不松,稍有色素沉着,是肾气充沛、健康的表现。阴囊时膨时复,因啼哭膨甚者,为疝气。阴囊肿大明亮,为水肿所致。尿道口红肿,属湿热。女性婴儿阴赤而湿,多属下焦湿热;前阴瘙痒潮湿,须注意(蛲)虫。后阴指肛门,肛门灼红,为下焦湿热;肛门脱出,为脱肛,多因中气下陷。大便硬结带血多为肛裂,多为湿热或燥火所致;新生儿肛门及会阴部位大片红赤,为红臀,是湿热下注所致。

4. 察指纹 观察指纹是儿科的特殊诊法,适用于3岁以下小儿。

指纹的部位:从虎口沿食指内侧(桡侧)所显现的脉络(浅表静脉),以食指三指节分风、气、命三关,食指根(连掌)的第一指节为风关,第二指节为气关,第三指节为命关(见图2-1)。

诊察指纹的方法:先令家长抱患儿于光线充足处。若先诊患儿右手,医生以对侧即左手的拇、食二指握住患儿右手的食指尖,将患儿右手的中指、无名指、小指贴近医生左手的掌心,然后用医生右手的拇指桡侧,从命关到

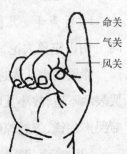

图2-1 指纹三关图

风关方向,轻轻推按数次,使指纹显露。

正常小儿的指纹隐约可见,色泽淡紫,纹形伸直,不超过风关。

临床根据"浮沉分表里,红紫辨寒热,淡滞定虚实,三关测轻重"作为辨证纲领。

浮沉分表里:浮,为指纹显露;沉,为指纹深隐。即以指纹显隐来分辨疾病的表里。

红紫辨寒热:红,为红色,即指纹显红色,主寒证;紫,紫色,指纹显紫色,主热证。

淡滞定虚实:淡为推之流畅,主虚证;滞,为推之不流畅,复盈缓慢,主实证。

三关测轻重:根据指纹所显现的部位判别疾病的轻重,达风关者病轻,达气关者稍重,达命关者病重。若"透关射甲"即指纹穿过了风、气、命三关达到指甲的部位,则病情危笃。

指纹诊法在临床有一定的诊断意义。但若"纹证不符",当"舍纹从证"。

5. **辨斑疹** 斑与疹是全身性疾患反映于体表的征象,在儿科较为常见。斑为出血性皮疹,一般不高出皮肤,按之不褪色,其色泽鲜红者多见于温热病;颜色青紫者多属血液疾病或外伤所致。疹为充血性皮疹,高出皮面,扪之碍手,按之褪色。不同疾病的皮疹可在分布部位、出没时间及出没顺序规律等方面有不同特点。如儿科常见的出疹性疾病有麻疹、风痧、丹痧、奶麻等。

6. **察二便** 主要察二便的次、量、颜色、气味、形态等。

(1) 大便:婴幼儿时期因喂养方式不同,正常粪便的特点不一。如新生儿初生24小时内,大便呈暗绿色或赤色,黏稠无味,称为胎粪,以后颜色渐淡,而转为黄色。母乳喂养儿大便次数每日2~4次,颜色金黄,粪质如糊状,便中可有少许不消化的乳凝块,有酸臭味;牛乳或羊乳喂养儿的粪便偏干,粪色淡黄,便中可有不消化的乳凝块,有腐臭味等。了解婴幼儿正常粪便的特点,是儿科临床判断异常粪便的基础。

如大便燥结,或形如羊屎,为里热内结;黄浊臭秽,为湿热,若暴注下迫,则为热甚;夹有乳块或食物残渣,为食滞;下利清谷,滑泄不止,为脾肾阳虚。婴儿大便下血,或呈果酱色,哭吵不安,要注意肠套叠。

(2) 小便:色黄赤,混浊,解时刺痛,为湿热下注;混浊如米泔水,为脾胃虚弱之疳证;清长,或夜间遗尿,为肾气亏损,下元不固。

(二) 闻诊

闻诊包括听声音和嗅气味两个方面。

1. **听声音** 儿科听声音的基本内容与成人相一致,而以闻啼哭声与呼吸声最为重要。《素问·阴阳应象大论》云:"五脏不和则五声不顺","闻声音而知所苦"。

啼哭是小儿表达感情和要求的形式,当饥饿思食、尿布浸湿、包扎过紧等护理不当时常以啼哭表示不适,故小儿啼哭并非一定有病。健康小儿啼哭有泪,声音洪亮,一日数次,属正常。但若啼哭声尖锐,忽然惊啼,哭声嘶哑,大哭大叫不止,或常啼无力,声慢而呻吟者,当详察诊断。

闻语言声、咳嗽声、呼吸声的强弱可判断患儿疾病的寒热虚实,有关内容将在肺炎及咳嗽章节中阐述。

2. 嗅气味　包括患儿的各种分泌物和排泄物。口气臭秽,嗳气酸腐,多为伤食;口气臭腐,牙龈肿胀溃烂,为牙疳;口气腥臭咳吐脓痰夹血,多为肺痈。大便酸臭而稀,为伤食;大便臭秽,为湿热积滞肠中。小便短赤而臊臭,为湿热下注;小便清长少臭,为脾虚寒。

（三）切诊

包括脉诊和按诊两部分。

1. 脉诊　小儿脉诊与成人脉诊不同,3岁以下小儿由于其手臂短,难分三部,加之诊病时小儿多有哭闹,影响脉象的真实性,故一般以察指纹诊法代替切脉。3岁以上小儿用"一指定三关"的方法诊脉。正常小儿脉象平和,较成人细软而快。小儿平脉次数,年龄越小,脉搏越快(见表2-1)。

表2-1　各年龄小儿呼吸、脉搏(次/分)

年　龄	呼　吸	脉　搏	呼吸:脉搏
新生儿	40~45	120~140	1:3
~1岁	30~40	110~130	1:(3~4)
~3岁	25~30	100~120	1:(3~4)
~7岁	20~25	80~100	1:4
~14岁	18~20	70~90	1:4

小儿病脉一般以浮、沉、迟、数、无力、有力六种基本脉象为纲,以辨疾病的表里、寒热、虚实。对脉诊的临床意义要根据不同年龄的不同情况区别对待,当"脉证不符"时,可"舍脉从证"。

2. 按诊　亦称触诊,是用手按压或触摸四肢、皮肤、胸腹等,以察其寒、热、虚、实及有无癥瘕痞块等情况,从而协助诊断病情。

皮肤:肤冷汗出,为阳虚。皮肤水肿,按之凹陷不起,多为虚证;按之凹陷即起,多为实证。

胸背:小儿胸骨高突为"鸡胸";脊背隆起,按之不痛为"龟背"。心尖搏动处,古称"虚里",是宗气会合之处,若搏动太过,为宗气外泄,病情较重;搏动微弱,为宗气内虚。

胁腹:腹痛喜按,按之痛减,为虚寒证。腹痛拒按,按之胀痛,为里实腹痛。脐周腹痛,按之有条索状包块,疼痛减轻,为蛔虫证。腹胀形瘦,青筋暴露,多为疳证。腹部胀满,叩为鼓声,多为气滞腹胀。

四肢:四肢厥冷,多为阳气虚衰,或热深厥深之兆。四肢抽搐,为多惊风。

三、西医体格检查

为了获得准确无误的体格检查资料,在采集病史时要创造一种自然轻松的气氛,以尽可能取得患儿的合作,而医生的表现是决定家长和患儿合作程度的主要因素。

（一）体格检查的注意事项

（1）询问病史时就应该开始和患儿建立良好的关系。微笑,呼唤患儿的名字或小名、乳名,用表扬语言鼓励患儿,或用手轻轻抚摸患儿,可以使患儿消除紧张心理。也可用听诊器或其他玩具逗患儿玩耍以消除或减少恐惧,取得患儿的信任和合作。并同时观察患儿的精神状态、对外界的反应及智力情况,视(望)诊要注意在明亮、自然的光线下进行。

(2)为增加患儿的安全感,检查时应尽量让其与亲人在一起,婴幼儿可坐或躺在家长的怀里检查,检查者顺应患儿的体位。

(3)检查的顺序可根据患儿当时的情况灵活掌握。由于婴幼儿注意力集中时间短,因此,在体格检查时应特别记住以下要点:安静时先检查心肺听诊、心率、呼吸次数和腹部触诊等易受哭闹影响的检查项目,一般在患儿开始接受检查时进行;容易观察的部位随时查,如四肢躯干骨骼、全身浅表淋巴结等;对患儿有刺激而不易接受的部位最后查,如口腔、咽部等;有疼痛的部位也应放在最后检查。

(4)检查时要态度和蔼,动作轻柔,冬天时双手及所用听诊器胸件应先温暖;检查过程中既要全面仔细,又要注意保暖,不要过多暴露身体部位,以免着凉;对年长儿还要照顾他(她)们的害羞心理和自尊心。

(5)对急症或危重抢救病例,应先重点检查生命体征或与疾病有关的部位,全面的体检最好在病情稍稳定后进行,也可边抢救边检查。

(6)小儿免疫功能差,为防止交叉感染,检查前后均应清洗双手,使用一次性或消毒后的压舌板;检查者的工作衣和听诊器要勤消毒。

(二)检查内容和方法

1. 一般状况　询问病史的过程中,留心观察患儿的营养发育情况、神志、表情、对周围事物的反应、皮肤颜色、体位、行走姿势和患儿的语言能力等。由此得到的资料较为真实,可供正确判断一般情况。

2. 一般测量　包括体温、呼吸、脉搏、血压、身长、体重、头围、胸围等。

(1)体温:可根据患儿的年龄和病情选用测温的方法:① 腋下测温法:最常用,也最安全、方便,但测量的时间偏长。将消毒的体温表水银头放在患儿腋窝中,将上臂紧压腋窝,保持5~10分钟,36~37℃为正常。② 口腔测温法:口表置于舌下3分钟,正常不超过37.5℃,适用于神志清楚而且配合的6岁以上的患儿。③ 肛门内测温法:测温时间短、准确。患儿取侧卧位,下肢屈曲,将已涂满润滑油的肛表水银头轻轻插入肛门内3~4cm,测温3~5分钟,36.5~37.5℃为正常,1岁以内患儿,不合作的患儿以及昏迷、休克患儿可采用此方法。④ 耳内测温法:准确,快速,不会造成交叉感染,但仪器贵。目前临床比较少用。

(2)呼吸、脉搏:在患儿安静时进行,年幼儿腹式呼吸为主,患儿呼吸频率可通过观察腹部起伏而得或用听诊器记呼吸音次数,也可将棉花少许置于小儿鼻孔边缘,观察棉花纤维的摆动而得。要同时观察呼吸的节律和深浅。对年长儿一般选择较浅的动脉如桡动脉来检查脉搏,婴幼儿最好检查股动脉或通过心脏听诊来检测。要注意脉搏的速率、节律、强弱及紧张度。各年龄组小儿呼吸、脉搏正常值见表2-1。

(3) 血压：测量血压时应根据不同的年龄选择不同宽度的袖带，一般来说，袖带的宽度应为上臂长度的 1/2~2/3。袖带过宽时测得的血压值较实际值偏低，过窄时则较实际值为高。新生儿及小婴儿可用监护仪测量。年龄越小，血压越低。不同年龄小儿血压的正常值可用公式推算：收缩压(mmHg) = 80 + (年龄×2)。舒张压应该为收缩压的 2/3。

3. 皮肤和皮下组织　应在自然光线下仔细观察身体各部位皮肤的颜色，有无苍白、黄染、发绀、潮红、皮疹、瘀点（斑）、脱屑、色素沉着，毛发有无异常，触摸皮肤的弹性、皮下组织及脂肪的厚度、有无水肿及水肿的性质。

4. 淋巴结　包括淋巴结的大小、数目、活动度、质地、有无粘连和（或）压痛等。颈部、耳后、枕部、腹股沟等部位尤其要认真检查，正常情况下在这些部位可触及单个质软的黄豆大小的淋巴结，活动，无压痛。

5. 头部

(1) 头颅：观察大小、形状，必要时测量头围；前囟大小及紧张度、有无凹陷或隆起；小婴儿要观察有无枕秃和颅骨软化、血肿或颅骨缺损等。

(2) 面部：有无特殊面容、眼距宽窄、鼻梁高低，注意双耳位置和形状等。

(3) 眼、耳、鼻：观察有无眼睑浮肿及下垂、眼球突出、斜视、结膜充血、眼分泌物、角膜混浊，瞳孔大小、形状、对光反应。检查双外耳道有无分泌物、局部红肿及外耳牵拉痛；怀疑有中耳炎时，应用耳镜检查鼓膜情况。观察鼻形，注意有无鼻翼扇动、鼻腔分泌物及通气情况。

(4) 口腔：口唇色泽有无苍白、发绀，口唇是否干燥，口角有无糜烂、疱疹。口腔内颊黏膜、牙龈、硬腭有无充血、溃疡、麻疹黏膜斑、鹅口疮，腮腺开口处有无红肿及分泌物。牙齿数目及龋齿数。舌质、舌苔颜色。咽部检查时医生一手固定小儿头部使其面对光源，一手持压舌板，在小儿张口时进入口腔，压住舌后根部，利用小儿反射性恶心暴露咽部的短暂时间，迅速观察双扁桃体是否肿大，有无充血、分泌物、脓点、伪膜及咽部有无疱疹、溃疡、充血、滤泡增生、咽后壁脓肿等情况。

6. 颈部　颈部是否软，有无斜颈、短颈或颈蹼等畸形，颈椎活动情况；甲状腺有无肿大，气管位置，颈静脉充盈及搏动情况，有无颈肌张力增高或弛缓等。

7. 胸部

(1) 胸廓：注意有无胸廓畸形，如鸡胸、漏斗胸、肋膈沟；胸廓两侧是否对称，心前区有无隆起，有无桶状胸。触诊有无肋间隙饱满、凹陷、增宽或变窄、肋骨串珠等。

(2) 肺：望诊应注意呼吸频率和节律有无异常，有无呼吸困难和呼吸深浅改变；吸气性呼吸困难时可出现"三凹征"，即胸骨上窝、肋间隙和剑突下吸气时凹陷；呼气性呼吸困难时可出现呼气延长。触诊在年幼儿可利用啼哭或说话时进行。因小儿胸壁薄，叩诊反响比成人清，故叩诊时用力要轻或可用直接叩诊法（用两个手指直接叩击胸壁）。听诊时正常小儿呼吸音较成人响，呈支气管肺泡呼吸音，应注意听腋下、肩胛间区及肩胛下区有无异常，因肺炎时这些部位较易听到湿性啰音。听诊时尽量保持小儿安静,利用小儿啼哭后深吸气时容易闻及细湿啰音。

(3) 心:望诊时观察心前区是否隆起、心尖搏动强弱和搏动范围,正常小儿搏动范围在2~3cm之内,肥胖小儿不易看到心尖搏动。触诊主要检查心尖搏动的位置及有无震颤,并注意出现的部位和性质(收缩期、舒张期或连续性)。通过叩心界可估计心脏大小、形状及其在胸腔的位置,心界叩诊时用力要轻才易分辨清浊音界线,3岁以内婴幼儿一般只叩心脏左右界;叩左界时从心尖搏动点左侧起向右叩,听到浊音改变即为左界,叩右界时先叩出肝浊音界,然后在其上一肋间自右向左叩,有浊音改变时即为右界,以右胸骨线(胸骨右缘)外几厘米记录。各年龄小儿心界见表2-2。小儿心脏听诊应在安静环境下进行,听诊器的胸件要小。小婴儿第一心音与第二心音响度几乎相等;随着年龄的增长,心尖部第一心音较第二心音响,而心底部第二心音超过第一心音。小儿时期肺动脉瓣区第二心音比主动脉瓣区第二心音响($P_2 > A_2$)。有时可出现吸气性第二心音分裂。学龄前期及学龄儿童常于肺动脉瓣区或心尖部听到生理性收缩期杂音。

表2-2 各年龄小儿心界

年　龄	左　界	右　界
~1岁	左乳线外1~2cm	沿右胸骨旁线
~5岁	左乳线外1cm	右胸骨旁线与右胸骨线之间
~12岁	左乳线上或乳线内0.5~1cm	接近右胸骨线
13岁~	左乳线内0.5~1cm	右胸骨线

8. 腹部　望诊在新生儿或消瘦小儿常可见到肠型或肠蠕动波,新生儿应注意脐部有无分泌物、出血、炎症、脐疝(如有,应观察脐疝大小)。触诊应尽量争取患儿的合作,可让其躺在母亲怀里或在哺乳时进行,检查者的手应温暖、动作轻柔,如患儿哭闹不止,可利用其吸气时作快速扪诊。检查有无压痛主要观察小儿表情反应,不能完全依靠小儿回答。正常婴幼儿肝脏可在肋缘下1~2cm处扪及,柔软无压痛;6~7岁后不应在肋下触及。小婴儿偶可触及脾脏边缘。叩诊可采用直接叩诊或间接叩诊法,其检查内容与成人相同。小儿腹部听诊有时可闻及肠鸣音亢进,有血管杂音时,应注意杂音性质、强弱及部位。腹水患儿应测量腹围。

9. 脊柱和四肢　注意有无畸形、躯干与四肢比例和有无佝偻病体征,如"O"形或"X"形腿,手、脚镯样变,脊柱侧弯或后凸等;观察手、足指(趾)有无杵状指、多指(趾)畸形等。

10. 会阴肛门和外生殖器　观察有无畸形(如先天性无肛、尿道下裂、两性畸形)、肛裂;女孩有无阴道分泌物和畸形;男孩有无隐睾、包皮过长或过紧、鞘膜积液和腹股沟疝等。

11. 神经系统　根据病种、病情、年龄等选择必要的检查。

(1) 一般检查:观察患儿的神志、精神状态、面部表情、反应灵敏度、动作语言能力、有无异常行为等。

(2) 神经反射:新生儿期特有的反射,如吸吮反射、拥抱反射、握持反射是否存在。有些神经反射有其年龄特点,如新生儿和小婴儿期提睾反射、腹壁反射较弱或不能引出,但跟腱反射亢进,并可出现踝阵挛。2岁以下的小儿Babinski征可呈阳性,但一侧阳性,另一侧阴性则有临床意义。

(3) 脑膜刺激征：如颈部有无抵抗、Kernig征和Brudzinski征是否阳性,检查方法同成人。如患儿不配合,要反复检查才能正确判定。正常小婴儿由于在胎内时屈肌占优势,故生后头几个月Kernig征和Brudzinski征也可阳性。因此,在解释检查结果的诊断意义时一定要根据病情、结合年龄特点全面考虑。

第六节 儿科治疗概要

小儿疾病的治疗,由于小儿在解剖、生理、病理、疾病种类等方面的自身特点,其在剂型选择、药物剂量、给药方法和途径以及其他治疗方法方面均与成人不同。掌握中西医结合以及中医、西医的治疗特点,对儿科临床有指导意义。

一、中西医结合治疗思路

中西医结合是以中医药学与西医学和现代科学技术及手段交叉、融合的医学,两者有机结合,优势互补,取长补短,在儿科治疗方面有明显的优势。目前,用中西医结合方法诊治儿科常见病、多发病、部分疑难病已较普遍,并取得了很好的临床疗效。

(一) 整体治疗

发挥中西医结合"病证结合"的优势,西医辨病从微观角度了解疾病的病因、机制及病理演变情况；中医辨证反映疾病的整体状态及动态变化,治疗上重视整体阴阳气血及脏腑的平衡,扶正祛邪,通过整体治疗,达到最佳的中西医结合诊断和治疗效果。如心开窍于舌,心与小肠相表里,用清心泻小肠火的方法治疗小儿口疮、鹅口疮；再如小儿出疹性传染病中麻疹、风疹、猩红热等均经历从发病至出疹前、出疹至疹子出透、疹子回退几个阶段,在这个过程中,提示疾病从轻到重、从发病到恢复的疾病动态演变过程,并采取分期治疗,即初期治以辛凉宣肺透疹为主,出疹阶段治以清热解毒为主,疹子回退阶段治以养阴清热为主,结合西医抗病毒、抑菌、对症治疗,实践证明效果显著,是中西医结合整体治疗的具体体现。

(二) 菌毒并治

对于多种细菌、病毒以及真菌、原虫等引起的感染,抗生素、抗病毒等西药与清热解毒中药同时应用,临床上有协同作用。现代药理实验证实,清热解毒中药除了具有一定的抗菌、杀菌、抑制病毒、杀原虫的作用,同时可以中和细菌等产生的内毒素,清除由病原刺激机体所产生的某些过多的细胞因子,如炎症细胞释放的多种炎性介质等,切断病理链的中间环节,从而起到治疗作用。这种西药杀菌、抑菌、抗病毒,与清热解毒中药的"解热"、"祛除内毒"同用的中西医结合方法,称为"菌毒并治"疗法。在治疗呼吸系统疾病和感染性疾病如出疹性疾病、流行性乙型脑炎、中毒性细菌性痢疾方面取得了显著的效果,降低了死亡率和后遗症发生率。其他如急性肾小球肾炎,西医采用青霉素控制链球菌感染,结合中药疏风解表、宣肺利水、清热解毒之品,提高了临床疗效。

在抗SARS病毒、甲型H1N1、柯萨奇病毒A16型(Cox A16)和肠道病毒71型(EV 71)等新型病毒方面,清热解毒中药也发挥了重要作用。

(三) 减毒增效

中药可以减轻某些西药的毒副作用,提高疗效,其效果也越来越被重视。如微小病变型肾病综合征,应用西药肾上腺皮质激素能明显缓解病情,但激素足量或长期应用,会导致肾阴阳失衡,从而出现一系列证候,且应用激素的不同阶段,证型亦有所转变,故治疗中当注意观察,辨证用药。肾上腺皮质激素偏阳偏燥,早期易出现阴虚火旺证候,可给予中药知柏地黄丸滋阴降火,能明显减少激素的副作用,提高治疗效果。而在撤减激素的过程中,患儿可能由"热"转"寒",出现肢体发凉等症状,此为阴损及阳,则需用"温补脾肾"中药,如巴戟天、仙茅、人参、黄芪、附子、肉桂、干姜等温热之品。又如治疗小儿血小板减少性紫癜,在应用免疫抑制剂的同时,采用补益气血、活血化瘀的中药,可减少西药的不良反应,提高疗效。再如儿童白血病是造血系统恶性增生性疾病,放化疗的毒副作用一直是困扰白血病临床治疗的难题,中药通过调整阴阳,或扶正祛邪,或消瘀散结,对放化疗具有"减毒增效"作用,研究表明某些中药有增强放化疗的效果;消除放化疗对骨髓的严重抑制,增强正常骨髓造血功能;提高抗感染免疫细胞及补体活性的能力;保护并修复肝肾胃肠等内脏器官的化学毒性损害;加速新陈代谢,改善组织缺氧、缺血状况,提高组织细胞修复损伤能力等功能。

(四) 异病同治

儿科有些疾病,由于发病机理相同,可采取相同的治法。例如小儿缺铁性贫血、维生素D缺乏性佝偻病、腹泻等疾病过程中都有可能出现脾虚证,故治疗均可采用扶正固本、健脾益气的方法,对提高免疫功能及血清免疫球蛋白均有很好疗效;过敏性紫癜、血小板减少性紫癜的急性型,均可表现为血热妄行证,在西医止血的同时,均可用犀角地黄汤(犀角现以水牛角代)清热凉血解毒;新生儿硬肿症、过敏性紫癜、小儿肾炎与肾病综合征等疾病,在病程中都有血瘀的表现,在西医治疗的基础上,均可采用活血化瘀的方法治疗。

(五) 综合疗法

在中西医结合药物治疗的基础上,发挥中医针灸、康复、推拿等疗法的优势,对疾病治疗有很好的疗效。如对小儿呼吸系统疾病如长期急性支气管炎、支气管哮喘、肺炎后期,痰多、肺部湿啰音不消散者,用中医辨证论治并结合应用中药外敷,可较好缓解咳嗽,减少痰液,缓解症状,促进湿啰音的消散,缩短疾病疗程;消化系统疾病如腹泻、蛋白质营养不良、厌食、积滞等,在药物治疗基础上,采取针灸、推拿等疗法,疗效显著;中西医结合治疗病毒性脑炎、化脓性脑炎、癫痫、脑性瘫痪等神经系统疾病,则发挥了中医康复、针灸、推拿、埋线等疗法的优势降低致残率;小儿肥胖症、注意力缺陷多动障碍,西药副作用较大,不主张西药治疗,在中医辨证治疗基础上,配合心理疗法以及推拿、针灸等疗效显著。

(六) 现代剂型

近年来儿科药物从传统丸、散、膏、丹剂型转化为现代剂型。注射剂、气雾剂、灌肠剂、口服液剂、酊剂、酒剂、浸膏剂、散剂、胶囊剂、微丸剂、片剂、浓缩丸、水丸、蜜丸、浓缩颗粒剂、膜剂、滴丸等剂型投入儿科临床，促进了儿科的发展，如用于儿科急症的双黄连注射液、清开灵注射液、鱼腥草注射液、川琥宁注射液、痰热清注射液、麻杏石甘口服液、醒脑静注射液等；治疗胎黄的茵栀黄注射液；用于休克的参附青注射液、生脉注射液、参麦注射液等，均显示出中西医结合的优势。

二、中医治疗

中药汤剂内服因吸收快，加减运用灵活，便于喂服而最为常用。中成药易贮存携带，服用方便。药物外治使用简便，易为患儿接受。此外，推拿、艾灸、针刺等治疗手段，也日益受到临床重视。

（一）内治法

内治法是药物直接进入体内达到治疗目的的治疗方法，是儿科最基本的治疗方法。具体应用时要注意以下几个方面。

1. 用药原则

（1）治疗要及时、正确和审慎：由于小儿具有脏腑娇嫩、形气未充、发病容易、传变迅速的特点，因此要及时采取有效措施控制病情的发展变化。如小儿感冒初起只有发热咳嗽之表证，若治疗不及时、不恰当，可演变为肺炎喘嗽；泄泻日久或暴泻急迫，容易出现伤阴伤阳之变证，从而使疾病由轻转重，由重转危。因此，医生应把握病情的演变规律，先证而治，顿挫病势，防止传变，达到治病防变的目的。

（2）处方要轻巧灵活：小儿脏气清灵，随拨随应，因此，用药应力求精简。要根据患儿的年龄大小、体质强弱、病情轻重和服药难易等情况灵活掌握，以"药味少、剂量轻、疗效高"为儿科处方原则。无论正治或反治，或寒或热，或寒温并用，或补或泻，或补泻兼施，总宜轻巧活泼，不可重浊呆滞，寒不伤阳，热不伤阴，补不碍邪，泻不伤正。尤应注意不得妄用攻伐，对于大苦、大寒、大辛、大热、峻下、毒烈之品，均当慎用，即便有是证而用是药，也应中病即止，或衰其大半而止，不可过剂，以免耗伤小儿正气。

（3）中病即止，顾护脾胃：小儿脏腑柔弱，对药物反应敏感，而大苦、大寒、大辛、大热、攻伐之品，或耗伤阴液，或损伤阳气，故应中病即止。另一方面，小儿的生长发育、疾病的恢复、先天不足的小儿均依赖后天脾胃气血之滋养，而上述药物均可损伤脾胃，因此，儿科医生应十分重视小儿脾胃的特点，处处顾及脾胃之气，切勿使之损伤。《幼科发挥》说："脾喜温而恶寒，胃喜清而恶热。故用药者，偏寒则伤脾，偏热则伤胃也，制方之法，宜五味相济，四气俱备可也。"

（4）不可乱投补益：补益之剂对体质虚弱的小儿有增强机体功能、助长发育的作用。但是，由于药物每多偏性偏胜，故虽补剂也不可乱用。正如朱震亨所说："虽参芪之辈，为性亦偏。"小儿生机蓬勃，只要喂养适宜，自能正常生长发育。健康小儿不必靠药物来补益。

（5）注重整体治疗，身心兼顾：随着医学模式的转变和儿童心理疾病的发病率日益增高，情志因素在小儿疾病中的重要作用日益显著。小儿心神怯弱，心理承受能力差，更应注重身、心两方面的治疗。在疾病治疗过程中,应给予更多的耐心和爱心,促进小儿身心健康的顺利发展。

(6) 掌握用药剂量:小儿用药剂量常随年龄大小、个体差异、病情轻重、方药组成、药味多少、医生的经验而异。由于小儿服药时常有浪费,所以中药的用量相对较大,尤其是益气健脾、养阴补血、消食和中一类药性平和之剂更是如此。但对一些辛热有毒、苦寒攻伐和药性猛烈的药物,如麻黄、附子、细辛、乌头、大黄、芒硝等,应用时则需要注意。为方便计算,可采用下列比例用药:新生儿用成人量的 1/6,乳婴儿用成人量的 1/3,幼儿用成人量的 1/2,学龄儿童用成人量的 2/3 或接近成人用量。一般病例可按上述比例拟定药物剂量,但若病情急重者则不受此限制。如治疗流行性乙型脑炎所用清热解毒药中,生石膏、板蓝根等的用量也有超过成人一般剂量的。此外,尚可按处方中药味的多少、方剂配伍要求决定其剂量。

2. 给药方法

(1) 口服给药法:汤剂及各种内服中成药均可口服。汤剂的煎煮,药汁不宜太多,年龄越小,药汁的量越要少些,并可采取少量多次喂服的方法,不必限制于一日 2 次服。对抗拒服药的患儿,可固定患儿头部,用小匙将药汁送至舌根部,将小匙竖起,使之自然吞下。切勿捏鼻灌服,以防呛入气管。另外,可在药汁内稍加食糖矫味,使之便于服下。丸剂、片剂可研成细末,加糖水服;颗粒及浸膏可用温开水溶解稀释后喂服。对幼童,服药时最好还是做好说服教育工作,争取患儿主动配合治疗。

(2) 鼻饲给药法:对于昏迷或吞咽困难的患儿,可采取鼻饲给药方法,取消毒鼻饲管轻轻由鼻腔插入食管至胃中,用针筒吸取药液,徐徐注入鼻饲管内。通过鼻饲法给药均不可过久,以免导管留置食道内时间过长造成损伤。

(3) 雾化吸入疗法:常用于哮喘、咳嗽、肺炎、感冒、鼻渊等肺系疾病,以相关药物组方,使具有清肺化痰、止咳平喘等功效。本法单用或与内治疗法同用,有应用方便、无创伤、无痛苦的优点,易为患儿接受,在儿科的应用日益广泛。

(4) 吹药疗法:是将药物研成粉末,用喷粉器或自制工具(细竹管、纸筒等),将药末吹入孔窍等处的治疗方法。将药物吹于口腔、咽喉、耳、鼻、皮肤创面等处,治疗相应局部疾病及某些全身性疾病,如鹅口疮、乳蛾喉风、耳疳脓耳、鼻窒鼻渊,以及白喉、丹痧、惊风、癫痫、昏迷痰壅等。

(5) 直肠给药法:导尿管作常规消毒后,轻轻由肛门插入直肠中,用针筒吸入药液缓缓注入直肠;或将药液倒入点滴瓶中,接上输液管,使药液徐徐滴入直肠中,从直肠吸收以治疗疾病。常用于便秘、溃疡性结肠炎、肾衰竭等疾病,此法一定程度上避免了小儿服药难的问题,而且有较好的疗效。

(6) 注射给药法:将供肌内注射、静脉滴注的中药制剂,按要求给予肌内注射、静脉推注或静脉滴注。目前儿科常用的中药注射液已有穿心莲内酯注射液、清开灵注射液、穿琥宁注射液、醒脑静注射液、生脉散注射液等。

3. 常用内治法

在辨清证候、审明病因、分析病机之后，应针对性地采取一定的治疗方法，其中"汗、吐、下、和、温、清、补、消"是最基本的治法。程钟龄《医学心悟·医门八法》说："论病之原，以内伤、外感四字括之；论病之情，则以寒、热、虚、实、表、里、阴、阳八字统之；而论治病之方，则又以汗、和、下、消、吐、清、温、补八法尽之。"

按照八法原则，根据儿科临床特点，可组合成以下多种治法。

(1) 疏风解表法：主要适用于表证。由于外邪郁闭肌表，开阖失司，故可出现发热、恶风、汗出或无汗等。可用疏散风邪的药物，使郁于肌表的邪毒从汗而解。风寒外感可用疏风散寒的方药，如麻黄汤、葱豉汤等；风热外感可用辛凉解表的方药，如银翘散、桑菊饮等。

(2) 止咳平喘法：主要适用于邪郁肺经，痰阻肺络所致的咳喘。寒痰内伏可用温肺散寒，化痰平喘的方药，如小青龙汤、射干麻黄汤等；热痰内蕴可用清热化痰，宣肺平喘的方药，如定喘汤、麻杏石甘汤等；咳喘久病，每易由肺及肾，出现肾虚的证候，此时在止咳平喘的方剂中，可加入温肾纳气的药物，如参蛤散等。

(3) 清热解毒法：主要适用于实热证，如温热病、湿热病、斑疹、痢疾、血证等。其中又可分为甘凉清热、苦寒清热、苦泄降热、咸寒清热等，应按邪热之在表、在里，属气、属血，入脏、入腑等，分别选方用药。病邪由表入里而表邪未尽解者，可用栀子豉汤等清热透邪；证属阳明里热者，可用白虎汤清热生津；湿热化火或湿热留恋，可用白头翁汤、茵陈蒿汤、甘露消毒丹等清热化湿；温热之邪入于营血，发为高热、神昏、斑疹，可用清营汤、犀角地黄汤、神犀丹等（犀角现以水牛角代）清热凉血；出现丹毒、疔疮走黄、下痢脓血等火热实证者，可用黄连解毒汤、泻心汤等清火解毒；肝胆火旺时，可用龙胆泻肝汤等清肝泻火。

(4) 凉血止血法：主要适用于各种出血，如鼻衄、齿衄、尿血、便血、紫癜等。常用方剂如犀角地黄汤（犀角现以水牛角代）、小蓟饮子、槐花散等，单味药三七、白及、仙鹤草，以及成药云南白药等，也有较好的止血作用。小儿血证常由血热妄行引起，用清热凉血法治疗居多；脾不统血、阴虚火旺等其他原因引起的出血临床也不少见，可用补气、健脾、养阴等法治疗。

(5) 安蛔驱虫法：主要适用于小儿肠道虫证，如蛔虫、蛲虫等。其中尤其以蛔虫病变化多端，可合并蛔厥（胆道蛔虫症）、虫瘕（蛔虫性肠梗阻）等，发生这些情况，当先安蛔缓痛为主，方用乌梅丸等，待病势缓和后，再予驱虫。常用驱蛔方剂有追虫丸、下虫丸等。驱蛔虫有效中药有使君子、苦楝皮等；驱姜片虫有槟榔等；驱蛲虫有大黄与使君子同用，配合百部煎剂灌肠等法。

(6) 消食导滞法：主要适用于小儿饮食不节，乳食内滞之证，如积滞、伤食泻、疳证等。小儿脾胃薄弱，若饮食不节，恣食无度，则脾胃运化无权。轻则呕吐泄泻、厌食腹痛；重则为积为疳，影响生长发育。常用方药如保和丸、消乳丸、鸡内金粉、枳实导滞丸等。在消食导滞药物中，麦芽擅消乳积，山楂能消肉食积，神曲善化谷食积，莱菔子擅消麦面之积。

(7) 通腑泻下法：用于里实积聚证。脾胃疾病常用此法，肺、肾疾病与时行疾病等也用到此法。阳明腑实证,方选大承气汤;肠腑燥结证,方选麻子仁丸;水饮停聚证,一身悉肿,二便不利,腹胀喘满,方选舟车丸。虫积内蕴证,常用药有槟榔、大黄、苦楝根皮、雷丸、芒硝、使君子等。

(8) 镇惊开窍法：主要适用于小儿惊风、癫痫等。小儿暴受惊恐,神志不安,可用朱砂安神丸、磁朱丸等安神镇惊;热极生风,项强抽搐,可用羚角钩藤汤等镇惊息风;热入营血而神昏、惊厥,可用安宫牛黄丸、至宝丹、紫雪丹等清热解毒,镇惊开窍;痰浊上蒙,惊风抽搐,可用苏合香丸等豁痰开窍;感受时邪秽浊之气而吐泻昏厥,可用行军散、玉枢丹等辟秽开窍。

(9) 利水消肿法：主要适用于水肿患儿。若为湿邪内蕴,脾失健运,水湿泛于肌肤者,则为阳水;若肺脾肾不足,不能化气行水,水湿内聚为肿,则为阴水。阳水可用麻黄连翘赤小豆汤、五皮饮、越婢加术汤等;阴水可用防己黄芪汤、实脾饮、真武汤等。此外,车前子、荠菜花、玉米须等,也有较好的消肿利尿作用。

(10) 健脾益气法：主要适用于脾胃虚弱、气血不足的小儿,如泄泻、疳证及病后体虚等。常用七味白术散、异功散、四君子汤、补中益气汤等。单味怀山药粉调服,有良好的健脾止泻作用。脾胃为后天之本,气虚与脾虚关系密切,治气虚时多从健脾着手,健脾时多借助益气,故两者常配合运用。

(11) 培元补肾法：主要适用于小儿胎禀不足,肾气虚弱及肾不纳气之证,如解颅、五迟、五软、遗尿、哮喘等。常用方剂如六味地黄丸、金匮肾气丸、调元散、参蛤散等。

(12) 活血化瘀法：主要适用于各种血瘀之证。常用桃红四物汤、血府逐瘀汤、少腹逐瘀汤、桃仁承气汤等。基于"气为血之帅,气行则血行"的原则,活血化瘀方中常辅以行气的药物。

(13) 回阳救逆法：主要适用于小儿元阳虚衰之危重证候。临床可见面色苍白、神疲肢厥、冷汗淋漓、气息奄奄、脉微欲绝等,此时必须用峻补阳气的方药加以救治。常用方剂如四逆汤、参附龙牡救逆汤等。

(二) 外治法

1. **外治法的优点** 小儿大多不愿服药,害怕打针,特别是婴幼儿内治给药尤为困难。而小儿肌肤柔嫩,脏气清灵,外治之法,作用迅速,能在无损伤的治疗中取得疗效。因此,这是家长寄予希望和医务人员努力寻求的一种治疗方法,故自古有"良医不废外治"之说。临床实践证明,采用各种外治法治疗小儿常见病、多发病,易为小儿所接受,应用得当,也有较好的疗效,可以单用或与内治法配合应用。

外治诸法,其理与内治诸法相通,也需视病情之寒热虚实进行辨证论治。外治法通常按经络腧穴选择施治部位。《理瀹骈文·略言》说："外治之理,即内治之理;外治之药,亦即内治之药,所异者法耳。"可见外治与内治的取效机理是一致的。

2. **外治法的种类** 目前儿科临床上的外治法,主要使用一些药物进行敷、贴、熏、洗、吹、点、灌、嗅等。这些方法,药简效捷,是未来医学的发展方向之一。

(1) 熏洗法：是将药物煎成药液,熏蒸、浸泡、洗涤、沐浴局部或全身的一种治疗方法。利用煮沸的药液蒸气熏蒸皮肤是熏蒸法，药液温度降为温热后浸泡、洗涤局部是浸洗法，以多量药液沐浴全身则是药浴法。如夏日高热无汗，可用香薷煎汤擦洗，发汗退热；熏蒸法用于麻疹、感冒的治疗及呼吸道感染的预防等，有疏风散寒、解肌清热、发表透疹、消毒空气等功效，如麻黄、浮萍、芫荽煎煮熏蒸麻疹患儿可助透疹；中药熏蒸可以促进皮肤紫癜消退等。现代研究表明，熏洗疗法可促进血液及淋巴液的循环，提高白细胞吞噬功能而抗炎灭菌，改善局部组织营养和全身功能，抗过敏，并可通过皮肤吸收而发挥全身的药理效应。

（2）涂敷法：是将药物制成药液，或调制成药糊、药泥等剂型，涂抹、湿敷于体表局部或穴位处的治疗方法。使用药液者称药液涂敷法，使用药糊者称药糊涂敷法，使用药泥者称药泥涂敷法。如用鲜马齿苋、大青叶、青黛、紫金锭等，任选1种，调敷于腮部，治疗流行性腮腺炎；如复方湿疹液（马齿苋、连翘、百部、苦参、五倍子、生甘草、白芷，煎液）涂敷患处治奶癣；用吴茱萸粉涂敷于足底涌泉穴，治疗滞颐等。

（3）滴药疗法：是将药液或新鲜药汁点滴于耳、鼻、眼等患处治疗疾病的方法。多用于五官科疾病，如脓耳、耳疔、鼻渊、鼻窒、天行赤眼、凝脂翳、乳蛾等。本疗法具有清热解毒、消肿散结、活血定痛、明目退翳等功效。如黄连西瓜霜眼药水滴眼治天行赤眼，鲜虎耳草捣汁滴耳治脓耳等。

（4）热熨法：是采用药物、器械或适用的材料经加热处理后，对机体局部进行熨敷的治疗方法。如炒热食盐熨腹部，治疗腹痛；用生葱、食盐炒热，熨脐周围及少腹，治疗尿闭等。热熨温度以45～55℃为宜，过高防灼伤皮肤，过低则影响疗效。热熨时湿润的热气不仅增加皮肤对药物的吸收，同时可使局部皮肤产生温热效应，毛细血管扩张，血液和淋巴液循环加强，新陈代谢及抗炎能力增强，促进肠道、膀胱等相应器官的蠕动和收缩。

（5）敷贴法：是将药物熬制成膏药、油膏，或将药物加赋形剂做成药饼，或用自然薄型药源、人工加工制作得到的药膜，贴敷在施治部位的治疗方法。膏药用于痈疽疮疖、跌打损伤、筋骨酸痛、瘰疬瘘疬、腹痛泄泻等病证，如暖脐膏贴脐治疗寒凝腹痛泄泻；药饼用于感冒、鼻窒、咳嗽、哮喘、厌食、泄泻、滞颐、盗汗等病证，如炒白芥子、面粉等份研末水调，纱布包裹，敷贴于背部第3～4胸椎处，每次15分钟，皮肤发红则去药，治疗肺炎后期湿啰音经久不消；药膜用于痄腮、疖肿、溃疡、烧伤、湿疹等病证，具有解毒消肿、收敛生肌、杀虫止痒等功效，如蟾皮药膜用于痄腮、疖肿初起，养阴生肌药膜用于口疮等。贴敷疗法亦通过皮肤吸收生效，产生促进血液和淋巴液循环、抗炎抑菌、促进炎症消散和吸收、促进损伤组织修复以及调整脾肺等内脏功能等作用。

（6）擦拭法：是用药液或药末擦拭局部的一种外治法。如冰硼散擦拭口腔，或用淡盐水或银花甘草水拭洗口腔，治疗鹅口疮、口疮等。

（7）药袋疗法：是将药物研末装袋，给小儿佩挂或做成枕头、肚兜的外治法。选用山柰、苍术、白芷、砂仁、丁香、肉桂、甘松、豆蔻、沉香、檀香等芳香药物，根据病情，选药配合成方，研成粉末，制成香袋、肚兜、香枕等。经常佩戴使用，具有辟秽解毒、增进食欲、改善环境、防病治病的作用。现代研究表明,香囊、药枕的气味自呼吸道吸入,有一定的提高呼吸道分泌型 IgA 含量而增强免疫、抑菌抗病毒和促进血液循环等作用。药物肚兜通过皮肤吸收,有调节胃肠蠕动、促进肠道吸收等作用。

(三) 其他治法

1. 推拿疗法　有促进气血循行、经络通畅、神气安定、脏腑调和的作用,能达到驱邪治病的目的。儿科临床常用于5岁以下小儿泄泻、腹痛、厌食、痿证、斜颈等疾病。年龄越小,治疗效果越好。其手法应轻快柔和,取穴和操作方法与成人有所不同。常用推、拿、揉、掐等手法,常用手部的六腑、天河水、三关,掌部的大肠、脾土、板门,背部的大椎、七节、龟尾,腹部的脐中、丹田等穴。

捏脊疗法是儿科常用的一种推拿方法,此法通过对督脉和膀胱经的按摩,调和阴阳,疏理经络,行气活血,恢复脏腑功能以防治疾病。对有脊背皮肤感染、紫癜等疾病的患儿禁用此法。

2. 针灸疗法　包括针法与灸法。儿科针灸疗法常用于治疗遗尿、哮喘、泄泻、痢疾、痹证等疾病。小儿针灸所用的经穴基本与成人相同。但是,由于小儿接受针刺的依从性较差,故一般采用浅刺、速刺的针法,又常用腕踝针、耳针、激光穴位照射治疗;小儿灸治常用艾条间接灸法,与皮肤有适当距离,以皮肤微热微红为宜。

刺四缝疗法是儿科针法中常用的一种。四缝是经外奇穴,它的位置在食指、中指、无名指及小指四指中节横纹中点,是手三阴经所经过之处。针刺四缝可以清热、除烦、通畅百脉、调和脏腑等,常用于治疗疳证和厌食。

3. 灯火燋法　操作时用灯芯蘸麻油,燃火,烧灼所选的穴位或部位,手法必须迅速,一触及皮肤随即离去。本法古称"神火"。古人用治脐风、惊痫、风痰闭阻、猝死等。《幼科铁镜》中取囟门、眉心、人中、承浆、两手大指少商、脐心、脐轮,共十三燋,治疗脐风。现代用灯火燋角孙穴治疗流行性腮腺炎有效。但对邪已入里的实热证,久病体弱、久热消渴、阴虚火旺等证,均不宜采用此法。

4. 拔罐疗法　本法有促进气血流畅、营卫运行、祛风散寒、舒筋止痛等作用,常用于肺炎喘嗽、哮喘、腹痛、遗尿等病证。儿科拔罐采用口径较小的玻璃罐或竹罐,留罐时间较短。取罐时注意先以食指按压罐边皮肤,使空气进入罐内,火罐自行脱落,不可垂直用力硬拔。若是高热惊风、水肿、出血、严重消瘦、皮肤过敏、皮肤感染的小儿,不可使用此法。

5. 割治疗法　本法有调和气血、促进脾胃运化的作用,常用以治疗疳证和哮喘等病证。割治部位常取两手掌大鱼际处,将两手掌大鱼际处切割长 0.5 cm、深 0.2 cm 左右的刀口,挤取脂肪少许后,包扎3天。

6. 刮痧疗法　本法有祛暑清热、解毒泄浊、醒脑开窍、疏畅气血、运脾和胃、行气止痛等功效。用于痧证,包括冒暑、感冒、湿温、外感高热、惊风、急性胃肠炎等病证。小儿皮肤薄嫩,刮具常用八棱麻、棉纱线等软质工具。使用硬质刮具时,施力要适当,以见到痧点为度。如刮时患儿呼痛难忍,或年幼而不能配合者、有出血倾向者,均不用此法。现代研究认为,刮痧疗法刺激了神经末梢,具有疏导、兴奋、调节神经的作用,能促进体表血液循环和新陈代谢,因而具有一定的治疗效果。

三、西医治疗

(一)饮食治疗

根据病情选择适当的饮食有助于治疗和康复;不当的饮食可使病情加重,甚至危及生命。

1. **乳品** ① 稀释乳:供新生儿、早产儿食用;② 脱脂奶:半脱脂或全脱脂奶,脂肪含量低,只供腹泻时或消化功能差者短期食用;③ 酸奶:牛乳加酸或经乳酸杆菌发酵成酸奶,其蛋白凝块小,易消化,供腹泻及消化力弱的患儿食用;④ 豆奶:适用于乳糖吸收不良和牛乳过敏的小儿;⑤ 无乳糖奶粉:长期腹泻、有乳糖不耐受的婴儿应使用无乳糖奶粉;⑥ 低苯丙氨酸奶粉:用于确诊为苯丙酮尿症的婴儿。

2. **一般膳食** ① 普通饮食:采用易消化、营养丰富、热能充足的食物;② 软食:将食物烹调得细、软、烂,介于普通饮食和半流质饮食之间,如稠粥、烂饭、面条、馒头、肉末、鱼羹等,使之易于消化,供消化功能尚未完全恢复或咀嚼能力弱的患儿;③ 半流质饮食:呈半流体状或羹状,介于软食和流质饮食之间,由牛乳、豆浆、稀粥、烂面、蒸蛋羹等组成,可另加少量饼干、面包,适用于消化功能尚弱、不能咀嚼吞咽大块固体食物的患儿;④ 流质饮食:全部为液体,如牛乳、豆浆、米汤、蛋花汤、果汁等,不需咀嚼就能吞咽,且易于消化吸收,适用于高热、消化系统疾病、急性感染、胃肠道手术后患儿,亦用于鼻饲。流质饮食所供热能与营养素均低,只能短期应用。

3. **特殊膳食** ① 少渣饮食:纤维素含量少,对胃肠刺激性小,易消化,适用于胃肠感染、肠炎患儿。② 无盐及少盐饮食:无盐饮食每日食物中含盐量在 3 g 以下,烹调膳食不另加食盐。少盐饮食则每天额外供给 1 g 氯化钠,供心力衰竭和肝、肾疾病导致的水肿患儿食用。③ 贫血饮食:每日增加含铁食物,如动物血、动物肝、各种肉类等。④ 高蛋白膳食:在一日三餐中添加富含蛋白质的食物,如鸡蛋、瘦肉、肝或豆制品等,适用于营养不良、消耗性疾病患儿。⑤ 低脂肪饮食:膳食中不用或禁用油脂、肥肉等,适用于肝病患儿。⑥ 低蛋白饮食:膳食中减少蛋白质含量,以碳水化合物补充热量,用于尿毒症和急性肾炎的少尿期患儿。⑦ 低热能饮食:一日三餐的普通饮食中减少脂肪和碳水化合物的含量,又要保证蛋白质和维生素的需要量,可选用鱼、蛋、豆类、蔬菜和瘦肉等,供单纯性肥胖症的小儿。⑧ 代谢病专用饮食:如不含乳糖食物用于半乳糖血症、糖尿病患儿的饮食等。

4. **检查前饮食** 在进行某些化验检查前对饮食有特别的要求,如:① 潜血膳食:连续 3 天食用不含肉类、动物肝脏、血和绿叶蔬菜等的饮食,用于消化道出血的检查;② 胆囊造影膳食:用高蛋白、高脂肪膳食如油煎荷包蛋等,使胆囊排空,以检查胆囊和胆管功能;③ 干膳食:食用米饭、馒头、鱼、肉等含水分少的食物,以利于尿浓缩功能试验和 addis 计数等检查。

5. **禁食** 因消化道出血或术后等原因不能进食的患儿,应注意静脉供给热量并注意水、电解质平衡。

（二）药物治疗

药物是治疗疾病的一个重要手段，而药物的过敏反应、副作用和毒性作用常对机体产生不良影响。生长发育中的小儿因器官功能发育尚不够成熟健全，对药物的毒副作用较成人更为敏感。小儿疾病多变，选择药物须慎重、确切，更要求剂量恰当，因此必须充分了解小儿药物治疗的特点，掌握药物性能、作用机制、毒副作用、适应证和禁忌证，以及精确的剂量计算和适当的用药方法。

1. 儿科药物治疗的注意事项　由于药物在体内的分布受体液的 pH、细胞膜的通透性、药物与蛋白质的结合程度、药物在肝脏内的代谢和肾脏排泄等因素的影响，小儿的药物治疗要注意一些问题。

（1）药物在组织内的分布因年龄而异：如巴比妥类、吗啡、四环素在幼儿脑浓度明显高于年长儿。

（2）小儿对药物的反应因年龄而异：如吗啡对新生儿呼吸中枢的抑制作用明显高于年长儿，麻黄碱使血压升高的作用在未成熟儿却低得多。

（3）肝脏解毒功能不足：特别是新生儿和早产儿，对某些药物的代谢延长，药物的半衰期延长，增加了药物的血浓度和毒性作用。

（4）肾脏排泄功能不足：新生儿特别是未成熟儿的肾功能尚不成熟，药物及其分解产物在体内滞留的时间延长，增加了药物的毒副作用。

（5）先天遗传因素：家族中有遗传病史的患儿对某些药物可能有异常反应；家族中有药物过敏史者要慎用某些药物。

2. 药物选择　选择用药的主要依据是小儿年龄、病种和病情，同时要考虑小儿对药物的特殊反应和药物的远期影响。

（1）抗生素：小儿容易患感染性疾病，故常用抗生素等抗感染药物。儿科工作者既要掌握抗生素的药理作用和用药指征，更要重视其毒副作用。过量使用抗生素容易引起肠道菌群失衡，使体内微生态紊乱，引起真菌或耐药菌感染；广泛、长时间地滥用广谱抗生素，容易产生微生物对药物的耐受性，进而对人体的健康产生极为有害的影响。临床应用某些抗生素时必须注意其毒副作用，如肾毒性、对造血功能的抑制作用等。

（2）肾上腺皮质激素：短疗程常用于过敏性疾病、重症感染性疾病等；长疗程则用于治疗肾病综合征、血液病、自身免疫性疾病等。哮喘、某些皮肤病则提倡局部用药。在使用中必须重视其副作用：① 短期大量使用可掩盖病情，故诊断未明确时一般不用；② 较长期使用可抑制骨骼生长，影响水、盐、蛋白质、脂肪代谢，也可引起血压增高和库欣综合征；③ 长期使用尚可导致肾上腺皮质萎缩；降低免疫力使病灶扩散。

（3）退热药：一般使用对乙酰氨基酚和布洛芬，剂量不宜过大。婴儿不宜使用阿司匹林，以免发生 Reye 综合征。

(4) 镇静止惊药：在患儿高热、烦躁不安等情况下可考虑给予镇静药。发生惊厥时可用苯巴比妥、水合氯醛、地西泮等镇静止惊药。

(5) 镇咳止喘药：婴幼儿一般不用镇咳药，多用祛痰药口服或雾化吸入，使分泌物稀释、易于咳出。哮喘患儿提倡局部吸入 β_2 受体激动剂类药物，必要时也可用茶碱类，但新生儿、小婴儿慎用。

(6) 止泻药与泻药：对腹泻患儿不主张用止泻药，除用口服补液疗法防治脱水和电解质紊乱外，可适当使用保护肠黏膜的药物，或辅以含双歧杆菌或乳酸杆菌的制剂以调节肠道的微生态平衡。小儿便秘一般不用泻药，多采用调整饮食和松软大便的通便法。

(7) 乳母用药：阿托品、苯巴比妥、水杨酸盐等药物可经母乳影响哺乳婴儿，应慎用。

(8) 新生儿、早产儿用药：婴儿的肝、肾等代谢功能均不成熟，新生儿、早产儿更明显，不少药物易引起毒副反应，如磺胺类药、维生素 K_3 可引起高胆红素血症，氯霉素引起"灰婴综合征"等，故应慎重。

3. 给药方法　根据年龄、疾病及病情选择药物剂型、给药途径和用药次数，以保证药效和尽量减少对患儿的不良影响。在选择给药途径时应尽量选用患儿和患儿家长可以接受的方式给药。西药与中药给药方法大致相同。有口服法、注射法、外用药、雾化吸入、灌肠法等方法。

4. 药物剂量计算　儿科用药剂量较成人更须准确。可按以下方法计算。

(1) 按体重计算：是最常用、最基本的计算方法，可算出每日或每次需用量。须连续应用数日的药，如抗生素、维生素等，都按每日剂量计算，再分 2~3 次服用；而临时对症用药如退热、催眠药等，常按每次剂量计算。年长儿按体重计算如已超过成人量则以成人量为上限。

(2) 按年龄计算：剂量波动幅度大、不需十分精确的药物，如营养类药物等可按年龄计算，比较简单易行。

(3) 按体表面积计算：此法较按年龄、体重计算更为准确，因其与基础代谢、肾小球滤过率等生理活动的关系更为密切。小儿体表面积计算公式为：<30 kg 小儿的体表面积（m^2）= 体重（kg）×0.035 + 0.1；>30 kg 小儿体表面积（m^2）= [体重（kg）- 30]×0.02 + 1.05。

(4) 从成人剂量折算：小儿剂量 = 成人剂量 × 小儿体重（kg）/50，此法仅用于未提供小儿剂量的药物，所得剂量一般都偏小，故不常用。

采用上述任何方法计算的剂量，还必须与患儿具体情况相结合，才能得出比较确切的药物用量，如：新生儿或小婴儿肾功能较差，一般药物剂量宜偏小；但对新生儿耐受较强的药物如苯巴比妥，则可适当增大用量；重症患儿用药剂量宜比轻症患儿大；须通过血脑屏障发挥作用的药物，如治疗化脓性脑膜炎的磺胺类药或青霉素类药物剂量也应相应增大。用药目的不同，剂量也不同，如阿托品用于抢救中毒性休克时的剂量要比常规剂量大几倍到几十倍。

(三) 心理治疗

小儿心理治疗是指根据传统的和现代的心理分析与治疗理论而建立的系统治疗小儿精神问

题的方法,随着医学模式的转变,对小儿的心理治疗或心理干预不再仅仅是儿童心理学家和儿童精神病学家的工作,而应该贯穿于各种疾病的诊治过程中。由于心理因素在儿科疾病的治疗、康复中的重要性和普遍性越来越明显,要求儿科工作者在疾病的治疗中重视各种心理因素,学习儿童心理学的基本原理,掌握临床心理治疗和心理护理的基本方法。

第七节 儿科体液平衡的特点和液体疗法

体液是人体重要的组成部分,保持体液平衡是维持生命所必需的条件。体液平衡包括维持水、电解质、酸碱度和渗透压的正常。儿童由于体液占体重比例较大、器官功能发育尚未成熟、体液平衡调节功能差等生理特点,容易发生体液平衡紊乱,如处理不及时或处理不当可危及生命,因此液体疗法是儿科治疗中的重要内容。

一、小儿体液平衡的特点

体液中水、电解质、酸碱度、渗透压等的动态平衡依赖于神经、内分泌、肺脏、肾脏等系统的正常调节功能。小儿的水、电解质、酸碱及食物成分按单位体重的进出量相对较大,尤其是小婴儿肾功能不如成人健全,其调节功能极易受疾病和外界环境的影响而失调,常不能纠正水或酸碱平衡紊乱。由于这些生理特点,水、电解质和酸碱平衡紊乱在儿科临床中极为常见。

(一) 体液的总量与分布

体液分布于血浆、组织间隙及细胞内,前两者合称为细胞外液,后者称为细胞内液。年龄愈小,体液总量相对愈多,这主要是间质液的比例较高,而血浆和细胞内液量的比例则与成人相近。在新生儿早期,常有体液的迅速丢失,可达体重的5%或更多,即生理性体重下降,经此调节后,体液约占体重的65%,在8岁时达成人水平(60%)。体液占体重的比例在婴儿及儿童时期相对保持恒定。不同年龄的体液分布见表2-3。

表2-3 不同年龄的体液分布(占体重的%)

年 龄	体液总量	细胞外液		细胞内液
		血浆	间质液	
足月新生儿	78	5	38	35
1岁	70	5	25	40
2～14岁	65	5	20	40
成人	60	5	15	40

(二) 体液的电解质成分

细胞内液和细胞外液的电解质组成有显著差别。细胞外液的电解质成分能通过血浆精确地测定。正常血浆阳离子主要为Na^+、K^+、Ca^{2+}、Mg^{2+},其中Na^+含量占该区阳离子总量的90%以上,对维持细胞外液的渗透压起主导作用。血浆主要阴离子为Cl^-、HCO_3^-和蛋白,这三种阴离子的总电荷与总阴离子电位差称为未确定阴离子(undetermined anion, UA),主要由无机硫和无机磷,有机酸如乳酸、酮体等组成。组织间液的电解质组成除 Ca^{2+} 含量较血浆低一半外,其余电解质组成与血浆相同。细胞内液的电解质测定较为困难,且不同的组织间有很大的差异。细胞内液阳离子以 K^+、Ca^{2+}、Mg^{2+} 和 Na^+ 为主,其中 K^+ 占78%。阴离子以蛋白质、HCO_3^-、HPO_4^{2-} 和 Cl^- 等离子为主。除新生儿在生后数日内血钾、氯偏高,血钠、钙和碳酸氢盐偏低外,小儿体液内的电解质组成与成人相似。

(三) 儿童水的代谢特点

健康小儿尽管每天的水和电解质摄入量有很大的波动,但体内液体和电解质的含量保持稳定,即水的摄入量大致等于排泄量。

1. 儿童水的需要量大,交换率高　儿童由于新陈代谢旺盛,排泄水的速度也较成人快。年龄愈小,出入水量相对愈多。婴儿每日水的交换量为细胞外液量的1/2,而成人仅1/7,故婴儿体内水的交换率比成人高3~4倍;此外,儿童体表面积相对较大、呼吸频率快,因此儿童年龄愈小,水的需要量相对愈大(见表2-4)、不显性失水相对愈多(见表2-5),对缺水的耐受力也愈差,在病理情况下较成人更易发生脱水。

表2-4　小儿每日水的需要量

年　　龄	需水量(ml/kg)
<1岁	120~160
1~3岁	100~140
4~9岁	70~110
10~14岁	50~90

表2-5　不同年龄小儿的不显性失水量

年 龄 分 期	每小时不显性失水量(ml/kg)
早产儿	2.0~2.5
足月新生儿	1.0~1.6
婴儿	0.8~1.0
幼儿	0.6~0.7
儿童	0.5~0.6

2. 水平衡的调节能力弱　肾脏是调节细胞外液容量与成分的重要器官。蛋白质的代谢产物尿素、盐类(主要为钠盐)是肾脏主要的溶质负荷,必须有足够的尿量使其排出。肾脏水的排出与抗利尿激素(ADH)分泌及肾小管上皮细胞对ADH的反应性有密切关系。正常引起ADH分泌的血浆渗透压阈值为280 mOsm/L,血浆渗透压变化1%~2%即可影响ADH分泌。当脱水达8%或以上时,ADH分泌即显著增加,严重脱水使ADH增加呈指数变化。正常情况下水分排出的多少主要靠肾脏的浓缩和稀释功能调节,肾功能正常时,水分摄入多,尿量就多;水分摄入量少或有额

外的体液丢失（如大量出汗、呕吐、腹泻）而液体补充不足时，机体即通过肾脏的调节功能，以提高尿比重、减少尿量的方式，最终使水的丢失减少。小儿年龄愈小，肾脏的浓缩和稀释功能愈不成熟，新生儿和幼婴儿其最大的浓缩能力只能使尿液渗透压浓缩到约 700 mmol/L（比重 1.020），在排出 1 mmol 溶质时需带出 1.0~2.0 ml 水；而成人的浓缩能力可使尿液渗透压达到 1 400 mmol/L（比重 1.035），只需 0.7 ml 水即可排出 1 mmol 溶质。因此，小儿在排泄同量溶质时所需水量较成人为多，尿量相对较多。当入水量不足或失水量增加时，易超过肾脏浓缩能力的限度，发生代谢产物滞留和高渗性脱水。另一方面，正常成人可使尿液稀释到 50~100 mmol/L（比重 1.003），新生儿出生 1 周后肾脏稀释能力虽可达成人水平，但由于肾小球滤过率低，水的排泄速度较慢，若摄入水量过多又易致水肿和低钠血症。年龄愈小，肾脏排钠、排酸、产氨能力也愈差，因而也容易发生高钠血症和酸中毒。

二、水、电解质和酸碱平衡紊乱

（一）脱水

脱水是指水分摄入不足或丢失过多所引起的体液总量尤其是细胞外液量的减少，脱水时除丧失水分外，尚有钠、钾和其他电解质的丢失。脱水的严重程度取决于体液丢失的速度及幅度，而水和电解质（主要是钠）的相对丢失率决定着脱水的性质。

1. **脱水的程度**　常以丢失液体量占体重的百分比来表示。脱水的程度一般根据前囟、眼窝的凹陷与否，皮肤弹性，循环情况和尿量等临床表现综合分析判断。

（1）轻度脱水：患儿精神稍差，略有烦躁；皮肤稍干燥，弹性尚可，眼窝和前囟稍凹陷；哭时有泪，口唇黏膜略干，尿量稍减少。体液丢失为体重的 3%~5% 或相当于 30~50 ml/kg。

（2）中度脱水：患儿精神委靡或烦躁不安；皮肤苍白、干燥、弹性下降，眼窝和前囟明显凹陷；哭时泪少，口唇黏膜干燥；四肢稍凉，尿量明显减少。体液丢失为体重的 5%~10% 或相当于 50~100 ml/kg。

（3）重度脱水：患儿精神极度委靡，表情淡漠，甚至昏迷；皮肤发灰、发花，弹性极差；眼窝和前囟深度凹陷，眼闭不合；或两眼凝视，哭而无泪，口唇黏膜极干燥；或有心音低钝、脉搏细速、血压下降、四肢厥冷、尿极少甚至无尿等休克症状。体液丢失为体重的 10% 以上或相当于 100~120 ml/kg。

中度与重度脱水的临床体征常有重叠，有时使单位体重的体液丢失难以精确计算。

2. **脱水的性质**　取决于水和电解质丢失的比例，丢失体液的水和电解质比例不同导致机体体液的渗透压变化，因为渗透压在很大的程度上取决于血清阳离子，即钠离子，临床上多以血清钠水平表示脱水的性质。低渗性脱水时血清钠低于 130 mmol/L；等渗性脱水时血清钠在 130~150 mmol/L；高渗性脱水时血清钠大于 150 mmol/L。但在某些情况下，高渗性脱水也可出现血清钠水平低于 150 mmol/L，如糖尿病酮症酸中毒时或在应用甘露醇后。临床上等渗性脱水最为常见，其次为低渗性脱水，高渗性脱水少见。

脱水的性质与病因有密切关系,详细的病史常能提供估计失水性质与程度的信息,腹泻常导致等渗性脱水,但当患儿腹泻时摄入水量正常而摄入钠盐极少时,常表现为低渗性脱水,当使用利尿剂、有肾脏失盐因素存在而摄入又不足时,可出现低钠血症;高热可致高渗性脱水,当患儿有原发性或继发性肾源性尿崩症而水的摄入受限时,也可能发生高渗性脱水。

3. 病理生理 等渗性脱水时,血清钠在 130～150 mmol/L,细胞内外无渗透压梯度,细胞内容量保持原状,临床表现在很大程度上取决于细胞外容量的丢失量。

低渗性脱水时,血清钠低于 130 mmol/L,细胞内渗透压高于细胞外,水从细胞外进入细胞内,使循环血容量进一步减少,严重者可发生血压下降,甚至休克。由于血压下降,内脏血管发生反射性收缩,肾血流量减少,肾小球滤过率减低,尿量减少,而出现氮质血症。肾小球滤过率降低的另一后果是进入肾小管内的钠离子减少,因而钠几乎全部被重吸收,加之血浆容量缩减引起醛固酮分泌增加,钠的回吸收更为完全,故尿中钠、氯离子极度减少,尿比重降低,易产生水中毒、脑水肿等严重后果。由于低渗性脱水时细胞外液的减少程度相对较其他两种脱水明显,故临床表现多较严重。初期可无口渴的症状,除一般脱水现象如皮肤弹性降低、眼窝和前囟凹陷外,多有四肢厥冷、皮肤发花、血压下降、尿量减少等休克症状。由于循环血量减少和组织缺氧,严重低钠者可发生脑细胞水肿,因此多有嗜睡等神经系统症状,甚至发生惊厥和昏迷。

高渗性脱水血清钠大于 150 mmol/L,细胞内渗透压低于细胞外,水从细胞内转移至细胞外,其结果是细胞内容量降低,细胞外液得到细胞内液的补充,使临床脱水体征并不明显,皮肤常温暖,有揉面感;神经系统可表现为嗜睡、张力较高、反射活跃。由于细胞外液钠浓度过高,渗透压增高,使体内 ADH 增多,肾脏回吸收较多的水分,结果尿量减少。因细胞外液减少并不严重,故循环衰竭和肾小球滤过率减少都较其他两种脱水轻。由于细胞内缺水,患儿常有明显口渴、高热、烦躁不安、肌张力增高等表现,甚至发生惊厥。

(二)钾平衡紊乱

人体内钾主要存在于细胞内。正常血清钾维持在 3.5～5.0 mmol/L,它在调节细胞的各种功能中起重要作用。

1. 低钾血症 当血清钾浓度低于 3.5 mmol/L 时称为低钾血症。

(1)病因:低钾血症在临床较为多见,其发生的主要原因有:① 钾的摄入量不足:长期不能进食,液体疗法时补钾不足。② 消化道丢失过多:如呕吐、腹泻、各种引流或频繁灌肠。③ 肾脏排出过多:如酸中毒时钾从细胞内释出,大量地由肾脏排出。临床常遇到重症脱水、酸中毒患儿血清钾多在正常范围,缺钾的症状也不明显。当输入不含钾的溶液后,由于血浆被稀释,钾随尿量的增加而排出;酸中毒纠正后钾则向细胞内转移;糖原合成时可消耗钾。由于上述原因,使血清钾下降,并出现低钾症状。此外有肾上腺皮质激素分泌过多如库欣综合征、原发性醛固酮增多症、糖尿病酮症酸中毒、低镁、甲状腺功能亢进、大量利尿、碳酸酐酶抑制剂的应用和原发性肾脏失钾性疾病如肾小管性酸中毒等也可引起低钾。④ 钾在体内分布异常:如家族性周期性瘫痪患儿,可由于钾由细胞外液迅速地移入细胞内而产生低钾血症。⑤ 各种原因的碱中毒等。

（2）临床表现：低钾血症的临床表现不仅取决于血钾的浓度,而且与细胞内外钾离子浓度差有关。急性失钾时,细胞内外钾离子浓度差增大,低钾临床表现明显；慢性失钾时,细胞内钾逐渐向细胞外转移,使细胞内外钾离子浓度差减小,低钾临床表现可不明显。一般当血清钾低于3 mmol/L时即可出现症状。包括：① 神经肌肉兴奋性降低：表现为骨骼肌、平滑肌及心肌功能的改变,如肌肉软弱无力,重者出现呼吸肌麻痹或麻痹性肠梗阻,胃扩张,膝反射、腹壁反射减弱或消失；② 心血管：出现心律失常、心肌收缩力降低、血压降低,甚至发生心力衰竭；心电图表现为T波低平,出现U波,Q-T间期延长,T波倒置以及ST段下降等；③ 肾损害：长期低钾可导致肾小管上皮细胞空泡变性,对ADH反应降低,肾脏浓缩功能下降,出现多饮、多尿、夜尿；长期低钾可致肾单位硬化、间质纤维化,在病理上与慢性肾盂肾炎很难区分,重者有碱中毒症状。此外,慢性低钾可使生长激素分泌减少。

（3）低钾血症的治疗：主要为补钾。补钾的原则：① 见尿补钾：钾主要从尿中排泄,为防止高钾血症,需要在有尿后方可补钾,但若患儿来院前6小时内有尿,说明肾功能无问题也可开始补钾。② 浓度：静脉补钾浓度一般不超过0.3%,浓度高可抑制心肌,且对静脉刺激甚大,患儿不能忍受,并有引起血栓性静脉炎的危险。氯化钾禁止静脉推注。③ 速度：氯化钾进入血液,须经15~20小时方可建立细胞内外平衡,缺钾纠正的时间需要4~6天,每天补钾的时间不能少于6~8小时。

补钾总量：口服补钾：3~4 mmol/kg(200~300 mg/kg)；静脉补钾：4~6 mmol/kg(300~450 mg/kg)。补钾常以静脉输入,但如患儿情况允许,口服缓慢补钾更安全。即使在严重低钾患儿快速补钾也有潜在危险,补钾时应多次监测血清钾水平,有条件者给予心电监护。

2. 高钾血症　血清钾浓度≥5.5 mmol/L时称为高钾血症。

（1）病因：① 肾衰竭、肾小管性酸中毒、肾上腺皮质功能低下等使排钾减少；② 酸中毒、低钙、低钠、休克、重度溶血以及严重挤压伤等使钾分布异常；③ 摄入过多或输入含钾溶液速度过快或浓度过高等。

（2）临床表现：高血钾的主要影响为肌肉无力和心脏传导异常。① 心电图异常与心律失常：由于钾离子对细胞膜的极化作用,最早受影响的是心脏传导系统,心电图的改变先于其他临床症状。高钾血症时心率减慢而不规则,可出现室性期前收缩和心室颤动,甚至心搏停止。心电图可出现高耸的T波、Q-T间期延长、P波消失、P-R间期延长或QRS波群增宽,心室颤动及心脏停搏等。心电图的异常与否对决定是否需要治疗有很大帮助。② 神经、肌肉症状：高钾血症时患儿精神委靡,嗜睡,手足感觉异常,腱反射减弱或消失,严重者出现弛缓性瘫痪、尿潴留甚至呼吸麻痹。

（3）治疗：主要有两个目的,一是防止发生致死性的心律失常,二是从体内排出钾。首先要积极治疗原发病,所有的补钾必须终止,其他隐性的钾来源如抗生素等也应注意。当血清钾 >

6.5 mmol/L 或有心电图异常者应立即采取治疗措施,包括:快速静脉应用 5% 碳酸氢钠 3~5 ml/kg(一般不超过 100 ml),或葡萄糖加胰岛素(葡萄糖 0.5~1 g/kg,每 3 g 葡萄糖加 1 U 胰岛素),促使钾进入细胞内,使血清钾降低。沙丁胺醇雾化吸入可通过刺激 $β_1$ 受体使钾转移到细胞内,常能有效地降低血钾,并能持续 2~4 小时。10% 葡萄糖酸钙 0.5 ml/kg 在数分钟内缓慢静脉注射,可对抗高钾的心脏毒性作用,但同时必须监测心电图。除非采用离子交换树脂、血液或腹膜透析,上述方法都只是短暂的措施,体内总钾并未显著减少。

(三)酸碱平衡紊乱

酸碱平衡是指正常体液保持一定的 H^+ 浓度。机体在代谢过程中不断产生酸性和碱性物质,必须通过体内缓冲系统以及肺、肾的调节作用使体液 pH 维持在 7.40(7.35~7.45)左右,以保证机体的正常代谢和生理功能。细胞外液的 pH 主要取决于血液中最重要的一对缓冲物质,即 HCO_3^- 和 H_2CO_3 两者含量的比值。正常 HCO_3^- 和 H_2CO_3 比值保持在 20/1。当某种因素使两者比值发生改变或体内代偿功能不全时,体液 pH 即发生改变,超出 7.35~7.45 的正常范围,出现酸碱平衡紊乱。肺通过排出或保留 CO_2 来调节血液中碳酸的浓度,肾的主要作用是排酸保钠。肺的调节作用较肾为快,但两者的功能均有一定限度。当肺呼吸功能障碍使 CO_2 排出过少或过多,使血浆中 H_2CO_3 的量增加或减少所引起的酸碱平衡紊乱,称为呼吸性酸中毒或碱中毒。若因代谢紊乱使血浆中 H_2CO_3 的量增加或减少而引起的酸碱平衡紊乱,称为代谢性酸中毒或碱中毒。出现酸碱平衡紊乱后,机体可通过肺、肾调节使 HCO_3^-/H_2CO_3 的值维持在 20/1,即 pH 维持在正常范围内,称为代偿性代谢性(或呼吸性)酸中毒(或碱中毒);如果 HCO_3^-/H_2CO_3 的值不能维持在 20/1,即 pH 低于或高于正常范围,则称为失代偿性代谢性(或呼吸性)酸中毒(或碱中毒)。常见的酸碱失衡为单纯型(代酸、代碱、呼酸、呼碱);有时亦出现混合型。

1. 代谢性酸中毒　根据阴离子间隙(AG,血清中已测定阳粒子与已测定阴离子之差。它是表示血浆中难以测定的有机酸和无机酸根总数量的指标)值将其分为正常 AG 型(AG 值在 12 mmol/L ± 4 mmol/L)和高 AG 型(AG 值 >16 mmol/L)两型。

(1)原因:正常 AG 型代谢性酸中毒主要由失碱引起,常见于:① 碱性物质从消化道或肾脏丢失:如腹泻,大面积烧伤,肾小管酸中毒,肾衰竭,小肠、胰、胆管引流等。② 酸性代谢产物堆积:如进食不足、组织缺氧、休克、高热、感染、惊厥、抽搐等。③ 摄入酸性物质过多:如氯化钙、氯化镁等。④ 静脉输入过多的不含 HCO_3^- 的含钠液。高 AG 型多由产酸过多所致,如糖尿病酮症酸中毒、饥饿性酮症和水杨酸中毒等。

(2)临床表现:精神委靡,烦躁不安,呼吸深快,口唇樱红,恶心呕吐,呼出酮味等,严重酸中毒,血浆 pH<7.20 时,心肌收缩无力,心率转慢,心输出量减少,周围血管阻力下降,致低血压、心力衰竭和室颤,甚至昏迷、惊厥。

(3)治疗:积极治疗缺氧、组织低灌注、腹泻等原发疾病,轻度酸中毒经病因治疗,通过机体的代偿可自行恢复,如脱水酸中毒经过补液后,循环和肾功能得以改善,酸中毒即可纠正。对中、重度酸中毒,可用碳酸氢钠或乳酸钠等碱性溶液治疗。一般主张当血气分析 pH＜7.30 时用碱性药物,常选用碳酸氢钠。所需补充的碱性溶液 mmol 数 = (- BE) × 0.3 × 体重(kg),因5%碳酸氢钠 1 ml = 0.6 mmol,故所需5%碳酸氢钠量(ml) = (- BE) × 0.5 × 体重(kg)。一般将碳酸氢钠稀释成1.4%的溶液输入;先给予计算量的1/2,复查血气分析后调整剂量。纠酸后钾离子进入细胞内使血清钾降低,游离钙也减少,故应注意补钾、补钙。

2. 代谢性碱中毒　是由血浆 HCO_3^- 的原发性升高引起的酸碱平衡紊乱。任何原因引起体液氢离子丧失或碳酸氢根含量增加均可产生代谢性碱中毒。

(1) 原因:① 过度的氢离子的丢失:幽门梗阻、高位肠梗阻伴呕吐或胃液引流导致的氢和氯的丢失;② 摄入过多的碳酸氢盐;③ 电解质紊乱:低血钾时肾脏碳酸氢盐的重吸收增加,肾小管排出大量 H^+;低血氯导致 HCO_3^- 增加;④ 肾小管回收过多 HCO_3^-:呼吸性酸中毒时,肾脏代偿性分泌氢,增加碳酸氢根重吸收,使酸中毒得到代偿,当应用机械通气后,血 $PaCO_2$ 能迅速恢复正常,而血浆 H_2CO_3 含量仍高,导致代谢性碱中毒。

(2) 临床表现:代谢性碱中毒无特征性临床表现。轻度代谢性碱中毒可无明显症状,重症者表现为呼吸抑制,呼吸慢而浅或暂停,精神疲软,头晕、躁动,手足麻木。当因碱中毒致游离钙降低时,可引起抽搐;有低血钾时,可出现相应的临床症状。血气分析见血浆 pH 增高, $PaCO_2$ 和 HCO_3^- 增高,常见低氯和低钾。典型的病例尿呈碱性,但在严重低钾时尿液 pH 也可很低。

(3) 治疗:① 去除病因;② 停用碱性药物,纠正水、电解质平衡失调;③ 轻症静滴0.9%氯化钠注射液,代谢性碱中毒可得到纠正;④ 重症者给予氯化铵静脉滴注,肝、肾功能不全者和呼吸性酸中毒合并代谢性碱中毒者禁用;⑤ 碱中毒时如同时存在低钠、低钾和低氯血症,常阻碍其纠正,故必须在纠正碱中毒时同时纠正这些离子的紊乱。

3. 呼吸性酸中毒　是由 H_2CO_3($PaCO_2$)原发性升高所引起的酸碱平衡紊乱。凡因呼吸功能障碍致肺泡换气减少,$PaCO_2$ 增高,血中 H_2CO_3 浓度上升,pH 下降均可发生呼吸性酸中毒。

(1) 原因:临床上许多情况可导致 $PaCO_2$ 增加,包括呼吸系统本身的疾病,如肺炎、肺气肿、呼吸道阻塞(如异物、黏稠痰液、羊水堵塞、气管压迫、喉头痉挛水肿)、支气管哮喘、肺水肿、肺不张、肺萎陷、呼吸窘迫综合征等;急性胸膜病变,如气胸、胸腔积液、创伤和手术等;呼吸肌麻痹,如重症肌无力、严重失钾、急性感染性多发性神经根炎、脊髓灰质炎等;呼吸中枢麻痹或受抑制引起换气不足,如头颅损伤,颅内占位病变,脑炎,脑血管意外,麻醉药中毒以及呼吸机使用不当、吸入 CO_2 过多等。在血 $PaCO_2$ ＜8 kPa(60 mmHg)时,常可通过代偿使 pH 维持正常。

(2) 临床表现:呼吸性酸中毒时常伴有低氧血症及呼吸困难,高碳酸血症可引起血管扩张,颅内血流增加,致头痛及颅内压增高,严重高碳酸血症可出现中枢抑制,血 pH 降低。

(3) 治疗:呼吸性酸中毒治疗主要应针对原发病,必要时应用人工辅助通气;有呼吸中枢抑制者,可酌情应用呼吸兴奋剂。

4. 呼吸性碱中毒 是由 H_2CO_3（$PaCO_2$）原发性降低所引起的酸碱平衡紊乱。各种原因引起换气过度,体内失去 CO_2 太多而使血碳酸浓度降低、pH 升高者可发生呼吸性碱中毒。

(1) 原因:其原发病因可为癔症使通气过度、长时间剧烈哭闹、全麻辅助呼吸时每分通气量太大,低氧、贫血、CO 中毒时呼吸加快,也可使 $PaCO_2$ 降低出现碱中毒。

(2) 临床表现:呼吸性碱中毒临床主要出现原发疾病所致的相应症状及体征。急性低碳酸血症可使神经肌肉兴奋性增加和出现因低钙所致的肢体感觉异常。血气分析见 pH 增加、$PaCO_2$ 降低、血 HCO_3^- 浓度降低、尿液常呈酸性。

(3) 治疗:呼吸性碱中毒的治疗主要针对原发病。

5. 混合性酸碱平衡紊乱 同一患儿有两种或三种单纯型酸碱平衡紊乱同时存在称为混合性酸碱平衡紊乱。当代偿能力在预计范围之外时,就应考虑存在混合性酸碱平衡紊乱。例如糖尿病酮症酸中毒患儿同时存在肺气肿,呼吸窘迫综合征（RDS）患儿有呼吸性酸中毒与代谢性酸中毒同时存在时,呼吸系统本身的疾病存在阻碍通过降低 $PaCO_2$ 代偿的机制,结果使 pH 下降显著。当慢性呼吸性酸中毒伴有充血性心力衰竭时,如过度使用利尿剂可出现代谢性碱中毒,此时血浆 HCO_3^- 水平和 pH 将高于单纯的慢性呼吸性酸中毒。肝功能衰竭时可出现代谢性酸中毒与呼吸性碱中毒,此时 pH 可能变化不大,但血浆 HCO_3^- 和 $PaCO_2$ 显著降低。二重性混合性酸碱平衡紊乱有相加型[两种异常都是酸中毒或碱中毒（呼酸+代酸,呼碱+代碱）]和相消型[两种异常 pH 呈相反方向改变（呼酸+代碱,呼碱+代酸,代酸+代碱）]。三重性混合性酸碱平衡紊乱常见（呼酸+代酸+代碱）和（呼碱+代酸+代碱）。

混合性酸碱平衡紊乱的治疗包括:① 积极治疗原发病,保持呼吸道通畅,必要时给予人工辅助通气,使 pH 正常。② 对高 AG 型代谢性酸中毒,以纠正缺氧、控制感染和改善循环为主;经机械通气改善肺氧合功能后,代谢性酸中毒亦可减轻或纠正,仅少数患儿需补碱性药物;碱性药物应在保证通气的前提下使用。pH 明显低下时应立即用碱性药物。

6. 酸碱平衡状态的评估 临床上酸碱平衡状态常通过血 pH、$PaCO_2$ 及 HCO_3^- 三项指标来评估。在临床判断时,第一,应确定是酸中毒还是碱中毒;第二,应确定引起的原发因素是代谢性还是呼吸性;第三,如是代谢性酸中毒,其阴离子间隙是高还是低;第四,分析呼吸或代谢代偿是否充分。

三、液体疗法时常用的补液溶液

(一) 常用液体

常用液体包括非电解质和电解质溶液。其中非电解质溶液常用5%或10%葡萄糖液,因葡萄糖输入体内将被氧化成水,故属无张力溶液,仅补充水分和部分热量,不能起到维持渗透压的作用。电解质溶液包括氯化钠、氯化钾、乳酸钠、碳酸氢钠和氯化铵等,与血浆张力相等时为 1 个张力,即等张,低于血浆渗透压为低张,高于血浆渗透压为高张（见表2-6）。

表 2-6 常用溶液成分

溶 液	每 100 ml 含溶质或溶液量(g)	阳离子(mmol/L) Na⁺	阳离子(mmol/L) K⁺	阴离子(mmol/L) Cl⁻	阴离子(mmol/L) HCO₃⁻	Na:Cl	张力(张)
血浆(渗透压 300 mmol/L)		242	5	103	24	3:2	1
① 0.9%氯化钠	0.9	154		154		1:1	1
② 5%或 10%葡萄糖	5 或 10						0
③ 5%碳酸氢钠	5	595			595		3.5
④ 1.4%碳酸氢钠	1.4	167			167		1
⑤ 11.2%乳酸钠	11.2	1 000			1 000		6
⑥ 1.87%乳酸钠	1.87	167			167		1
⑦ 10%氯化钾	10		1 342		1 342		8.9
⑧ 0.9%氯化铵	0.9		167	167			1
1:1 含钠液	① 50 ② 50	77		77			1/2
1:2 含钠液	① 35 ② 65	54		54		1:1	1/3
1:4 含钠液	① 20 ② 80	30		30		1:1	1/5
2:1 含钠液	① 65 ④/⑥ 35	158		100	58	3:2	1
2:3:1 含钠液	① 33 ② 50 ④/⑥ 17	79		51	28	3:2	1/2
4:3:2 含钠液	① 45 ② 33 ④/⑥ 22	106		69	37	3:2	2/3

(二) 口服补液盐

口服补液盐(oral rehydration salts,ORS)是世界卫生组织(WHO)推荐用以预防和治疗急性腹泻合并脱水的一种溶液,具有纠正脱水、酸中毒及补钾的作用,经临床应用取得了良好效果,对发展中国家尤其适用。其理论基础是基于小肠的 Na^+-葡萄糖偶联转运吸收机制,小肠上皮细胞刷状缘的膜上存在着 Na^+-葡萄糖共同载体,此载体上有 Na^+-葡萄糖的共同结合位点,当 Na^+ 和葡萄糖同时与结合位点相结合时即能运转,并显著增加钠和水的吸收。

2002 年 WHO 推荐的口服补液盐的总渗透压为 245 mOsm/L(2/3 张),可用 NaCl 2.6 g、枸橼酸 2.9 g、氯化钾 1.5 g、葡萄糖 13.5 g,加水到 1 000 ml 配成。适用于纠正累积损失量和粪便中的电解质丢失量,含有一定量的钾和碳酸氢根,可补充钾和纠正酸中毒。ORS 一般适用于轻度或中度脱水无严重呕吐者,在用于补充继续丢失量和生理需要量时需适当稀释。

四、液体疗法

液体疗法是儿科学的重要组成部分,通过补充液体和电解质来纠正水、电解质和酸碱平衡紊乱,恢复机体正常生理功能。一般情况下,肾、肺、心血管及内分泌系统对体内液体平衡有较强的调节作用,故补液成分及量如基本合适,机体就能充分调整,以恢复体液的正常平衡;另外,考虑到个体之间的差异,可以说没有一种液体疗法的方案是万无一失的。因此,液体疗法的实施过程中要密切观察病情变化,根据病情及时调整治疗方案。所以,制订液体疗法方案宜简单化、个体化,不宜过于繁杂。

液体疗法包括补充生理需要量、累积损失量及继续丢失量。上述每一部分都可独立地进行计算和补充。例如,对于空腹接受外科手术的患儿,可能只需补充生理需要量和相应的电解质;

而对于腹泻患儿则需补充生理需要量、累积损失量和继续丢失量。由于体液失衡的原因和性质非常复杂,在制订补液方案时必须全面掌握病史、体检和实验室资料及患儿的个体差异,分析三部分液体的不同需求,确定合理、正确的输液量、速度、成分及顺序。

(一) 补充生理需要量

生理需要量涉及热量、水和电解质三个方面。每日摄入的液量要满足代谢的需要、肺和皮肤挥发的不显性失水量和由汗、尿、大便等排出的水量,一般按每消耗 100 kcal(418.4 kJ)热量需要 100～150 ml 水计算,每日正常大小便、出汗而损失的电解质不多,平均 2～3 mmol/100 kcal。故正常生理需要量的估计可按能量需求计算,年龄越小,需水相对越多,故也可按简易计算表计算(见表 2-7)。

表 2-7　生理需要量简易计算

体　重	每天需液量(ml)
<10 kg	100 ml/kg
11～20 kg	1 000 + (体重 -10 kg) ×50 ml/kg
>20 kg	1 500 + (体重 -20 kg) ×20 ml/kg

注:正常生理需要量每日不超过 2 400 ml

电解质的需求包括每日出汗、正常大小便、生理消耗的电解质等,变化很大。平均钾、钠、氯的消耗量为 2～3 mmol/100 kcal。生理需要量应尽可能口服补充,不能口服者可以静脉滴注 1/4～1/5 张含钠液,同时给予生理需要量的钾。发热、呼吸加快的患儿应适当增加进液量;营养不良者应注意能量和蛋白质补充;必要时用部分或全静脉营养。

(二) 补充累积损失量

根据脱水程度及性质补充,即轻度脱水 30～50 ml/kg,中度为 50～100 ml/kg,重度为 100～120 ml/kg。通常对低渗性脱水补 2/3 张含钠液;等渗性脱水补 1/2 张含钠液;高渗性脱水补 1/3～1/5 张含钠液。如临床上判断脱水性质有困难,可先按等渗性脱水处理。补液的速度取决于脱水程度,原则上应先快后慢。对伴有循环不良和休克的重度脱水患儿,开始应快速输入等渗含钠液(生理盐水或 2:1 液),按 20 ml/kg 于 30 分钟～1 小时输入,以迅速改善循环血量和肾功能。其余累积损失量补充常在 8～12 小时内完成。在循环改善出现排尿后应及时补钾。酸碱平衡紊乱及其他电解质异常的纠正也应兼顾。对于高渗性脱水,需缓慢纠正高钠血症(每 24 小时血钠下降 <10 mmol/L),也可在数天内纠正。有时需用张力较高甚至等张液体,以防血钠迅速下降出现脑水肿。

(三) 补充继续丢失量

在开始补充累积损失量后,腹泻、呕吐、胃肠引流等损失大多继续存在,以致体液继续丢失,如不予以补充将又成为新的累积损失。此种丢失量依原发病而异,且每日可有变化,对此必须及时进行评估,根据实际损失量用类似的溶液补充。如临床常见的婴儿腹泻,在早期严格禁食的情况下,体液继续丢失量一般每日10~40 ml/kg之间,可选用1/2~1/3张含钠液。各种体液丢失的成分见表2-8。

表2-8 各种体液损失成分表(mmol/L)

损失液体	Na^+	K^+	Cl^-	HCO_3^-
胃液	20~80	5~20	100~150	0
胰液	120~140	5~15	90~120	100
小肠液	100~140	5~15	90~130	—
胆汁液	120~140	5~15	80~120	40
回肠造瘘液	45~135	5~15	20~115	25~30
腹泻液	10~90	10~80	10~110	50
汗液	10~30	3~10	10~25	0

静脉补液适用于严重呕吐、腹泻,伴中、重度脱水的患儿。主要用以快速纠正水、电解质平衡紊乱。临床上往往难以将补充累积损失、继续丢失和生理需要三部分截然分开实施,事实上在补充累积损失量时,同时也存在继续丢失量和生理需要量的补充。因此宜将这三部分的需要量综合后制订方案。在静脉补液的实施过程中需要做到三定(定量、定性、定速)、三先(先盐后糖、先浓后淡、先快后慢)及两补(见尿补钾、惊跳补钙),各种原因引起的脱水情况不尽相同,应该根据具体情况调整补液方案。

中西医结合儿科学

各论

第三章
新生儿与新生儿疾病

导 学

本章主要介绍新生儿分类、新生儿与早产儿的特点和护理,以及新生儿缺血缺氧性脑病、新生儿黄疸、新生儿寒冷损伤综合征和新生儿脐部疾病。其中新生儿缺血缺氧性脑病和新生儿黄疸是学习的重点和难点。

通过学习,掌握新生儿缺氧缺血性脑病的西医治疗,生理性黄疸和病理性黄疸的鉴别要点及胎黄的中医辨证论治,新生儿黄疸的中西医结合诊疗思路。熟悉新生儿缺氧缺血性脑病的临床分度,新生儿黄疸的西医治疗。了解新生儿胆红素代谢特点,新生儿缺氧缺血性脑病的病因和病机、预后判断。

第一节 新生儿系统概论

新生儿(neonate, newborn)是指从脐带结扎到生后28天内的婴儿。新生儿学(neonatology)是研究新生儿生理、病理、疾病防治及保健等方面的学科。国际上将孕期满28周到出生后7天止,定为围生(产)期(perinatal period),包括产前、产时和产后的一个特殊时期,由于经历了宫内迅速生长、发育以及从宫内向宫外环境的转换阶段,故死亡率和发病率均居于人的一生之首,尤其是出生后的24小时内,此时需要细致的护理。

一、新生儿分类

新生儿分类有不同的方法,分别根据胎龄、出生体重、出生体重与胎龄的关系及出生后周龄等分类。

(一)根据胎龄分类

胎龄(gestational age, GA)是从末次月经第1天起到分娩时为止,通常以周表示。① 足月儿:37周≤GA<42周(259~293天)的新生儿;② 早产儿:GA<37周(259天)的新生儿;③ 过期产儿:GA≥42周(294天)的新生儿。

（二）根据出生体重分类

出生体重（birth weight，BW）指出生1小时内的体重。① 常出生体重儿：BW为2 500～4 000 g的新生儿。② 低出生体重儿：BW<2 500 g的新生儿为低出生体重儿；BW<1 500 g的新生儿为极低出生体重儿；BW<1 000 g的新生儿为超低出生体重儿；③ BW>4 000 g的新生儿为巨大儿。

（三）根据出生体重和胎龄的关系分类

① 适于胎龄儿：BW在同胎龄儿平均体重的第10～90百分位数之间的新生儿；② 小于胎龄儿：BW在同胎龄儿平均体重的第10百分位数以下的新生儿，胎龄已足月而BW<2 500 g的新生儿称足月小样儿，是小于胎龄儿中最常见的一种，多由于宫内发育迟缓引起；③ 大于胎龄儿：BW在同胎龄儿平均体重的第90百分位数以上的新生儿。

（四）根据出生后周龄分类

① 早期新生儿：生后1周以内的新生儿，也属于围生儿。其发病率和死亡率在整个新生儿期最高，需加强监护。② 晚期新生儿：出生后第2周到第4周末的新生儿。

（五）高危儿

高危儿指已发生或有可能发生危重疾病而需要特殊监护的新生儿。包括以下几种情况。

（1）孕母有异常妊娠史的新生儿，如孕母有高血压、糖尿病、感染等病史，孕期吸烟、吸毒、酗酒史，先兆子痫、子痫病史，母亲为Rh阴性血型，过去有死胎、死产史，孕母年龄<16岁或>40岁。

（2）母亲有异常分娩史的新生儿，如羊膜早破、羊水胎粪污染，阴道流血、各种难产、急产、手术产、产程延长、分娩过程中使用镇静剂或止痛药物等。

（3）出生时有异常的新生儿，如出生窒息、产伤，早产儿、过期产儿、极低出生体重儿、大于或小于胎龄儿，脐带绕颈、先天畸形、多胎，有疾病的新生儿等。

二、正常足月儿和早产儿的特点

正常足月儿是指出生时37周≤GA<42周，2 500 g≤BW≤4 000 g，身长在47 cm以上（平均50 cm）无畸形或疾病的活产婴儿。早产儿是未成熟儿。正常足月儿和早产儿在外观上各具特点（见表3-1）。

表3-1 正常足月儿与早产儿外观特点

	早 产 儿	足 月 儿
皮肤	绛红，水肿和毳毛多	红润，皮下脂肪丰满和毳毛少
头	头更大（占全身比例1/3）	头大（占全身比例1/4）
头发	细而乱	分条清楚
耳壳	软，缺乏软骨，耳舟不清楚	软骨发育好，耳舟成形、直挺
乳腺	无结节或结节<4 mm	结节>4 mm，平均7 mm
外生殖器		
男婴	睾丸未降或未全降	睾丸已降至阴囊
女婴	大阴唇不能遮盖小阴唇	大阴唇遮盖小阴唇
指、趾甲	未达指、趾端	达到或超过指、趾端
跖纹	足底纹理少	足纹遍及整个足底

三、正常足月儿和早产儿生理特点

(一) 呼吸系统

胎儿娩出后在声、光、触觉、痛觉等刺激下,开始第一次吸气,接着啼哭,肺泡张开。足月儿出生后 1 小时内呼吸频率较快,为 60~80 次/分,有三凹征、周围发绀、呻吟和肺部啰音;1 小时后降至 40 次/分,除周围发绀还存在数小时外,余皆消失。早产儿呼吸中枢相对不成熟,呼吸浅快,不规则或呈周期性,易发生呼吸暂停(呼吸停止>20 秒,伴心率<100 次/分,发绀及肌张力减低)。早产儿因肺泡表面活性物质少,易发生呼吸窘迫综合征。由于肺发育不成熟,易因高压力、高容量、高浓度氧及炎性损伤而致支气管肺发育不良,即慢性肺疾病。

(二) 循环系统

出生后血液循环动力学变化:① 胎盘-脐血循环终止;② 随着呼吸建立和肺膨胀,肺循环阻力下降,肺血流增加;③ 回流至左心房血量增加,体循环压力加大;④ 卵圆孔、动脉导管功能关闭,完成胎儿循环向成人循环的转变。严重肺炎、酸中毒、低氧血症时,肺血管压力升高,当压力等于或超过体循环,可致卵圆孔、动脉导管重新开放,出现右向左分流,称新生儿持续肺动脉高压。新生儿心率波动范围较大,通常为 90~160 次/分。足月儿血压平均为 9.3/6.7 kPa(75/50 mmHg)。早产儿心率偏快,血压较低,部分可伴有动脉导管开放。

(三) 消化系统

足月儿出生时吞咽功能已完善,胃呈水平位,容量小,食管下部括约肌松弛,幽门括约肌较发达,易呕吐、溢乳。生后 10~12 小时开始排胎便,2~3 天排完。胎便由胎儿肠道分泌物、胆汁及咽下的羊水等组成,呈糊状,为墨绿色。若生后 24 小时仍不排胎便,应检查是否有肛门闭锁等消化道畸形。早产儿吸吮力差,吞咽反射弱,胃容量小。消化酶含量接近足月儿,但胆酸分泌少,脂肪的消化吸收较差。肝葡萄糖醛酸转移酶的量及活力比足月儿更低,生理性黄疸较重,持续时间较长,易发生胆红素脑病。因肝功能不完善,肝内维生素 K 依赖凝血因子合成少,易发生出血症状。肝脏合成蛋白能力差,糖原储备少,易发生低蛋白血症、水肿和低血糖。

(四) 泌尿系统

新生儿一般在生后 24 小时内开始排尿,少数在 48 小时内排尿,1 周内每日排尿可达 20 次。新生儿出生时肾小球滤过率低,浓缩功能差,不能迅速有效地处理过多的水和溶质,容易出现水肿和脱水症状。早产儿肾浓缩功能更差,葡萄糖阈值低,易发生糖尿。早产儿肾脏处理酸负荷能力不足,故易发生代谢性酸中毒。

(五) 血液系统

足月儿出生时血红蛋白为 170 g/L(150~200 g/L),生后数小时由于不显性失水及排出小便等,血红蛋白值上升,约于第 1 周恢复至脐血水平,以后逐渐下降。血容量为 85~100 ml/kg,血容量的多少与脐带结扎的迟早有关。白细胞计数为 15×10^9~20×10^9/L,3 天后明显下降,5 天后接近婴儿值;分类以中性粒细胞为主,4~6 天与淋巴细胞相近,以后淋巴细胞占优势。血小板出生时已达成人水平。由于胎儿肝脏维生素 K 储存量少,凝血因子 Ⅱ、Ⅶ、Ⅸ、Ⅹ活性低,故生后常规肌注维生素 K_1。早产儿血容量为 85~110 ml/kg。

(六)神经系统

新生儿脑相对大,占体重的 10%~20%,但大脑沟、回发育不完善。大脑皮质兴奋性低,故睡眠时间长。新生儿期具备的一些原始反射如下:① 觅食反射:用手指触摸新生儿口角周围皮肤,其头部转向刺激侧并张口将手指含入。② 吸吮反射:将乳头或奶嘴放入新生儿口内,出现有力的吸吮动作。③ 握持反射:将物品或手指放入新生儿手心中,其立即将其握紧。④ 拥抱反射:新生儿仰卧位,检查者拍打床面后,新生儿双臂伸直外展,双手张开,然后上肢屈曲内收,双手握拳呈拥抱状。正常情况下反射生后 3~4 个月逐渐消失,如新生儿期这些反射减弱或消失常提示有神经系统疾病。新生儿时期 Kernig 征、Babinski 征和 Chvostek 征可呈阳性,腹壁和提睾反射不稳定。早产儿神经系统的功能和胎龄有关,胎龄越小,功能越差,表现为原始反射难以引出或反射不完全。早产儿视网膜发育不良,生后吸入高浓度氧气或用氧时间过长,受光照射和缺乏必需脂肪酸等均可影响其视网膜组织,干扰视网膜血管发育而产生视网膜病变,严重可致失明。

(七)体温

足月儿体温调节中枢功能尚不完善,皮下脂肪薄,体表面积相对较大,容易散热。寒冷时无寒战反应而主要靠棕色脂肪化学产热,适宜的环境温度和环境湿度对新生儿至关重要。如环境温度过低,可发生低体温、低氧、低血糖和代谢性酸中毒等;如环境温度高,进水少及散热不足,可使体温升高,发生脱水热。早产儿体温调节中枢功能更不完善,皮下脂肪更薄,体表面积相对较大,更易散热,并且胎龄越小,棕色脂肪越少,代偿产热的能力也越差,环境温度低时,更易发生低体温。因汗腺发育差,环境温度高时,体温也易升高。

(八)免疫系统

足月儿非特异性和特异性免疫功能均不成熟。皮肤黏膜薄嫩易损伤;脐残端未完全闭合,离血管近,细菌易进入血液。呼吸道纤毛运动差,胃酸、胆酸少,杀菌力弱,同时分泌型 IgA 缺乏,易患呼吸道和消化道感染。血脑屏障发育未完善,易患细菌性脑膜炎。血浆中补体水平低,调理素活性低,各类免疫球蛋白中只有 IgG 能通过胎盘,但与胎龄有关,胎龄越小,含量越低。IgA 和 IgM 不能通过胎盘,因此易患细菌感染,尤其是革兰阴性杆菌。早产儿非特异性和特异性免疫功能更差。

(九)能量及体液代谢

足月新生儿每日基础热量消耗为 209 kJ/kg(50 kcal/kg),每日共需热量为 418~502 kJ/kg(100~120 kcal/kg)。早产儿吸吮力弱,消化功能差,在生后数周内常不能达到上述需要量,因此需肠道外营养。

初生婴儿体内含水量占体重的 70%~80%,日龄越小,含水量越高。生后第 1 天需水量为每日 60~100 ml/kg,以后每日增加 30 ml/kg,直至每日 150~180 ml/kg。生后 1 周内可有生理性的体重下降,一般 7~10 天后恢复到出生体重。早产儿体重恢复的速度较足月儿慢。

(十) 常见的几种特殊生理状态

1. 生理性黄疸　参见本章第三节。

2. "马牙"和"螳螂嘴"　在口腔上腭中线两侧和齿龈部位,由上皮细胞堆积或黏液腺分泌物积留形成的黄白色、米粒大小的小颗粒,俗称"马牙",数周后可自然消退;两侧颊部各有一隆起的脂肪垫,俗称"螳螂嘴",有利于吸吮乳汁。两者均属正常现象,不可挑破,以免发生感染。

3. 乳腺肿大或假月经　男女新生儿生后 4~7 天均可有乳腺增大,如蚕豆或核桃大小,2~3 周后消退;部分女婴生后 5~7 天阴道流出少许血性分泌物,或大量非脓性分泌物,可持续 1 周,俗称"假月经"。两者均因来自母体的雌激素中断所致。

4. 新生儿红斑及粟粒疹　生后 1~2 天,在头部、躯干及四肢常出现大小不等的多形性斑丘疹,称为"新生儿红斑",1~2 天后可自然消失;因皮脂腺堆积在鼻尖、鼻翼、颜面部形成小米粒大小黄白色皮疹,称为"新生儿粟粒疹",脱皮后自然消失。

四、足月儿及早产儿护理

(一) 保暖

生后应立即用预热的毛巾擦干全身,并采取各种保暖措施,使婴儿处于中性温度中。对早产儿尤其出生体重低于 2 000 g 或低体温者,应置于温箱中,使腹壁温度维持在 36.5℃ 左右。无条件者可采取其他保暖措施,如用热水袋(应注意避免烫伤)等,新生儿头部体表面积大,散热量多,寒冷季节应戴绒布帽。

(二) 呼吸管理

保持呼吸道通畅,早产儿仰卧时可在肩下放置软垫,避免颈部弯曲。低氧血症时予以吸氧,维持动脉血氧分压 6.7~9.3 kPa(50~70 mmHg)或经皮血氧饱和度 90%~95% 为宜。切忌给早产儿常规吸氧,因为吸入高浓度氧或吸氧时间过长可引起早产儿视网膜病变。如呼吸暂停者可经弹、拍打足底或托背等恢复呼吸;同时给予氨茶碱静脉注入,负荷量为 4~6 mg/kg,12 小时后给予维持量 2~4 mg/(kg·d),分 2~4 次给药。继发性呼吸暂停应病因治疗。

(三) 喂养

正常足月儿生后半小时即可哺母乳,提倡按需哺乳。在无法由母亲喂养的情况下可给配方乳,配方乳可每 3 小时 1 次,每日 7~8 次。早产儿也应以母乳或母乳库奶喂养为宜,必要时可用早产儿配方奶。胎龄愈小,出生体重愈低,每次哺乳量愈少,喂奶间隔时间也愈短。哺乳量不能满足所需热量者应辅以静脉营养。

足月儿生后应肌注 1 次维生素 K_1 0.5~1 mg,早产儿连用 3 天。生后第 4 天加维生素 C 50~100 mg/d,10 天后加维生素 A 500~1 000 IU/d,维生素 D 400~1 000 IU/d,4 周后应注意铁的摄入量,足月儿每日给元素铁 2 mg/kg,极低出生体重儿应给予重组人类红细胞生成素,每周 600~750 IU/kg,皮下注射,分 3 次给药,可减少输血需要。

(四) 预防感染

为预防感染应做到以下几方面: ① 婴儿室工作人员应严格遵守消毒隔离制度,无菌操作。工作人员或新生儿如患感染性疾病应立即隔离,防止交叉感染。② 保持呼吸道通畅:清除呼吸道分泌物,生后数小时内,让婴儿侧卧位,有助于残存在呼吸道内的黏液自然流出。③ 保持脐带残端清洁和干燥:每日用酒精棉签擦拭脐带残端和脐窝部。④ 保持皮肤清洁:每日用温水清洗头、面、臀及会阴部。清洗后,在皮肤皱褶处,如颈部、腋窝、腹股沟处涂抹少许滑石粉或痱子粉,以保持干燥,防止糜烂。⑤ 其他:衣服宜宽大,质软,不用纽扣。应选用柔软、吸水性强的尿布。早产儿免疫力低,早产儿室及所接触的物品均应定期消毒。

(五) 预防接种

生后 3 天接种卡介苗,早产儿、有皮肤病变或发热等其他疾病者应暂缓接种;生后第 1 天、1 个月、6 个月时应各注射重组乙肝病毒疫苗 1 次,每次 20~30 μg。如母亲为乙肝病毒携带者或乙肝患者,婴儿出生后应立即肌注高价乙肝免疫球蛋白 0.5 ml,同时换部位注射重组乙肝疫苗 10 μg。

(六) 开展新生儿筛查

应开展先天性甲状腺功能减退症、苯丙酮尿症等先天性代谢缺陷病的筛查。

第二节 新生儿缺氧缺血性脑病

缺氧缺血性脑病(hypoxic-ischemic encephalopathy, HIE)是指各种围生期窒息所引起的部分或完全缺氧、脑血流减少或暂停而导致胎儿或新生儿脑损伤。本病是引起新生儿死亡和婴幼儿神经功能障碍的重要原因之一。缺氧是发病的核心,其中围生期窒息是最主要的病因。早产儿发生率明显高于足月儿,但由于足月儿在活产新生儿中占绝大多数,故以足月儿多见。

本病属于中医学"惊风"、"胎惊"、"胎痫"范畴。

【病因病理】

一、中医病因病机

本病的发生有先天和后天两个因素。先天因素为父母精血亏损,或孕期调护失宜,胎元不足。后天因素主要是分娩不顺,护理及药物使用不当等导致胎儿颅脑损伤、窒息。本病病位在脑,与五脏虚损有关。

1. **先天禀赋不足** 由于孕母体弱,气血不足,或孕期调护失宜,或孕母疾病影响,或嗜烟、酒,损伤胎元之气,气不足则无力行血,血不足则血脉不充,络脉空虚,胎儿脑髓失养,而生胎惊。

2. **气虚血瘀** 出生时难产、钳产,导致脉络受损,气血运行不畅,则脑海不充,心神不宁,甚则惊厥。

3. 阳气衰脱　先天禀赋不足，阳气虚脱，阴寒内盛，阳气不布全身，生后昏睡或昏迷，肢体松软或拘紧，唇指发绀，四肢厥冷，而成脱证。

二、西医病因病理

(一) 病因

内因为早产儿脑发育未成熟。外因多由于围产期各种有害因素，如脑血流的波动、窒息缺氧缺血、产前感染及其他因素。缺氧是发病的核心，围生期窒息是引起HIE最主要的原因。凡是影响胎盘或肺气体交换的因素都可引起窒息。可出现于妊娠期，但绝大多数出现产程开始后，新生儿窒息多为胎儿窒息(宫内窘迫)的延续。

1. 孕母因素　① 有慢性或严重疾病，如心、肺功能不全，严重贫血，糖尿病，高血压等；② 妊娠并发症：妊娠高血压综合征；③ 吸毒、吸烟或被动吸烟、年龄≥35岁或<16岁以及多胎妊娠等。

2. 胎盘因素　前置胎盘、胎盘早剥和胎盘老化等。

3. 分娩因素　脐带受压、打结、绕颈等；使用高位产钳、胎头吸引、臀位抽出术，产程中麻醉药、镇痛药或催产药物使用不当等。

4. 胎儿因素　① 早产儿或巨大儿；② 先天性畸形：如食管闭锁、肺发育不良、先天性心脏病等；③ 宫内感染；④ 呼吸道阻塞：羊水、黏液或胎粪吸入等。

另外，出生后肺部疾患、心脏病变、严重失血或贫血及不正确的护理均可造成脑损伤。

(二) 发病机制

新生儿HIE是围生期窒息导致缺氧缺血性脑损害，脑损伤通常是多种机制相互作用的结果。目前，对损伤机制的认识与以下几个方面相关。

1. 缺氧缺血　当窒息缺氧时，脑血管的自主调节功能受损，脑血流量减少，颅内血流重新分布，局部脑缺血，血流减慢，凝血物质和代谢产物易积聚，同时伴随组织缺氧，腺苷三磷酸(ATP)消耗，细胞毒性水肿，直接导致脑损伤。缺氧缺血还引发"瀑布效应"，释放大量细胞因子，产生大量氧自由基和炎症因子等，可间接导致脑损伤。

2. 再灌注和氧化应激　新生儿脑缺血后再灌注时产生大量的氧自由基，超过机体的清除能力。且缺氧缺血状态下，超氧化物歧化酶活性降低，清除氧自由基的功能减弱，大量的氧自由基可使细胞裂解，导致脑损伤。

3. 兴奋性氨基酸的毒性作用　兴奋性氨基酸主要指谷氨酸和天门冬氨酸。当不同原因引起新生儿脑组织能量代谢障碍，细胞能量缺乏，神经元和神经胶质细胞去极化，胶质细胞和神经元对突触前神经末梢释放谷氨酸再摄取受阻，导致细胞间隙谷氨酸聚集。谷氨酸不仅具有营养神经、促使神经元生长发育等重要生理作用，同时也是一种神经毒素。一方面激活N-甲基-D-天冬氨酸(NMDA)受体，细胞钙离子内流增加，导致继发性脑损伤；另一方面激活非NMDA受体，使钠离子内流,水被动流入细胞,导致细胞水肿,加重脑损伤。

4. **炎症的作用** 脑缺氧缺血是与急性炎症反应相关的病理过程。细胞坏死崩解产物刺激产生的炎性细胞因子如肿瘤坏死因子-α(TNF-α)、白细胞介素-6(IL-6)、IL-1β 等可导致脑损伤,如 TNF-α 对少突胶质细胞可产生直接的毒性作用,影响髓鞘的形成。

5. **神经细胞凋亡的作用** 凡引起过量谷氨酸受体的激活、钙超载、氧自由基、DNA 损害的病因均可通过促进神经细胞凋亡,导致脑损伤。

(三)病理

病变范围和分布主要取决于损伤时脑成熟程度、脑损伤严重程度和持续时间。① 脑水肿:为早期主要的病理改变;② 选择性神经元死亡(包括坏死和凋亡)及梗死:足月儿主要病变在脑灰质,包括脑皮质(呈层状坏死)、海马、基底节、丘脑、脑干和小脑半球,后期表现为软化、多囊性变或瘢痕形成;③ 出血:包括脑室、原发性蛛网膜下腔、脑实质出血;④ 早产儿则主要表现为脑室周围室管膜下-脑室内出血,其次是脑白质损伤及脑梗死。

【临床表现】

主要表现为意识障碍、肌张力及原始反射改变,惊厥、脑水肿、颅内高压等神经系统症状。惊厥常发生在出生后 24 小时内,惊厥最常见的表现形式为轻微发作型或多灶性阵挛型,严重者为强直型,同时有前囟隆起等脑水肿的临床体征。病变在脑干、丘脑者,可出现中枢性呼吸衰竭、瞳孔缩小或扩大、顽固性惊厥等脑干症状,并且在 24~72 小时病情恶化或死亡。少数患儿在宫内已经发生缺氧缺血脑损伤,出生时 Apgar 评分可正常,多脏器受损不明显,但生后数周或数月逐渐出现神经系统受损症状。临床上一般可分为轻、中、重三度。重度者一般在出生后 3 天内病情恶化导致死亡。HIE 临床分度见表 3-2。

表 3-2 HIE 临床分度

临床表现	轻度	中度	重度
意识	兴奋	嗜睡	昏迷
肌张力	正常	减低	松软
原始反应			
拥抱反射	活跃	不完全	消失
吸吮反射	正常	减弱	消失
惊厥	可有肌阵挛	常有	多见,频繁发作
中枢性呼吸衰竭	无	有	严重
瞳孔改变	正常或扩大	常缩小,对光反射迟钝	不对称或扩大
前囟张力	正常	正常或稍饱满	饱满、紧张
病程及预后	症状在 72 小时内消失,预后好	症状在 14 天内消失,可能有后遗症	症状可持续数周,病死率高,存活者多有后遗症

【实验室及相关检查】

一、血清肌酸激酶同工酶

血清肌酸激酶同工酶(creatine kinase，CPK-BB)，正常值<10 U/L，脑组织受损时升高。

二、神经元特异性烯醇化酶

神经元特异性烯醇化酶(neuron-specific，NSE)，正常值<6 μg/L，神经元受损时血浆中此酶活性升高。

三、腰椎穿刺

无围生期窒息史，需要排除其他疾病引起的脑病可行腰椎穿刺，应行脑脊液常规、生化及脑特异性肌酸激酶检测。

四、B超

B超具有无创、价廉、可在床边操作和进行动态随访等优点，对基底神经节、脑室及其周围出血具有较高的敏感性，但对皮质损伤不敏感。

五、CT扫描

头部CT检查有助于了解脑水肿范围、颅内出血类型，对预后的判断有一定的参考价值，最适检查时间为生后2~5天，但敏感性较差。HIE的CT诊断可分为4级。Ⅰ级：正常；Ⅱ级：区域性局部密度降低，呈斑点状；Ⅲ级：两个以上区域性局部密度降低；Ⅳ级：大脑半球普遍性密度降低，灰白质差别消失，侧脑室变窄。

六、磁共振

磁共振(MRI)能准确描述神经病理类型及脑发育，对脑灰、白质的分辨率异常清晰，且轴位、矢状位及冠状位三维成像，能清晰显示B超或CT不易探及的部位，对足月儿和早产儿脑损伤的判断均有较强的敏感性。弥散加权磁共振对显示脑梗死则具有较高的敏感性和特异性。

七、氢质子磁共振波谱

氢质子磁共振波谱(^{1}HMRS)可在活体上直接检测脑内代谢产物的变化，有助于早产儿和足月儿脑损伤的早期诊断。

八、脑电图

脑电图异常在中、重度HIE患儿较常见。可客观地反映脑损害严重程度、判断预后，以及有助于惊厥的诊断，在生后1周内检查，表现为脑电活动延迟、异常放电、背景活动异常等。

【诊断】

诊断要点

根据中华医学会儿科学会新生儿学组制订的足月儿HIE诊断标准如下：① 有明显可导致胎

儿宫内窘迫的异常产科病史,以及严重的胎儿宫内窘迫表现[胎心<100次/分,持续5分钟以上和(或)羊水Ⅲ度污染],或在分娩过程中有明显窒息史;② 出生时有重度窒息,指Apgar评分1分钟≤3分,并延续至5分钟时仍≤5分;或出生时脐动脉血气pH≤7;③ 出生后不久出现神经系统症状,并持续24小时以上;④ 排除电解质紊乱、颅内出血和产伤等原因引起的抽搐,以及宫内感染、遗传代谢性疾病和其他先天性疾病所引起的脑损伤。同时具备以上4条者可确诊,第4条暂时不能确定者可作为拟诊病例。

【鉴别诊断】

本病应与先天性脑发育异常、遗传代谢性疾病及感染等因素引起的神经系统疾病相鉴别。

【治疗】

一、中西医结合治疗思路

本病发病较急,治疗应及时谨慎,早期干预。西医采用有效的支持疗法及综合措施,中医采取益气活血、息风定惊、回阳救逆法。可用中成药静脉给药。

二、中医治疗

(一)辨证论治

1. 辨证要点

(1)辨轻重:轻证为气血不足证,表现为哭闹不安,肢体、下颌抖动,面白,前囟不填。重证为阳气衰脱证,表现为昏睡或呈昏迷状,肢体松软或拘紧,惊搐频作,气息低微或暂停,手撒肢厥,前囟满填。

(2)辨虚实:本病实证较少,虚实夹杂者居多,如气虚血瘀证,表现为嗜睡,对外反应淡漠,肢体松软,手足抽掣,双目凝视,前囟稍填。

2. 治疗原则　本病发病急,治疗应及时。气血不足则以补益气血,息风定惊为主,气虚血瘀以益气通络,化瘀定惊为主,阳气衰脱以回阳救逆,益气活血为主。

3. 证治分类

(1)气血不足证

证候:生后1天内哭闹不安,物动则恐,声响即动,肢体、下颌抖动,吮乳、呼吸如常,面色虚白,前囟不填,舌质淡红,指纹在风关内。

辨证:本证以哭闹不安,肢体、下颌抖动伴气血两亏证为辨证要点。

治法:补益气血,息风定惊。

方药:八珍汤加味。

如肢体、下颌抖动明显,加蝉蜕、僵蚕、地龙,搜风剔邪。

(2) 气虚血瘀证

证候：生后嗜睡，反应淡漠，乳食少，肢体松软，时而手足抽搐，双目凝视，呼吸不匀，前囟稍填，舌质黯红，指纹达风关以上。

辨证：本证以嗜睡，反应淡漠，乳食少，肢体松软，手足抽搐，双目凝视为辨证要点。

治法：益气通络，化瘀定惊。

方药：桃红四物汤合钩藤饮加减。

食少面白气弱者，加白术、黄芪、陈皮，益气健脾；抽搐严重，加地龙、蜈蚣。

(3) 阳气衰脱证

证候：生后昏睡或呈昏迷状，肢体松软或拘紧，惊搐频作，气息低微或暂停，面色晦暗，手撒、四肢厥冷，前囟满填，舌质淡白或紫黯，指纹淡或看不清。

辨证：本证以昏睡，肢体松软或拘紧，惊搐频作，气息低微，四肢厥冷为辨证要点。

治法：回阳救逆，益气活血。

方药：参附汤加味。

如惊搐频作，加钩藤、天麻，息风止痉。

(二) 中成药

1. 参附注射液　10~20 ml/kg，用5%葡萄糖注射液100~200 ml稀释，静脉注射，每日1次。用于阳气衰脱证。

2. 复方丹参注射液　每次2 ml，加入10%葡萄糖注射液20 ml，静脉注射，每日1次。用于气虚血瘀证。

(三) 针灸疗法

针灸疗法是本病后遗症期主要的治疗方法，病情稳定后尽早进行。

1. 体针　取人中、合谷、足三里、内外关等穴位。

2. 水针　常用维生素 B_1 注射液、维生素 B_{12} 注射液、当归注射液等，选穴心、肝、脾、肺、肾俞，足三里、阳陵泉等穴位交替进行。

3. 头针　取运动区、足运感区。

三、西医治疗

(一) 支持疗法

(1) 维持良好的通气功能是支持疗法的核心，保持 $PaO_2 \geqslant 5.67~9.33$ kPa(50~70 mmHg)，$PaCO_2 < 5.33$ kPa(40 mmHg)和pH在正常范围。可酌情给予不同方式的氧疗，重者可用机械通气、一氧化氮(NO)吸入，但应避免严重的高氧血症[$PaO_2 > 26.7$ kPa(200 mmHg)]和严重的低碳酸血症[$PaCO_2 < 2.67$ kPa(20 mmHg)]。

(2) 维持脑和全身良好的血液灌注是支持疗法的关键，使心率、血压保持在正常范围，避免脑灌注过低或过高。低血压可用多巴胺，或多巴酚丁胺。

(3) 维持血糖在正常高值范围(4.16~5.0 mmol/L,75~90 mg/dl),以维持神经细胞代谢所需能量来源,但也不可过高,防止由于过高导致组织酸中毒。

(4) 控制输液量,每日液体总量不超过 60~80 ml/kg,速度为每小时 3 ml/kg,但应密切观察尿量情况,要求维持尿量 1 ml/h。

(二) 控制惊厥

早期积极有效控制惊厥是减轻脑损伤的重要治疗措施,临床中主要使用的药物有苯巴比妥、苯妥英钠和水合氯醛等。首选苯巴比妥,负荷量 20 mg/kg,于 15~30 分钟缓慢静注,若不能控制惊厥,1 小时后可再加用 10 mg/kg。12~24 小时后给维持量,每日 3~5 mg/kg,静脉滴注或肌内注射。肝功能不良可改用苯妥英钠;顽固性抽搐者加用地西泮,每次 0.1~0.3 mg/kg 静脉滴注。或加用水合氯醛 50 mg/kg 灌肠。

(三) 治疗脑水肿

避免输液过量是预防和治疗脑水肿的基础。颅内压增高时一般首选呋塞米(速尿)进行利尿性脱水,呋塞米每次 0.5~1 mg/kg 静注,每日 2~6 次;颅内压增高明显时可用20%甘露醇静脉注射脱水,每次 0.25~0.5 g/kg,每 4~6 小时 1 次,连用 3~5 日。一般不主张用肾上腺皮质激素。

(四) 亚低温治疗

目前将脑部温度降低 2~6℃的亚低温治疗被认为是临床上可行的改善 HIE 新生儿预后的重要措施。低温可减轻或阻止脑损伤过程。治疗最好开始于缺氧缺血后 6 小时之内。根据降温部位可分为选择性头部降温、全身亚低温和头部降温联合全身轻度降温等。降温方法包括降温毯、降温帽或降温袋等。

(五) 新生儿期后治疗

病情稳定后尽早进行智能和体能的康复训练,有利于促进脑功能恢复,减少后遗症。

【预防与调护】

(1) 避免近亲结婚,搞好围产期保健,孕妇定期进行产前检查,早期发现高危妊娠,重点监护,及时处理。

(2) 加强分娩期的监护,防止产伤,对巨大儿或胎位异常者,尽早实施剖宫产。

(3) 积极推广新法复苏,防止围生期窒息。

(4) 密切观察生命体征和病情变化,加强监护,保持呼吸道通畅,给予面罩吸氧。

(5) 维持静脉输液的通畅,保证营养的供给。

第三节 新生儿黄疸

新生儿黄疸(neonatal jaundice)是因胆红素在体内积聚而引起的皮肤黏膜或其他器官黄染。

新生儿血中胆红素超过85～120 μmol/L(5～7 mg/dl)可出现肉眼可见的黄疸。部分高未结合胆红素血症患儿可发生胆红素脑病，也称为核黄疸，一般多留有不同程度的后遗症，严重者可导致死亡。新生儿黄疸可以是新生儿发育过程中的暂时现象，也可以是某些疾病的症状，分生理性黄疸和病理性黄疸。

本病属于中医学"胎黄"、"胎疸"等范畴，由于受病在胞胎，故名"胎黄"，又因全身出现黄疸，故又名"胎疸"。隋代巢元方《诸病源候论·小儿杂病诸候·胎疸候》中记载曰："小儿在胎，其母脏气有热，熏蒸于胎，至生下小儿体皆黄，谓之胎疸也。"

【病因病理】

一、中医病因病机

胎黄的发病原因很多，主要是胎禀湿蕴，如湿热郁蒸、寒湿阻滞，久则气滞血瘀。病位在肝胆、脾胃。病机为脾胃湿热或寒湿内蕴，肝失疏泄，胆汁外溢，而致发黄，日久则气滞血瘀。

1. **湿热熏蒸** 由孕母素体湿盛或内蕴湿热之毒遗于胎儿，或胎产之时，或出生之后，婴儿感受湿热邪毒。湿热邪毒蕴结脾胃，熏蒸肝胆，以致胆汁外溢皮肤、面目，发为胎黄。热为阳邪，故黄色鲜明如橘皮。若热毒炽盛，黄疸加深，湿热化火，内陷厥阴，可出现神昏、抽搐等胎黄动风之险象。若正气不支，阳气虚脱，出现神昏、四肢厥冷、浮肿等虚脱危证。

2. **寒湿阻滞** 小儿先天禀赋不足，脾阳本虚，湿浊内生；或生后为湿邪所侵，湿从寒化，寒湿阻滞，气机不畅，以致肝失疏泄，胆汁外溢而发病。因寒湿为阴邪，故黄色晦暗。

3. **瘀积发黄** 若小儿先天缺陷，胆道阻塞，脉络阻滞，胆液不能疏泄；或胎黄日久，气血郁滞，气机不畅，肝胆疏泄失常，故胆汁外溢而发胎黄，黄色晦暗，伴肚腹胀满，右胁下结成痞块。

二、西医病因病理

(一) 病因

导致病理性黄疸的主要原因可分为感染因素和非感染因素两大类。

1. **感染因素** 新生儿败血症及其他细菌感染，病原体侵入患儿血液并生长、繁殖、产生毒素而造成的全身性反应，不但可以引起中毒性肝炎，还可发生溶血性黄疸。新生儿肝炎多由宫内病毒感染引起，常见的病毒有乙型肝炎病毒、巨细胞病毒、风疹病毒、单纯疱疹病毒、肠道病毒及EB病毒等，常在生后1～3周或更晚出现黄疸。

2. **非感染因素**

(1) 围产因素：缺氧、窒息可抑制肝脏尿苷二磷酸葡萄糖醛酸基转移酶(UDP-GT)的活性，使胆红素代谢发生障碍而出现黄疸。难产导致颅内或其他部位出血，脐带延迟结扎引起红细胞增多导致黄疸。

(2) 新生儿溶血病：系指母子血型不合引起，胎儿由父亲遗传而母亲所不具有的显性胎儿红细胞血型抗原，通过胎盘进入母体，刺激母体产生相应的血型抗体，当不完全抗体(IgG)进入胎儿血循环后,与红细胞的相应抗原结合,在单核巨噬细胞系统内被破坏,引起溶血。

(3) 先天因素:先天性胆道闭锁和先天性胆总管囊肿,使肝内或肝外胆管阻塞,结合胆红素排泄障碍,导致病理性黄疸。

(4) 母乳性黄疸:喂母乳后发生未结合胆红素增高。母乳中的β-葡萄糖醛酸苷酶进入患儿肠内,使肠道内未结合胆红素生成增加,导致母乳性黄疸。

(5) 遗传因素:红细胞酶缺陷如丙酮酸激酶缺陷、葡萄糖-6-磷酸脱氧酶(G-6-PD)缺陷;遗传性球形红细胞增多症、α地中海贫血等。

(6) 某些药物因素:如由维生素 K_3、维生素 K_4、水杨酸盐、吲哚美辛、磺胺等药物。

(二) 发病机制

新生儿黄疸的发生,与新生儿胆红素代谢特点有关。

1. **胆红素生成较多** 新生儿每日生成的胆红素明显高于成人(新生儿 8.8 mg/kg,成人 3.8 mg/kg),其原因是:① 胎儿血氧分压低,红细胞数量代偿性增加,出生后血氧分压升高,过多的红细胞破坏;② 新生儿红细胞寿命短(早产儿低于 70 天,足月儿约 80 天,成人为 120 天),且血红蛋白的分解速度是成人的 2 倍;③ 肝脏和其他组织中的血红素及骨髓红细胞前体较多。

2. **血浆白蛋白与胆红素的联结运送能力不足** 刚娩出的新生儿常有不同程度的酸中毒,可减少胆红素与白蛋白联结;早产儿胎龄越小,白蛋白含量越低,其联结胆红素的量也越少。

3. **肝细胞摄取非结合胆红素的能力差** 新生儿肝细胞内缺乏 Y 蛋白及 Z 蛋白(只有成人的 5%~20%),在生后第 5 天才逐渐合成。这两种蛋白具有摄取非结合胆红素,并转运至滑面内质网进行代谢的功能,未结合胆红素进入肝细胞后,与 Y、Z 蛋白结合,再通过尿苷二磷酸葡萄糖醛酸基转移酶(UDP-GT)的催化,形成水溶性、不能透过半透膜的结合胆红素,经胆汁排至肠道。新生儿出生时肝细胞内 Y 蛋白含量极微(生后 5~10 天达正常),UDP-GT 含量也低(生后 1 周接近正常),且活性差(仅为正常的 0~30%),因此,生成结合胆红素的量较少(即未结合胆红素水平高);出生时肝细胞将结合胆红素排泄到肠道的能力暂时低下,早产儿更为明显,可出现暂时性肝内胆汁淤积(即结合胆红素水平高)。

4. **肠肝循环增加** 新生儿出生时,肠蠕动性差且肠道菌群未完全建立,而肠腔内β-葡萄糖醛酸苷酶活性相对较高,可将结合胆红素转变成未结合胆红素,导致肠肝循环增加。此外,胎粪含胆红素 80~180 mg,如排泄延迟,也可使胆红素重吸收增加。

当患儿饥饿或伴有缺氧、脱水、酸中毒、头颅血肿及颅内出血时,更易发生黄疸或使原有黄疸加重。

【临床表现】

一、生理性黄疸

由于新生儿胆红素的代谢特点,50%~60%的足月儿和80%的早产儿出现生理性黄疸,生后

2~3天出现黄疸,4~5天达高峰,足月儿在2周内消退,早产儿可延续到3~4周,一般情况良好,不伴有其他临床症状。

二、病理性黄疸

黄疸出现时间早(出生24小时内),发展快,黄色明显,也可黄疸退而复现,或黄疸出现迟,持续不退,日渐加重。肝脾可见肿大,精神疲倦,不欲吮乳。可见导致病理性黄疸的原发疾病症状。

三、胆红素脑病

因血液中未结合胆红素增高,通过血脑屏障进入中枢神经系统导致神经细胞的中毒性病变,又称核黄疸,是最严重的并发症。初期表现为嗜睡、吸吮减弱、肌张力减低;痉挛期表现为凝视、高热、哭声高尖、抽搐、角弓反张、呼吸衰竭、脑出血,甚者死亡;恢复期痉挛减轻,吸吮、反应、肌张力等逐渐恢复;后遗症期有智力低下、脑瘫及核黄疸四联症(包括手足徐动症、眼球运动障碍、听觉障碍及牙釉质发育不全)。

【实验室及相关检查】

一、尿常规、尿三胆试验

溶血时,尿中尿胆原排出增加,尿胆红素阴性。胆道闭塞时,尿含大量胆红素,但无尿胆原。

二、血常规

新生儿溶血病时会出现血红蛋白明显降低,网织红细胞增高。白细胞总数增高、中性粒细胞增高及核左移明显者提示感染。

三、生化检查

1. 血清胆红素测定　总胆红素、结合胆红素、未结合胆红素均可增高。
2. 甲胎蛋白　新生儿甲胎蛋白满月后应转阴,如持续升高,提示肝细胞有破坏,再生增加。
3. 酶学检查　ABO溶血时红细胞乙酰胆碱酯酶活性明显降低。反映肝细胞有损害的酶有转氨酶、异柠檬酸脱氢酶(ICD)、谷氨酸脱氢酶(GDH)、醇脱氢酶(ADH)、山梨醇脱氢酶(SDH)。

四、病原体检查

1. 病毒检测　新生儿肝炎多由宫内病毒感染所致,常见的病毒有乙型肝炎病毒、风疹病毒、巨细胞病毒、单纯疱疹病毒、肠道病毒及EB病毒等,可作相关检测。
2. 细菌培养　可作血、粪便、尿液细菌培养,或直接涂片找菌。

五、影像学检查

1. B超检查　可显示胆囊或外胆道发育情况。
2. CT　腹部CT对胆道闭锁、囊肿、结石、肿瘤等病情分析有帮助。

【诊断】

一、生理性黄疸

（1）一般情况良好。

（2）足月儿生后2~3天出现黄疸，4~5天达高峰，5~7天消退，最迟不超过2周；早产儿黄疸多于生后3~5天出现，5~7天达高峰，7~9天消退，最长可延迟到3~4周。

（3）每日血清胆红素升高 <85 μmol/L（5 mg/dl）。

（4）血清胆红素足月儿 <221 μmol/L（12.9 mg/dl），早产儿 <257 μmol/L（15 mg/dl）。

二、病理性黄疸

（1）黄疸出现时间过早，在生后24小时内出现黄疸。

（2）血清胆红素值过高或上升过快，血清胆红素足月儿 >221 μmol/L（12.9 mg/dl）、早产儿 >257 μmol/L（15 mg/dl），或每日上升超过85 μmol/L（5 mg/dl）。

（3）黄疸持续时间过长，足月儿 >2周，早产儿 >4周。

（4）黄疸退而复现。

（5）血清结合胆红素 >34 μmol/L（2 mg/dl）。

具备其中任何一项者即可诊断为病理性黄疸。

【治疗】

一、中西医结合治疗思路

新生儿黄疸是新生儿期的常见病，生理性黄疸一般不需要特殊治疗，在黄疸期间应注意水分和葡萄糖供给，多自行消退。如血清胆红素超过诊断标准时需进一步查明原因，西医重视病因治疗，降低血中未结合胆红素浓度，防止胆红素脑病的发生。中医治疗以利湿退黄为主要治疗原则，辨证治疗。顾护脾胃应贯穿始终，施苦寒清利当中病即止。可用中成药静脉给药。

二、中医治疗

（一）辨证论治

1. 辨证要点

（1）辨阳黄、阴黄：如黄色鲜明，舌质红，舌苔黄，病程较短，为阳黄；如黄色晦暗，舌质淡，舌苔白腻，病程较长，为阴黄；如黄疸日渐加重，胁下痞块质硬，唇舌紫黯或有瘀斑、瘀点，为瘀积胎黄，也属阴黄。

（2）辨常证、变证：如热毒炽盛，湿热化火入里，邪陷厥阴，则黄疸迅速加深，出现神昏、抽搐为胎黄动风；若正气不支，阳气欲脱，出现面色苍黄、浮肿、神昏、四肢厥冷等危证，此为胎黄虚脱。

2. 治疗原则 利湿退黄是基本法则。阳黄治以清热利湿退黄,阴黄治以温中化湿退黄,瘀积发黄治以化瘀消积退黄。胎黄动风治以平肝息风,利湿退黄;胎黄虚脱治以大补元气,温阳固脱。

3. 证治分类

常证

(1) 湿热熏蒸证

证候:面目皮肤发黄,色泽鲜明,状如橘色,精神疲倦或烦躁啼哭,不欲吮乳,小便短黄,大便秘结或灰白,舌质红,舌苔黄腻。重者腹胀,呕吐,甚或神昏、抽搐。

辨证:本证为阳黄证,起病急。以面目皮肤发黄,色泽鲜明,舌质红,舌苔黄腻为辨证要点。新生儿溶血性黄疸、肝细胞性黄疸多表现为此证型。

治法:清热利湿,利胆退黄。

方药:茵陈蒿汤加味。

如呕吐,加陈皮、制半夏、竹茹,降逆止呕;小便短黄者,加车前子、泽泻,利水渗湿;腹胀者,加枳实、厚朴、莱菔子,理气导滞;兼血瘀者,加丹参、桃仁、红花、赤芍,活血化瘀。神昏、抽搐者,加用安宫牛黄丸或醒脑静注射液,静脉给药。

(2) 寒湿阻滞证

证候:面目皮肤发黄,色泽晦暗,黄疸持久不退,精神委靡,四肢欠温,不欲吮乳,时时啼哭,大便灰白,小便短少,舌质偏淡,舌苔白腻。

辨证:本证多见于禀赋不足的患儿。一般起病缓,病程长,预后较差。临床面目皮肤发黄,色泽晦暗,黄疸持久不退,精神委靡,四肢欠温为辨证要点。

治法:温中化湿退黄。

方药:茵陈理中汤加减。

如不思乳食者,加神曲、麦芽,消食助运;呕吐者,加藿香、砂仁、薏苡仁,化湿醒脾,和中降逆;腹胀者,加厚朴、大腹皮,行气消胀;四肢不温者,加制附片、吴茱萸、桂枝,温阳散寒;腹中癥块者,加丹参、当归、郁金、三棱、莪术,活血化瘀祛积。

(3) 瘀积发黄证

证候:面目皮肤发黄,颜色逐渐加深,晦滞无华,腹部胀满,右胁下痞块,青筋暴露,或见瘀斑,小便短黄,大便溏薄或灰白,舌紫黯有瘀斑、瘀点,舌苔黄或白。

辨证:此证病程较长。除皮肤黄疸色泽晦暗外,还伴右胁下痞块,青筋暴露,或见瘀斑,舌紫黯有瘀斑、瘀点等为辨证要点。

治法:化瘀消积退黄。

方药:血府逐瘀汤加减。

若大便干结者,加大黄,通腑;大便稀溏者,加党参、茯苓、白术、山药,补气健脾。腹胀者,加木香、香橼,理气;右胁下有痞块者,加水蛭、穿山甲,活血化瘀。

变证

(1) 胎黄动风证

证候:黄疸迅速加重,嗜睡,神昏,抽搐,或角弓反张,舌质红,苔黄腻。

辨证:此证多在阳黄的基础上发生。病情危重,来势急骤,极低出生体重儿容易发生此证。临床以面色深黄,伴神昏、抽搐等为辨证要点。

治法:平肝息风,利湿退黄。

方药:羚角钩藤汤合茵陈蒿汤加减。

伴高热神昏,加紫雪丹或安宫牛黄丸,清热开窍,或用醒脑静注射液静脉滴注。

(2) 胎黄虚脱证

证候:黄疸迅速加深,伴面色苍黄、浮肿、气促神昏、四肢厥冷、胸腹欠温,舌淡,苔白。

辨证:此证为黄疸危证,临床以四肢厥冷、气促神昏等阳气欲脱之象为辨证要点。

治法:大补元气,温阳固脱。

方药:参附汤合生脉散加减。

临床可用参附注射液或生脉注射液静脉滴注。

(二) 中成药

1. 茵栀黄注射液　每次 10~20 ml 加入等量 10% 葡萄糖注射液中静脉滴注,每日 1 次。用于湿热熏蒸证。

2. 茵陈五苓丸　每次 3 g,煎水喂服,每日 1~2 次。用于湿热熏蒸证。

3. 参附注射液　每次 5 ml,加入 10% 葡萄糖注射液 50 ml 中静脉滴注,每日 1 次,用于胎黄虚脱证。

(三) 针灸疗法

针刺　胆红素脑病后遗症患儿可配合针刺疗法,每日 1 次,补法为主,捻转提插后不留针。3 个月为 1 个疗程。取穴:① 百合、风池、四神聪、通里用于智力低下者。② 哑门、廉泉、涌泉、神门用于语言障碍者。③ 手三里、支正用于肘关节拘急。④ 大椎、间使、手三里、阳陵泉用于手足抽动。⑤ 环跳、足三里、解溪、昆仑用于下肢瘫痪。

(四) 其他疗法

1. 推拿疗法　胆红素脑病后遗症见肢体瘫痪、肌肉萎缩者,可用推拿疗法,每日或隔日 1 次。方法:在瘫痪肢体上以滚法来回滚 5~10 分钟,按揉松弛关节 3~5 分钟,局部可用搓法搓热,并在相应的脊柱部位搓擦 5~10 分钟。

2. 中药外治法　① 黄柏 30 g,煎水去渣,水温适宜时,让患儿浸浴,反复擦洗 10 分钟,每日 1~2 次。适用于湿热熏蒸证。② 茵陈蒿 20 g,栀子 10 g,大黄 2 g,甘草 3 g,煎汁 20 ml,保留灌肠。每日 1 次或隔日 1 次。适用于湿热熏蒸证。

三、西医治疗

(一) 病因治疗

(1) 肝细胞性黄疸选用保肝利胆药物,如葡醛内酯、考来烯胺,供给充分的热量及维生素。禁用对肝脏有毒的药物。

(2) 先天性胆道闭锁应早期诊断,早期手术治疗。

(3) 感染性黄疸应联合应用抗生素静脉给药治疗,要早用药、足疗程(一般10~14天),同时注意药物的副作用。

(4) 注意防止低血糖、低体温,纠正缺氧、贫血、水肿和心力衰竭等。

(二) 对症治疗

1. 光照疗法 简称光疗,是降低血清未结合胆红素简单而有效的方法。一般采用光疗箱,可用单面或双面光疗法,后者疗效较好。目前国内最常用的是波长425~475 nm的蓝光,未结合胆红素经光氧化及异构化作用后,转变为水溶性异构体,后者不易弥散到中枢神经系统,而经胆汁和尿液排出。

(1) 光照疗法的指征:① 血清总胆红素>205 μmol/L(12 mg/dl)。② 已诊断为新生儿溶血病,生后血清胆红素>85 μmol/L(5 mg/dl)。③ 低出生体重儿(LBW)>170 μmol/L(10 mg/dl);极低出生体重儿(VLBW)>103 μmol/L(6 mg/dl);超低出生体重儿(ELBW)>85 μmol/L(5 mg/dl)。此外,有学者主张,对所有高危儿进行预防性光疗。

(2) 光照时的护理:① 光照时,婴儿双眼应用黑色眼罩保护,以免视网膜受损。会阴、肛门部用尿布遮盖,其余均裸露。② 患儿应尽量暴露放于床中央,每4小时翻身一次,使全身皮肤都照射到。每4小时测量体温一次,体温维持在36.5~37℃,如出现体温过高或过低应及时处理。③ 由于患儿光疗时易哭闹、出汗,使不显性失水增加,所以奶间可适当喂水,不能口服者,按医嘱给予静脉补液。④ 注意观察患儿皮肤黄疸消退情况及有无皮疹和轻度腹泻,并作好记录。⑤ 新生儿免疫力低下,易受其他细菌感染,护理人员在接触患儿前后要洗手,有上呼吸道感染者尽量不接触患儿。注意做好新生儿臀部、脐部护理,防止皮肤破损后细菌侵入引起感染。病房及光疗箱要清洁,并作常规消毒。⑥ 光疗结束后再次对患儿进行全身沐浴,检查全身有无破皮及炎症。

2. 药物治疗

(1) 供给白蛋白:输血浆每次10~15 ml/kg或白蛋白1 g/kg,以增加其与未结合胆红素的联结,减少胆红素脑病的发生。

(2) 补充葡萄糖:有利于胆红素运送,以及未结合胆红素与白蛋白的联结。

(3) 纠正代谢性酸中毒:5%碳酸氢钠1 ml/kg,以利于未结合胆红素与白蛋白的联结。

(4) 酶诱导剂:苯巴比妥每日5 mg/kg,分2~3次口服,共5~7日,能增加UDP-GT的生成和肝脏摄取未结合胆红素的能力。

3. 换血疗法 主要是换出部分血中游离抗体和致敏红细胞,阻止溶血进一步发展,换出血中大量胆红素,防止发生胆红素脑病;纠正贫血,改善携氧,防止心力衰竭。大部分 Rh 溶血病和个别严重的 ABO 溶血病需换血治疗。

(1) 换血指征:① 产前确诊为新生儿溶血病,出生时有贫血,脐血红蛋白 <120 g/L,水肿,肝大,心力衰竭者。② 血清胆红素生后 24 小时 >17 μmol/L,24~48 小时 >257 μmol/L,每日胆红素上升速度 >85 μmol/L,或经综合治疗血清总胆红素继续上升达 342 μmol/L 者。③ 出现早期胆红素脑病症状者。④ 早产儿及前一胎有死胎,全身水肿,严重贫血者可放宽换血指征。

(2) 换血部位:① 出生后 <1 周,脐静脉换血。② 出生后 ≥1 周,大隐静脉换血。

【预防与调护】

(1) 妊娠期及哺乳期母亲,饮食应清淡平和,营养丰富,注意卫生,忌饮酒及过食辛热、油腻、生冷食物。

(2) 加强围生期保健,防止产前、产时及产后发生各种高危因素如窒息、酸中毒等。如孕母有肝炎病史,或曾产育病理性黄疸婴儿者,产前宜测定血中抗体及其动态变化,并采取相应预防性服药措施。

(3) 新生儿背部抚触,可加快胎粪尽早排泄,利于降低血清胆红素水平。新生儿注意保暖,尽早喂奶,频繁有效地吸吮,促进胎便顺利排出,减少高胆红素血症的发生。

(4) 保护新生儿皮肤、脐部、臀部清洁,避免损伤,防止感染。

(5) 婴儿出生后即应注意皮肤色泽、黄疸出现时间、黄疸程度变化及大小便颜色,及时检查,以区别生理性、病理性黄疸。

(6) 黄疸患儿应注意观察全身情况,有无吮乳困难、嗜睡、精神委靡、两目斜视、四肢强直或抽搐等症,以便对重症患儿及早发现和治疗。

第四节 新生儿寒冷损伤综合征

新生儿寒冷损伤综合征(neonatal cold injury syndrome),简称新生儿冷伤(cold injury),亦称新生儿硬肿症(scleredema neonatorum)。本病的主要临床特征是低体温,病情严重时出现皮肤硬肿,发生多器官功能损害。主要是由于寒冷和(或)多种疾病所致。多发生于寒冷地区和寒冬季节,特别易见于早产儿、低体重儿和发生窒息、并发重症感染、颅内出血等的患儿。

本病可归属于中医学"胎寒"、"五硬"等病证。

【病因病理】

一、中医病因病机

本病的发生,内因多为小儿为稚阴稚阳之体,尤其是早产儿、多胎儿先天禀赋不足,元阳不振,失于温煦;外因多为护养保暖不当,感受寒邪,或患其他疾病所致,气血运行失常。其病变脏腑为脾肾,病机主要为阳气虚衰,寒凝血涩。

1. **寒邪侵袭** 由于护理不当,外感风寒,或先天中寒,寒邪直中脏腑,伤脾肾之阳;或生后感受他病,阳气受损,则寒凝气滞,血行不畅,可见肌肤僵硬,呈青紫色,形成硬肿。脾阳不振,水湿不化,则见水肿。

2. **肾阳虚衰** 先天禀赋不足,元阳不振,寒邪直中,损伤机体阳气。阳气虚衰,不能温煦肌肤,营于四末,故身冷肢厥,体温过低;阳虚则内寒,寒主凝滞,寒凝则气滞血瘀,形成皮肤硬肿,肤色紫黯。严重者血络瘀滞,血不循经而外溢,出现皮下瘀斑。脾肾阳虚,水湿无以温化,则见水肿;阳衰之极,正气不支,阳气衰亡,可见气息微弱、全身冰冷、脉微欲绝之危候。

二、西医病因病理

1. **新生儿解剖生理特点方面的因素** 如体温调节功能低下,体温调节中枢发育不成熟,易散热,能量(糖原、褐色脂肪)贮备少,产热不足,体温容易偏低;皮下脂肪组织的饱和脂肪酸含量比不饱和脂肪酸多,且熔点高,当体温降低时,则皮脂易发生硬化。

2. **寒冷和保温不足** 寒冷和保温不足导致的低体温及其引起的各器官系统功能障碍是本病的主要病理生理改变和致死因素。

(1) 低体温:在低温寒冷时,皮肤-环境温差越大,持续时间越长,失热量越大,体温明显下降。由于血管收缩,组织内氧量减少,无氧酵解增加,酸性产物积聚,易出现代谢性酸中毒。

(2) 代谢紊乱:低温状态下,分解代谢明显增高,首先动用糖原,糖贮备消耗导致低血糖,低血糖可使脑功能障碍而不能有效地调节体温,使体温更低。寒冷使脂肪分解增加,血中脂肪酸及酮酸增多,使代谢性酸中毒加重。在冷应激情况下,棕色脂肪产热增加,以补偿失热。随着病情加重,热能继续消耗,游离脂肪酸总量则出现下降,使体内不饱和脂肪酸更低,皮下脂肪更易凝固。

(3) 循环障碍:寒冷引起交感神经兴奋,儿茶酚胺增加,外周小血管收缩,皮肤血流量减少,皮温降低,出现肢冷和微循环障碍。严重时有效循环血量不足,处于休克状态。

(4) 组织缺氧:寒冷损伤和并存的代谢紊乱、循环障碍等可导致组织缺血、缺氧和代谢性酸中毒。

(5) 出凝血机制障碍和弥散性血管内凝血(DIC):当寒冷导致毛细血管壁受损时,可释出组织凝血活酶。血浆外渗、血液浓缩而导致红细胞聚集,使血液的黏滞度增加,易发生新生儿 DIC 或出血倾向。本病最常见的危重出血是肺出血。

3. **感染或非感染因素** 严重新生儿疾病,如败血症(金黄色葡萄球菌、大肠杆菌、鼠伤寒杆菌感染)、化脓性脑膜炎、肺炎、感染性腹泻、窒息、出血、先天性畸形等,导致患儿代谢紊乱、低体温或循环障碍,可伴发硬肿症。

【临床表现】

本病多发生在寒冷季节或重症感染时,绝大部分发生于生后1周的新生儿,早产儿尤为多见。一般表现为:反应低下,吮乳差或拒乳,哭声低弱或不哭,活动减少,也可出现呼吸暂停等。临床表现为三大主症,即低体温、皮肤硬肿和多系统功能损害。

新生儿低体温,体温<35℃,重症<30℃,体温最低者仅为21.5℃。可出现四肢或全身冰凉。皮肤硬肿的特点是:皮肤紧贴皮下组织,不能提起,按之似橡皮样感,皮肤呈黯红色或青紫色。伴水肿者,指压呈凹陷。硬肿呈对称性,其发生的顺序依次为:下肢→臀部→面颊→上肢→全身。严重硬肿可妨碍关节功能活动,胸部受累可致呼吸困难。随着体温降低,硬肿出现或加重,可伴有循环障碍(休克、心功能低下或心肌损害)、DIC、呼吸衰竭、急性肾衰竭和肺出血等多系统功能损害表现。

【实验室及相关检查】

依病情需要选定检查项目,检测血常规、血气分析、心肌酶学、电解质、血糖、肾功能、DIC筛查。必要时可进行心电图、X线胸片、脑脊液等检查。

【诊断】

诊断要点

1. **病史** 在寒冷季节,环境温度过低或保暖不当;严重感染史;早产儿或小于胎龄儿;窒息、产伤等所致的摄入不足或能量供给低下者。

2. **临床表现** 早期吮乳差、哭声低、反应低下。病情加重后,体温(肛温或腋温)<35℃,重症<30℃。硬肿为对称性。多器官功能损害表现为早期心率减慢、微循环障碍,严重时休克、心力衰竭、DIC、肺出血、肾衰竭等。

3. **病情分度** 见表3-3。

表3-3 新生儿寒冷损伤综合征诊断分度评分标准

分度	体温		硬肿范围	器官功能改变
	肛温(℃)	肛-腋温差		
轻度	≥35	正值	<20%	无或轻度功能低下
中度	<35	0或正值	20%~50%	功能损害明显
重度	<30	负值	>50%	功能衰竭、DIC、肺出血

【鉴别诊断】

1. **新生儿水肿** 有指凹性水肿,无皮下脂肪变硬,常见于眼睑、下肢足背及阴囊部。新生儿

Rh溶血病或先天性肾病,水肿往往较严重,但有其各自的临床特点,一般不难鉴别。

2. 新生儿皮下坏疽　多见于受挤压部位(如背、臀、骶部),常由金黄色葡萄球菌或大肠杆菌感染所致。受压部位皮肤红硬,边缘不清,中央黯红,皮下组织液化有漂浮感,伴全身感染中毒症状,甚至黄疸、昏迷。

【治疗】

一、中西医结合治疗思路

复温是治疗本病的重要措施。西医采取去除病因、供给热量和液体、早期纠正器官功能紊乱、控制感染等措施;中医治疗以温阳散寒,活血化瘀为基本治疗法则。治疗中可采取多种途径给药,内服、外敷并用。

二、中医治疗

(一)辨证论治

1. 辨证要点

(1)辨虚实:虚证多见于早产儿,以阳气虚衰为主,常伴胎怯,体质虚弱,全身冰冷,僵卧少动,反应极差。实证以外感寒邪为主,有保温不当史,全身欠温,皮肤板硬,难以捏起,颜色黯红。

(2)辨轻重:轻证体温下降较少,硬肿范围较小;重证体温不升,硬肿范围大。

2. 治疗原则　本病治疗宜温阳散寒,活血化瘀。阳虚者以益气温阳为主,寒实者以温经通络为主,临床上不论属于哪种证型,均应佐以活血化瘀。可采取多种途径给药,复温疗法必用。

3. 证治分类

(1)寒凝血涩证

证候:患儿反应尚可,哭声低,全身欠温,四肢肌肤发凉,硬肿多局限于臀部、四肢、面颊等部位,皮肤板硬,难以捏起,颜色黯红、青紫,或红肿如冻伤,唇色黯红,患儿反应尚可,哭声低,指纹紫滞。

辨证:本证以全身寒冷,硬肿部位比较局限,伴全身寒象为辨证要点。

治法:温经散寒,活血通络。

方药:当归四逆汤加减。

若寒甚,加制附子、干姜;硬肿甚,加鸡血藤、郁金;腹胀气滞者,加乌药、木香。

(2)阳气虚弱证

证候:体质虚弱,全身冰冷,僵卧少动,反应极差,气息微弱,哭声低微,吸吮困难,面色苍白,肢体关节活动不利,全身硬肿,皮肤黯红,尿少或无尿,舌质淡,苔薄白,指纹淡红不显。

辨证:本证病情危重,多发生于早产儿、小于胎龄儿。以全身硬肿,全身冰冷,僵卧少动,反应极差,气息微弱为辨证要点。

治法:益气温阳,通经活血。

方药：参附汤加味。

若食少气弱者，加白术、陈皮，健脾益气；血瘀明显者，加桃仁、红花、赤芍，活血化瘀；小便不利者，加茯苓、生姜皮，利水消肿。脾肾阳虚者可用真武汤加减。

（二）中成药

1. 复方丹参注射液　每次2 ml加入10%葡萄糖注射液20 ml中静脉滴注。每日1次，7~15日为1个疗程。用于各种证型。

2. 生脉注射液　每次5 ml加入10%葡萄糖注射液50 ml中静脉滴注，每日1次。

（三）针灸疗法

1. 针刺　中脘、关元、气海、足三里，针后加灸。

2. 温灸　用艾条温灸硬肿局部、膈俞、肾俞、中脘、关元、气海。

（四）其他疗法

中药外治法

（1）生葱30 g，生姜30 g，淡豆豉30 g，捣碎混匀，酒炒，热敷于局部。用于寒凝血涩证。

（2）当归6 g，红花6 g，川芎6 g，赤芍6 g，马勃6 g，五灵脂6 g，肉桂6 g，丹参6 g，鸡血藤8 g，黄芪8 g，研末，加羊毛脂30 g，凡士林300 g，拌匀成膏。油膏均匀涂于纱布上，加温后敷于患处，每日1次。用于阳气虚衰证。

三、西医治疗

（一）复温

凡肛温>30℃者，可减少散热，使体温回升。可用暖箱（预热至30℃）复温，一般经6~12小时即可恢复正常体温。若无条件复温，可用热水袋、热水瓶、热炕或电热毯包裹等方法，也可将患儿置于怀抱中紧贴人体，如无效立即转上级医院。

当肛温<30℃时，应将患儿置于比肛温高1~2℃的暖箱（不超过34℃）中进行复温，每小时提高箱温0.5~1℃，在12~24小时内可恢复正常体温。

复温时监护　①监测呼吸、心率、血压等；②判断体温调节状态：检测腹壁温、肛温、腋温及环境温度（室温或暖箱温度），以肛温为体温平衡指标，腋-肛温差为棕色脂肪代偿指标；③摄入或输入热量、液量及尿量监护。

（二）热量和液体供给

热量供给应从每日210 kJ/kg（50 kcal/kg）开始，逐渐增加至每日419~502 kJ/kg（100~120 kcal/kg）；液体量可按0.24 ml/kJ（1 ml/kcal）计算。早产儿或伴产热衰竭患儿适当增加热量。有明显心、肾功能损害者，应严格控制输液速度和液体入量，可以应用多巴胺改善肾血流，以每分钟5 μg/kg持续静脉滴注。

（三）纠正器官功能紊乱

有微循环障碍、休克者应进行纠酸、扩容；有肺出血时应及早气管内插管，进行正压呼吸治疗,同时积极治疗病因;出现肾功能障碍和DIC时要及时对症处置。有缺氧表现或重症应进行氧疗法。维生素E每次5 mg,每天3次口服。

(四) 控制感染

若伴有细菌感染,可根据血培养和药敏结果应用抗生素。

【预防和调护】

(1) 做好孕妇保健,避免早产,减少低体重儿的出生。同时防止产伤、窒息。

(2) 寒冷季节出生的小儿应加强保暖,室温一般应保持在20~26℃之间。同时加强合理喂养。

(3) 出生后1周内的新生儿,应经常检查皮肤及皮下脂肪的软硬情况,加强消毒隔离,防止和减少新生儿感染的发生。

(4) 患儿衣被、尿布应清洁柔软干燥,睡卧姿势须勤更换,严防发生并发症。

(5) 应给予足够热量,促进疾病恢复。对吸吮力差者,可用滴管喂奶,必要时鼻饲,或静脉滴注葡萄糖注射液、血浆等。

第五节 新生儿脐部疾患

脐部疾患是小儿出生后断脐结扎护理不善,或先天性异常而发生的脐部病证。其中脐部为水湿所侵,湿润不干,有液体渗出者称为脐湿;脐部为秽毒感染,出现红、肿、热、痛或脓水流溢者称为脐疮;血从结扎的脐部渗出者称为脐血;啼哭、屏气则脐部突起者称为脐突。

脐部疾患一般预后良好。脐疮多由脐湿迁延失治导致,邪毒内陷,可变生他病,则预后不良;若脐血伴颅内出血、呕血、便血则预后较差;脐突患儿大多数预后良好,可治愈。

脐湿、脐疮属于西医学的新生儿脐炎;脐血,西医学称脐部出血;脐突包括西医学所称脐疝和脐膨出。

【病因病理】

一、中医病因病机

1. 脐湿、脐疮

脐湿:初生婴儿形体娇嫩,脐带未固,脏气未充,对外邪的抵御力薄弱。由于断脐后护理不当如新生儿洗浴不慎,被水湿所侵,或为尿液浸渍脐部,或因脐带未干过早脱落,使湿浊浸淫皮肤,久而不干者,则为脐湿。

脐疮:由脐湿经久不愈,湿郁化热,或脐带脱落过早,衣服摩擦损伤,感染邪毒,湿热之邪蕴郁,营卫失和,气滞血瘀,而致脐部红、肿、热、痛,进而湿热酿毒化火,毒聚成疮。

脐湿、脐疮的病变虽局限于脐部,但脐部内系脏腑,调治失宜则邪毒内侵,可引起全身性病变。当正气不足时,邪毒犯心则惊惕、啼叫不安;犯肝可引动肝风而发生抽搐;犯脾则运化失调,造成泄泻、腹胀。

2. 脐血　因断脐结扎失宜、胎热内盛或中气不足所致。断脐时,脐带结扎过松,可致血渗于外;或结扎过紧,伤及血脉,亦可致血渗于外;若断脐后肉芽增生,亦致局部血性渗液。或因胎热内盛,迫血妄行,血从脐溢出。部分患儿先天禀赋不足,中气虚弱,脾不统血,亦可致脐血渗溢。若脐血过多,伤及阴液,阴虚火旺,迫血妄行,可致病程缠绵,迁延不愈。

3. 脐突　有内因与外因两大类。内因是由于初生儿先天发育不全,脐孔未全闭合,留有脐环,或腹壁部分缺损,腹壁肌肉嫩薄松弛。外因为啼哭叫扰,屏气所致。啼哭叫扰过多,小肠脂膜突入脐中,成为脐突,偶见肿物突起久不回纳,致外邪侵入,邪毒化热化火,可致高热、腹胀、腹痛等。

二、西医病因病理

西医学认为新生儿出生后,脐部残端在3～7日后干燥脱落形成肚脐,脐血管的体外部分在3～4周才达到结构闭合。

1. 脐湿、脐疮　主要由脐部感染细菌所致,如果脐带结扎时或结扎后被污染,常见的致病菌为金黄色葡萄球菌、大肠杆菌及溶血性链球菌等菌,脐残端被细菌入侵,繁殖引起脐部炎症。轻者仅仅脐带根部或脐带脱落后的创面发红,有少量黏液或脓性分泌物;重者肚脐周围皮肤发红,变硬形成脓肿。甚至发展为脐动静脉炎,常伴有败血症的中毒症状。

2. 脐血　可因脐带结扎过松或过紧,或断脐后肉芽增生,导致局部血性渗液。偶有部分患儿与全身血液系统疾病有关,伴颅内出血、呕血、便血等。

3. 脐突　由于新生儿脐环未闭或闭锁不全等原因使脐部瘢痕组织薄弱,腹内压力升高时,腹内脏器或组织经脐环突出于体表,发生脐疝。婴儿哭闹不安、大便不通畅、消化不良等都可使腹内压升高,导致脐疝发生。脐膨出发病机制未明。

【诊断】

诊断要点

(1) 脐带处理不洁,尿液及水湿浸渍脐部或先天性异常等病史。

(2) 脐带根部或脱落后的根部见发红、肿胀、渗液为脐湿;在此基础上有脓性分泌物,气臭秽,甚则渗出脓液为脐疮。重时伴全身症状,如发热、烦躁等。脐部分泌物涂片和培养可见致病菌,血培养阳性。

(3) 断脐后,血从脐孔渗出,一般不伴有呕吐、便血等症为脐血。实验室检查出血时间、血小板计数均正常。

(4) 脐部呈半球状或囊状突出,虚大光亮,大小不一,以手按之,肿块可以回纳为脐突。脐膨出为先天性脐疝,除脐部突起外,多伴有其他先天性畸形,如膀胱外翻、肠旋转不全等。

【治疗】

一、中西医结合治疗思路

本病中西医结合治疗效果较好。中医治疗脐湿以外治为主；脐疮内外治结合，以祛湿生肌，清热解毒为原则；脐血需分清原因，不能见血止血，应辨证施治；脐突采用外治法或手术疗法。西医重视病因治疗，早期控制感染，防止败血症等发生。

二、中医治疗

（一）辨证论治

1. 辨证要点

（1）脐湿、脐疮：临床上应辨常证与变证。常证仅见脐部湿润发红，一般情况尚好；若脐部红肿，有脓性或脓血渗出，伴啼哭不宁，甚则昏迷、抽搐为变证。

（2）脐血：应辨轻证、重证。轻证出血量少，患儿精神、吮乳俱佳，无明显全身不适症状；重证则出血量较多，烦躁或委靡，拒乳，甚而伴有吐血、便血。

（3）脐突：包括脐疝与脐膨出，脐疝是肠管自脐部突出至皮下，形成球形软囊，易于压回。脐膨出是部分腹腔脏器通过前腹壁正中的先天性皮肤缺损，突入脐带的基部，上覆薄而透明的囊膜，是较少见的先天性畸形。

2. 治疗原则

（1）脐湿、脐疮：以祛湿生肌，清热解毒为原则。若热毒炽盛，邪陷心肝则凉血清营，息风镇惊。轻证单用外治法便有效，重证需用内治并配合外治法治疗。

（2）脐血：应分清原因，不能见血止血。因脐带结扎失宜所致者，应重新结扎；因胎热内蕴，迫血妄行者宜凉血止血；中气不足，气不摄血者应益气摄血。

（3）脐突：采用外治法或手术疗法。

3. 证治分类

（1）脐湿

证候：脐带脱落后，脐部创面渗出脂水，浸渍不干，或创面微红、肿胀，全身状况良好。

辨证：属轻证，以脐部渗出脂水，浸淫不干为主要表现，无明显全身症状。

治法：收敛固涩。

方药：龙骨散研粉，干撒在清洁后的脐部。

若局部红肿热痛者，加用金银花、紫花地丁煎液外洗后再撒渗脐散。脐部红肿明显，加内服黄柏、赤芍煎液。

（2）脐疮

证候：脐部红肿热痛，甚则糜烂，脓水流溢，恶寒发热，啼哭烦躁，唇红舌燥，舌质红，苔黄腻，指纹紫。

辨证：属重证，局部红、肿、热、痛，渐至糜烂化脓，溃则脓血流溢，可伴全身症状。

治法：清热解毒，疏风散邪。

方药：犀角消毒饮加减（犀角现以水牛角代）。

便秘，加生大黄、玄明粉，通腑泻热；脐部渗出混有血液，加紫草，另用红景天、三七研末口服，凉血止血。局部外用如意金黄散。如脐部红肿破溃，流溢脓血，波及脐周，不乳，嗜睡或昏迷，抽搐，属邪毒炽盛，内陷心肝之变证，选羚角钩藤汤合安宫牛黄丸或紫雪丹，清热开窍，息风镇惊。可局部用金黄散外敷。

（3）脐血

证候：断脐后血从脐溢，经久不止。或见发热面赤，舌红口干，甚则吐衄、便血、肌肤紫斑，舌红苔黄，指纹紫。或见精神委靡，手足欠温，舌淡苔薄，指纹淡。

辨证：本证以断脐后血从脐溢，经久不止伴有其他部位出血为辨证要点。临证时应辨虚实。

治法：胎热内盛者清热凉血止血，气不摄血者益气摄血，结扎松脱者重新结扎脐带。

方药：胎热内盛者用犀角地黄汤（犀角以水牛角代）。

如便血，加槐花、地榆；鼻出血，加白茅根、茜草炭；若因出血过多，气随血脱者，急宜内服独参汤或生脉饮以益气固脱。

气不摄血者用归脾汤。如尿血加大蓟、小蓟；便血加槐花、地榆；形寒肢冷者加炮姜炭。

（4）脐突

证候：脐部呈半球状或囊状突起，虚大光浮，大如胡桃，以指按之，肿物可推回腹内，啼哭叫扰时，又可重复突出。一般脐部皮色如常，精神、食欲无明显改变，亦无其他症状表现。但脐膨出可并发其他先天性畸形，如肛门闭锁、膀胱外翻等。

辨证：以脐部呈半球状或囊状突起，虚大光浮，大如胡桃，以指按之，肿物可推回腹内，啼哭叫扰时，又可重复突出为辨证要点。

治法：轻证用压脐法外治。先将突出脐部的小肠脂膜推回腹内，再以纱布棉花包裹光滑质硬的薄片，垫压脐部，外用绷带绕腰包扎。时见哭闹或腹痛者加木香、白芍研粉内服。

若脐疝脂膜突出过大，或不能回纳，并见哭闹不安，或年龄已逾2岁仍未痊愈者，应考虑手术治疗。脐膨出的囊膜薄而透明，应及早手术治疗。

（二）中成药

1. 小儿化毒散　每次0.3~0.5 g，每日2次，口服。用于脐疮。

2. 云南白药　每次0.5 g，每日2次，口服。用于脐血。

3. 三七片　每次1~2片，每日2次，口服。用于脐血。

（三）其他疗法

（1）马齿苋5 g，水煎服，每日分3~4次服。用于脐疮。

（2）鱼腥草5 g，野菊花5 g，水煎服，每日分3~4次服。用于脐疮。

（3）海螵蛸粉、白及粉、煅石膏粉、三七粉各适量，混为药末，撒敷于脐带创口上。用于脐血。

三、西医治疗

1. 脐湿、脐疮　局部治疗用依沙吖啶液或3%过氧化氢溶液及75%乙醇清洗，再涂碘酒。全身症状严重或有全身感染中毒症状时，选用抗生素。局部形成脓肿应切开引流。有脓毒血症、腹膜炎者，给予静脉补液、输血或输血浆。

2. 脐血　采用止血剂维生素 K_1 5 mg，肌内注射，每日1次，连续3天。维生素 C 每日100～300 mg，口服或静脉注射，亦可选用酚磺乙胺等。严重出血时，可输新鲜全血或血浆，输血量10～20 ml/kg。

3. 脐疝　脐环直径超过2 cm，或年龄已过2岁未愈者，考虑手术治疗。手术是治愈脐膨出的唯一手段。

【预防与调护】

（1）新生儿断脐后，正确结扎脐带，防止脐带结扎过紧或过松。应注意脐部残端的保护，防止洗浴或尿便浸渍，男婴应将阴茎朝下，以防尿液向上流，保持清洁干燥。

（2）脐部残端让其自然脱落。保持内衣和尿布的清洁、干燥、柔软，如有污染，及时更换。

（3）脐部换药时要注意局部的消毒，若有干痂形成，切不可强剥。防止脐疮脓液外溢污染健康皮肤，造成其他感染。

（4）减少婴儿啼哭叫扰。若啼哭频频，脐突肿物久不回复，应注意检查其原因并处理。

第四章 呼吸系统疾病

导学

本章主要介绍小儿呼吸系统解剖生理特点以及呼吸系统疾病主要实验室检查、影像学检查及临床意义，呼吸系统疾病包括急性上呼吸道感染、反复呼吸道感染、急性支气管炎、肺炎、支气管哮喘等，其中肺炎、支气管哮喘是学习的重点内容。

通过学习，重点掌握肺炎、支气管哮喘的中、西医病因病理，诊断和中西医结合治疗方法。熟悉急性上呼吸道感染、反复呼吸道感染和急性支气管炎的临床表现及治疗方法。了解呼吸道解剖、生理特点及呼吸系统疾病的鉴别诊断。

第一节 小儿呼吸系统概论

呼吸系统以环状软骨下端为界划分为上、下呼吸道。上呼吸道包括鼻、鼻窦、咽、咽鼓管、会厌及喉；下呼吸道包括气管、支气管、毛细支气管、呼吸性毛细支气管、肺泡管及肺泡。其解剖特点、生理特点、免疫特点与呼吸系统疾病的发生密切相关。

一、小儿呼吸系统特点

（一）解剖特点

1. 上呼吸道　鼻腔相对短小，鼻道狭窄。婴幼儿鼻黏膜柔嫩，血管丰富。感染后易发生充血肿胀，易造成堵塞，导致呼吸困难和张口呼吸。新生儿上颌窦和筛窦极小，2岁后迅速增大，至12岁才充分发育。额窦2~3岁开始出现，12~13岁时才发育。蝶窦3岁时才与鼻腔相通，6岁时很快增大。婴幼儿泪管短，开口接近内眦部，且瓣膜发育不全，咽鼓管较宽、直、短，呈水平位，故鼻咽部炎症易侵入眼结膜和中耳。鼻咽部淋巴组织丰富，扁桃体包括咽扁桃体及腭扁桃体，咽扁桃体又称腺样体，6个月已发育，以后逐渐萎缩。腭扁桃体至1岁末逐渐增大，4~10岁发育达最高峰，14~15岁时又逐渐退化，故扁桃体炎常见于学龄儿童。喉部呈漏斗状，软骨柔软，黏膜柔嫩而富有血管及淋巴组织,轻微的炎症即可引起喉头狭窄,出现呼吸困难。

2. 下呼吸道　气管呈树枝状分布,左支气管细长,右支气管短粗,故支气管异物多见于右侧。婴幼儿的气管、支气管较成人短而狭窄,软骨柔软,黏膜柔嫩,血管丰富,黏液腺分泌不足,黏膜纤毛运动差而清除能力差,故易引起感染,感染后又可因黏膜肿胀和分泌物阻塞而发生呼吸道梗阻。

小儿肺弹力纤维发育较差,血管丰富,间质发育旺盛,肺泡数量较少,故整个肺脏含血量多而含气量少,易于感染。感染时易致黏液阻塞,引起间质性炎症,肺不张、肺气肿及肺的后下方坠积性淤血等。

3. 纵隔与胸廓　小儿纵隔相对较大,周围组织松软,故在胸腔积液或气胸时易致纵隔移位。婴幼儿胸廓较短,呈桶状,肋骨呈水平位,膈肌位置较高,胸腔小而肺脏相对较大,呼吸肌发育差,故在吸气时肺的扩张受到限制,不能充分进行气体交换,易因缺氧及二氧化碳潴留而出现呼吸困难。

(二) 生理特点

1. 呼吸频率与节律　小儿呼吸频率快,年龄越小,频率越快。婴幼儿由于呼吸中枢发育尚未完善,呼吸调节功能差,容易出现呼吸节律不整齐,可有间歇、暂停等现象,以早产儿或新生儿更为明显。

2. 呼吸类型　婴幼儿呼吸肌发育不全,胸廓活动范围小,呼吸时肺主要向膈肌方向移动,呈腹膈式呼吸。此后随小儿站立行走,膈肌与腹腔器官下移,肋骨由水平位变为斜位,呼吸肌也随年龄增长而逐渐发达,开始转化为胸腹式呼吸,7岁以后以此种呼吸为主。

3. 呼吸功能的特点

(1) 肺活量:指一次深吸气后的最大呼气量。小儿肺活量为 50~70 ml/kg。在安静时,年长儿仅用肺活量的 12.5% 来呼吸,而婴儿则需用 30% 左右,说明婴幼儿呼吸储备量较小。小儿发生呼吸障碍时其代偿呼吸量最大不超过正常的 2.5 倍,而成人可达 10 倍,因此易发生呼吸衰竭。

(2) 潮气量:指安静呼吸时每次吸入或呼出的气量。小儿潮气量为 6~10 ml/kg。年龄越小,潮气量越少;小儿肺容量小,安静呼吸时其潮气量仅为成人的 1/2。

(3) 每分通气量:指潮气量与呼吸频率的乘积。正常婴幼儿由于呼吸频率较快,虽然潮气量小,但以按体表面积计算,其每分通气量与成人相接近。

(4) 气体弥散量:小儿肺脏小,气体弥散量也小,但以单位肺容积计算则与成人近似。

(5) 气道阻力:由于小儿气道管径细小,其气道阻力大于成人,因此小儿发生喘息的机会多。随年龄增大气道管径逐渐增大,从而阻力递减。

(三) 免疫特点

小儿呼吸道的非特异性和特异性免疫功能均较差。如咳嗽反射及纤毛运动功能差,不能有效清除吸入的尘埃和异物颗粒。婴幼儿时期肺泡巨噬细胞功能不足,辅助性 T 细胞功能暂时低下,使分泌型 IgA、IgG 含量低微。此外,乳铁蛋白、溶菌酶、干扰素及补体等的数量和活性不足,故易患呼吸道感染。

二、常用检查方法

(一) 体格检查

1. 视诊　① 呼吸频率改变:呼吸频率增快是呼吸困难的第一征象,年龄越小越明显;呼吸频率减慢或节律不规则也是呼吸系统的危险征象。② 发绀:肢端发绀为末梢性发绀;舌、黏膜的发绀为中心性发绀。中心性发绀比末梢性发绀出现晚,但更有临床意义。③ 吸气时胸廓软组织凹陷:上呼吸道梗阻或严重肺实变时,胸骨上、下,锁骨上窝及肋间隙软组织凹陷,称三凹征。④ 其他:小婴儿呼吸困难时常有呻吟、鼻扇和呕吐泡沫等表现。

2. 肺部听诊　① 哮鸣音:常于呼气相明显,提示细小支气管梗阻。② 喘鸣音:吸气喘鸣是指吸气时出现喘鸣音同时伴吸气延长,是上呼吸道梗阻的表现;呼气喘鸣是指呼气时出现喘鸣音同时伴呼气延长,是下呼吸道梗阻的表现。③ 湿啰音:不固定的中、粗湿啰音常来自支气管的分泌物;于吸气相,特别在深吸气末听到固定不变的细湿啰音提示肺泡内存有分泌物,常见于肺炎。

(二) 血气分析

血气分析反映气体交换和血液的酸碱平衡状态,检测婴幼儿的呼吸功能。小儿动脉血气分析正常值见表4-1。

表4-1　小儿动脉血气分析正常值

项　目	新生儿	~2岁	2岁以上
pH	7.35~7.45	7.35~7.45	7.35~7.45
PaO_2 (kPa)	8~12	10.6~13.3	10.6~13.3
$PaCO_2$ (kPa)	4.00~4.67	4.00~4.67	4.67~6.00
SaO_2 (%)	90~97	95~97	96~98
HCO_3^- (mmol/L)	20~22	20~22	22~24
BE (mmol/L)	-6~+2	-6~+2	-4~+2

注:当 PaO_2 < 6.67 kPa (50 mmHg),$PaCO_2$ > 6.67 kPa (50 mmHg),SaO_2 < 85% 时为呼吸衰竭

(三) 影像学检查

胸部 X 线片为呼吸系统疾病影像学诊断的基础。CT 特别是高分辨率 CT (HRCT) 和螺旋 CT 技术的发展,使小儿呼吸系统疾病的诊断符合率大为提高。

(四) 儿童纤维支气管镜检查

儿童纤维支气管镜检查能直视气管和支气管内的各种病变,还能利用黏膜刷检技术、活体组织检查技术和肺泡灌洗技术提高对儿童呼吸系统疾病的诊断率。

(五) 肺功能检查

5岁以上儿童可作较全面的肺功能检查。脉冲震荡技术的优点是受试者可以自由呼吸,无需

配合,无创伤性,特别适用于儿童和重症患者的肺功能检查。

三、中医学对小儿呼吸系统的认识

中医学对小儿呼吸系统的特点概括为"肺常不足"。中医学所指肺脏,不仅指西医学呼吸系统"肺脏"的实体结构,还包括了以"肺"为主的整个肺系的功能,如"肺主气,司呼吸,外合皮毛","肺主卫外","肺主宣发、肃降、通调水道","肺朝百脉","肺与大肠相表里"等功能。小儿"肺常不足",是指肺的结构和功能均不成熟,主要表现为腠理不密,肌肤疏薄,卫外不固,易为邪气所侵,易患感冒、咳、喘等证。中医学"肺常不足"的特点与西医学对呼吸道解剖生理特点的认识相一致:由于小儿鼻腔短小,没有鼻毛,气管和支气管黏膜纤毛运动差且血管丰富,不能很好地将微生物和黏液清除,故稍有炎症易致鼻塞;小儿肺弹力组织发育差,含血量多而含气量少,感染时易被黏液阻塞,易致肺炎、肺气肿及肺不张等病。此外,在免疫方面,呼吸道分泌型IgA少,故易患呼吸道感染性疾病。

第二节 急性上呼吸道感染

急性上呼吸道感染(acute upper respiratory infection, AURI)是指各种病原体引起的上呼吸道的急性感染,以发热、鼻塞流涕、喷嚏、咳嗽为主要临床特征,简称上感,是小儿最常见的疾病。根据主要感染部位的不同可诊断为急性鼻炎、急性咽炎、急性扁桃体炎等,一年四季均可发生,以气候骤变及冬春季节发病率较高。任何年龄小儿皆可发病,婴幼儿更为多见。儿科常见的多种急性传染病早期,也可表现类似感冒的症状,临床须注意鉴别,避免误诊。

本病相当于中医学"感冒"。

【病因病理】

一、中医病因病机

感冒的发生内因责之于正气不足,外因责之于感受风邪。风为百病之长,故风邪常兼杂寒、热、暑、湿、燥等,亦有感受时邪疫毒所致者。在气候变化,冷热失常,沐浴着凉,调护不当时容易发生本病。本病的基本病机是肺卫失宣,病位主要在肺,可累及肝、脾。

1. **风寒袭肺** 风寒之邪,由口鼻或皮毛而入,束于肌表,郁于腠理。寒主收引,致使肌肤郁闭,卫阳不得宣发,导致发热,恶寒,无汗;寒邪束肺,肺气失宣,气道不利,则致鼻塞,流涕,咳嗽;寒邪郁于太阳经脉,经脉拘急收引,气血凝滞不通,则致头痛,身痛,肢节酸痛等症。

2. **风热袭肺** 风热之邪,由口鼻侵犯肺卫,卫气不畅,则致发热较重,恶风,微汗出;风热之邪上扰,则头痛;热邪客于肺卫,肺气失宣,则致鼻塞,流涕,喷嚏,咳嗽;咽喉为肺胃之门户,风热上乘咽喉,则致咽喉肿痛等证候。小儿为"纯阳"之体,发病之后易于传变,寒易化热,或表寒未解,已入内化热,形成外寒内热之证。

3. 感受暑湿　长夏暑湿当令,暑为阳邪,暑多夹湿,暑湿之邪束表困脾,而致暑邪感冒。暑分阴阳,暑天感寒,阴暑是也;暑天受热,阳暑是也。暑邪外袭,卫表失宣,则致发热,无汗;暑邪郁遏,清阳不升,则致头晕或头痛;湿邪遏于肌表,则身重困倦;湿滞中焦,脾胃升降失司,则致胸闷,泛恶,食欲不振,或呕吐、泄泻,舌苔腻。

4. 感受时邪　外感时疫之邪,侵犯肺胃二经。疫邪性烈,易于传变,故起病急骤;邪犯肺卫,郁于肌表,则初起发热,恶寒,肌肉酸痛;疫火上熏,则目赤咽红;邪毒犯胃,胃气上逆,则见恶心、呕吐等症。

小儿肺脏娇嫩,感邪之后,失于宣肃,气机不利,津液不得敷布聚而为痰,壅结咽喉,阻于气道,则咳嗽加剧,喉间痰鸣,此为感冒夹痰。小儿脾常不足,感受外邪后,脾胃之气相对不足,运化失司,稍有饮食不节,往往影响中焦气机,运化功能减弱,致乳食停积不化,阻滞中焦,则脘腹胀满,不思乳食,或伴呕吐、泄泻,此为感冒夹滞。小儿"心常有余"、"肝常有余",神气怯弱,肝气未盛,感邪之后热扰心肝,易导致心神不宁,睡卧不实,惊惕抽风,此为感冒夹惊。

二、西医病因病理

各种病毒和细菌均可引起急性上呼吸道感染,但90%以上为病毒,主要有鼻病毒、呼吸道合胞病毒、流感病毒、副流感病毒、腺病毒、冠状病毒、柯萨奇病毒等。病毒感染后可继发细菌感染,最常见为溶血性链球菌,其次为肺炎链球菌、流感嗜血杆菌等。肺炎支原体也可引起上呼吸道感染。

婴幼儿期由于上呼吸道解剖和免疫特点易患本病。此外,营养不良、维生素 D 缺乏性佝偻病、维生素 A 缺乏症、锌或铁缺乏症等,或免疫缺陷病、被动吸烟和气候改变等因素,则易发生反复上呼吸道感染。

【临床表现】

本病病情轻重程度与年龄、感染病原体、病变部位和机体抵抗力有关。轻者只有鼻部症状。婴幼儿起病急,全身症状明显,局部症状较轻,常有消化道症状。多有发热,起病1~2天内可因高热引起惊厥。

一、普通上呼吸道感染

1. 局部症状　鼻塞、流涕、喷嚏、干咳、咽部不适和咽痛等症状,多于3~5天内自然痊愈。

2. 全身症状　发热、烦躁不安、头痛、全身不适、乏力、食欲差,可伴有恶心、呕吐、腹泻、腹痛等消化道症状。腹痛多为阵发性脐周疼痛,无压痛,多与肠痉挛或肠系膜淋巴结炎有关。

3. 体征　体检可见咽部充血,扁桃体肿大,颌下和颈部淋巴结肿大等。肺部听诊一般正常。肠病毒感染者可见不同形态的皮疹。

二、特殊上呼吸道感染

1. 疱疹性咽峡炎　病原体为柯萨奇 A 组病毒。好发于夏秋季。起病急,表现为高热、咽痛、流涎、厌食、呕吐等。体检可见咽部充血，腭咽弓、悬雍垂、软腭等处可见数个2～4mm大小灰白色的疱疹，周围红晕，疱疹破溃后形成小溃疡。病程约1周。

2. 咽-结合膜热　病原体为腺病毒3、7型。好发于春夏季。临床表现为发热、咽痛、眼部刺痛，可伴消化道症状。体检见咽部充血，一侧或两侧滤泡性眼结合膜炎，颈及耳后淋巴结肿大。病程1～2周。

【实验室及相关检查】

一、血常规

病毒感染时白细胞总数正常或偏低；细菌感染时白细胞总数、中性粒细胞均增高。

二、病原学检查

咽拭子或鼻咽分泌物病毒分离和血清特异性抗体检测，可明确病原；链球菌感染者，血中抗链球菌溶血素"O"（ASO）滴度增高。C反应蛋白（CRP）有助于鉴别细菌感染。

【诊断】

诊断要点

根据急性起病，表现为发热、鼻塞流涕、喷嚏、咳嗽、咽部充血、扁桃体肿大等，即可诊断为本病。

【鉴别诊断】

急性传染病早期　多种急性传染病的早期都有类似感冒的症状，如麻疹、百日咳、水痘、幼儿急疹、流行性脑脊髓膜炎等，应结合流行病学史、临床表现、实验室检查资料及其演变特点等加以鉴别。

【治疗】

一、中西医结合治疗思路

本病以病毒感染为主，采用中医辨证治疗效果明显，可配合其他疗法如针灸、中成药治疗。西医采取抗感染，根据不同病原体选择适当的抗生素和抗病毒药物，其他对症治疗，注意防止交叉感染及并发症。

二、中医治疗

（一）辨证论治

1. 辨证要点

（1）辨风寒、风热、暑邪感冒：冬春季节多为风寒、风热感冒；夏季多为暑邪感冒。恶寒，无汗,流清涕,咽不红,舌淡,苔薄白为风寒之证;若发热恶风,有汗,鼻塞流浊涕,咽红,舌苔薄黄为风热之证;发于夏季,发热,头痛,身重困倦,食少纳呆,舌苔腻为暑邪感冒。

(2)辨普通感冒、时行感冒:普通感冒以鼻塞、流涕、喷嚏等表证症状为主,一般不造成流行;时行感冒起病急,传染性强,可造成流行,全身症状重,发热,头痛,全身酸痛。

(3)辨兼证:症见痰多、喉间痰鸣、苔腻者为感冒夹痰;症见脘腹胀满、呕吐酸腐、大便不调者为感冒夹滞;症见高热、惊惕哭闹、睡卧不宁、一过性抽搐者为感冒夹惊。

2. 治疗原则　以疏风解表为基本原则。根据不同证型分别采用辛温解表、辛凉解表、清暑解表、清热解毒方法。治疗兼证,分别佐以化痰、消导、镇惊之法。小儿为稚阴稚阳之体,发汗不宜太过。小儿感冒易于寒从热化,或热为寒闭,形成寒热夹杂证,故治疗常辛凉辛温并用。时行感冒重用清热解毒之品。

3. 证治分类

常证

(1)风寒感冒证

证候:恶寒,发热,无汗,头痛,鼻塞喷嚏,流清涕,咳嗽,口不渴,咽部不红肿,舌淡红,苔薄白,脉浮紧或指纹浮红。

辨证:本证以恶寒重,发热轻,无汗,鼻流清涕,咽不红,苔薄白,脉浮紧或指纹浮红为辨证要点。

治法:辛温解表。

方药:荆防败毒散加减。

头痛明显,加葛根、白芷,散寒止痛;恶寒无汗,加桂枝、麻黄,解表散寒;咳声重浊,加白前、前胡,宣肺止咳;痰多,加半夏、陈皮、茯苓,燥湿化痰;纳呆、舌苔白腻,去甘草,加厚朴,和胃消胀;外寒里热证,加黄芩、石膏、板蓝根,清热泻火。

(2)风热感冒证

证候:发热重,恶风,有汗或少汗,头痛,鼻塞,鼻流浊涕,喷嚏,咳嗽,痰稠色黄,咽红肿痛,口干渴,舌质红,苔薄黄,脉浮数或指纹浮紫。

辨证:本证以发热重,恶风,鼻塞流浊涕,咳痰黏稠,咽红肿痛,苔薄黄,脉浮数或指纹浮紫为辨证要点。

治法:辛凉解表。

方药:银翘散加减。

热甚,加栀子、黄芩,清热;咳嗽重,痰稠色黄,加桑叶、瓜蒌皮、黛蛤散、浙贝母,宣肺止咳祛痰;咽红肿痛,加射干、蒲公英、玄参,清热利咽;大便秘结,加枳实、生大黄,通腑泻热。

(3)暑邪感冒证

证候:发热,无汗或汗出热不解,头晕、头痛,鼻塞,身重困倦,胸闷泛恶,口渴心烦,纳呆,或有呕吐、泄泻,小便短黄,舌质红,苔黄腻,脉数或指纹紫滞。

辨证:本证多发于夏季,以发热,头痛,身重困倦,纳呆,苔腻为辨证要点。

治法:清暑解表。

方药:新加香薷饮加减。

偏热重者,加黄芩、栀子,清热;偏湿重,加佩兰、藿香,祛暑利湿;呕吐,加半夏、竹茹,降逆止呕;泄泻,加葛根、黄连、薏苡仁,清肠化湿。

(4) 时行感冒证

证候:起病急,全身症状重。高热,恶寒,无汗,目赤咽红,头痛,全身肌肉酸痛,腹痛,或伴恶心呕吐,舌质红,苔黄,脉数。

辨证:本证有明显的季节性、传染性和流行性,以高热头痛等全身症状较重为辨证要点。

治法:清热解毒。

方药:银翘散合普济消毒饮。

高热甚者,加栀子、葛根,清热解表;恶心呕吐,加竹茹、藿香,止呕;头痛,身酸痛明显,加白芷、羌活,胜湿止痛。

兼证

(1) 夹痰:感冒兼见咳嗽较剧,痰多,喉间痰鸣。偏于风寒者,治以辛温解表,宣肺化痰,加用三拗汤、二陈汤;偏于风热者,治以辛凉解表,清肺化痰,加用桑菊饮加减。

(2) 夹滞:感冒兼见脘腹胀满,不思饮食,呕吐酸腐,口气秽浊,大便酸臭,或腹痛泄泻,或大便秘结,小便短黄,舌苔厚腻,脉滑。治以解表兼消食导滞。在疏风解表的基础上,加保和丸加减。若大便秘结,小便短黄,壮热口渴,加大黄、枳实通腑泻热,表里双解。

(3) 夹惊:感冒兼见惊惕哭闹,睡卧不宁,甚至骤然抽搐,舌质红,脉浮弦。治以解表,清热镇惊。在疏风解表的基础上,加用镇惊丸加减。

(二) 中成药

1. 风寒感冒冲剂　3 岁以下每次 4 g,3 岁以上,每次 8 g,每日 3 次,开水冲服。用于风寒感冒。

2. 风热感冒冲剂　3 岁以下每次 4 g,3 岁以上,每次 8 g,每日 3 次,开水冲服。用于风热感冒。

3. 藿香正气水　1 岁以下每次 1 ml,1~6 岁每次 2~3 ml,7~14 岁每次 5~10 ml,每日 2~3 次,口服。用于暑邪感冒。

4. 抗病毒口服液　每次 5~20 ml,每日 2~3 次,口服。用于时邪感冒。

(三) 针灸治疗

1. 针法　取大椎、曲池、外关、合谷。头痛加太阳,咽喉痛加少商。用泻法,每日 1~2 次。用于风热感冒。

2. 灸法　取大椎、风门、肺俞。用艾炷1~2壮，依次灸治，每穴5~10分钟，以表面皮肤温热为宜，每日1~2次。用于风寒感冒。

三、西医治疗

(一) 一般治疗

注意休息，多饮水和补充维生素C等，保持良好的居处环境，注意呼吸道隔离，预防并发症。

(二) 抗感染治疗

1. 抗病毒治疗　可试用利巴韦林，剂量为10~15 mg/(kg·d)，分2~3次，口服或静脉滴注，3~5日为1个疗程。病毒性结合膜炎可用0.1%阿昔洛韦滴眼液滴眼，每1~2小时1次。

2. 抗生素　细菌性上呼吸道感染或继发细菌感染者可选用抗生素，常选用青霉素类、头孢菌素类、大环内酯类抗生素，疗程3~5天。若证实为链球菌感染，或既往有风湿热、肾炎病史者，青霉素疗程为10~14天。

3. 对症治疗　高热用对乙酰氨基酚口服或塞肛，或布洛芬口服，亦可用冷敷、酒精浴的物理降温方法。高热惊厥可予以镇静、止惊等处理。

【预防与调护】

(1) 居室保持空气流通，多晒太阳，加强体格锻炼。

(2) 避免与上呼吸道感染患者接触，感冒流行期间少去公共场所，接触患者后要洗手。

(3) 多饮热水。饮食易消化、清淡，忌食辛辣、冷饮、油腻食物。

附

反复呼吸道感染

反复呼吸道感染(recurrent respiratory tract infection, RRTI)是小儿时期的常见病，凡小儿上呼吸道感染及下呼吸道感染次数增多，超过了一定范围，称为反复呼吸道感染，简称复感儿。古代医籍中的体虚感冒与本病相似。其发病率有逐年上升的趋势，一年四季均可发病，冬春季为著，本病多见于6个月~6岁的小儿，1~3岁的幼儿最为常见。

【病因病理】

一、中医病因病机

小儿脏腑娇嫩，肌肤薄弱，藩篱疏松，阴阳二气均较稚弱，卫外功能薄弱，加上寒温不能自调，六淫之邪从皮毛或口鼻而入，导致呼吸道感染。复感儿肺、脾、肾三脏更为不足，加之禀赋不足，体质虚弱，喂养不当，调护失宜，少见风日，不耐风寒，用药不当，损伤正气等原因，造成小儿屡感外邪，邪毒久恋，稍愈又作，往复不已之势。

二、西医病因病理

感染的部位主要在鼻咽部、扁桃体、喉、气管、支气管及肺泡。发病除与病原直接相关外，可能与下列因素有关：① 原发性或继发性免疫缺陷；② 微量元素缺乏(如锌缺乏时，儿童胸腺、脾脏萎缩，T细胞数量明显减少；铁、镁、钙、磷不足时，可直接影响巨噬细胞的吞噬及杀菌力，并削弱呼吸道纤毛上皮细胞消除病原及过敏颗粒的能力)；③ 先天性畸形(如先天纤毛功能异常征、先天性肺发育不良等)；④ 慢性病灶(如慢性扁桃体反复发作等)；⑤ 其他，如营养不良、蛋白质异常丢失，包括肾病、蛋白质丢失性肠病、皮肤损伤。

【诊断】

诊断标准

1. 按不同年龄每年呼吸道感染的次数诊断 见表4-2。

表4-2 不同年龄每年呼吸道感染的次数诊断

年龄（岁）	反复上呼吸道感染（次/年）	反复下呼吸道感染（次/年）
0~2	7	3
2~5	6	2
5~14	5	2

注：①两次感染间隔时间至少7天以上。②若上呼吸道感染次数不够，可以将上、下呼吸道感染次数相加，反之则不能。若反复感染是以下呼吸道为主，则定义为反复下呼吸道感染，包括反复气管支气管炎、反复肺炎。③确定次数须连续观察1年。④反复肺炎指1年内反复患肺炎≥2次，肺炎须由肺部体征和影像学检查证实，两次肺炎诊断期间肺炎体征和影像学改变应完全消失

2. 按半年内呼吸道感染的次数诊断 半年内呼吸道感染≥6次，其中下呼吸道感染≥3次（其中肺炎≥1次）。

【治疗】

一、中西医结合治疗思路

本病中西医结合治疗效果较好。中医以扶正固本为主，调整脏腑功能，提高患儿抗病能力。西医主要针对引起患儿复感的病因进行治疗，酌情配合免疫调节剂，以消除易感因素。

二、中医治疗

（一）辨证论治

1. 辨证要点 本病辨证，重在明察邪正消长变化。感染期以邪实为主，迁延期正虚邪恋，恢复期则以正虚为主。

2. 治疗原则 急性感染期以祛邪治标为主，但应注意小儿反复呼吸道感染，体质多虚，加上久病缠绵，若用药发散太过，汗出过多，易耗伤津液，容易伤阳败胃，造成日后正气难复，抗病力弱，病情反复。所以治疗应以轻清发散、微汗为度，并佐以扶正之品。非急性感染期以虚证为主，分别采取健脾益气、调和营卫、补肾健脾及养阴益气的治法，以达到培土生金、扶正固表、提高抗病能力的目的。此外，反复呼吸道感染以体虚为主，屡感外邪。复感外邪时，应注意祛邪务尽，并应及早扶正，除药物内服治疗外，可予推拿、艾灸、敷贴等外治疗法。

3. 证治分类

（1）肺脾气虚证

证候：反复外感，面黄少华，形体消瘦，肌肉松软，少气懒言，气短，食少纳呆，口不渴，多汗，动则易汗，或大便溏薄，舌质淡，苔薄白，脉无力，指纹淡。

辨证：本证以易感冒，少气懒言，气短，脾气虚见面黄少华、纳呆便溏为辨证要点。

治法：补肺固表，健脾益气。

方药：玉屏风散合六君子汤加减。

汗多者，加浮小麦、煅牡蛎，固表止汗；纳呆者，加莱菔子、炒谷芽、焦山楂，开胃消食；余邪未清者，加黄芩、连翘，清其余热；便溏者，加炒薏苡仁，健脾化湿。

（2）营卫失调证

证候：反复外感，恶风、恶寒，面色少华，四肢不温，多汗易汗、汗出不温，舌淡红，苔薄白，脉无力，指纹淡红。

辨证：本证以反复外感，恶风、恶寒，多汗易汗为辨证要点。

治法：调和营卫，益气固表。

方药：黄芪桂枝五物汤加减。

兼有咳嗽者，加杏仁、炙款冬花，宣肺止咳；身热未清者，加青蒿、银柴胡，清宣肺热；咽红，扁桃体肿大未消者，加玄参、射干、土牛膝根，利咽化痰消肿。

(3) 脾肾两虚证

证候：反复外感，面色萎黄或面白少华，形体消瘦，肌肉松软，鸡胸龟背，腰膝酸软，形寒肢冷，四肢不温，发育落后，喘促乏力，气短，动则喘甚，少气懒言，多汗易汗，食少纳呆，便溏，或五更泄泻，夜尿多，舌质淡，苔薄白，脉沉细无力。

辨证：本证以反复外感，面色少华，纳呆便溏，喘促乏力，气短，动则喘甚为特点。

治法：温补肾阳，健脾益气。

方药：金匮肾气丸合理中丸加减。

五迟者，加鹿角霜、补骨脂、生牡蛎，补肾壮骨；汗多，加炙黄芪、煅龙骨，益气固表；低热，加鳖甲、地骨皮，清其虚热；阳虚者，加鹿茸、紫河车、肉苁蓉，温阳固本。

(4) 肺脾阴虚证

证候：反复外感，面白颧红少华，食少纳呆，口渴，盗汗自汗，手足心热，大便干结，舌质红，苔少或花剥，脉细数，指纹淡红。

辨证：本证以反复外感，纳呆，盗汗自汗，手足心热，舌红，苔少或花剥为特点。

治法：养阴润肺，益气健脾。

方药：生脉散合沙参麦冬汤加减。

便秘，加瓜蒌仁、枳壳，润肠通腑；虚热，加地骨皮、银柴胡，清热除蒸；盗汗，加糯稻根须，止虚汗。

(二) 中成药

1. 黄芪生脉口服液　每次5～10 ml，每日2次，口服。用于肺脾气虚证、营卫失调证、肺脾阴虚证。

2. 玉屏风口服液　每次5～10 ml，每日2次，口服。用于肺脾气虚证。

3. 参苓白术颗粒　每次3～6 g，每日2次。用于肺脾气虚证。

4. 百合固金口服液　每次5～10 ml，每日2次。用于肺脾阴虚证。

5. 龙牡壮骨颗粒　2岁以下每次5 g，2～7岁每次7 g，7岁以上每次10 g，均每日3次，温开水冲服。用于脾肾两虚证。

(三) 针灸疗法

取大椎、肺俞、足三里、肾俞、关元、脾俞。每次取3～4穴，轻刺加灸，隔日1次。在好发季节前作预防性治疗。

(四) 其他疗法

1. 外治法

(1) 白芥子3份，细辛2份，甘遂1份，皂荚1份，五倍子3份，冰片0.05份。共研细末，每次1～2 g，姜汁调成糊状，敷于双肺俞，外用胶布固定，于三伏天每伏1次，每次4～6小时。用于反复呼吸道感染虚证兼痰浊内郁者。

(2) 五倍子粉10 g。加食醋适量调成糊状，睡前敷脐，每日1次，连用5～7天。用于反复呼吸道感染各证型多汗者。

2. 推拿疗法　补脾经，补肾经，揉肾经。用于反复呼吸道感染多汗者。

三、西医治疗

感染期按照呼吸道感染进行治疗，同时免疫功能低下者可酌情配合免疫调节剂治疗，如匹多莫德，口服，每次400 mg，每日2次；转移因子，每次2 ml，皮下注射，每周1次，3个月为1个疗程；胸腺肽，每次2～3 mg，每周3次，于上臂内侧皮下注射，3～6个月为1个疗程；左旋咪唑，1～1.5 mg/(kg·d)，分3次口服，连服2天/周，3个月为1个疗程。此外可以补充适量的微量元素，锌缺乏可用锌制剂，5 mg/(kg·d)，2周为1个疗程，一般应用2～3个疗程；其他如铁、镁、钙、磷缺乏时，按常规治疗量治疗。

【预防与调护】

(1) 保持空气流通，多晒太阳，加强体格锻炼。

(2) 饮食多样而富于营养。

第三节 急性支气管炎

急性支气管炎（acute bronchitis）是指由各种病原引起的支气管黏膜的急性炎症，常累及气管，故又称急性气管支气管炎。临床以咳嗽、咯痰为主要症状，常继发于上呼吸道感染或为急性传染病的一种临床表现，是儿童时期常见的呼吸道疾病，冬春季发病较多，3岁以内小儿多见。

本病属中医学"咳嗽"中"外感咳嗽"范畴。

【病因病理】

一、中医病因病机

以感受外邪，尤以感受风邪为主，常夹杂寒邪、热邪、暑邪等侵袭人体，病位在肺，常涉及脾，病机为肺失宣肃。肺为娇脏，其性清宣肃降，外邪从口鼻或皮毛而入，邪侵于肺，肺气不宣，清肃失职而发生咳嗽。小儿脾常不足，脾虚生痰，上贮于肺，或咳嗽日久不愈，耗伤正气，可转为内伤咳嗽。

二、西医病因病理

病原为各种病毒或细菌，或为混合感染。能引起上呼吸道感染的病原体均可引起支气管炎。营养不良、佝偻病、免疫功能低下、特异性体质、支气管局部结构异常等均可诱发本病。急性感染早期病理表现为黏膜充血、肿胀，继而浅层纤毛上皮损伤、脱落，黏液腺肥大，分泌物增加，黏膜下层炎症细胞浸润。

【临床表现】

大多先出现上呼吸道感染症状，之后以咳嗽为主，开始为干咳、少痰。婴幼儿症状较重，常有发热、呕吐及腹泻等消化道症状。一般无全身症状。听诊双肺呼吸音粗糙，也可听到不固定的散在干啰音或粗中湿啰音。婴幼儿有痰不易咳出，可在咽喉部或肺部闻及痰鸣音。喘息性支气管炎，如伴有湿疹、过敏性鼻炎或其他过敏史者，少数可发展为哮喘。

【实验室及相关检查】

一、血常规

病毒感染时白细胞总数正常或偏低；细菌感染时白细胞总数、中性粒细胞均增高。

二、病原学检查

可用鼻咽或气管分泌物标本作病毒分离，明确病原。

三、X线检查

胸部摄片多正常，或为肺纹理增粗，少数可见肺门阴影增深。

【诊断】

诊断要点

主要依据临床症状、体征及 X 线检查可明确诊断。

【鉴别诊断】

肺炎早期 常有发热、咳嗽、呼吸急促,双肺听诊可闻及固定细湿啰音,胸部 X 线检查可见斑片状阴影。

【治疗】

一、中西医结合治疗思路

中西医结合治疗本病疗效肯定。中医辨证治疗本病能较好缓解咳嗽,减少痰液,从而缓解症状,结合针灸、推拿、外治等其他疗法可加强疗效。西医主要控制感染,对症治疗。一般尽量不用镇咳剂或镇静剂,以免抑制咳嗽反射,影响黏痰咳出。本病病原体多为病毒,慎用抗生素。

二、中医治疗

(一)辨证论治

1. 辨证要点 本病采用八纲辨证。外感咳嗽,发病较急,咳声高扬,病程短,伴有表证,多属实证。咳嗽痰白清稀,咽不红,舌质淡红,苔薄白或白腻,多属寒证;咳嗽痰黄黏稠,咽红,舌质红,苔黄腻,或见苔少,多属热证。咳嗽,痰少难咯,或痰中带血丝,鼻咽干燥,多属燥证。

2. 治疗原则 以疏散外邪,宣通肺气为基本治疗原则,因外感咳嗽为正盛邪实之证,故治疗时不宜过早使用苦寒、滋腻、收涩之品,以免留邪。

3. 证治分类

(1)风寒咳嗽证

证候:咳嗽频作,咳声重浊,痰白清稀,咽痒,鼻塞流涕,恶寒无汗,发热头痛,身酸痛,舌淡红,苔薄白,脉浮紧或指纹淡红。

辨证:本证以急性起病,咳嗽频作、声重咽痒,痰白清稀为辨证要点。

治法:疏风散寒,宣肺止咳。

方药:金沸草散加减。

若寒邪较重,加炙麻黄、紫苏叶,辛温宣肺;咳甚,加杏仁、桔梗,宣肺止咳;痰多,加陈皮、茯苓,化痰理气;风热夹寒证,用杏苏散加大青叶、黄芩清肺热。

(2)风热咳嗽证

证候:咳嗽不爽,痰黄黏稠难咯,口渴咽痛,流浊涕,伴发热恶风,微汗,头痛,舌质红,苔薄黄,脉浮数或指纹浮紫。

辨证：本证以咳嗽不爽，痰黄黏稠，口渴咽痛为辨证要点。

治法：疏风清热，宣肺止咳。

方药：桑菊饮加减。

肺热重者，加金银花、黄芩，清宣肺热；痰多者，加浙贝母、天竺黄、瓜蒌皮，止咳化痰；咽红肿痛者，加射干、马勃，利咽消肿；咳重者，加炙杷叶、白前，清肺止咳。

(3) 风燥咳嗽证

证候：干咳无痰，或痰少难咯，或痰中带血丝，鼻咽干燥，或有发热恶寒，舌尖红，少苔，脉浮数。

辨证：本证以干咳无痰、痰少难咯，或痰中带血丝、鼻咽干燥为辨证要点。

治法：疏风清肺，润燥止咳。

方药：桑杏汤加减。

咳嗽重，加炙紫菀、川贝母、炙枇杷叶，润肺止咳；咳重，痰中带血，加仙鹤草、白茅根、藕节炭，清肺止血。

(二) 中成药

1. 急支糖浆　每次 5~10 ml，每日 3 次口服。用于风热咳嗽。

2. 清肺化痰丸　每次 10 丸，每日 3 次口服。用于痰热咳嗽。

(三) 针灸疗法

针刺天突、丰隆、太渊、肺俞、尺泽、太白、太冲。每日 1 次。

(四) 其他疗法

1. 推拿疗法　患儿取俯卧位，双指揉双侧风门 100 次，揉双侧肺俞 200 次，轻摩脊柱，从上而下 5~10 遍。

2. 外治法

(1) 鱼腥草 15 g，青黛、海蛤壳各 10 g，葱白 3 根，冰片 0.3 g。将前三味研末，取葱白、冰片与药末捣烂如糊状，外敷脐部。适用于风热咳嗽。

(2) 白芥子、半夏、细辛各 3 g，麻黄、肉桂各 5 g，丁香 0.5 g。共研细末，外敷脐部。适用于风寒咳嗽。

三、西医治疗

1. 一般治疗　经常变化体位，多饮水，使呼吸道分泌物易于咳出。

2. 控制感染　病原体多为病毒，一般不采用抗生素。考虑有细菌感染时，可适当选用抗生素。

3. 对症治疗　应使痰液尽快排除，一般不用镇咳剂。① 祛痰药常用氨溴索（沐舒坦）1.2~1.6 mg/(kg·d)，分 3 次口服。② 止咳：对刺激性干咳可用复方甘草合剂等。③ 止喘可雾化吸入 β_2 受体激动剂如沙丁胺醇，或用氨茶碱口服或静脉给药，喘促严重者可使用肾上腺皮质激素，如口服泼尼松，1 mg/(kg·d)，1~3 天。④ 抗过敏：可用马来酸氯苯那敏（扑尔敏）等，

3.5 mg/(kg·d),分 3 次口服。

【预防与调护】

(1) 注意气候变化,尤其在秋冬季节,注意保暖,防止受凉感冒。
(2) 改善居住环境,保持室内空气流通,避免煤气、尘烟等刺激。
(3) 合理喂养,加强户外锻炼,增加小儿抗病能力。
(4) 经常变换体位及拍背,促使痰液排出。

第四节 肺 炎

肺炎(pneumonia)是由不同病原体或多种因素引起的肺部炎症。临床以发热、咳嗽、气促、鼻扇,甚则张口抬肩、呼吸困难和肺部固定湿啰音为特征,严重者可累及循环、神经等系统而出现相应的临床症状,如心力衰竭、中毒性脑病等。

本病一年四季均可发生,尤以冬、春两季多见。可发生于任何年龄,但以婴幼儿居多,年龄越小,病情越重,是婴儿死亡的第一原因。WHO 将小儿肺炎列为全球三种重要儿科疾病之一,卫生部也将其列为四大防治疾病之一。

常见肺炎分类方法如下。

1. **病理分类** 小叶性肺炎(支气管肺炎)、大叶性肺炎、间质性肺炎、毛细支气管炎等。其中以支气管肺炎最为多见。

2. **病因分类** 细菌性肺炎、病毒性肺炎、支原体肺炎、衣原体肺炎、真菌性肺炎、原虫性肺炎;非感染因素引起的肺炎如吸入性肺炎、坠积性肺炎、嗜酸细胞性肺炎等。

3. **病程分类** 病程<1 个月者,称为急性肺炎;1~3 个月称为迁延性肺炎;>3 个月者称为慢性肺炎。

4. **病情分类** ① 轻症肺炎:以呼吸系统症状为主,无全身中毒症状;② 重症肺炎:除呼吸系统受累外,其他系统亦受累,且全身中毒症状明显。

本节重点介绍支气管肺炎。

小儿肺炎相当于中医的"肺炎喘嗽"。早在《素问·通评虚实论》即有"乳子中风热,喘鸣息肩"类似肺炎喘嗽症状的描述。其病名首见于清代谢玉琼的《麻科活人全书》:"喘而无涕,兼之鼻煽",称为"肺炎喘嗽"。

【病因病理】

一、中医病因病机

小儿肺炎喘嗽的发生,外因责之于感受外邪,或由其他疾病如感冒、麻疹、百日咳传变而来;

内因责之于小儿形气未充、先天不足或后天失养。

肺为娇脏，主气，司呼吸，外合皮毛，开窍于鼻。初期风寒或风热由口鼻或皮毛而入，侵犯肺卫，致肺气郁闭，肺失宣降，则呛咳气急；卫阳为外邪所遏，则见恶寒发热等表证；肺气郁闭，水液输化无权，凝而为痰，则见痰涎壅盛。继之外邪入里化热，痰热或毒热闭阻于肺，导致肺失于宣肃，肺津因之熏灼凝聚，痰热胶结，壅塞气道，则发热咳嗽，气急鼻扇，喉间痰鸣；因肺主气而朝百脉，气为血之帅，肺气严重郁闭，气滞则血瘀，血流不畅，则致口唇紫绀，右胁下出现痞块。后期正虚邪恋，久热久咳，耗伤肺阴，导致阴虚肺热；肺病及脾，或病程中肺气耗伤太过，导致肺脾气虚。

若正气虚弱，邪气壅盛，正不胜邪，病情进一步发展，则由肺波及其他脏腑，发为变证。痰热或毒热内陷厥阴，邪陷手厥阴心包经，则心窍被蒙，见壮热，烦躁，神志不清；邪陷足厥阴肝经，则热盛动风，见四肢抽搐，两目窜视，口噤项强。心血运行不畅，心失所养，心气不足，心阳不振，导致心阳虚衰，可见面色苍白，四肢厥冷，脉微欲绝。肺病及母，可引起脾胃升降失司，以致浊气停聚，大肠之气不得下行，出现腹胀、便秘等证候。

总之，肺炎喘嗽的病机关键为肺气郁闭，痰热是其主要病理产物，病变部位主要在肺，常累及心肝等脏。

二、西医病因病理

（一）病因

最常见的病原体为病毒和细菌，部分为病毒与细菌混合感染。发达国家小儿肺炎的病原以病毒为主，主要有呼吸道合胞病毒、腺病毒、流感及副流感病毒。发展中国家则以细菌为主，流感嗜血杆菌和肺炎链球菌占细菌性肺炎的60%以上，其他有金黄色葡萄球菌、大肠杆菌等。儿童肺炎支原体感染、婴儿衣原体感染有增多的趋势。

此外，尚可见非感染因素导致的肺炎如吸入性肺炎、坠积性肺炎、过敏性肺炎等。

（二）病理生理

肺炎的病理改变以肺组织充血、水肿、炎症细胞浸润为主。病原体常由呼吸道入侵，少数经血行入肺，当小支气管、毛细支气管和肺泡发生炎症时，可致支气管黏膜充血、水肿，管腔变窄；肺泡壁因充血水肿而增厚，肺泡腔内充满炎性渗出物，影响肺的通气和换气功能，导致缺氧和二氧化碳潴留，加之病原体毒素和炎症产物作用，可导致多系统器官的功能障碍和代谢紊乱。

1. **呼吸系统** 通气功能障碍引起 PaO_2 降低，$PaCO_2$ 增高；换气功能障碍导致 PaO_2 和 SaO_2 均降低，当 $PaO_2 < 85\%$，还原血红蛋白 > 50 g/L 时，则出现发绀，肺炎的早期仅有缺氧，二氧化碳潴留不明显。随着病情的进展，通气和换气功能均发生障碍，缺氧和二氧化碳潴留明显，当 $PaO_2 < 6.67$ kPa(50 mmHg) 和 $PaCO_2 > 6.67$ kPa(50 mmHg) 时即发生呼吸衰竭，患儿呼吸频率加快，呼吸深度加强，呼吸辅助肌参与活动，出现鼻翼扇动和三凹征。

2. 循环系统 病原体及其毒素侵袭心肌,可导致心肌炎;缺氧使肺小动脉反射性收缩,肺循环压力增高,肺动脉高压,使右心负担增加。上述因素可诱发心力衰竭。重症患儿常出现微循环障碍、休克甚至DIC。

3. 神经系统 严重缺氧和二氧化碳潴留使血与脑脊液pH降低,二氧化碳向细胞内和中枢神经系统弥散;高碳酸血症使脑血管扩张,血流减慢,血管通透性增加,导致颅内压增高。严重缺氧促使脑细胞无氧代谢增加,造成乳酸堆积、ATP生成减少和Na^+-K^+离子泵运转功能障碍,导致脑细胞内钠、水潴留,形成脑水肿。

4. 消化系统 低氧血症和病原体毒素可使胃肠黏膜出现糜烂、出血和上皮细胞坏死脱落,导致黏膜屏障功能破坏,使胃肠功能紊乱,出现厌食、恶心、呕吐及腹泻等症状,严重者可引起中毒性肠麻痹,毛细血管通透性增高,可出现消化道出血。

5. 水、电解质紊乱和酸碱平衡失调 严重缺氧时,体内需氧代谢障碍、酸性代谢产物增加,加上高热、饥饿、吐泻等因素,常可引起代谢性酸中毒;而二氧化碳潴留可导致呼吸性酸中毒,因此,重症肺炎常出现混合性酸中毒。缺氧和二氧化碳潴留可致肾小动脉痉挛而引起水钠潴留,且重症肺炎时常有ADH分泌增加,加上缺氧使细胞膜通透性改变、钠泵功能失调,使Na^+进入细胞内,造成稀释性低钠血症。

【临床表现】

2岁以下婴幼儿多见,起病急,发病前多数有上呼吸道感染表现。以发热,咳嗽,气促,肺部固定的中、细湿啰音为主要表现。

一、主要症状

1. 发热 热型不定,多为不规则发热,也可表现为弛张热或稽留热,但新生儿及体弱儿可表现为不发热或低于正常。

2. 咳嗽 咳嗽频繁,早期多为刺激性干咳,以后咳嗽有痰,痰色白或黄,新生儿、早产儿则表现为口吐白沫。

3. 气促 多发生于发热、咳嗽之后。

4. 全身症状 精神不振,食欲减退,烦躁不安,轻度腹泻或呕吐。

二、主要体征

1. 呼吸增快 月龄<2个月,呼吸≥60次/分;月龄2~12个月,呼吸≥50次/分;1~5岁,呼吸≥40次/分,可出现呼吸困难,表现为鼻翼扇动、点头呼吸、三凹征等。

2. 肺部听诊 早期可不明显或仅有呼吸音粗糙,以后可闻及固定的中、细湿啰音;若病灶融合,出现肺实变体征,则表现语颤增强,叩诊浊音,听诊呼吸音减弱或管状呼吸音。

3. 发绀 口周、鼻唇沟、指趾端发绀,轻证患儿发绀不明显。

新生儿肺炎肺部听诊仅可闻及呼吸音粗糙或减低,病程中亦可出现细湿啰音或哮鸣音。

三、重症肺炎的表现

1. 循环系统　可发生心肌炎、心力衰竭。心肌炎的表现见第七章第二节。心力衰竭的表现：① 心率突然加快，>180 次/分；② 呼吸突然加快，>60 次/分；③ 突然发生极度烦躁不安，明显发绀，皮肤苍白发灰，指（趾）甲微血管再充盈时间延长；④ 心音低钝，有奔马律，颈静脉怒张；⑤ 肝脏迅速增大；⑥ 颜面、眼睑或下肢水肿，尿少或无尿。具有前5项者即可诊断为心力衰竭（以上表现不包括新生儿）。

2. 神经系统　常见肺炎合并中毒性脑病，症见烦躁不安，嗜睡，两目凝视或上窜，继之出现昏迷，惊厥，前囟隆起，呼吸不规则，瞳孔对光反应迟钝或消失及有脑膜刺激征。

3. 消化系统　表现为食欲不振、呕吐、腹胀、腹泻等。重症肺炎可见中毒性肠麻痹，肠鸣音消失，腹胀严重时致使膈肌上升，压迫胸部，使呼吸困难加重。

4. DIC　表现为血压下降，四肢发凉，脉速而弱，皮肤、黏膜及胃肠道出血。

四、常见并发症

早期正确治疗者并发症很少见。若延误诊断或病原体致病力强者可引起并发症。细菌性肺炎最易出现的并发症为脓胸、脓气胸及肺大疱。

【实验室及相关检查】

一、外周血检查

1. 白细胞检查　细菌性肺炎的白细胞总数和中性粒细胞多增高，可见核左移，胞浆可有中毒颗粒；病毒性肺炎的白细胞总数正常或降低，淋巴细胞增高，有时可见异型淋巴细胞。

2. CRP　细菌感染时，血清 CRP 浓度上升；非细菌感染时则上升不明显。

二、病原学检查

1. 细菌培养和涂片　采取痰液、肺泡灌洗液、胸腔穿刺液、脓液等进行细菌培养，可明确病原菌，同时可进行药物敏感试验。亦可作涂片染色镜检，进行初筛试验。

2. 病毒分离　应于起病7日内取鼻咽或气管分泌物标本作病毒分离，阳性率高，但需时间较长，不能作早期诊断。

3. 病原特异性抗体检测　发病早期血清中主要为 IgM 抗体，但持续时间较短；后期或恢复期抗体产生较多，以 IgG 为主，持续时间较长。因此，急性期特异性 IgM 测定有早期诊断价值；急性期与恢复期双份血清特异性 IgG 检测4倍以上增高或降低，对诊断有重要意义。

4. 其他试验　如鲎珠溶解物试验，是测定内毒素的一种简单、快速及敏感的方法，对革兰阴性杆菌肺炎的诊断有帮助。

三、血气分析

对重症肺炎有呼吸困难的患儿，可作 PaO_2、$PaCO_2$ 及血 pH 测定，以此了解缺氧、酸碱失衡的类型及程度,有助于诊断、治疗和判断预后。

四、X线检查

早期肺纹理增强,透光度减低,以后两肺下野、心膈角区及中内带出现大小不等的点状或小斑片状影,病灶部分融合在一起则成为大片状浸润影,甚至可波及节段。发生肺不张可见均匀致密的阴影,占据一侧胸部、一叶或肺段,阴影无结构,肺纹理消失;肺气肿可见病侧肋间距较大,透明度增强;并发脓胸时,患侧胸腔可见液平面。

【诊断】

诊断要点

根据病史;肺炎典型症状如发热、咳嗽、气促或呼吸困难,肺部有较固定的中、细湿啰音等;实验室检查、病原学诊断以及胸片,可诊断。新生儿症状常不典型,常见不乳、神萎、口吐白沫。

【鉴别诊断】

1. **急性支气管炎** 以咳嗽为主,一般无发热或仅有低热,肺部听诊呼吸音粗糙或有不固定的干、湿啰音。

2. **支气管异物** 吸入异物可继发感染引起肺部炎症。根据异物吸入史,突然出现呛咳及胸部X线检查可予以鉴别,支气管纤维镜检查可确定诊断。

3. **肺结核** 婴幼儿活动性肺结核的临床症状及X线影像学改变与肺炎有相似之处,但肺部啰音不明显。应根据结核接触史、结核菌素试验、血清结核抗体检测、胸部X线片随访观察加以鉴别。

【治疗】

一、中西医结合治疗思路

应采取中西医结合综合措施。原则为积极控制感染、改善通气功能、防止并发症。轻症肺炎者,中医以开肺化痰,止咳平喘为原则,西医给予抗生素治疗;重型肺炎或有并发症者,则以西医急救治疗为主,也可配合中成药静脉滴注;迁延性、慢性肺炎,以中医治疗为主,以扶正祛邪为原则,同时可采用中医背部外敷中药及拔罐等疗法促进肺部炎症恢复。

二、中医治疗

(一) 辨证论治

1. 辨证要点

(1) 辨病期:肺炎初期多有表证,应分清风寒闭肺和风热闭肺;肺炎中期,症状典型,重在辨痰重和热重;恢复期邪恋正虚,重在辨气虚和阴虚。

(2) 辨常证、变证：在肺炎极期出现心阳虚衰和邪陷厥阴则为变证，应及时救治。

2. 治疗原则　本病治疗以开肺化痰，止咳平喘为基本法则。初期驱邪宣肺化痰；中期清热开肺，涤痰定喘；后期益气养阴。气滞血瘀者，佐以活血化瘀；肺与大肠相表里，壮热炽盛时宜通腑泻热。病久肺脾气虚者，以补肺健脾为主；若阴虚肺热，治以养阴润肺，兼清解余热。出现变证，心阳虚衰者，宜温补心阳；邪陷厥阴者，宜平肝息风。

3. 证治分类

常证

(1) 风寒闭肺证

证候：恶寒发热，无汗，呛咳气急，痰白而稀，舌苔薄白或白腻，脉浮紧，指纹浮红。

辨证：本证多见于肺炎喘嗽的初期。以恶寒重、发热轻，呛咳气急，痰白清稀，脉浮紧，指纹浮红为辨证要点。

治法：辛温宣肺，化痰止咳。

方药：华盖散加减。

若恶寒身痛重，加桂枝、白芷，温散表寒；痰多，苔白腻，加半夏、莱菔子，止咳化痰；症见发热口渴、面赤心烦、苔白、脉数者，则宜用大青龙汤，表里双解。

(2) 风热闭肺证

证候：发热恶风，微有汗出，咳嗽气急，痰多，痰黏稠或黄，口渴咽红，舌红，苔薄白或黄，脉浮数。重证则见高热，咳嗽微喘，气急鼻扇，喉中痰鸣，面赤，便干尿黄，舌红，苔黄，脉滑数，指纹浮紫或紫滞。

辨证：本证亦多见于肺炎喘嗽初期。轻证乃风热在表，故症状较轻，见咳嗽气急伴发热恶风，咽红口渴，舌红苔黄；重证以高热，咳嗽，气急鼻扇，喉中痰鸣等为辨证要点。

治法：辛凉宣肺，清热化痰。

方药：银翘散合麻杏石甘汤加减。

咳剧痰多者，加浙贝母、瓜蒌皮、天竺黄，清化痰热；热重者，加黄芩、山栀、板蓝根、鱼腥草，清肺泄热；夹有积滞者，加莱菔子、全瓜蒌，化痰通腑。

(3) 痰热闭肺证

证候：发热，烦躁，咳嗽喘促，气急鼻扇，喉间痰鸣，面赤口渴，口唇青紫，胸闷胀满，泛吐痰涎，痰黄黏稠，舌质红，舌苔黄腻，脉弦滑。

辨证：本证多见于肺炎喘嗽中期，痰热俱甚。以发热重，喉间痰鸣，气急鼻扇等症状为辨证要点。严重者肺气闭塞，可致气滞血瘀，口唇青紫，救治不及时，易出现变证。

治法：清热涤痰，开肺定喘。

方药：五虎汤合葶苈大枣泻肺汤。

痰盛者，加浙贝母、天竺黄、鲜竹沥，清化痰热；热甚者，加栀子、虎杖，清泄肺热；热盛便秘，痰壅喘急,加生大黄,或用牛黄夺命散,涤痰泻火;面唇青紫者,加丹参、赤芍,活血化瘀。

(4) 毒热闭肺证

证候:高热持续,咳嗽剧烈,气急鼻扇,喘憋,涕泪俱无,鼻孔干燥,面赤唇红,烦躁口渴,小便短黄,大便秘结,舌红而干,舌苔黄,脉滑数。

辨证:本证以高热不退,气急鼻扇,鼻孔干燥,涕泪俱无为辨证要点。该证型救治不及时,易出现变证。

治法:清热解毒,泻肺开闭。

方药:黄连解毒汤合麻杏石甘汤加减。

热重者,加虎杖、蒲公英、败酱草,清热解毒;腹胀,大便秘结者,加生大黄、玄明粉,通腑泻热;口干鼻燥,涕泪俱无者,加生地黄、玄参、麦冬,润肺生津;咳嗽重者,加前胡、款冬花,宣肺止咳;烦躁不宁者,加白芍、钩藤,清心宁神。

(5) 阴虚肺热证

证候:病程较长,干咳少痰,低热盗汗,面色潮红,五心烦热,舌质红乏津,舌苔花剥、少苔或无苔,脉细数。

辨证:本证多见于肺炎喘嗽的恢复期。以病程长,干咳无痰,舌红少津,脉细数为辨证要点。辨证时要注意辨明有无余邪留恋。

治法:养阴清肺,润肺止咳。

方药:沙参麦冬汤加减。

余邪留恋,低热起伏者,加地骨皮、知母、青蒿,滋阴清热;久咳者,加百部、枇杷叶、百合等,敛肺止咳;汗多者,加龙骨、牡蛎、酸枣仁、五味子,敛阴止汗。

(6) 肺脾气虚证

证候:低热起伏不定,面白少华,动则汗出,咳嗽无力,喉中痰鸣,食欲不振,大便溏,舌质偏淡,舌苔薄白,脉细无力。

辨证:本证多见于肺炎喘嗽病程迁延,或素体虚弱的患儿。以咳嗽无力,动辄汗出,脉细无力为辨证要点。

治法:补肺健脾,益气化痰。

方药:人参五味子汤加减。

咳嗽痰多者,去五味子,加半夏、陈皮、杏仁,化痰止咳;咳嗽重者,加紫菀、款冬花,宣肺止咳;动则汗出重者,加黄芪、龙骨、牡蛎,固表止汗;汗出不温者,加桂枝、白芍,温卫和营;食欲不振者,加山楂、神曲、麦芽,健胃助运;久泻不止者,加扁豆、山药、煨木香、煨诃子,健脾止泻。

变证

(1) 心阳虚衰证

证候:突然面色苍白,口唇青紫,呼吸困难,或呼吸浅促,额汗不温,四肢厥冷,烦躁不安,或神萎淡漠,右胁下出现痞块并逐渐增大,舌质略紫,苔薄白,脉细弱而数,指纹青紫,可达命关。

辨证:本证多见于年龄小或素体虚弱的患儿,感邪较重,多发生于肺炎喘嗽的极期。以突然出现面色苍白,口唇紫绀,四肢厥冷,右胁下痞块增大,脉细弱而数为辨证要点。

治法:温补心阳,救逆固脱。

方药:参附龙牡救逆汤加减。

若气阳虚衰者,可用独参汤或参附汤少量频服以救急,或用参附注射液静脉滴注;气阴两竭者,加麦冬,或用生脉注射液静脉滴注;右胁下痞块者,可酌加红花、丹参以活血化瘀。

(2)邪陷厥阴证

证候:壮热烦躁,神昏谵语,四肢抽搐,口噤项强,两目窜视,舌质红绛,指纹青紫,可达命关,或透关射甲。

辨证:本证多见于邪毒炽盛,邪陷心肝的患儿,多发生于肺炎喘嗽的极期。以壮热,烦躁,神昏,四肢抽搐,口噤项强为辨证要点。

治法:平肝息风,清心开窍。

方药:羚角钩藤汤合牛黄清心丸加减。

若昏迷痰多者,加菖蒲、胆南星、竹沥等,豁痰开窍;高热神昏抽搐者,可选加紫雪丹、安宫牛黄丸和至宝丹等,或用醒脑静注射液静脉滴注。

(二)中成药

1. 双黄连口服液 每次3～10 ml,每日2～3次,口服。用于风热闭肺证。

2. 儿童清肺丸 每次1丸,每日2次;3岁以下每次半丸,口服。用于痰热闭肺证。

3. 醒脑静注射液 10～20 ml,用5%葡萄糖注射液或0.9%氯化钠注射液100～200 ml稀释,静脉滴注,每日1次。用于邪陷厥阴证。

4. 参附注射液 10～20 ml/kg,用5%葡萄糖注射液100～200 ml稀释,静脉注射,每日1次。用于心阳虚衰证。

5. 养阴清肺口服液 1岁以内2.5 ml,1～6岁5～10 ml,6岁以上10 ml,每日2～3次,口服。用于阴虚肺热证。

(三)针灸疗法

1. 针刺 主穴取大椎、肺俞、天突(点刺)、尺泽、太渊。配穴:喘憋重者,膻中(平刺)、定喘(针后拔罐);痰热闭肺者,丰隆、曲池;毒热闭肺者,身柱(点刺拔罐)。

2. 灸法 隔姜灸百会、神阙、气海,有回阳固脱作用。

(四)其他疗法

1. 拔罐疗法 取双侧肩胛下部,拔火罐。每次5～10分钟,每日1次,5日为1个疗程。适用于肺炎湿啰音久不消失者。

2. 敷贴疗法 用于肺炎后期迁延不愈或痰多、两肺湿啰音经久不消失者。①肉桂12 g,丁香

16 g,制川乌、制草乌、乳香、没药各 15 g,当归、红花、赤芍、川芎、透骨草各 30 g。制成 10% 油膏敷背部湿啰音处,每日 1 次,5~7 天为 1 个疗程。② 大黄、芒硝、大蒜各 15~30 g。调成膏状,纱布包,敷贴背部,如皮肤未出现刺激反应,可连用 3~5 日。

三、西医治疗

（一）一般治疗

室内经常通风换气,并须保持一定温度（20℃左右）、湿度（相对湿度以 60% 为宜）。对患儿耐心护理,使其精神愉快。要保证患儿休息。保持呼吸道通畅,经常变换体位,以利于痰液排除。加强营养,饮食宜清淡,富含维生素和蛋白质,少食多餐。重症不能进食者,可给予静脉营养。

（二）病因治疗

1. **抗生素治疗** 用于细菌感染,或病毒感染合并细菌感染者。

（1）抗生素使用原则：① 根据病原菌选择敏感药物；② 早期治疗；③ 选用渗入下呼吸道浓度高的药物；④ 足量、足疗程；⑤ 重症宜静脉联合用药。

（2）根据不同的病原选择抗生素：① 肺炎链球菌感染,首选青霉素或阿莫西林,青霉素过敏者选用大环内酯类抗生素如红霉素等；② 流感嗜血杆菌感染,首选阿莫西林加克拉维酸（或加舒巴坦）；③ 金黄色葡萄球菌感染,甲氧西林敏感者首选苯唑西林钠或氯唑西林钠,耐药者选用万古霉素或联用利福平；④ 大肠杆菌和肺炎杆菌感染,首选头孢曲松或头孢噻肟；⑤ 铜绿假单胞菌肺炎首选替卡西林加克拉维酸；⑥ 肺炎支原体和衣原体感染,首选大环内酯类抗生素如红霉素、罗红霉素及阿奇霉素。用药时间应持续至体温正常后 5~7 天,临床症状基本消失后 3 天。葡萄球菌肺炎疗程宜长,一般于体温正常后继续用药 2 周,总疗程≥6 周,支原体肺炎至少用药 2~3 周,以免复发。

2. **抗病毒治疗** 用于病毒感染者。病毒感染目前尚无理想的抗病毒药物,临床可选用利巴韦林（病毒唑）10~15 mg/(kg·d),肌内注射或静脉滴注,亦可超声雾化吸入,对合胞病毒、腺病毒有效；干扰素抑制病毒在细胞内复制,早期使用疗效好,5~7 天为 1 个疗程,亦可雾化吸入。

（三）对症治疗

1. **氧疗** 如出现呼吸困难、喘憋、口唇发绀、面色苍白等低氧血症表现者,应立即给氧。多采取鼻前庭给氧,氧流量为 0.5~1 L/min,氧浓度不超过 40%,氧气宜湿化,以免损伤气道纤毛上皮细胞和使痰液变黏稠。缺氧严重者可用面罩给氧,氧流量为 2~4 L/min,氧浓度为 50%~60%。若出现呼吸衰竭,则需用人工呼吸器。

2. **保持呼吸道通畅** 及时清除鼻咽分泌物,使用祛痰剂；雾化吸入有助于解除支气管痉挛和水肿；喘憋严重者选用支气管解痉剂；保证液体摄入量,有利于痰液排除。

3. **腹胀的治疗** 低钾血症引起者及时补钾。若中毒性肠麻痹,应禁食,胃肠减压,用酚妥拉明每次 0.5 mg/kg,加入 10% 葡萄糖注射液 20~30 ml 静脉滴注。

4. **肺炎合并心力衰竭的治疗** 镇静,给氧,增强心肌收缩力,减慢心率,增加心搏出量,减轻心脏负荷(详见第七章第三节)。

(四)肾上腺皮质激素的应用

肾上腺皮质激素可减少炎性渗出,解除支气管痉挛,改善血管通透性,降低颅内压,改善微循环。使用指征:① 严重喘憋;② 全身中毒症状明显;③ 伴有脑水肿、中毒性脑病;④ 伴有感染性休克、呼吸衰竭等。可用琥珀酸氢化可的松 5~10 mg/(kg·d)或用地塞米松 0.1~0.3 mg/(kg·d)静脉滴注,疗程 3~5 天。

(五)并发症的治疗

对并存佝偻病、营养不良者,应治疗相应疾病。对并发脓胸、脓气胸者,应及时抽脓、抽气。对年龄小、中毒症状重,或脓液黏稠,经反复穿刺抽脓不畅者,或张力性气胸都宜考虑胸腔闭式引流。

【预防与调护】

(1)积极锻炼身体,提高抗病能力,预防呼吸道感染。

(2)加强营养,防止佝偻病及营养不良是预防重症肺炎的关键。

(3)保持室内空气流通,室温以 18~20℃为宜,相对湿度60%。

(4)咳嗽剧烈时可抱起小儿轻拍其背部,呼吸急促时,应保持气道通畅,随时吸痰。

(5)预防并发症及继发感染。应将不同病原体肺炎患儿分室居住。恢复期与新入院的患儿应尽量分开。医务人员接触不同患儿时,要注意消毒隔离操作。

(6)重症肺炎患儿要加强巡视,监测血压、心率等,密切观察病情变化。

第五节 支气管哮喘

支气管哮喘(bronchial asthma)简称哮喘,是由多种细胞,包括炎症细胞(嗜酸性粒细胞、肥大细胞、T淋巴细胞、中性粒细胞等)、气道结构细胞(气道平滑肌细胞和上皮细胞等)和细胞组分参与的气道慢性炎症性疾病。这种慢性炎症导致易感个体气道高反应性,当受到刺激时,发生广泛多变的可逆性气流受限,从而引起反复发作的喘息、咳嗽、气促、胸闷等症状,常在夜间和(或)清晨发作或加剧,多数患儿可经治疗缓解或自行缓解。

哮喘可发生在任何年龄,70%~80%发病于5岁以前,约20%的患儿有家族史,本病的形成与特应质或过敏体质关系密切,多数患儿有婴儿湿疹、过敏性鼻炎、食物或药物过敏史。约2/3的患儿到青春期哮喘症状完全消失,但仍可能存在不同程度的气道炎症和高反应性,30%~60%的患儿可完全治愈。

本病属中医学的"哮喘"、"哮证"等范畴。

【病因病理】

一、中医病因病机

哮喘病因既有外因,又有内因。内因责之于肺脾肾三脏不足,导致痰饮留伏于肺窍,成为哮喘夙根;外因责之于感受外邪,接触异物、异味及嗜食咸酸等。病机为外因诱发,触动伏痰,痰阻气道所致。

小儿肺、脾、肾三脏不足。肺气不足,卫外不固,常易为外邪所侵,邪阻肺络,则肺气不利,治节无权,水液失于输布,凝液为痰;脾虚则运化失司,不能为胃行其津液,湿聚为痰,上贮于肺;肾阳虚亏,不能蒸化水液,使水湿上泛成痰,聚液成饮。因此,肺、脾、肾三脏不足,与痰饮留伏有密切的关系,是发病的内在因素。

哮喘发作,主要在于痰饮留伏,外受邪气诱发,痰随气升,气因痰阻,相互搏结,阻塞气道,气机升降不利,以致呼吸困难,气息喘促,喉间痰鸣。若痰气交阻于气道,导致肺气闭阻,气滞血瘀,心血瘀阻,出现口唇、肢端发绀,甚则面色苍白,大汗淋漓,肢冷脉微等阳气欲脱的危象。因感邪寒热的不同、体质的差异,病性上有寒热虚实的区别。若是外感风寒,内伤生冷,或素体阳虚者,引动伏痰,则为寒性哮喘;若感受风热,或风寒化热,素体阴虚者,则为热性哮喘;若外寒未解,内热已起,可见外寒内热之证;若体质虚弱,外邪挟痰伏留,又可成为虚实夹杂的证候。

哮喘反复发作,可以导致肺气耗伤、脾阳受损、肾阴阳亏虚,故在缓解期可出现肺、脾、肾三脏虚损之象。发作期以邪实为主,缓解期以正虚为主。

二、西医病因病理

本病的发病机制复杂,尚未完全明确,与免疫、神经、精神、遗传因素和内分泌因素密切相关。

(一)发病机制

1. 免疫因素 哮喘发病的本质是气道慢性炎症。无论病情轻重、病程长短,哮喘患儿均存在气道慢性炎症性改变。气道炎症产生的有两个途径:① IgE介导的T淋巴细胞依赖的炎症途径:过敏原与特异性IgE结合,引起肥大细胞和嗜碱性粒细胞释放多种介质和细胞因子,使平滑肌痉挛、黏膜充血水肿、分泌物增加,并诱发气道高反应性,发生哮喘;② 非IgE介导的T淋巴细胞依赖的炎症途径:主体为嗜酸性粒细胞、T淋巴细胞。病毒可通过激活$CD8^+$T淋巴细胞、趋化嗜酸性粒细胞,诱发气道高反应。

2. 神经、精神和内分泌因素 哮喘患儿的β-肾上腺素能受体功能低下和迷走神经张力亢进,或同时伴有α-肾上腺素能神经的反应性增加,从而发生气道高反应性,可使支气管平滑肌收缩,腺体分泌增多,促进哮喘发作。此外,过度情绪激动和剧烈运动等因素也可不同程度诱发哮喘。

3. 遗传因素 哮喘有明显的遗传倾向,为多基因遗传性疾病,已发现许多疾病相关基因,如IgE、IL-3、IL-4、IL-13、T细胞抗原受体等基因多态性。

4. 危险因素 ①吸入过敏原(尘螨、动物毛屑及排泄物、蟑螂、花粉、真菌等);②食入过敏原(牛奶、鱼、虾、鸡蛋等);③呼吸道感染(尤其是病毒感染);④剧烈的情绪变化;⑤运动和过度通气;⑥气候变化,冷空气;⑦药物(如阿司匹林);⑧职业粉尘及气体。

(二)病理生理

哮喘最主要的病理变化是气道慢性炎症(炎性反应),其特征表现为支气管黏膜及黏膜下层组织内有大量的嗜酸性粒细胞、淋巴细胞、巨噬细胞、肥大细胞等炎症细胞浸润;支气管上皮细胞变性、脱落、坏死;杯状上皮细胞和黏膜下腺体增生,气道的分泌物增多,形成黏液栓;气道平滑肌增厚和收缩。

气流受阻是哮喘病理生理改变的核心,支气管痉挛、气道管壁炎性肿胀、黏液栓形成和气道重塑是导致气流受阻的主要原因。①急性支气管痉挛:为速发型哮喘反应,是IgE依赖型介质释放所致的Ⅰ型变态反应,包括肥大细胞释放的组胺、前列腺素和白三烯等。②气道管壁炎性肿胀:抗原对气道刺激6~24小时后发生的气道炎性反应,导致气道黏膜增厚和肿胀,使管腔变窄,伴随或不伴随平滑肌收缩,为迟发型哮喘反应。③黏液栓形成:主要发生于迟发型哮喘,黏液分泌增多,形成黏液栓,若黏液栓广泛阻塞细小支气管,引起严重呼吸困难,甚至可发生呼吸衰竭。④气道重塑:是慢性和反复的炎症所致,表现为气道管壁增厚和基质沉积,胶原沉积,上皮下纤维化,平滑肌肥大和增生,肌成纤维细胞增殖及黏液腺肥厚,上皮下网状层增厚,微血管生成。

【临床表现】

一、前驱症状

部分哮喘发作前可有流涕、喷嚏、胸闷、眼鼻作痒等症状。

二、主要症状

多急性起病,喘息和咳嗽呈阵发性发作,夜间和清晨加重,烦躁不安,伴以呼气性呼吸困难和哮鸣声,严重者出现端坐呼吸、大汗淋漓、面色青灰等症状。

三、体征

可见桶状胸,三凹征,叩诊两肺呈鼓音,心浊音界缩小,提示已经发生肺气肿,听诊肺部满布哮鸣音。重症病例,因气道广泛堵塞,哮鸣音反而消失,呼吸音可减弱。若合并呼吸道感染者可闻及湿啰音。

四、哮喘持续状态

如哮喘急性发作期经合理应用支气管舒张剂和肾上腺皮质激素等哮喘缓解药物治疗后,仍有严重或进行性呼吸困难者,称哮喘持续状态。表现为哮喘急性发作,咳嗽,喘息,呼吸困难,大汗淋漓和烦躁不安,甚至端坐呼吸,严重发绀,意识障碍及心肺功能不全的表现。如支气管阻塞未及时得到缓解,可迅速发展为呼吸衰竭,直接威胁生命,此时为哮喘危重状态。

【实验室及相关检查】

一、血常规

多数血常规正常，但部分患儿嗜酸性粒细胞增高。

二、胸部 X 线检查

急性期胸片正常或呈间质性改变，可有肺气肿或肺不张。缓解期大多正常。

三、肺功能检查

主要用于 5 岁以上的患者。目前临床多应用肺量仪和峰流速仪测定肺功能，可对气流受限程度和可逆性作出评估，有助于疾病的诊断和治疗。

四、过敏原测定

用多种过敏原提取液作皮肤试验是诊断变态反应的首要方法，能提示患儿对该过敏原过敏与否。

五、血清特异性 IgE 的测定

目前临床采用体外定性的酶免疫分析法，对人血清中的过敏原特异性 IgE 进行定性检测，对过敏原诊断有价值，血清总 IgE 测定只能反映是否存在特应质。

六、血气分析

对重症哮喘患儿，监测血气分析，有助于判断患儿病情，指导治疗。

【诊断】

诊断要点

根据 2008 年中华医学会儿科学分会呼吸学组修订的"儿童支气管哮喘诊断与防治指南"确定。

（一）儿童哮喘的诊断

（1）反复发作喘息、咳嗽、气促、胸闷，多与接触变应原，冷空气，物理、化学性刺激，呼吸道感染以及运动等有关，常在夜间和（或）清晨发作或加剧。

（2）发作时在双肺可闻及散在或弥漫性，以呼气相为主的哮鸣音，呼气相延长。

（3）上述症状和体征经抗哮喘治疗有效或自行缓解。

（4）除外其他疾病所引起的喘息、咳嗽、气促和胸闷。

（5）临床表现不典型者（如无明显喘息或哮鸣音），应至少具备以下 1 项。

1）支气管激发试验或运动激发试验阳性。

2）证实存在可逆性气流受限：① 支气管舒张试验阳性：吸入速效 β_2 受体激动剂（如沙丁胺醇）后 15 分钟第 1 秒用力呼气量（FEV_1）增加 ≥12%；或 ② 抗哮喘治疗有效：使用支气管舒张剂

和口服(或吸入)肾上腺皮质激素治疗1~2周后,FEV_1增加≥12%。

3) 最大呼气流量(PEF)每日变异率(连续监测1~2周)20%。

符合第(1)~(4)条或第(4)、第(5)条者,可以诊断为哮喘。

(二)咳嗽变异性哮喘的诊断

咳嗽变异性哮喘是儿童慢性咳嗽最常见的原因之一,以咳嗽为唯一或主要表现,不伴有明显喘息。诊断依据:

(1) 咳嗽持续>4周,常在夜间和(或)清晨发作或加重,以干咳为主。

(2) 临床上无感染征象,或经较长时间抗生素治疗无效。

(3) 抗哮喘药物诊断性治疗有效。

(4) 排除其他原因引起的慢性咳嗽。

(5) 支气管激发试验阳性和(或)PEF每日变异率(连续监测1~2周)≥20%。

(6) 个人或一、二级亲属特应性疾病史,或变应原检测阳性。

以上(1)~(4)项为诊断基本条件。

(三)哮喘的分期与严重程度分级

1. **急性发作期** 突然发生喘息、咳嗽、气促、胸闷等症状,或原有症状急剧加重。

2. **慢性持续期** 近3个月内不同频度和(或)不同程度地出现过喘息、咳嗽、气促、胸闷等症状。

3. **临床缓解期** 经过治疗或未经治疗症状、体征消失,肺功能恢复到急性发作前水平,并维持3个月以上。哮喘严重程度的分级见表4-3。

表4-3 哮喘病情严重程度分级

级别	日间症状	夜间症状	PEF或FEV_1占预计值	PEF变异率
一级(轻度间歇)	每周<1次,发作间歇无症状	≤2次/月	≥80%	<20%
二级(轻度持续)	≥1次/周,<1次/天,发作时可能影响活动	>2次/月	≥80%	20%~30%
三级(中度持续)	每日有症状,影响活动	>1次/周	60%~80%	>30
四级(重度持续)	持续有症状,体力活动受限	频繁	≤60%	>30

【鉴别诊断】

1. **毛细支气管炎** 主要由呼吸道合胞病毒所致,仅见于2岁以下小儿,尤其是1~6个月婴儿,临床症状如肺炎,但喘憋更明显。

2. **喘息性支气管炎** 多见于3岁以内小儿,临床见发热、咳嗽伴喘息,治疗后,喘息症状消失,但应密切注意或随访,警惕为支气管哮喘的早期。

3. 呼吸道异物　有异物吸入史,剧烈呛咳,胸部 X 线检查、纤维支气管镜检可有助于确诊。

【治疗】

一、中西医结合治疗思路

采取中西医结合治疗效果较好。中医采用扶正固本、内外治结合的综合疗法。对防止哮喘的复发和减少肾上腺皮质激素的使用有较好疗效。急性发作期,西医采取快速缓解症状,以抗炎、平喘为治疗重点,缓解支气管痉挛及其他伴随症状;缓解期防止症状加重和反复,进行长期抗炎,降低气道反应性,防止气道重塑,避免危险因素。以肾上腺皮质激素的吸入治疗为主。本病应采用长期、持续、规范和个体化的治疗。

二、中医治疗

(一)辨证论治

1. 辨证要点　本病分发作期与缓解期,主要从寒热虚实和肺脾肾三脏辨证。发作期以邪实为主,并分辨寒热虚实;缓解期以正虚为主,辨其肺脾肾三脏不足。

2. 治疗原则　发作期攻邪以治其标,根据寒热虚实,随证施治;缓解期扶正以治其本,治以补肺固表,扶脾益肾,调其脏腑功能,消除伏痰。若虚中夹实,应扶正祛邪。哮喘属于顽疾,应当采用口服、雾化、敷贴、针灸等多种疗法综合治疗。

3. 证治分类

发作期

(1) 寒性哮喘证

证候:咳嗽气喘,喉间哮鸣,痰白清稀,形寒肢冷,恶寒无汗,流清涕,面色淡白,口不渴,舌淡红,舌苔薄白或白腻,脉浮滑。

辨证:本证以咳嗽气喘,喉间哮鸣,痰白清稀等兼外感风寒之象为辨证要点。

治法:温肺散寒,化痰定喘。

方药:小青龙汤合三子养亲汤。

咳甚,加紫菀、款冬花、旋覆花,止咳化痰;喘甚,加射干、地龙;若表寒未解,里已有化热之象,可加生石膏、黄芩,或改用大青龙汤;若外寒不甚,表证不著者,可用射干麻黄汤。

(2) 热性哮喘证

证候:咳嗽气喘,声高息涌,痰稠色黄,发热面赤,胸闷膈满,口干咽红,尿黄便秘,舌红,舌苔黄腻,脉滑数。

辨证:本证以咳嗽喘促,声高息涌,痰稠色黄,发热,口干咽红为辨证要点。

治法:清热化痰,止咳平喘。

方药:麻杏石甘汤合苏葶丸加减。

喘甚,加地龙、炙桑白皮,清热涤痰定喘;痰多,加天竺黄、葶苈子以清化痰热;咳甚,加百部、炙款冬花,宣肺止咳;若表证不著,痰热在里,可用定喘汤加减。

(3) 外寒内热证

证候:喘促气急,咳嗽痰鸣,鼻塞清涕,喷嚏,或恶寒发热,痰黏稠色黄,口渴,尿黄大便干,舌红,苔白,脉滑数或浮紧。

辨证:以外寒见鼻塞清涕、喷嚏、恶寒,内热见痰稠色黄、口渴、尿黄大便干为特点。

治法:解表清里,定喘止咳。

方药:大青龙汤加减。

喘甚,加桑白皮、葶苈子,泻肺平喘;痰热明显,加竹沥、浙贝母、黛蛤散,清化痰热;大便干结,可加瓜蒌仁、大黄,降逆通腑。

(4) 虚实夹杂证

证候:病程长,喘促迁延不愈,动则喘甚,面白少华,畏寒肢冷,神疲纳呆,小便清长,伴见咳嗽痰多,喉间痰鸣,舌淡,苔薄腻,脉细弱。

辨证:以上盛肺实见喘促、咳嗽痰鸣,下虚肾亏见喘促无力、动则甚、畏寒肢冷为特点。

治法:降气化痰,补肾纳气。

方药:射干麻黄汤合都气丸加减。

偏于上盛者,用苏子降气汤加减;偏于下虚者,用都气丸合射干麻黄汤加减;痰盛者,加厚朴、陈皮,燥湿化痰;咯痰黄稠者,加黄芩、鱼腥草、瓜蒌壳以清热化痰;畏寒肢冷者,加附片、仙灵脾,温肾散寒。

缓解期

(1) 肺脾气虚证

证候:反复感冒,气短自汗,咳嗽无力,倦怠乏力,面白少华,纳呆便溏,舌质淡,苔薄白,脉细软无力。

辨证:以汗多、咳嗽无力、易感冒,脾气虚见面白少华、纳呆便溏为辨证要点。

治法:健脾益气,补肺固表。

方药:人参五味子汤合玉屏风散加减。

汗多者,加五味子、煅牡蛎、浮小麦,敛汗固涩;痰多,加半夏、桔梗,化痰;纳呆,加神曲、焦山楂,健脾开胃;便溏,加山药、薏苡仁,健脾化湿;反复感冒者,重用黄芪。

(2) 脾肾阳虚证

证候:动则喘促咳嗽,面色虚浮少华,形寒肢冷,食少腹胀,神疲乏力,便溏,舌淡,苔薄白,脉细弱。

辨证:以偏脾虚者见食少腹胀、便溏,偏肾阳虚见动则喘促、形寒肢冷为辨证要点。

治法:健脾温肾,固涩纳气。

方药:金匮肾气丸加减。

大便溏薄者,可加煨木香、砂仁、薏苡仁以宽中理气止泻;纳呆者,加焦山楂、神曲、炒谷芽、砂仁以健脾助运;虚喘明显,加蛤蚧、冬虫夏草,补肾纳气。

(3) 肺肾阴虚证

证候:喘促无力,动则气短,嗽时作,痰少,面色潮红,盗汗,消瘦气短,手足心热,夜尿多,舌红苔花剥,脉细数。

辨证:本证以喘促无力,动则气短,干咳少痰,舌红苔花剥为辨证要点。

治法:清热养阴,补益肺肾。

方药:麦味地黄丸加减。

盗汗者,加知母、白芍,养阴清热;干咳痰少者,加百部、沙参,润肺止咳;低热者,加鳖甲、青蒿,清虚热。

(二) 中成药

1. 小青龙口服液　每次10 ml,每日2次。用于寒性哮喘。

2. 小儿咳喘口服液　每次5~10 ml,每日3次。用于热性哮喘。

3. 桂龙咳喘宁　每次2粒,每日3次。由于寒热夹杂哮喘。

(三) 针灸疗法

1. 发作期　取定喘、天突、膻中、内关等。咳嗽痰多者,加丰隆。针刺。

2. 缓解期　取肺俞、足三里、肾俞、脾俞、关元等。每次取3~4穴,轻刺加灸,隔日1次。在好发季节前作预防性治疗。

3. 耳针　选喘点、内分泌,可治各型哮喘。

(四) 中药贴敷

白芥子、延胡索各21 g,甘遂、细辛各12 g。共研细末,分成3份,每隔10天使用1份。用时取药末1份,加生姜汁调稠如1分钱币大,分别贴在肺俞、心俞、膈俞、膻中穴,贴2~4小时揭去。若贴后皮肤发红,局部出现小疱疹,可提前揭去。贴药时间为每年夏天的初伏、中伏、末伏,每伏一帖,连用3年。

三、西医治疗

(一) 发作期治疗

1. β_2受体激动剂　是目前临床应用最广的支气管舒张剂,可使支气管平滑肌松弛和肥大细胞膜稳定。吸入型速效β_2受体激动剂疗效可维持4~6小时,是缓解哮喘急性发作的首选药物,可预防运动性哮喘的发作,常用药物有沙丁胺醇、特布他林,药物剂量:每次吸入沙丁胺醇2.5~5 mg,或特布他林2.5~5 mg。若严重哮喘发作时第1小时可每20分钟吸入1次,以后每2~4小时可重复吸入。急性发作病情相对较轻时也可选择短期口服短效β_2受体激动剂如沙丁胺醇片和特布他林片等,服药后15~30分钟起效。

2. 全身性肾上腺皮质激素类　是目前最有效的抗炎药。病情较重患儿给予口服泼尼松短程治疗(1~7天),每日 1~2 mg/kg,分 2~3 次。严重哮喘发作时静脉滴注甲泼尼龙每次 1~2 mg/kg,或氢化可的松 5~10 mg/kg,每日 2~3 次,必要时可加大剂量。一般短期内使用,2~5 天停药,若连续使用超过 10 天,不能骤然停药,可改为泼尼松口服渐减量,以免复发。

3. 抗胆碱能药物　吸入型抗胆碱能药物如异丙托溴铵舒张气管的作用比 β_2 受体激动剂弱,起效也较慢,但长期用不易产生耐药,不良反应少,尤其适用于夜间发作及痰多的患儿。

4. 短效茶碱　具有舒张气道平滑肌、强心、利尿、扩张冠状动脉、兴奋呼吸中枢和呼吸肌等作用。目前主张不单独应用治疗哮喘。应用时需要注意不良反应,长期使用应监测血药浓度。

(二) 缓解期治疗

1. 吸入型肾上腺皮质激素　是哮喘长期控制的首选药物,通过吸入,药物直接作用于气道黏膜,局部抗炎作用强,全身不良反应少。目前临床上常用的有布地奈德、丙酸氟替卡松和丙酸倍氯米松等。通常需要长期、规范吸入 1~3 年才能起预防作用,每 3 个月应评估病情,根据病情调整用药。

2. 白三烯拮抗剂　能抑制气道平滑肌中白三烯活性,从而预防和抑制白三烯所致的气道炎症。该药耐受性好,副作用少。临床主要有孟鲁司特和扎鲁司特,孟鲁司特,2~5 岁,每次 4 mg,每天 1 次;6~12 岁,每次 5 mg,每天 1 次。

3. 缓释茶碱　用于长期控制时,可提高 ICS 抗炎作用。

4. 长效 β_2 受体激动剂　包括福莫特罗、沙美特罗等。

5. 肥大细胞膜稳定剂　色甘酸钠有抑制 IgE 诱导的肥大细胞脱颗粒、降低气道高反应性的作用。常用于预防冷空气、运动等诱发的哮喘,副作用小。每次 5 mg,每日 3~4 次,经 4~6 周无效者可停用。

6. 联合治疗　对于病情严重度分级为重度持续和单用吸入型肾上腺皮质激素病情控制不佳的中度持续的哮喘提倡长期联合用药,如吸入型肾上腺皮质激素联合吸入型 β_2 受体激动剂或白三烯拮抗剂。

(三) 哮喘持续状态的处理

1. 吸氧　用密闭面罩或双导管吸氧。氧气浓度以 40% 为宜,流量 4~5 L/min。

2. 补液、纠正酸中毒　注意水、电解质平衡,纠正酸碱紊乱。

3. 肾上腺皮质激素　全身应用肾上腺皮质激素作为儿童危重哮喘治疗的一线药物,应尽早使用。常用甲泼尼龙、氢化可的松静脉滴注。

4. 支气管扩张剂的使用　① 吸入型速效 β_2 受体激动剂;② 氨茶碱静脉滴注;③ 抗胆碱能药物;④ 肾上腺素皮下注射,每次 0.1% 肾上腺素 0.01 mg/kg,儿童最大不超过 0.3 ml。必要时可每 20 分钟用 1 次,最多不超过 3 次。

5. 镇静剂　可用水合氯醛灌肠,慎用或禁用其他镇静剂。

6. 酌情使用抗生素　儿童哮喘主要由病毒引发,常规不使用抗生素,若合并细菌感染则选用病原体敏感的抗生素。

危重哮喘患儿经治疗后病情继续恶化,应及时给予辅助机械通气治疗。

【预防与调护】

（1）避免接触过敏原,如花粉、虾、蟹、烟雾等致敏物质。

（2）注意气候变化,尽量避免呼吸道感染。

（3）加强哮喘的教育与管理。对患儿及家属进行哮喘基本知识教育,调动其抗病的积极性,提高依从性,提高生活质量。

第五章
消化系统疾病

> **导　学**
>
> 本章主要介绍小儿消化系统解剖生理特点,以及小儿口炎、胃炎、小儿腹泻等疾病的诊断和治疗,其中小儿腹泻是学习的重点内容。
>
> 通过学习,掌握小儿腹泻的病因病理、临床表现、诊断、中医辨证论治以及西医液体疗法。熟悉小儿口炎、胃炎的临床表现及治疗。了解小儿消化系统的生理解剖特点、消化系统疾病的鉴别诊断、预防与调护。

第一节　小儿消化系统概论

小儿生机蓬勃,发育迅速,新陈代谢旺盛,营养物质的需要量相对较成人多,但消化系统尚未发育完善,消化系统的负担较重,小儿的生理功能和机体需要不相适应,具体表现在小儿消化系统的解剖生理特点上,掌握这些特点对预防小儿消化道疾病的发生非常有益。

一、小儿消化系统解剖生理特点

(一) 口腔

足月新生儿出生时已具有较好的吸吮吞咽功能,新生儿及婴幼儿口腔黏膜薄嫩,血管丰富,唾液腺发育不够完善,口腔黏膜较干燥,易受损伤和感染。3 个月以下小儿唾液中淀粉酶含量低下,不宜喂淀粉类食物。3 个月后唾液分泌开始增加,但婴儿口底浅,吞咽功能不完善,可发生生理性流涎。

(二) 食管

新生儿和婴儿的食管呈漏斗状,黏膜纤弱,腺体缺乏,弹力组织及肌层尚不发达,贲门括约肌发育不完善,控制能力差,故易发生胃食管反流,吮奶时常因吞咽过多空气发生溢奶。

(三) 胃

新生儿胃容量为 30~60 ml，1~3 个月时 90~150 ml，1 岁时 250~300 ml，5 岁时为 700~850 ml，成人约 2 000 ml。故年龄愈小每日喂食的次数愈多。但哺乳后不久幽门即开放，胃内容物陆续进入十二指肠，故实际胃容量不完全受上述容量限制。婴儿胃呈水平位，当开始直立行走后变为垂直；由于胃幽门括约肌发育良好，而贲门和胃底部肌张力低，易引起幽门痉挛而出现呕吐。胃排空时间随食物种类不同而异，稠厚而含乳凝块大的乳汁排空慢；水的排空时间为 1.5~2 小时，母乳 2~3 小时，牛乳 3~4 小时；早产儿胃排空慢，易发生胃潴留。

(四) 肠

小肠的主要功能为运动、消化、吸收及免疫保护，大肠则主要贮存食物残渣、进一步吸收水分以及形成粪便。婴幼儿肠道相对较长，有利于消化吸收。但由于升结肠与后壁固定差，加上肠系膜柔软而长，容易发生肠套叠或肠扭转。早产儿的肠蠕动协调能力差，易发生粪便滞留甚至功能性肠梗阻。婴幼儿肠黏膜屏障作用较差，肠壁薄，血管丰富且通透性高，肠内细菌及其毒素、消化不全产物和过敏原等可经肠黏膜进入体内，引起全身感染和变态反应性疾病。婴幼儿结肠较短，不利于水分吸收，故婴儿大便多不成形而为糊状。小儿直肠相对较长，肌肉发育不良，固定差，易发生脱肛。又由于小儿大脑皮质功能发育不完善，进食时常引起胃-结肠反射，产生便意，故小儿大便次数多于成人。

(五) 肝

年龄愈小，肝脏相对愈大。婴幼儿在右锁骨中线肋缘下可触及肝下缘，边缘钝，质地柔软，无压痛，不超过 2 cm。学龄期儿童肋缘下一般不应触及肝脏。婴儿肝脏结缔组织发育较差，肝细胞再生能力强，不易发生肝硬化，但易受各种不利因素的影响，如缺氧、感染、药物中毒等均可使肝细胞发生肿胀、脂肪浸润、变性坏死、纤维增生而肿大，影响其正常功能。肝糖原贮备少，易因饥饿诱发低血糖。婴儿胆汁分泌少，对脂肪的消化和吸收的功能差。

(六) 胰腺

出生时可分泌少量胰液，各种胰腺酶的活性都比较低，故对脂肪和蛋白质的消化和吸收均不够完善；出生后 3~4 个月时胰腺发育较快，胰腺分泌量也随之增加。出生后 1 年，胰腺外分泌部分生长迅速，为出生时的 3 倍。胰腺的分泌量随年龄生长而增加。酶类出现的顺序为：胰蛋白酶最先，而后是糜蛋白酶、羧基肽酶、脂肪酶，最后是淀粉酶。婴幼儿期胰液及其消化酶的分泌易受炎热天气和各种疾病的影响而被抑制，容易发生消化不良。

(七) 肠道细菌

在母体内，胎儿肠道是无菌的，出生后数小时细菌即从空气、奶头、用具等经口、鼻、肛门入侵至小儿肠道，主要分布在结肠和直肠。在婴儿期，由于饮食不同，肠道固有菌群也有所不同。人乳喂养儿以乳酸杆菌和双歧杆菌占优势；人工喂养儿则以大肠杆菌为主；断乳后，小儿肠道菌群也逐渐变化，发展为以厌氧菌占优势的稳定菌群。正常肠道菌群对侵入肠道的致病菌有一定的拮抗作用,但如果大量使用广谱抗生素,可使正常菌群的平衡失调,而发生消化功能紊乱。另外,消化道功能紊乱时,肠道细菌大量繁殖,可进入小肠甚至胃内而成为致病菌。

(八) 健康小儿粪便

食物进入消化道至粪便排出时间因年龄而异:母乳喂养的婴儿平均为13小时,人工喂养者平均为15小时,成人平均为18~24小时。

1. 母乳喂养儿粪便　为黄色或金黄色,多为均匀的膏状或带少许黄色粪便颗粒,有酸味,不臭,偶有细小乳凝块或较稀薄绿色,呈酸性反应(pH 4.7~5.1),每日2~4次,在添加辅食后粪便常变稠,每日1~2次。

2. 人工喂养儿粪便　呈淡黄色或灰黄色,较干,大多成形,含乳凝块较多、较大,量多,因牛乳含蛋白质比较多,粪便有明显的蛋白质分解产物的臭味,呈中性或碱性反应(pH 6~8),每日1~2次,有时可有便秘。

3. 混合喂养儿粪便　与单纯喂牛乳者相似,但较软、黄色;添加淀粉类食物可使大便增多,质软,暗褐色,有臭味;添加蔬菜水果等辅食后,粪便渐近成人,每日排便1次。

二、中医学对小儿消化系统的认识

早在《难经》即有对消化系统的解剖生理功能的详尽论述:"……唇为飞门,齿为户门,会厌为吸门,胃为贲门,太仓下口为幽门,大肠小肠会为阑门,下极为魄门……"此七门又称七冲门,是消化道的七个关口,任何一关发生病变,都会影响受纳、消化吸收和排泄。虽然在小儿消化系统中,参与消化功能和吸收功能的脏腑较多,但关系最为密切的当属脾胃。脾胃为后天之本,主运化和输布精微物质,为气血生化之源。小儿运化功能未健全,但由于生长发育迅速,对营养物质的需求较高,比成人迫切,相对而言,脾胃功能较难满足机体的需要,古代医家把这种矛盾总结为"脾常不足"。这一认识与西医学消化系统解剖特点是一致的。如新生儿的胃容量较小,结肠短,故婴儿大便多不成形而为糊状,且排出快,次数多;新生儿和婴儿不仅胃酸分泌较少,胃酸和胃蛋白酶活性也较低,不利于杀灭病原体,各种胰腺酶的活性都比较低,对脂肪和蛋白质的消化吸收均不够完善,故易患泄泻、积滞、呕吐及疳证等消化系统疾病。

第二节　小儿口炎

鹅口疮

鹅口疮(thrush,oral candidiasis)为白色念珠菌感染在口腔黏膜表面形成的疾病,以患儿口腔及舌上生有白屑或白膜满布,状如鹅口为特征。多见于新生儿以及久病体弱的婴幼儿,腹泻、营养不良、长期使用广谱抗生素或类固醇激素的患儿易患此病,一年四季均可发生。

本病中西医均称"鹅口疮",因其色白如雪又称"雪口"。

【病因病理】

一、中医病因病机

本病病因有虚实之分。

1. **心脾积热** 胎热内蕴,传入胎儿;或口腔不洁,感受秽毒之邪,致心脾积热,邪热循经上乘于口舌,熏灼口舌则口舌漫生白屑。

2. **虚火上浮** 胎禀不足,或久病、久泻,久病损阴,肾阴不足,水不制火,虚火上炎,熏于口舌,发为本病。

本病病位在心脾肾,因少阴之脉通于舌,太阴之脉通于口,循经上扰而发病。

二、西医病因病理

本病由白色念珠菌引起,该病菌常存在于正常人口腔、肠道、阴道、皮肤等处。新生儿可在出生时因产道感染,或被污染的乳具感染而致病。婴儿常因体质虚弱,营养不良,消化不良,长期使用广谱抗生素或激素,消化道菌群失调,白色念珠菌繁殖,故常在真菌性肠炎的同时并发鹅口疮。

【临床表现】

口腔黏膜表面覆盖白色或灰白色乳凝块样白膜。初起时,呈点状和小片状,微凸起,可逐渐融合成大片,白膜界线清楚,不易拭去。如强行剥落后,可见充血、糜烂创面,局部黏膜潮红粗糙,可有溢血,但不久又为新生白膜覆盖。重症可波及喉部、气管、肺或食管、肠管,甚至引起全身性真菌病,出现呕吐、吞咽困难、声音嘶哑或呼吸困难。

【实验室及相关检查】

取少许白膜涂片,加 10% 氢氧化钠 1 滴,在显微镜下可见到白色念珠菌孢子和菌丝。

【诊断】

诊断要点

多见于新生儿,久病体弱者,或长期使用抗生素或激素患儿。舌上、颊内、牙龈或上腭散布白屑,可融合成片。重者可向咽喉处蔓延,影响吸吮与呼吸,偶可累及气管、食管及肠道等。白膜涂片,显微镜下见到白色念珠菌孢子和假菌丝可确诊。

【鉴别诊断】

1. **残留乳块** 其状虽与鹅口疮相似,但以温开水或棉签轻拭,即可去之。

2. **白喉** 由白喉杆菌引起的急性传染病。多在咽、扁桃体甚则鼻腔、喉部形成灰白色的假膜,坚韧,不易擦去,若强力擦除则易致出血。全身中毒症状严重,伴有发热、咽痛、进行性喉梗阻、呼吸困难、疲乏等症状,病情严重。

【治疗】

一、中西医结合治疗思路

本病以中西医结合局部治疗为主,保持口腔局部碱性环境,一般不需要静脉注射或口服抗真菌药物,严重者可适当应用抗真菌药物,注意补充维生素及全身支持疗法。中医治疗首先分清虚实,实证者治以清泄心脾积热;虚证者治以滋肾养阴,清热降火。

二、中医治疗

(一) 辨证论治

1. 辨证要点

(1) 辨虚实:实证多见于体壮儿,起病急,病程短,口腔白屑较多甚或堆积成块,周围黏膜红赤,多伴发热、面赤、心烦口渴、尿赤、便秘等症;虚证多见于早产、久病体弱儿,或大病之后,起病缓,病程长,常迁延反复,口腔白屑稀散,周围黏膜色淡,常伴消瘦、神疲虚烦、面白颧红或低热等虚羸之象。

(2) 辨轻重:轻证白屑较少,全身症状轻微或无,饮食睡眠尚可;重证白屑堆积,层层叠叠,甚或蔓延到鼻腔、咽喉、气道、胃肠,并伴高热、烦躁或虚衰、吐泻、呼吸及吮乳困难等,极重者可危及生命。

2. 治疗原则　本病总由邪热熏灼口舌所致,治当清热泻火为要。实证者治以清泄心脾积热;虚证者治以滋肾养阴,清热降火。轻证可以局部药物外治治疗,重证则应内治、外治兼施,方可提高疗效。

3. 证治分类

(1) 心脾积热证

证候:口腔舌面满布白屑,面赤唇红,烦躁不宁,吮乳啼哭,大便干结,小便短黄,舌红,苔薄白,脉滑数或指纹青紫。

辨证:此证见于鹅口疮实证,以口腔舌面白屑较多,周围黏膜红赤,伴全身邪热炽盛症状为辨证要点。

治法:清心泻脾,解毒泻火。

方药:清热泻脾散加减。

大便干结者,加生大黄;口干喜饮者,加石斛、玉竹。

(2) 虚火上炎证

证候:口舌白屑稀散,周围红晕不著,或口舌糜烂,口干不渴,颧红,手足心热,虚烦不寐,大便干结,舌红少苔,脉细数或指纹色红。

辨证:此证多见于大病、热病之后,病程较长,反复迁延。以白屑散在,周围红赤不著,舌红苔少,伴阴虚内热症状为辨证要点。

治法:滋阴降火,引火归原。

方药:六味地黄汤加肉桂。

食欲不振者,加乌梅、木瓜、生麦芽;便秘者,加火麻仁。

(二) 中成药

1. 蒲地蓝消炎口服液　每次5~10ml,每日2~3次,口服。用于心脾积热证。
2. 知柏地黄丸　每次3g,每日3次,口服。用于虚火上炎证。

(三) 其他疗法

1. 推拿疗法　① 清心,清胃,揉小天心,按揉小横纹,掐揉四横纹,清天河水,退六腑。用于心脾积热证。② 揉二马,补肾经,推小横纹,清天河水,水底捞明月,揉涌泉。用于虚火上炎证。
2. 药物外治法　① 生石膏2.4g,青黛、黄连、乳香、没药各0.9g,冰片0.3g。共研细末,瓶装贮存。每次取少许涂患处,每日5~6次。用于心脾积热证。② 冰硼散,吹敷口腔,每次少许,每日3~4次。各证型均可使用。

三、西医治疗

用2%~5%碳酸氢钠溶液或2%硼酸溶液,于哺乳前后清洗口腔。病变广泛者,用制霉菌素甘油或制霉菌素混悬液(10万~20万U/ml)涂患处,每日2~3次。症状重时,可口服制霉菌素,每次5万~10万U,每日3次,亦可口服肠道微生态制剂,纠正肠道菌群失调,抑制真菌生长,并加服维生素B_2、维生素C。

【预防与调护】

(1) 加强孕期卫生保健,孕母营养丰富全面,避免过食辛热炙煿之品,及时治疗阴道真菌病。

(2) 注意哺乳卫生,保持口腔清洁,喂奶器具及时煮沸消毒。

(3) 婴儿宜适当进食新鲜水果蔬菜,以增强体质,提高机体免疫能力。避免过烫、过硬食物及不必要的口腔擦拭,防止损伤口腔黏膜。

(4) 提倡母乳喂养,及时添加辅食,积极治疗原发病。避免长期使用广谱抗生素或肾上腺皮质激素。

(5) 患儿应注意饮食调护,营养全面,饮食富含维生素,多饮开水,避免刺激性食物。

(6) 及时清洗患儿口腔,用消毒纱布或棉签蘸冷开水或前述清洗方法清洗口腔,每日2~3次。

疱疹性口炎

疱疹性口炎(herpetic stomatitis)由单纯疱疹病毒Ⅰ型感染所致,临床以口腔内出现单个或成簇小疱疹为主要临床特征。多见于1~3岁小儿。传染性较强,常在集体托幼机构引起小流行。

本病属中医学"口疮"范畴。病损仅在口唇内侧及齿龈处较局限者,称"燕口疮";若溃疡面积较大,弥漫全口,全身症状较重者,称"口糜";口疮经久不愈或反复发作,致患儿身体瘦弱者,称"口疳"。

【病因病理】

一、中医病因病机

本病多由风热乘脾,心脾积热,或虚火上炎所致。外感风热之邪,内应于脾胃,风热挟毒上乘于口而发为口疮;或调护失宜,喂养不当,恣食肥甘煎炒之品,邪热内积心脾,心火上炎,外发为口疮。或素体虚弱,或久病久泻,气阴两虚,虚火上炎,熏灼口舌而生疮。

二、西医病因病理

本病主要为感染单纯疱疹病毒Ⅰ型(HSV-Ⅰ)所致。病毒侵入黏膜上皮层后,上皮细胞受到激惹而膨胀,形成空泡,泡内有大量渗出液,受累的细胞内可以发现包涵体。如有继发感染则病变区有明显的炎症反应。

【临床表现】

多急性起病,起病时发热可达38~40℃,1~2天后,齿龈、唇内、舌、颊黏膜等部位口腔黏膜发生成簇的小水疱和散在的单个水疱,壁薄而透明,周围绕以红晕。水疱很快溃破,形成浅表溃疡,上覆黄白色纤维素性渗出物。由于疼痛剧烈,常伴有拒食,流涎,烦躁,颌下淋巴结肿大、有压痛等。病程1~2周。

【诊断】

诊断要点

学龄前儿童多见,发热、拒食、流涎、烦躁。舌、唇、颊黏膜可见疱疹,周围有红晕,破后呈浅表小溃疡,常伴齿龈红肿与颌下淋巴结肿大。用棉拭子取口腔黏膜糜烂面或用针头刺破水疱取疱液,进行病毒分离,鉴定出单纯疱疹病毒Ⅰ型可确诊。

【鉴别诊断】

1. **疱疹性咽峡炎** 由柯萨奇病毒引起的口腔疱疹损害,临床表现类似疱疹性口炎,但前驱期症状和全身反应较轻,病损的分布限于口腔后部,如软腭、悬雍垂、扁桃体处,为丛集成簇的小水疱,不久溃破成溃疡,损害很少发于口腔前部,牙龈不受损害。

2. **细菌感染性口炎** 由致病的链球菌、金黄色葡萄球菌、肺炎链球菌感染引起。多见于抵抗力低下的婴幼儿。初起口腔黏膜充血水肿,随后发生糜烂和溃疡,可融合成片,覆盖有灰白色、边界清楚的假膜,涂片染色可见大量细菌。

3. 手足口病　见第十四章第六节。

【治疗】

一、中西医结合治疗思路

本病采取中西医结合治疗可以提高疗效。中医宜清热泻火或滋阴降火治疗,同时配合外治疗法;西医以对症支持治疗为主。

二、中医治疗

(一) 辨证论治

1. 辨证要点　本病总由火热所致,辨证应分清实火、虚火,并根据病变部位确定所涉之脏腑。

(1) 辨虚实:实火者多由外感风热所致,起病急,病程短,口腔疱疹、溃疡数目多,周围黏膜红赤,局部灼热疼痛,口臭流涎,或伴发热烦躁、哭闹拒食等症状。属虚火者常由素体阴虚或热病伤阴,或久病伤阳,虚阳浮越引起,起病缓,病程长,口腔疱疹、溃疡相对较少,反复发作,周围黏膜淡红,疼痛轻微,或伴低热、颧红盗汗,或神疲、面白、纳呆、便溏等。

(2) 辨脏腑:病变部位在心者,口疮常发生于舌边、尖部,并伴烦躁叫扰啼哭、夜眠不安、尿赤等;在脾胃者,口疮每以唇颊、上腭、齿龈处居多,并伴口臭流涎、脘腹胀满、大便秘结等。

2. 治疗原则　本病以清热降火为基本治疗原则。实证以清热解毒泻火为主,虚证应以补虚为要。在施以内治的同时,应配合口腔局部外治。

3. 证治分类

(1) 风热乘脾证

证候:以口颊、上腭、齿龈、口角溃烂为主,甚则满口糜烂,周围黏膜色红,疼痛明显,拒食,烦躁不安,口臭,涎多,或伴发热,小便短赤,大便秘结,舌红,苔薄黄,脉数。

辨证:本证多见于口疮初起,以周围黏膜焮红,灼热疼痛为辨证要点。

治法:疏风清热,泻火解毒。

方药:凉膈散加减。

风热夹湿,舌苔厚腻,疮面糜烂、有黄色黏腻渗出物,可选用甘露消毒丹加减,清热解毒利湿。

(2) 心火上炎证

证候:舌上、舌边溃烂,色赤疼痛,烦躁多啼,口干欲饮,小便短黄,舌尖红,苔薄黄,脉数。

辨证:本证以舌体溃疡多,色赤疼痛,心烦啼哭,小便短赤,舌尖红赤为辨证要点。

治法:清心泻火。

方药:泻心导赤汤加减。

小便短少者,加车前子、滑石;口渴甚者,加石膏、天花粉。

(3) 虚火上炎证

证候:口腔溃疡较少,呈灰白色,周围色不红或微红,口臭不甚,反复发作或迁延不愈,神疲颧红,口干不渴,舌红,苔少或花剥,脉细数。

辨证:本证多见于素体虚弱,久病久泻或热病后患儿。以口舌溃疡稀疏散发,色淡,反复出现或迁延不愈,疼痛轻,伴阴虚内热之象为辨证要点。

治法:滋阴降火,引火归原。

方药:六味地黄丸加肉桂。

若久泻或吐泻之后患口疮,宜气阴双补,可服七味白术散,重用葛根,加乌梅、儿茶。

(二)中成药

1. 蒲地蓝消炎口服液 每次5~10 ml,每日2~3次,口服。用于口疮实证。
2. 牛黄解毒片 每次1~2片,每日3次,口服。用于口疮实证。
3. 知柏地黄丸 每次3 g,每日3次,口服。用于虚火上炎证。

(三)其他疗法

1. 推拿疗法 疼痛严重者,可在餐前指压人中、下关、颊车等穴,每日早晚各1次。
2. 药物外治法 ① 吴茱萸适量,捣碎,醋调敷涌泉穴,临睡前固定,翌晨去除。用于虚火上炎证。② 冰硼散少许,涂敷患处,每日2~3次。用于心火上炎证。③ 锡类散或西瓜霜少许,涂敷患处,每日2~3次。用于心火上炎及风热乘脾证。

三、西医治疗

保持口腔清洁,禁用刺激性药物。饮食以微温或凉的流质为宜,多补充蛋白质及维生素类。局部涂2.5%~5%金霉素鱼肝油。症状严重者给予全身支持疗法。合并细菌感染可用抗生素治疗。

【预防与调护】

(1) 保持口腔清洁,饭后、睡前常用温水漱口,养成刷牙习惯,饮食餐具经常清洁消毒。
(2) 避免乳食及饮料过烫,避免不必要的口腔擦拭,以防损伤口腔黏膜。
(3) 加强身体锻炼,增强体质,避免各种感染。
(4) 患儿注意口腔外周皮肤卫生,颈项处可围上清洁毛巾,口中涎水流出及时擦干。
(5) 饮食宜清淡,忌辛辣刺激、粗硬及过咸、过甜食物,忌饮料过烫。
(6) 患病期间注意休息,多饮水及蔬菜水果,保持大便通畅。

第三节 胃 炎

胃炎(gastritis)是指由各种物理性、化学性或生物性有害因素引起的胃黏膜或胃壁炎性改变的一种疾病。根据病程分急性胃炎和慢性胃炎两种,两者的确切发病率在我国小儿人群尚不清楚,慢性胃炎发病率高于急性胃炎。

本病属中医学"胃脘痛"、"胃痞"、"胃胀"、"呕吐"等范畴。

【病因病理】

一、中医病因病机

引起小儿胃炎的原因很多,如寒邪犯胃、乳食积滞、胃中积热、脾胃虚寒、肝气犯胃等,病变部位主要在胃,亦与肝脾二脏密切相关。其基本病机为胃失和降,气机不利。

1. 寒邪犯胃　外感寒邪,或过食生冷瓜果之品,寒邪客于胃肠,扰动气机,胃失和降则呕吐,寒凝气滞,经络不通,气血壅阻不行,则胃脘痛。

2. 乳食积滞　小儿乳食不节,或暴饮暴食,或过食不易消化的食物,以致损伤脾胃,乳食停积中州,脾胃失健,气机升降失调,胃气上逆则生呕吐,传化失职则致胃脘部疼痛不适。

3. 胃中积热　由于乳母喜嗜炙煿、辛辣之品,乳汁蕴热,儿食母乳,以致热积于胃;或较大儿童过食辛热之品,热积胃中;或感受夏秋湿热,蕴于中焦皆可致脾胃升降失职,导致胃脘痛。

4. 肝气犯胃　小儿因环境不适,或所欲不遂,或遭受打骂等,情志怫郁,导致肝气不畅,横逆犯胃,发为胃脘痛,或胃失和降,气逆于上而呕吐。

5. 脾胃虚寒　乳母平时喜食寒凉生冷之品,乳汁寒薄,儿饮其乳,脾胃受寒;亦可由先天禀赋不足,脾胃素虚,易受寒客;或小儿过食瓜果生冷,因冷生寒;或病程中过服苦寒攻伐之剂,或感受风寒之邪,均可使寒凝中脘,中阳不运,胃失和降,发为胃脘痛。

二、西医病因病理

(一) 病因

1. 急性胃炎　多为继发性,可由严重感染、休克和其他危重疾病所致的应激反应(又称胃肠功能衰竭)引起;也可由于误服毒性物质和腐蚀剂,如摄入由细菌及其毒素污染的食物,服用对胃黏膜有损害的药物等;另外,食物过敏、胃内异物、情绪波动、精神紧张和各种原因所致的变态反应等均可引起胃黏膜的急性炎症。

2. 慢性胃炎　是有害因子长期反复作用于胃黏膜引起损伤的结果,小儿慢性胃炎中以浅表性胃炎最常见。病因迄今尚未完全明确,目前认为幽门螺杆菌(*Helicobacter pylori*, Hp)感染为小儿慢性胃炎的最主要原因,其他细菌及病毒感染、胆汁反流、长期服用刺激性食物和药物、精神神经等因素均可能参与发病。

(二) 病理

1. 急性胃炎　表现为上皮细胞变性、坏死,固有膜大量中性粒细胞浸润,无或极少有淋巴细胞、浆细胞,腺体细胞呈不同程度变性坏死。

2. 慢性胃炎　浅表性胃炎见上皮细胞变性,小凹上皮细胞增生,固有膜炎症细胞主要为淋巴细胞、浆细胞浸润。

【临床表现】

一、急性胃炎

发病急骤,轻者仅有食欲不振、腹痛、恶心、呕吐,严重者可出现呕血、黑便、脱水、电解质及酸碱平衡紊乱。有感染者常伴有发热等全身中毒症状。

二、慢性胃炎

常见症状为反复发作、无规律性的腹痛,疼痛经常出现于进食过程中或餐后,多数位于上腹部、脐周,轻者为间歇性隐痛或钝痛,严重者为剧烈绞痛。常伴有食欲不振、恶心、呕吐、腹胀,继而影响营养状况及生长发育。胃黏膜糜烂出血者伴呕血、黑便。

【实验室及相关检查】

一、胃镜检查

胃镜检查可见黏膜广泛充血、水肿、糜烂、出血,有时可见黏膜表面的黏液斑或反流的胆汁。Hp感染胃炎时,还可见胃黏膜微小结节形成。为胃炎最可靠的诊断手段。

二、X线钡餐造影

多数胃炎病变在黏膜表层,钡餐造影难有阳性发现。气、钡双重造影效果较好。

三、Hp检测

核素标记尿素呼吸试验 让患儿口服一定量同位素^{13}C标记的尿素,如果患儿消化道内含有Hp,则其产生的尿素酶可将尿素分解产生CO_2,由肺呼出。通过测定呼出其体中^{13}C含量即可判断胃内Hp感染程度,其特异性和敏感性均达90%以上。也可通过胃黏膜组织切片染色与培养、尿素酶试验、血清学检测抗Hp抗体等方法检测。

【诊断】

诊断要点

急性胃炎无特征性临床表现,诊断主要依靠病史、体检、临床表现及胃镜检查进行诊断。慢性胃炎诊断及分类主要根据胃镜下表现和病理组织学检查。

【鉴别诊断】

由于引起小儿腹痛的病因很多,急性发作的腹痛必须注意与外科急腹症,肝、胆、胰、肠等腹内脏器的器质性疾病,以及腹型过敏性紫癜相鉴别。慢性反复发作性腹痛应与消化性溃疡、肠道寄生虫、肠痉挛等疾病鉴别。

1. **肠道蛔虫症** 常有不固定腹痛、偏食、异食癖、恶心、呕吐等消化功能紊乱症状,有时出现全身过敏症状。往往有吐、排虫史,粪便查找虫卵,驱虫治疗有效等可协助诊断。

2. **肠痉挛** 婴儿多见,可出现反复发作的阵发性腹痛,腹部无异常体征,排气、排便后可缓解。

3. **心理因素所致非特异性腹痛** 是一种常见的儿童身心疾病。原因不明,与情绪改变、生活事件、家庭成员过度焦虑等有关。表现为弥漫性、发作性腹痛,持续数十分钟或数小时而自行缓解,可伴有恶心、呕吐等症状。临床和辅助检查往往无阳性表现。

【治疗】

一、中西医结合治疗思路

本病可采取中西医结合综合方法治疗。中医采用辨证治疗,实证以理气止痛为主,虚证以健脾养胃为主。可配合针灸、推拿等法。西医治疗以祛除病因,针对原发病和对症治疗为主,有 Hp 感染者应规范使用抗菌药物。

二、中医治疗

(一)辨证论治

1. **辨证要点** 本病应以八纲辨证为纲,结合病史、症状等以分清病因,确定属性。呕吐、胃脘痛突发属实;胃脘隐痛、呕吐时作时止属虚。胃脘胀痛拒按属实;腹软喜温喜按属虚。得食痛甚属实;进食暂缓属虚。胃脘冷痛,遇凉加重属寒;胃脘闷痛,口渴喜凉属热。胃脘胀痛连胁,胸闷嗳气为气滞。胃脘隐隐灼痛,似饥而不欲食多为胃阴不足。

2. **治疗原则** 本病以胃失和降,气机不畅为主要病机,治疗应以理气和胃为原则。

3. **证治分类**

(1)乳食积滞证

证候:胃脘胀满,疼痛拒按,嗳腐吞酸,甚则呕吐,呕吐物多为酸臭乳块或不消化食物,舌质红,苔厚腻,脉滑紧。

辨证:起病前常有饮食不节或暴饮暴食史,以胃脘胀满疼痛,嗳腐吞酸,吐物酸馊为辨证要点。

治法:消食消乳,和胃止痛。

方药:伤食用保和丸加减。伤乳用消乳丸加减。

若食积化热便秘者,可加大黄、枳实;呕吐甚者,加藿香、苏梗。

(2)寒邪犯胃证

证候:胃脘冷痛,遇寒痛甚,喜温喜按,纳少便溏,口淡流涎,舌质淡,苔白,脉沉紧。

辨证:一般有感受寒邪,或过食生冷史。以起病急骤,疼痛较剧,遇寒痛甚,得温痛减为辨证要点。

治法:散寒止痛。

方药:香苏散合良附丸加减。

香苏散理气散寒,适用于外感风寒,胃有气滞;良附丸温胃散寒,理气止痛,适用于暴作、喜热恶寒的胃痛。

(3) 胃有积热证

证候：胃脘灼热疼痛拒按，胸腹痞满，口黏纳呆，甚者呕吐，吐物酸臭，头身重着，口干尿赤，舌质红，苔黄腻，脉滑数。

辨证：有过食香燥，食积郁热，感受邪热之病史。以病势急迫，胃脘灼热疼痛拒按，口黏纳呆，舌红苔黄腻等为辨证要点。

治法：清热化积，理气止痛。

方药：三仁汤加减。

若胃脘痛甚者，可加延胡索、枳壳；湿热均盛者，加茵陈、蒲公英、黄芩；口黏纳呆者，加藿香、佩兰、焦山楂。

(4) 肝气犯胃证

证候：胃脘胀痛连胁，胸闷嗳气，甚者呕吐酸苦，大便不畅，得嗳气、矢气则舒，遇烦恼郁怒则痛作或痛甚，苔薄白，脉弦。

辨证：本证因情志因素致病，多见于较大儿童。以嗳气吐酸，胸胁胀痛，遇情志刺激加重为辨证要点。

治法：疏肝理气，和胃止痛。

方药：柴胡疏肝散加减。

若胀重者，可加青皮、郁金、木香；若痛甚者，可加川楝子、延胡索；嗳气频作者，可加半夏、旋覆花。

(5) 脾胃虚寒证

证候：胃脘隐隐作痛，绵绵不断，喜暖喜按，得食则减，时吐清水，面色无华，神疲乏力，手足欠温，大便溏薄，甚则便血，舌质淡，苔白，脉细弱或沉缓。

辨证：本证多见于脾胃素虚，大病久病，或病中过用苦寒攻伐，致脾胃虚寒之患儿。以胃脘隐痛绵绵，喜温喜按，反复发作，时吐清水为辨证要点。

治法：温阳建中，益气和胃。

方药：黄芪建中汤加减。

若呕吐清水者，加陈皮、半夏、茯苓；泛酸者，去饴糖，加乌贼骨。

(6) 胃阴不足证

证候：胃脘隐隐灼痛，似饥而不欲食，口燥咽干，五心烦热，消瘦乏力，口渴思饮，大便干结，舌红少津，脉细数。

辨证：本证多见于病程较长，或长期使用温燥药物的患儿。以胃脘隐隐灼痛，口燥咽干，舌红少津等为辨证要点。

治法：养阴益胃，和中止痛。

方药：一贯煎合芍药甘草汤加减。

若胃脘疼痛明显，加香橼、佛手；嘈杂反酸，可酌加左金丸。

（二）中成药

1. 良附丸　每次3～6g，每日2次，口服。适用于寒邪犯胃证。

2. 枳实导滞丸　每次6～9g，每日2次，口服。适用于乳食积滞证。

3. 气滞胃痛冲剂　每次1袋，每日2～3次，口服。用于肝气犯胃证。

（三）针灸治疗

取中脘、内关、公孙、足三里，常规针刺，可行灸法或隔姜灸。

（四）推拿疗法

患儿先取仰卧位。用一指禅推法结合四指摩法在胃脘部按揉中脘、气海、天枢等穴，继之用一指禅法结合按揉法在足三里操作。时间约10分钟。然后患儿取俯卧位。用一指禅推法沿背部膀胱经自膈俞至三焦俞，往返操作5～10遍，然后用较重的按揉法于脾俞、胃俞、三焦俞操作，时间约为5分钟。沿膀胱经循行部位施以擦法，以透热为度。最后患儿取坐势，一指禅推法结合拿法、揉法、按法，在手三里、内关、合谷等穴位作较强刺激的操作。

三、西医治疗

（一）急性胃炎

去除病因，积极治疗原发病，避免服用一切刺激性食物和药物，及时纠正水、电解质紊乱。有上消化道出血者应卧床休息，保持安静，监测生命体征及呕吐与黑便情况。静滴H_2受体拮抗剂，口服胃黏膜保护剂，可用局部黏膜止血的方法。细菌感染者应用有效抗生素。

（二）慢性胃炎

1. 去除病因，积极治疗原发病。

2. 饮食治疗　养成良好的饮食习惯和生活规律。饮食定时定量，避免服用刺激性食品和对胃黏膜有损害的药物。

3. 药物治疗

（1）黏膜保护剂：如碱式碳酸铋、硫糖铝、蒙脱石粉剂等。

（2）H_2受体拮抗剂：常用西咪替丁、雷尼替丁、法莫替丁等。

（3）胃肠动力药：腹胀、呕吐或胆汁反流者加用多潘立酮、西沙必利。

（4）有Hp感染者应进行规范的抗菌治疗。临床常用的药物有：枸橼酸铋钾6～8 mg/(kg·d)；阿莫西林50 mg/(kg·d)；克拉霉素15～30 mg/(kg·d)；甲硝唑25～30 mg/(kg·d)；呋喃唑酮5～10 mg/(kg·d)，分3次口服。目前多主张联合用药。多用以质子泵抑制剂（PPI）为中心药物的"三联"方案：PPI + 上述抗生素中的2种，持续2周；或以铋剂为中心药物的"三联"、"四联"治疗方案：① 枸橼酸铋钾4～6周 + 2种抗生素（阿莫西林4周、克拉霉素2周、甲硝唑2周、呋喃唑酮2周）；② 枸橼酸铋钾4～6周 + H_2受体拮抗剂4～8周 + 上述2种抗生素2周。

【预防与调护】

(1) 养成良好的生活与饮食习惯,忌暴饮暴食,饥饱不均。

(2) 注意饮食卫生,不食生冷及隔夜之食物,不食刺激性食品,不饮生水。

(3) 注意加强锻炼,重视精神与饮食的调摄。

第四节 小儿腹泻

小儿腹泻(infantile diarrhea),或称腹泻病,是一组由多病原、多因素引起的消化道疾病,临床以大便次数增多和大便性状改变为特点。是我国婴幼儿最常见的疾病之一。6个月~2岁婴幼儿发病率高,1岁以内患病者约占50%。本病一年四季均可发生,夏秋季节多见,不同季节发生的腹泻,临床表现有所不同。本病是造成小儿营养不良、生长发育障碍和死亡的主要原因之一。

小儿腹泻属中医学"泄泻"范畴。

【病因病理】

一、中医病因病机

小儿泄泻的病因,以感受外邪、内伤饮食、脾胃虚弱为主。其病位主要在脾胃。脾胃受病,则饮食入胃后,水谷不化,精微不布,清浊不分,合污而下,导致泄泻。故《幼幼集成·泄泻证治》中对本病病因病机作了精辟概括:"夫泄泻之本,无不由于脾胃。盖胃为水谷之海,而脾主运化,使脾健胃和,则水谷腐化而为气血以行荣卫。若饮食失节,寒温不调,以致脾胃受伤,则水反为湿,谷反为滞,精华之气不能输化,乃致合污下降,而泄泻作矣。"

1. 感受外邪 小儿脏腑柔嫩,肌肤薄弱,冷暖不知自调,易为外邪侵袭而发病。六淫之邪均可侵袭人体而引起泄泻,其中尤以风寒、湿、暑热之邪致泻最为多见。外感风寒者,多见于冬春季节,由汗出当风,洗浴不慎,夜卧受寒或贪凉饮冷,风寒之邪客于胃肠引起。故《灵枢·百病始生》有"多寒则肠鸣飧泄"之说。夏秋季节,暑气当令,气候炎热,雨水较多,湿热交蒸,小儿更易感触而发病,加之长夏多湿,前人有"无湿不成泻"、"湿多成五泻"之说,故外感泄泻以夏秋季节多见,其中又以湿热泻最常见。外感风、寒、暑、热诸邪常与湿邪相合而致泻,盖因脾喜燥而恶湿,湿困脾阳,运化失职,湿盛则濡泻。

2. 内伤饮食 小儿脾常不足,饮食不知自节,若调护失宜,哺乳不当,饮食失节或不洁,过食生冷瓜果或难以消化之食物,皆能损伤脾胃,发生泄泻。如《素问·痹论》所说:"饮食自倍,肠胃乃伤"。小儿易为食伤,发生伤食泻,在其他各种泄泻证候中亦常兼见伤食证候。

3. 脾胃虚弱 先天禀赋不足,后天调护失宜,或久病迁延不愈,皆可致脾胃虚弱。脾虚则运化失司,胃弱则不能腐熟水谷,因而水反为湿,谷反为滞,清阳不升,易致合污而下,成为脾虚泄泻。

4. **脾肾阳虚** 脾以阳为运,肾寄命门真火。若小儿禀赋不足,或久病、久泻,均可伤损脾肾之阳。命门火衰,火不暖土,阴寒内盛,水谷不化,并走肠间,而致澄澈清冷,洞泄而下的脾肾阳虚泻。

由于小儿稚阳未充,稚阴未长,患泄泻后较成人更易于损阴伤阳发生变证。重证泄泻,因泻下过度,易于伤阴耗气,出现气阴两伤,甚至阴伤及阳,导致阴竭阳脱的危重变证。若久泻不止,脾气虚弱,肝旺而生内风,可成慢惊风;脾虚失运,生化乏源,气血不足无以荣养脏腑肌肤,久则可致疳证。

二、西医病因病理

(一) 病因

1. **易感因素**

(1) 消化系统特点:婴幼儿消化系统发育不成熟,胃酸分泌少,消化酶活性低,但营养需要相对较多,胃肠道负担重。

(2) 免疫功能低下:血清中 IgM、IgA 和胃肠道分泌型 IgA 均较低,易于感染。

(3) 人工喂养:母乳中含有大量体液因子、巨噬细胞、粒细胞及溶酶体等,有很强的抗肠道感染作用。兽乳在加热过程中上述成分被破坏,故人工喂养儿易发生肠道感染。

2. **感染因素** 肠道内感染可由病毒、细菌、真菌、寄生虫引起,以前两者多见,尤其是病毒。

(1) 病毒感染:人类轮状病毒是引起秋季腹泻的最常见病原,其他如诺沃克病毒、埃可病毒、柯萨奇病毒、腺病毒、冠状病毒均可致腹泻。

(2) 细菌感染:主要为致腹泻大肠杆菌(包括致病性大肠杆菌、产毒性大肠杆菌、侵袭性大肠杆菌、出血性大肠杆菌、黏附-集聚性大肠杆菌),其他细菌如空肠弯曲菌、耶尔森菌、变形杆菌、铜绿假单胞菌、枸橼酸杆菌等。

(3) 真菌感染:如白色念珠菌、毛霉菌、曲菌等。

(4) 寄生虫:如梨形鞭毛虫、结肠小袋虫、隐孢子虫等。

3. **非感染因素**

(1) 饮食因素:多为人工喂养儿,常因喂养不定时;饮食量不当;突然改变食物品种,过早喂给大量淀粉类食品引起。

(2) 过敏因素:如对牛奶或大豆过敏而引起腹泻。

(3) 双糖酶不足:原发性或继发性双糖酶(主要为乳糖酶)缺乏或活力降低,使肠道对果糖的消化吸收不良,乳糖积滞引起腹泻。

(4) 气候因素:气候突变,腹部受凉肠蠕动增加,天气过热消化液分泌减少等都可能诱发消化功能紊乱而致腹泻。

此外还有症状性腹泻,如患中耳炎、上呼吸道感染、肺炎、肾盂肾炎、皮肤感染或急性传染病时,可由于发热和病原体的毒素作用而并发腹泻。

(二) 发病机制

导致腹泻的机制有:①"渗透性"腹泻:因肠腔内存在大量不能吸收的具有渗透活性的物质而致;②"分泌性"腹泻:因肠腔内电解质分泌过多而致;③"渗出性"腹泻:因炎症所致的液体大量渗出而致;④"肠道功能异常"腹泻:因肠道运动功能异常而致。临床上不少腹泻是在多种机制共同作用下发生的。

1. 感染性腹泻　多为病原微生物随污染的食物或饮水进入消化道,亦可通过污染的日用品、手、玩具或带菌者传播。病原微生物能否引起肠道感染,取决于宿主防御功能的强弱,感染菌量的大小及微生物的毒力。

(1) 病毒性肠炎:各种病毒侵入肠道后,在小肠绒毛顶端的柱状上皮细胞上复制,使细胞发生空泡变性和坏死,其微绒毛肿胀、不规则和变短,受累的肠黏膜上皮细胞脱落,遗留有规则的裸露病变,致使小肠黏膜回吸收水分和电解质的能力受损,肠液在肠腔内大量积聚而引起腹泻。同时,发生病变的肠黏膜细胞分泌双糖酶不足,活性降低,使食物中碳水化合物分解吸收发生障碍而积滞在肠腔内,并被细菌分解成小分子的短链有机酸,使肠液的渗透压增高;双糖的分解不全亦造成微绒毛上皮细胞钠转运的功能障碍,两者均造成水和电解质的进一步丧失。

(2) 细菌性肠炎

1) 肠毒素性肠炎:各种产生肠毒素的细菌可引起分泌性腹泻,如霍乱弧菌、产毒素性大肠杆菌、空肠弯曲菌、金黄色葡萄球菌、产气荚膜杆菌等。病原体侵入肠道后,一般仅在肠腔内繁殖,黏附在肠上皮细胞刷状缘,不入侵肠黏膜。细菌在肠腔中释放两种肠毒素,一种为不耐热肠毒素,与小肠细胞膜上的受体结合后激活腺苷酸环化酶,使 ATP 转变为腺苷环磷酸(cAMP),cAMP 增多后抑制小肠绒毛上皮细胞吸收 Na^+、Cl^- 和水,并促进肠腺分泌 Cl^-;另一种为耐热肠毒素,通过激活鸟苷酸环化酶,使鸟苷三磷酸(GTP)转变为鸟苷环磷酸(cGMP),cGMP 增多后亦使肠上皮细胞减少对 Na^+ 和水的吸收,促进 Cl^- 分泌。两者均使小肠液总量增多,超过结肠的吸收限度而发生腹泻,排出大量无脓血的水样便,导致患儿脱水和电解质紊乱。

2) 侵袭性肠炎:各种侵袭性细菌感染可引起渗出性腹泻,如志贺菌属、沙门菌属、侵袭性大肠杆菌、空肠弯曲菌、耶尔森菌和金黄色葡萄球菌等均可直接侵袭小肠或结肠肠壁,使黏膜充血、水肿,炎症细胞浸润引起渗出和溃疡等病变。患儿排出大量白细胞和红细胞的细菌性痢疾样粪便;结肠由于炎症病变不能充分吸收来自小肠的液体,且某些致病菌还会产生肠毒素,故亦可发生水泻。

2. 非感染性腹泻　主要由饮食不当引起,当饮食过量或食物成分不当时,消化过程发生障碍,食物不能被充分消化和吸收而积滞于小肠上部,使肠腔内酸度降低,有利于肠道下部的细菌上移和繁殖,使食物发酵和腐败(即所谓内源性感染),使消化功能更为紊乱。分解产生的短链有机酸使肠腔内渗透压增高(渗透性腹泻),并协同腐败性毒性产物刺激肠壁使肠蠕动增加导致腹泻、脱水和电解质紊乱。

【临床表现】

临床上将病程在2周以内的腹泻称为急性腹泻;病程2周~2个月者为迁延性腹泻;病程在2个月以上者为慢性腹泻。

一、急性腹泻

(一) 腹泻的共同临床表现

1. **轻型** 常由饮食因素及肠道外感染引起,以胃肠道症状为主,表现为食欲低下,常有呕吐,严重者可吐咖啡色液体;腹泻频繁,大便每日数次至数十次,多为黄色水样或蛋花样大便,含有少量黏液,少数患儿也可有少量血便。

2. **重型** 较重的胃肠道症状及全身中毒症状,常有较明显的脱水、电解质紊乱。

患儿脱水、代谢性酸中毒、低钾血症等产生原因及临床表现等详见第二章第七节。腹泻患儿易并发低钙和低镁血症,尤其活动性佝偻病和营养不良患儿。常见原因为进食少,吸收不良,从大便丢失钙、镁,使体内钙、镁减少。低钙症状(手足搐搦和惊厥)常见于脱水、酸中毒纠正后;极少数久泻和营养不良患儿输液后出现震颤、抽搐,用钙剂治疗无效时应考虑低镁血症的可能。

(二) 几种常见类型肠炎的临床特点

1. **轮状病毒肠炎** 秋、冬季最常见,故又称秋季腹泻。多发生在6~24个月婴儿,可散发或呈小流行。轮状病毒经粪口传播,也可以气溶胶形式经呼吸道感染而致病。起病急,多有发热和上呼吸道感染症状,呕吐常先于腹泻;大便为黄色水样或蛋花样夹少量黏液,量次均多,水分为主,无腥臭味,常并发脱水、酸中毒及电解质紊乱。大便镜检正常或有少量白细胞。感染后1~3天即有大量病毒自大便中排出,最长可达6天。血清抗体一般在感染后3周上升。本病为自限性疾病,病程3~8天,少数较长。

2. **产毒性细菌性肠炎** 常发于夏季,潜伏期1~2天,起病较急。本病轻重悬殊,轻症仅大便次数稍多,性状改变轻微;重症腹泻频繁,量多,呈水样或蛋花样,混有黏液,镜检无白细胞,伴呕吐,常发生脱水、电解质和酸碱平衡紊乱。本病为自限性疾病,病程3~7天,亦可较长。

3. **侵袭性细菌性肠炎** 常由侵袭性大肠杆菌、空肠弯曲菌、耶尔森菌、鼠伤寒杆菌等引起。多发于夏季,潜伏期长短不一。起病急,腹泻频繁,大便呈黏冻状,带脓血。常伴恶心、呕吐、高热、腹痛和里急后重,常有严重的中毒症状,如高热、意识改变,甚至出现休克。大便镜检有大量白细胞和数量不等的红细胞。大便培养可找到相应的致病菌。

4. **出血性大肠杆菌肠炎** 大便次数多,开始为黄色水样便,后转为血水便,有特殊臭味;大便镜检有大量红细胞,常无白细胞,伴腹痛。个别病例可伴发溶血性尿毒综合征和血小板减少性紫癜。

5. **抗生素相关性肠炎** 因长期应用广谱抗生素使肠道菌群失调,肠道内耐药的金黄色葡萄球菌、铜绿假单胞菌、变形杆菌、某些梭状芽孢杆菌和白色念珠菌大量繁殖而引起。营养不良、免疫功能低下,或长期应用肾上腺皮质激素患儿多见,婴幼儿病情多较重。常见有金黄色葡萄球菌肠炎和真菌性肠炎。金黄色葡萄球菌肠炎的典型大便为暗绿色海水样便,量多带黏液,少数为血便。大便镜检有大量脓细胞和成簇的革兰阳性球菌,培养有葡萄球菌生长,凝固酶阳性。真菌性肠炎多为白色念珠菌所致,大便次数增多,黄色稀便,泡沫较多带黏液,有时可见豆腐渣样细块(菌落)。大便镜检有真菌孢子和菌丝。

二、迁延性、慢性腹泻

病因复杂,感染、营养物质过敏、酶缺陷、免疫缺陷、药物因素、先天性畸形等均可引起。以急性腹泻未彻底治疗或治疗不当、迁延不愈最为常见。人工喂养、营养不良小儿患病率高。

对于迁延性、慢性腹泻的病因诊断,必须详细询问病史,全面体格检查,正确选用有效的辅助检查,如:① 大便常规、肠道菌群分析、大便酸度、还原酶和细菌培养;② 十二指肠液检查,分析pH、胰蛋白酶、糜蛋白酶、肠激酶及血清胰蛋白酶原以判断蛋白质的消化吸收能力,测定十二指肠液的脂酶、胆盐浓度以了解脂肪的消化吸收状况,还可进行细菌培养和寄生虫卵的检测;③ 小肠黏膜活检是了解慢性腹泻病理生理变化的最可靠方法。必要时还可作蛋白质、碳水化合物和脂肪的吸收功能试验,X 线摄片,结肠镜等检查综合分析判断。

【实验室及其他检查】

一、粪便检查

粪便检查有助于腹泻的病因和病原学诊断。大便显微镜检查,可发现脓细胞、白细胞、红细胞与巨噬细胞,以及虫卵、寄生虫、真菌孢子和菌丝。反复多次粪便培养对确定腹泻病原有重要意义。酶联免疫吸附试验、粪便乳胶凝集试验、粪便电镜检查对某些病毒性肠炎有诊断价值。粪便还原糖检查有助于双糖酶缺乏的诊断。

二、血象

病毒性肠炎白细胞总数一般不增高。细菌性肠炎白细胞总数可增高或不增高,半数以上的患儿有杆状核增高,杆状核大于 10%,有助于细菌感染的诊断。

三、血培养

对细菌性痢疾、大肠杆菌和沙门菌等细菌性肠炎有诊断意义。

四、血生化检查

对腹泻较重的患儿,应及时检查血 pH、二氧化碳结合力、碳酸氢根、血钠、血钾、血氯、血渗透压,对于诊断及治疗均有重要意义。

五、其他

对迁延性和慢性腹泻者,必要时做乳糖、蔗糖或葡萄糖耐量试验,呼气氢试验,也可行纤维结肠镜检查。

【诊断】

根据发病季节、病史（包括喂养史和流行病学资料）、临床表现和大便性状并结合大便常规检查易于作出临床诊断。必须判定有无脱水（程度和性质）、电解质紊乱和酸碱失衡；可通过细菌培养、补体结合试验、酶联免疫吸附试验及电镜检查等寻找病因。肠道内感染的病原学诊断比较困难，从临床诊断和治疗需要考虑，可先根据大便常规有无白细胞初步区分。

一、大便无或偶见少量白细胞

大便无或偶见少量白细胞，多为侵袭性细菌以外的病因（如病毒、非侵袭性细菌、寄生虫等肠道内、外感染或喂养不当）引起的腹泻，多为水泻，有时伴脱水症状，应与下列疾病鉴别。

1. 生理性腹泻　6个月以内婴儿多见，外观虚胖，常有湿疹，生后不久即出现腹泻，除大便次数增多外，无其他症状，食欲好，不影响生长发育。添加辅食后，大便即转为正常。

2. 其他疾病　常见如乳糖酶缺乏、葡萄糖-半乳糖吸收不良、失氯性腹泻、原发性胆酸吸收不良、过敏性腹泻等，可导致小肠消化吸收功能障碍，引起腹泻。可根据各病特点进行鉴别。

二、大便有较多白细胞

大便有较多白细胞，多由侵袭性细菌感染所致，难凭临床表现区分，应进行大便细菌培养、细菌血清型和毒性检测，尚需与下列疾病鉴别。

1. 细菌性痢疾　常有流行病学接触史，便次多，量少，脓血便伴里急后重，大便镜检有较多脓细胞、红细胞和巨噬细胞，大便细菌培养有志贺痢疾杆菌生长。

2. 坏死性肠炎　中毒症状较严重，腹痛，腹胀，频繁呕吐，高热，大便模糊状呈黯红色，渐出现典型的赤豆汤样血便，常伴休克，腹部X线摄片呈小肠局限性充气扩张、肠间隙增宽、肠壁积气等。

【治疗】

一、中西医结合治疗思路

本病中西医结合治疗效果较好，中医治疗以运脾化湿为基本治则，针对不同病因辨证施治，同时配合小儿推拿、针灸等。急性腹泻西医治疗为主，以维持水、电解质平衡及抗感染、调整饮食、合理用药及预防并发症为原则。迁延性、慢性腹泻应注意肠道菌群失调及饮食疗法等问题。

二、中医治疗

（一）辨证论治

1. 辨证要点

（1）辨虚实：一般大便稀烂夹乳片或不消化食物残渣，气味酸臭者属内伤乳食；大便稀水状，色黄褐,气味臭秽,或夹有黏液者多属湿热;大便稀,臭味轻,夹泡沫,伴有阵发性腹痛者多属风寒;大便稀,色淡不臭,夹有未消化的食物残渣,每于食后作泻属脾虚;大便清稀,完谷不化,每于五更作泻,属脾肾阳虚。

(2) 辨常证、变证:常证一般大便次数 10 次以下,精神尚可,能进食,无明显的阴竭阳衰症状。变证多泻下不止,可出现气阴两伤证,甚则导致阴竭阳脱证,属危重证。

2. 治疗原则　中医治疗腹泻应遵循"泄泻之本无不由于脾胃"、"无湿不成泻"的基本规律,主要以运脾化湿为基本法则。

3. 证治分类

常证

(1) 湿热泻

证候:泻下次频,量多,呈蛋花样水便,泻下急迫,气味秽臭,或见少许黏液,或伴呕吐、发热、烦渴,小便短黄,舌质红,苔黄腻,脉滑数,指纹青紫。

辨证:本证常见于夏秋季节。起病较急,以大便水样,泻下急迫,气味秽臭,或见黏液,舌质红,苔黄腻,脉滑数等湿热壅盛之象为辨证要点。

治法:清肠解热,化湿和中。

方药:葛根黄芩黄连汤加减。

热重泻频,加鸡苏散、辣蓼、马鞭草,清热解毒;发热口渴,加生石膏、芦根,清热生津;湿重水泻,加车前子、苍术,燥湿利湿;泛恶苔腻,加藿香、佩兰,芳化湿浊;呕吐,加竹茹、半夏,降逆止呕;腹痛,加白芍、木香,理气止痛;纳差,加焦山楂、焦神曲,运脾消食;泻下有黏液,舌质红,加重黄芩、黄连剂量。

(2) 风寒泻

证候:大便清稀,色淡黄,夹有泡沫,臭气不甚,肠鸣腹痛,或伴恶寒发热,鼻流清涕,咳嗽,呕吐,舌质淡,苔薄白,脉浮紧,指纹淡红。

辨证:本证一般有冒受风寒、饮食生冷史。以大便清稀,夹有泡沫,臭气不甚,或伴风寒外感之象,舌质淡,苔薄白等为辨证要点。

治法:疏风散寒,化湿和中。

方药:藿香正气散加减。

风寒束表,恶寒发热较重者,加防风、羌活,散风寒;大便质稀,色淡,泡沫多,加防风炭,祛风止泻;腹痛甚,里寒重,加干姜、砂仁、木香以温中散寒理气;腹胀苔腻,加大腹皮、厚朴,顺气消胀;夹有食滞者,去甘草、大枣,加焦山楂、鸡内金消食导滞;小便短少,加泽泻、车前子,渗湿利尿;恶寒,鼻塞声重,加荆芥、防风,加强解表散寒之力。

(3) 伤食泻

证候:大便稀溏,夹有乳凝块或食物残渣,气味酸臭,或如败卵,脘腹胀满,便前腹痛,泻后痛减,腹痛拒按,嗳气酸馊,或有呕吐,不思乳食,夜卧不安,舌苔厚腻,或微黄,脉滑实,指纹滞。

辨证:起病前有伤食史。以大便夹有乳凝块或食物残渣,气味腐臭,脘腹胀满疼痛,嗳气酸馊,舌苔厚腻等为辨证要点。

治法:运脾和胃,消食化滞。

方药:保和丸加减。

腹痛,加木香、槟榔,理气止痛;腹胀,加厚朴、莱菔子,消积除胀;呕吐,加藿香、生姜,和胃止呕;积滞化热,加黄连,清热燥湿。

(4) 脾虚泻

证候:大便稀溏,色淡不臭,多于食后作泻,时轻时重,食欲不振,神疲面黄,形体消瘦,舌淡苔白,脉缓弱,指纹淡。

辨证:本证病程相对较长。以大便稀溏,色淡不臭,食后作泻,兼见脾虚之象,舌淡苔白,脉缓弱,指纹淡等为辨证要点。

治法:健脾益气,助运止泻。

方药:参苓白术散加减。

胃纳呆滞,舌苔腻,加藿香、苍术、陈皮、焦山楂以芳香化湿,消食助运;腹胀不舒,加木香、乌药,理气消胀;腹痛,加白芍、木香,理气止痛;腹冷舌淡,大便夹不消化物,加炮姜,温中散寒,暖脾助运;久泻不止,内无积滞者,加煨益智仁、肉豆蔻、石榴皮,固涩止泻。

(5) 脾肾阳虚泻

证候:久泻不止,大便清稀,完谷不化,或见脱肛,形寒肢冷,面白而虚浮,精神委靡,睡时露睛,舌淡苔白,脉细弱,指纹色淡。

辨证:本证由脾虚泻发展而来。以久泻不止,大便清稀,完谷不化,虚寒之象明显,舌淡苔白,脉细弱,指纹色淡等为辨证要点。

治法:温补脾肾,固涩止泻。

方药:附子理中汤合四神丸加减。

附子理中汤重在温补脾肾,四神丸重在固涩止泻。脱肛,加炙黄芪、升麻,升举中阳;久泻滑脱不禁,加诃子、石榴皮、赤石脂,收敛固涩止泻。

变证

(1) 气阴两伤证

证候:泻下过度,质稀如水,精神委靡或心烦不安,目眶及囟门凹陷,皮肤干燥或枯瘪,啼哭无泪,口渴引饮,小便短少,甚至无尿,唇红而干,舌红少津,苔少或无苔,脉细数。

辨证:本证多见于湿热泻较重者。以泻下过度,目眶及囟门凹陷,皮肤干燥或枯瘪,啼哭无泪,口渴引饮,小便短少等为辨证要点。

治法:健脾益气,酸甘敛阴。

方药：人参乌梅汤加减。

泻下不止,加山楂炭、诃子、赤石脂,涩肠止泻;口渴引饮,加石斛、玉竹、天花粉、芦根,养阴生津止渴;大便热臭,加黄连、辣蓼,清解湿热。

(2) 阴竭阳脱证

证候：泻下不止,次频量多,精神委靡,表情淡漠,面色青灰或苍白,哭声微弱,啼哭无泪,尿少或无,四肢厥冷,舌淡无津,脉沉细欲绝。

辨证：本证多见于暴泻不止,或久泻不愈者。以泻下不止,精神委靡,啼哭无泪,尿少或无,四肢厥冷,舌淡无津,脉沉细欲绝等为辨证要点。若不及时救治,可迅速虚脱而亡。

治法：挽阴回阳,救逆固脱。

方药：生脉散合参附龙牡救逆汤加减。

大便洞泻不止加干姜、白术温中扶脾。本证病情危重,应及时抢救治疗。

(二) 中成药

1. 葛根芩连微丸　每次 1~2 g,每日 3~4 次,口服。用于湿热泻。

2. 藿香正气水　1 岁以下每次 1 ml,1~6 岁 2~3 ml,7~14 岁 5~10 ml,每日 2~3 次,口服。用于风寒泻。

3. 纯阳正气丸　每次 2~3 g,每日 3~4 次,口服。用于中寒泄泻。

4. 附子理中丸　每次 2~3 g,每日 3~4 次,口服。用于脾肾阳虚泻。

(三) 针灸治疗

1. 体针　取足三里、中脘、天枢、脾俞。配穴取内庭、气海、曲池。发热加曲池;呕吐加内关、上脘;腹胀加下脘;伤食加刺四缝;水样便多加刺三阴交。实证用泻法,虚证用补法,每日 1~2 次。

2. 灸法　取足三里、中脘、神阙。隔姜灸或艾条温和灸。每日 1~2 次。用于脾虚泻、脾肾阳虚泻。

(四) 其他疗法

1. 推拿疗法

(1) 清补脾土,清大肠,清小肠,退六腑,揉小天心。用于湿热泻。

(2) 揉外劳宫,推三关,摩腹,揉脐,揉龟尾。用于风寒泻。

(3) 推板门,清大肠,补脾土,摩腹,逆运内八卦,点揉天突。用于伤食泻。

(4) 推三关,补脾土,补大肠,摩腹,推上七节骨,捏脊,重按肺俞、脾俞、胃俞、大肠俞。用于脾虚泻。

2. 药物外治　① 丁香 1 份,肉桂 2 份。共研细末,每次 1~2 g,姜汁调成糊状,敷于脐部,外用胶布固定,每日 1 次。用于风寒泻、脾虚泻、脾肾阳虚泻。② 鬼针草 30 g,加水适量。煎煮后倒入盆内,先熏蒸,后浸泡双足,每日 2~4 次,连用 3~5 日。用于小儿各种泄泻。

三、西医治疗

（一）饮食疗法

腹泻时应继续饮食,以保证机体生理的需要量,补充疾病消耗,促进疾病的恢复。母乳喂养的患儿可继续母乳喂养;混合喂养或人工喂养的患儿,用稀释牛奶或奶制品喂养,逐渐恢复正常饮食;儿童则采用半流质易消化饮食,然后恢复正常饮食。有严重呕吐者可暂时禁食4~6小时,但不禁水,待病情好转,再由少到多,由稀到稠逐渐恢复正常饮食;病毒性肠炎多有继发性双糖酶缺乏,可采用去乳糖饮食,如用去乳糖配方奶粉或去乳糖豆奶粉。有些患儿在应用无双糖饮食后腹泻仍不改善,需要考虑蛋白过敏引起的过敏性腹泻,改用其他种类饮食。腹泻停止后,继续给予营养丰富的饮食,并每日加餐一次,共2周。

（二）液体疗法

合理的液体疗法是降低本病病死率的关键。纠正水、电解质紊乱及酸碱失衡方法可参见第二章第七节。

1. 口服补液 ORS为WHO推荐,可用于预防和纠正轻、中度脱水。轻度脱水50~80ml/kg,中度脱水80~100ml/kg,少量频服,8~12小时将累积损失量补足。脱水纠正后维持补液,将ORS加等量水稀释使用。新生儿和有明显呕吐、腹胀、休克、心肾功能不全或其他严重并发症的患儿不宜采用口服补液。

2. 静脉补液 适用于中度以上脱水、呕吐腹泻严重或腹胀患儿。补液方案应根据脱水的程度和性质"三定",即定量(输液总量)、定性(定溶液种类)、定速(输液速度),应用过程中根据患儿具体病情适当调整。

第1天补液

（1）定量:补液总量包括生理需、累积损失要及继续丢失的液体量。根据脱水的程度确定,轻度脱水时90~120ml/kg,中度脱水时120~150ml/kg,重度脱水时150~180ml/kg。对少数营养不良,肺、心、肾功能不全的患儿应根据具体病情再作详细计算。

（2）定性:溶液中电解质溶液与非电解质溶液的比例应根据脱水的性质而定。等渗性脱水用1/2张含钠液,低渗性脱水用2/3张含钠液,高渗性脱水用1/3张含钠液。如临床判断脱水性质有困难,可先按等渗性脱水处理。

（3）定速:输液的速度主要取决于脱水的程度和继续丢失的量和速度。原则上是先快后慢,有重度脱水或有休克表现需尽快补充血容量,可用等渗含钠液20ml/kg,在30~60分钟内快速输入。累积损失量(扣除扩容液量)应在8~12小时补完,每小时8~10ml/kg;在脱水基本纠正后,补充继续丢失量和生理需要量时速度宜减慢,于12~16小时内补完,约每小时5ml/kg;若吐泻缓解,可酌情减少补液量或改为口服补液。

（4）酸中毒的纠正与钾的补充:参见第二章第七节。

（5）其他电解质的补充:在补液过程中,如出现手足搐搦,可由静脉滴注10%葡萄糖酸钙注射液 5～10 ml,应用时需加葡萄糖溶液稀释。如用钙剂后搐搦不见缓解反而加重,应考虑低镁的可能,或经血镁测定证实后,给 25% 硫酸镁,每次 0.1 mg/kg,每日 2～3 次,深部肌内注射,症状消失后停用。

第 2 天及以后的补液量根据继续丢失和生理需要量补充。病情明显缓解者,可改为口服补液。若腹泻仍频繁或呕吐者,应继续采用静脉补液。生理需要量则按 60～80 ml/(kg·d) 计算,用 1/3 张含钠液补充,能口服则减量;继续丢失的补充原则为丢失多少补多少,一般给 1/3～1/2 张含钠液;同时仍需注意继续补钾和纠正酸中毒。

(三) 药物治疗

1. 控制感染　病毒性及非侵袭性细菌所致者,以合理使用液体疗法为主,一般不用抗生素。但对重症患儿、新生儿、小婴儿和免疫功能低下的患儿应选用抗生素。根据大便培养和药敏试验结果进行调整。侵袭性细菌感染者,可针对病原选用第三代头孢菌类、氨基糖苷类或喹诺酮类抗生素。婴幼儿选用氨基糖苷类和其他有明显副作用的药物时应慎重。

2. 微生态疗法　微生态制剂有助于恢复肠道正常菌群的生态平衡,抑制病原菌的定植和侵袭,有利于控制腹泻。常用的有双歧杆菌、嗜乳酸杆菌、粪链球杆菌、需氧芽孢杆菌等菌制剂。如肠道菌群严重紊乱,应选用 2 种以上的菌制剂进行治疗。

3. 肠黏膜保护剂　与肠道黏液蛋白相互作用可增强其屏障功能,同时能吸附病原体和毒素,阻止病原微生物的攻击,维持肠细胞的吸收和分泌功能,如蒙脱石粉。

(四) 迁延性、慢性腹泻的治疗

主要是积极寻找病程迁延的原因,针对病因治疗;同时作好液体疗法、营养治疗和药物疗法。切忌滥用抗生素,避免引起顽固的肠道菌群失调。常用治法有:

1. 液体疗法　预防和治疗脱水,纠正电解质与酸碱平衡紊乱。

2. 营养治疗　继续母乳喂养;人工喂养者应调整饮食,6 个月以下小儿,用牛奶加等量米汤或水稀释,或用酸奶,也可用奶-谷类混合物,每日喂 6 次,以保证足够的热量;6 个月以上的可用已习惯的日常饮食,应由少到多,由稀到稠;少数严重病例不能耐受口服营养物质,可采用静脉营养,推荐方案为:脂肪乳剂 2～3 g/(kg·d),复方氨基酸 2～2.5 g/(kg·d),葡萄糖 12～15 g/(kg·d),电解质及多种微量元素适量,液体 120～150 ml/(kg·d),热卡 210～380 kJ/(kg·d)[50～90 kcal/(kg·d)]。通过外周静脉输入,好转后改为口服。

3. 药物疗法　抗生素仅用于病原明确的患儿,并要依据药物敏感试验结果选用。注意补充微量元素与维生素,同时给予微生态疗法和肠黏膜保护剂。

【预防与调护】

(1) 饮食要卫生。食品应新鲜、清洁,不吃变质食品,不要暴饮暴食。饭前、便后要洗手,餐具要卫生。发病期间适当控制饮食,减轻胃肠负担。对吐泻严重及伤食泻患儿暂时禁食。

（2）科学喂养。提倡母乳喂养，不宜在夏季及小儿有病时断奶，遵守添加辅食的原则。

（3）加强户外活动，注意气候变化，防止感受外邪，避免腹部受凉。

（4）避免长期滥用广谱抗生素，以免肠道菌群紊乱引起腹泻。

（5）保持皮肤清洁干燥，勤换尿布。每次大便后，要用温水清洗臀部，并扑上爽身粉，预防上行性尿道感染和尿布皮炎。

（6）密切观察病情变化，包括呕吐及大便的次数、大便量和性质以及尿量等。

第六章 营养性疾病

导 学

本章主要介绍小儿营养基础与婴儿喂养及常见营养性疾病蛋白质-能量营养不良、小儿肥胖症和维生素 D 缺乏性佝偻病等疾病的病因病理、诊断和治疗,其中婴儿喂养、蛋白质-能量营养不良和维生素 D 缺乏性佝偻病是重点内容。

通过学习,掌握母乳喂养优点,维生素 D 缺乏性佝偻病和蛋白质-能量营养不良的临床表现、诊断、中西医治疗。熟悉小儿营养基础,蛋白质-能量营养不良和维生素 D 缺乏性佝偻病的病因病理,蛋白质-能量营养不良的并发症,维生素 D 缺乏性佝偻病的鉴别诊断。了解蛋白质-能量营养不良和维生素 D 缺乏性佝偻病的预防。

第一节 小儿营养基础与婴儿喂养

科学合理的喂养、措施有效的小儿保健是保证和促进小儿健康成长的重要因素。

一、营养基础

营养是指人体获得和利用营养等维持生命活动的整个过程。胎儿依靠孕母供给营养,出生后营养素则主要来自所摄取的食物。小儿营养与成人不同之处在于其需要保证不断生长发育所需的各种营养素和能量,良好的营养可促进生长发育。

(一) 能量

能量是生命中一切生化过程和生理功能的基础,由三大产能营养素(碳水化合物、脂肪、蛋白质)供给。其产生热能如下:1 g 碳水化合物可供能量 16.8 kJ(4 kcal);1 g 蛋白质可供能量 16.8 kJ(4 kcal);1 g 脂肪可供能量 37.8 kJ(9 kcal)。能量最佳状态是达到能量消耗与能量摄入的平衡。小儿能量的需要包括五个方面。

1. **基础代谢** 是指在清醒安静状态下,维持人体功能的最低能量。包括维持体温、肌肉张力、循环、呼吸、肠蠕动、腺体活动等基本生理活动的代谢所需。婴幼儿期基础代谢所需能量约占总能量的60%。1岁以内，230 kJ/(kg·d)[55 kcal/(kg·d)]；7岁，184 kJ/(kg·d)[44 kcal/(kg·d)]；12岁，126 kJ/(kg·d)[30 kcal/(kg·d)]，与成人相仿。

2. **食物的特殊动力作用** 食物在消化吸收代谢过程中所消耗的能量，叫食物的特殊动力作用。可因各种食物的性质、成分不同而消耗量也不同，蛋白质最高，为30%，碳水化合物和脂肪较低，分别为6%和4%。婴儿摄取蛋白质较多，故此项能量消耗占总能量的7%~8%，较大儿童一般不超过5%。

3. **生长所需** 这部分能量为小儿所特需，其需要量与生长速率成正比。1岁以内婴儿增长最快，这项所需能量占总能量的25%~30%，以后逐渐减少，至青春期又增高。

4. **活动消耗** 用于肌肉活动所需的能量，此项相差极大。不同小儿根据活动量大小所需热量极不一致。如1岁以内小儿活动所需为63~84 kJ/(kg·d)[15~20 kcal/(kg·d)]。多动好哭者比安静的小儿需要的能量可高出3~4倍。随年龄增长，需要量渐增，到12~13岁约为126 kJ/(kg·d)[30 kcal/(kg·d)]。

5. **排泄消耗** 未经消化吸收的食物排泄至体外所损失的能量通常占总能量的10%以内，当腹泻及其他消化功能紊乱时，可成倍增加。

以上五项能量的总和即是能量需要的总量，称总能量。婴儿所需的总能量为460 kJ/(kg·d)[110 kcal/(kg·d)]；以后每增加3岁减去42 kJ/(kg·d)[10 kcal/(kg·d)]；到15岁约为250 kJ/(kg·d)[60 kcal/(kg·d)]。

(二) 宏量营养素

1. **蛋白质** 是构成人体组织、细胞的基本成分，也是维持人体一切生理功能的物质基础。次要功能是供能，占总能量的8%~15%。婴儿蛋白质需要量为2~4 g/(kg·d)，由于婴幼儿生长旺盛，保证优质蛋白供给非常重要，应占50%以上。1岁以后蛋白质需要量逐渐减少，直到成人的1.1 g/(kg·d)。长期缺乏蛋白质可致营养不良、生长发育停滞、贫血、水肿等；进食过多蛋白质可致消化不良、便秘。

2. **脂肪** 包括脂肪、三酰甘油和类脂，是机体的第二供能营养素，并协助脂溶性维生素的吸收，防止散热，保护脏器不受损伤。必需脂肪酸对细胞膜功能、基因表达、防止心脑血管疾病和生长发育都有重要作用。婴儿脂肪需要量约为4 g/(kg·d)，>6岁儿童每日需2.5~3 g/(kg·d)。饮食中脂肪供给的热量占总能量的35%~45%，年长儿为25%~30%。长期缺乏脂肪，可致营养不良和脂溶性维生素缺乏症；脂肪过多可引起腹泻及食欲不振。

3. **糖类(碳水化合物)** 是供给机体热能的主要来源，其供能占总能量的50%~60%。另外，糖类还可与脂肪酸或蛋白质结合成糖脂、糖蛋白和蛋白多糖，参与细胞多种生理活动。1岁以内约需糖12 g/(kg·d)，2岁以上约需10 g/(kg·d)。食物中糖类过多，发酵过盛，过分刺激肠蠕动，可引起腹泻。糖类摄入不足可引起低血糖，机体将脂肪和蛋白质分解产生酮体而致酮中毒。

(三) 微量营养素

1. 矿物质

（1）常量元素：在矿物质中，人体含量大于体重的0.01%的各种元素称为常量元素，如钙、磷、钾等。

（2）微量元素：体内含量很低，含量绝大多数小于体重的0.01%，需要通过食物摄入，具有十分重要的生理功能，如碘、锌、硒、铜、钼、铬、钴、铁、镁等，其中铁、碘、锌缺乏是全球最主要的微量元素营养素缺乏病。

2. 维生素 是维持人体正常生理功能所必需的一类有机物质，在体内含量极微，但在机体的代谢、生长发育等过程中起重要作用。一般不能在体内合成（维生素D、部分B族维生素及维生素K例外）或合成量太少，必须由食物供给。维生素分为水溶性（B族维生素和维生素C）和脂溶性（维生素A、维生素D、维生素E、维生素K）两大类。对儿童来说维生素A、维生素D、维生素C、维生素B_1是容易缺乏的维生素。

(四) 其他营养素

1. 水 是机体必不可少的物质，是体液的重要组成部分。水参与机体的一切代谢和生理功能，对维持体内环境起着重要作用。水的需要量取决于热量的需要，并与饮食的质和量以及肾脏浓缩功能有关。婴儿水的需要量相对较多，为150 ml/(kg·d)，以后增加每3岁减少25 ml/(kg·d)。

2. 膳食纤维 主要来自植物的细胞壁，不被小肠吸收，常以原形排出。功能为吸收大肠水分，软化大便，增加大便体积，促进肠蠕动等功能。

二、婴儿喂养

主要有母乳喂养、部分母乳喂养和人工喂养三种形式。

(一) 母乳喂养

1. 母乳喂养优点 人乳是满足婴儿生理和心理发育的天然最好食品，对婴儿的健康生长发育有不可代替的作用。一个健康的母亲可提供足月儿正常生长到6个月所需要的营养素、能量、液体量。

（1）营养丰富：人乳营养生物效价高，易被婴儿利用。人乳含必需氨基酸比例适宜，所含酪蛋白为β-酪蛋白，凝块小；白蛋白为乳清蛋白，均易于消化吸收；人乳中乙型乳糖（β-双糖）含量丰富，有利于脑发育及双歧杆菌、乳酸杆菌生长；母乳含不饱和脂肪酸较多，初乳更高，有利于脑发育。人乳的脂肪酶使脂肪颗粒易于消化吸收。人乳中钙、磷比例适当（2∶1），钙吸收好；人乳中含低分子量的锌结合因子-配体，易吸收，锌利用率高；人乳中铁含量为0.5 g/L，与牛奶相似，但人乳中铁吸收率（49%）高于牛奶（4%）。

（2）富含免疫物质：母乳中含有丰富的抗体、活性细胞和其他免疫活性物质，可增强婴儿抗感染能力。初乳中含丰富的分泌型IgA，在胃中不被消化，在肠道中发挥免疫防御作用；人乳中催乳素也是一种有免疫调节作用的活性物质,促进新生儿免疫供能成熟;母乳中含丰富的乳铁蛋白,可发挥抑制细菌生长的作用。

(3) 方便经济:母乳温度及泌乳速度适宜,新鲜无细菌污染,直接喂哺简便,省时省力,十分经济。

(4) 促进子宫恢复:母亲产后哺乳可刺激子宫收缩,促进母亲早日恢复;哺乳期推迟月经复潮,不易怀孕,有利于计划生育。并且,母乳喂养还能减少乳母患乳腺癌和卵巢肿瘤的可能性。

(5) 增进母子感情:母乳喂养可密切母亲和子女的感情,有利于婴儿早期智力开发和今后身心健康发展。

2. 哺乳要点　孕母产前应作好身、心两方面的准备和积极的措施,加强进行母乳喂养优点的宣传和增强信心的教育;妊娠后期每日用清水擦洗奶头;婴儿出生后,尽早开奶(产后15分钟～2小时),按需哺乳;哺乳前先用毛巾热湿敷乳房,促进乳房血液循环流量。2～3分钟后,从乳房外侧边缘向乳晕方向轻拍或按摩乳房,促进乳房感觉神经的传导和泌乳;两侧乳房应先后交替哺乳,每次哺乳应让乳汁排空。乳母的营养状况、乳母的精神状态及是否有效刺激和排空乳房是维持乳量的主要因素。

3. 断乳　随着婴儿生长发育,母乳已不能满足需要,自生后4～6个月进入转奶期,应逐渐添加辅食,为完全断奶作准备。进入转奶期要逐渐减少哺乳次数,增加辅助食品,并试用奶瓶或杯匙喂食,一般1岁左右是完全断奶的适应时期。如婴儿患病或遇酷暑、严冬,可延至婴儿病愈、秋凉或春暖季节断奶。母乳充足可延至1岁半。

(二) 部分母乳喂养

同时采用母乳与配方奶或兽乳喂养婴儿为部分母乳喂养。有两种情况。

1. 补授法　母乳不足时,用配方奶或兽乳补充母乳喂养为补授法。适宜4～6个月内的婴儿。补授时,母乳哺喂时间不变,每次先哺母乳,将乳房吸空,然后再以其他配方奶或兽乳补充母乳不足部分,这样可使婴儿多得母乳,且刺激乳腺,促进乳汁分泌,防止母乳进一步减少。

2. 代授法　用配方奶或兽乳替代一次母乳量为代授法。母乳喂养婴儿至4～6个月龄时,为了断离母乳开始引入配方奶或兽乳时宜采用代授法。即在某一次母乳哺喂时,有意减少哺喂母乳量,增加配方奶量或兽乳,逐渐替代此次母乳量,直至完全替代所有的母乳。

(三) 人工喂养

由于各种原因,母亲不能喂哺婴儿时,可选用牛、羊乳等,或其他代乳品喂养婴儿,称为人工喂养。

牛乳是最常用的代乳品,所含蛋白质虽然较多,但以酪蛋白为主,酪蛋白易在胃中形成较大的凝块,脂肪颗粒大,并缺乏消化酶,不易消化;另外,牛乳中含不饱和脂肪酸少,明显低于人乳,牛乳中乳糖含量亦低于人乳。奶方配制包括稀释、加糖和消毒三个步骤。稀释度与小儿月龄有关,生后不满2周采用2:1奶(即2份牛奶加1份水);以后逐渐过渡到3:1或4:1奶;满月后即可进行全奶喂养。加糖量为每 100 ml 加 5~8 g;婴儿约需加糖牛奶 110 ml/(kg·d),需水 150 ml/(kg·d)。目前,常用的乳制品还有全脂奶粉、配方奶粉、鲜羊乳等。在不易获得乳制品的地区或对牛奶过敏的婴儿,还可选用大豆类代乳品进行喂养。

(四)婴儿换奶食品

换奶食品即辅助食品。婴儿期随着生长发育逐渐成熟,需要进入到由出生时的纯乳类向固体食物添加转换的时期。

转换食物时应根据婴儿的实际需要和消化系统成熟程度,遵照循序渐进的原则进行。转换食物的原则有:从少到多,以使婴儿有一个适应过程;由稀到稠,如从米汤开始到稀粥,再增稠到软饭;由细到粗,如从菜汁到菜泥,乳牙萌出后可试食碎菜;由一种到多种,习惯一种食物后再加另一种,不能同时添加几种;如出现消化不良应暂停喂食该种添加品,待恢复正常后,再从开始量或更小量喂起。天气炎热和婴儿患病时,应暂缓转换添加新品种。各种食品的添加转换顺序见表 6-1。

表 6-1 添加辅食的顺序

月 龄	添 加 的 辅 食
1~3 个月	鲜果汁、菜汤、维生素 AD 制剂
4~6 个月	米糊、稀粥、蛋黄、鱼泥、水果泥、菜泥
7~9 个月	粥、烂面条、菜末、烤馒头片、饼干;全蛋、鱼、肝泥、肉末
10~12 个月	稠粥、软饭、面条、馒头;碎肉、碎菜、豆制品、带油食品等

第二节 蛋白质-能量营养不良

蛋白质-能量营养不良(protein-energy malnutrition,PEM)是由于能量和蛋白质摄入不足引起的营养缺乏病,主要见于 3 岁以下的婴幼儿。临床特征为体重下降、皮下脂肪减少或皮下水肿,伴有各器官不同程度功能紊乱,可导致儿童生长发育障碍、机体抵抗力降低,重者死亡。

本病属于中医学"疳证"范畴,因不同程度影响小儿生长发育,严重者可危及生命,因而被古人视为恶候,列为儿科四大要证之一。

【病因病理】

一、中医病因病机

本病病因主要为喂养不当、疾病影响以及先天禀赋不足等。脾胃为后天之本,气血生化之源。胃主受纳腐熟,脾主运化输布,胃纳脾运正常则水谷之精微化生气血,濡养全身。但小儿"脾常不足",加之喂养不当、疾病影响等原因,损伤脾胃,胃伤则纳少,脾伤则不运,气血津液无以资生,精微无从运化以濡养五脏、四肢百骸、筋肉、皮毛等,日久则形成疳证。病变部位主要在脾胃,可涉及五脏。主要的病机变化是脾胃虚损,津液消亡,即《小儿药证直诀》所说:"疳皆脾胃病,亡津液之所作也。"

1. 喂养不当　小儿"脾常不足",乳食不能自节。若过食肥甘厚腻、生冷、不洁之物;或过度进零食、偏食等均可导致食积内停,积久成疳,即所谓"积为疳之母",此为乳食太过而致疳;乳食喂养不足,如母乳不足,或过早断乳,或未及时添加辅食,或偏食、挑食等,使营养精微摄取不足,气血生化乏源,不足以濡养脏腑、肌肤,日久成疳,此为乳食不及而致疳。

2. 疾病影响　多因小儿长期患病,反复感染,或长期吐泻,慢性消耗,或时行热病,病后失调,致使津液大伤,导致脾胃虚弱,化生不足,气血俱虚,阴液消耗,久之则成疳证。

3. 禀赋不足　由于父母精血不足,或孕妇患病影响胎儿,或孕期用药损伤胎儿,以致早产、难产等。先天禀赋不足,诸脏皆伤,致胎儿发育不良,出生后脾胃功能薄弱,运化不健,水谷精微摄取不足而形成疳证。

疳证的演变,从轻到重,由浅入深。初起仅表现脾胃不和,运化失健的证候,称为疳气,属轻证;若病情进一步发展,脾失健运,积滞内停,壅滞气机,即为疳积,为本虚标实,证情较重;久则脾胃虚损,津液消亡,气血俱衰,导致干疳,属重证、危证。若失治误治,则导致脾胃虚衰加重,生化乏源,气血亏耗,必累及他脏而出现各种兼证,正所谓"有积不治,传之余脏"。如脾病及肝,肝之阴血不足,不能上荣于目,目失所养,可见两目羞明,视物不清,夜盲目翳之"眼疳";脾病及心,心阴受损,导致心火亢盛,循经上炎,则见口舌糜烂或生疮之"口疳";脾病及肺,土不生金,肺气受损,卫外不固则易反复外感;肺阴受损,阴虚生内热,则出现咳嗽、潮热等"肺疳";脾病及肾,肾主骨,肾精不足,骨失所养,久则骨骼畸形,出现"鸡胸"、"龟背"等"骨疳";脾病日久,阴津大亏,阴损及阳,气不化水,水湿泛溢肌肤,出现全身浮肿之"疳肿胀"等。

二、西医病因病理

(一) 病因

1. 摄入不足　婴幼儿处于生长发育的阶段,对营养素的需要相对较多,喂养不足是导致营养不良的主要原因。如母乳不足、未及时添加辅食、人工喂养代乳品调配过稀或量过少等,较大儿可因不良饮食习惯如挑食、偏食、零食过多等引起。

2. 消化吸收不良　迁延性腹泻、感染或某些传染病时,消化系统功能障碍,影响食物的消化和吸收。另外,先天畸形如唇裂、腭裂,早产、双胎、多胎等因吸吮、吞咽、消化功能差也可引起营养不良。

3. 需要量增加　急、慢性传染病的恢复期,生长发育快速阶段等均可因需要量增加而造成营养相对缺乏,另外,糖尿病、大量蛋白尿、发热性疾病、甲状腺功能亢进、恶性肿瘤等均可使营养量的消耗增加而导致营养不良。

(二) 病理

由于热能和蛋白质供应不足,机体首先动用贮存的糖原,继之动用脂肪组织的三酰甘油,产生游离脂肪酸供能,出现脂肪减少。最后通过蛋白质分解代谢提供氨基酸参与供能,使机体蛋白质消耗,形成负氮平衡。随着全身脂肪大量消耗和血浆蛋白低下,全身总液体量相对增多,使细胞外液呈低渗性。如有呕吐、腹泻,易出现低渗性脱水和酸中毒,导致低钠、低钾、低镁及低钙血症。另外,多种维生素缺乏常同时存在。

在多数情况下,病情呈慢性消耗性过程,除皮下脂肪和骨骼肌逐渐消耗外,心、肾、胃肠道等器官也有不同程度的萎缩,表现为各系统功能低下。

1. 消化系统　胃肠黏膜变薄甚至萎缩,胃酸分泌减少,肠壁变薄,各种酶的分泌减少、活力降低,肠道菌群失调,导致小肠吸收不良。

2. 循环系统　心脏缩小,收缩力减弱,心输出量减少,心率减慢,外周血流量减少,血压减低。

3. 泌尿系统　肾缩小,肾血流量减少,肾小球滤过率减低。肾小管重吸收功能减低,尿量增加,尿比重下降。

4. 神经系统　脑细胞数量减少和成分改变。患儿精神抑郁但时有烦躁不安,反应迟钝,记忆力减退,想象力、知觉、语言和动作能力落后于正常儿,智商低下。

5. 免疫系统　体液免疫和细胞免疫功能低下,抗体合成减少,细胞因子活性降低,补体系统受损,易并发感染。

6. 内分泌系统　垂体、甲状腺、肾上腺、性腺等内分泌腺有不同程度萎缩和功能低下。

【临床表现】

一、消瘦型

由能量严重不足所致,其特点为消瘦,皮下脂肪逐渐减少,皮肤干燥、松弛及失去弹性和光泽,消瘦严重者呈"皮包骨头"样。皮下脂肪消失的顺序为腹部、躯干、臀部、四肢、面颊。头发枯黄稀疏,容易脱落,双颊凹陷呈猴腮状。患儿体弱无力,精神委靡不振,烦躁不安,脉搏细缓,血压、体温偏低,内脏器官萎缩,淋巴结易触及。初期身高无明显影响,随着病情加重,骨骼生长缓慢,身高低于正常儿。

二、水肿型

由严重蛋白质缺乏所致,以全身水肿为其特点,水肿先见于下肢、足背,渐及全身。患儿体软无力,表情淡漠,食欲减退,常伴腹泻、肝脾肿大及腹水,严重者可并发支气管肺炎、肺水肿、败血症、胃肠道感染及电解质紊乱。

三、混合型

绝大多数患儿因蛋白质和能量同时缺乏,故临床表现为上述两型之混合。

四、并发症

1. 水和电解质紊乱　患儿常有低蛋白血症,当出现呕吐、腹泻,易引起脱水及电解质严重紊乱,产生低血钾、低血钠、低血钙和低血镁,引起相应症状。

2. **维生素和微量元素缺乏症** 多见维生素A缺乏症,可出现眼角膜干燥软化,甚至穿孔,也常伴有维生素B缺乏引起的口角炎,约有3/4的患儿伴有锌缺乏。

3. **感染** 全身免疫功能低下,极易并发各种急、慢性感染和传染病,如反复呼吸道感染、尿路感染、鹅口疮、麻疹、结核病、寄生虫病等。

4. **营养性贫血** 常见的是小细胞低色素性贫血,与缺乏铁、叶酸、维生素B_{12}、蛋白质等造血原料有关。

5. **自发性低血糖** 患儿可突然发生低血糖,表现为面色灰白,神志不清,呼吸暂停,脉搏减慢,体温不升。若不及时诊治可致死亡。

【实验室及相关检查】

一、血清蛋白

血清白蛋白浓度降低是最重要的改变,但其半衰期较长,故不够灵敏。前白蛋白、甲状腺结合前白蛋白和转铁蛋白等代谢周期较短的血浆蛋白评价营养状况更灵敏,具有早期诊断的价值。

二、胰岛素样生长因子Ⅰ（IGF Ⅰ）

不仅反应灵敏,且受其他因素影响较少,是诊断蛋白质营养不良的较好指标。

三、血清氨基酸测定

营养不良小儿牛磺酸和必需氨基酸浓度降低,而非必需氨基酸变化不大,故血清中非必需氨基酸与必需氨基酸的比值改变。在营养缺乏的早期,比血浆蛋白和白蛋白的改变灵敏。

四、其他

血清淀粉酶、脂肪酶、转氨酶、碱性磷酸酶、胰酶等活力均降低,经治疗后可迅速恢复正常;胆固醇、各种电解质和微量元素浓度可下降;生长激素水平升高。

【诊断】

应详细询问喂养和膳食摄入情况、饮食习惯等,以评价蛋白质和热能的摄入情况,了解有无影响消化、吸收的慢性消耗性疾病存在。根据病史、典型临床症状和体征可诊断。

体格测量是评估营养不良最可靠的指标,我国参照WHO关于儿童营养不良体格测量的评估标准确定。

1. **体重低下（underweight）** 儿童的年龄性别体重与同年龄同性别参照人群标准相比,低于中位数减2个标准差,但高于或等于中位数减3个标准差,为中度体重低下,如低于参照人群的中位数减3个标准差为重度体重低下。此指标反映儿童过去和(或)现在有慢性和(或)急性营养不良,但单凭此指标不能区分属急性还是慢性营养不良。

2. **生长迟缓（stunting）** 儿童的年龄性别身高与同年龄同性别参照人群标准相比,低于中位数减2个标准差,但高于或等于中位数减3个标准差,为中度生长迟缓;如低于参照人群的中位数减3个标准差为重度生长迟缓。此指标主要反映过去或长期慢性营养不良。

3. 消瘦(marasmus) 儿童的身高性别体重与同年龄同性别参照人群标准相比,低于中位减2个标准差,但高于或等于中位数减3个标准差,为中度消瘦;如低于参照人群的中位数减3个标准差为重度消瘦。此指标反映儿童近期急性营养不良。

【治疗】

一、中西医结合治疗思路

中西医结合治疗本病可优势互补,提高疗效。中医以顾护脾胃为本,临证时辨明虚实和轻重,采取补法和消补兼施之法,并结合针灸、推拿、捏脊等其他疗法可取得较好疗效。西医治疗原则是去除病因、调整饮食、促进消化功能、积极处理各种危及生命的并发症。

二、中医治疗

(一) 辨证论治

1. 辨证要点

(1) 辨常证:按病情轻重分为疳气、疳积、干疳三种证候。疳气表现为形体略较消瘦,不思饮食,精神欠佳,属脾胃失和,为病初起,大多偏实;疳积表现为形体明显消瘦,腹大膨胀,烦躁不安,属脾虚夹积,为病中期,虚实互见;干疳表现为极度消瘦,精神委靡,杳不思食,属脾胃衰败,津液消亡,为病晚期,以虚为主。

(2) 辨兼证:兼证一般在疳积重证和干疳阶段出现,因累及脏腑不同而症状有异。兼见咳喘、潮热者为肺疳;兼见口舌生疮者为心疳;兼见视物不清,夜盲目翳者为眼疳;兼见骨骼畸形者为肾疳;兼见肢体浮肿者为疳肿胀。

2. 治疗原则 疳证的治疗原则总以顾护脾胃为本。临床根据疳证的不同阶段,采取不同的治法,疳气以和为主,疳积以消为主或消补兼施,干疳以补为主。出现兼证当随证治之。

3. 证治分类

常证

(1) 疳气证

证候:形体略消瘦,不思饮食,面色萎黄少华,毛发稀疏,精神欠佳,或性急易怒,大便干稀不调,舌淡红,苔薄微腻,脉细。

辨证:本证为疳证初期。以形体消瘦,不思饮食,面色萎黄少华为辨证要点。

治法:健脾助运。

方药:资生健脾丸加减。

腹胀嗳气,厌食,苔厚腻者,去党参、白术、山药,加苍术、陈皮、鸡内金,运脾燥湿,理气宽中,消食助运;大便干,加决明子,润肠通便;大便溏,加炮姜,温运脾阳;性急易怒,加胡黄连、决明子,清火除烦。

(2) 疳积证

证候：形体明显消瘦，面色萎黄无华，肚腹膨胀，甚则青筋暴露，精神不振或烦躁不安，夜卧不宁，毛发稀疏、干枯，盗汗，食欲异常，或食欲不振，或善食易饥，或嗜食异物，伴揉眉挖鼻、咬指磨牙等动作异常，舌质淡，苔薄腻，脉沉细而滑。

辨证：本证多见于疳证中期，为虚实夹杂之证。以形体明显消瘦，面色无华，腹大膨胀，烦躁不安为辨证要点。

治法：消积理脾，清热导滞。

方药：肥儿丸加减。

食积为主，加苍术、鸡内金，运脾消积；腹胀疼痛，加枳实、木香，行气止痛；性情急躁易怒，动作异常，加决明子、钩藤、白芍，清火柔肝；舌红，苔剥，口干者，加石斛、沙参、麦冬，养阴生津。

(3) 干疳证

证候：极度消瘦，呈老人貌，皮肤干瘪起皱，大肉已脱，皮包骨头，精神委靡，杳不思食，目无光彩，啼哭无力且无泪，毛发干枯，腹凹如舟，大便稀溏或便秘，时有低热，口唇干燥，舌淡或光红少津，脉沉细弱。

辨证：本证为疳之重候，见于疳之后期。以极度消瘦，精神委靡，杳不思食为辨证要点。

治法：补益气血。

方药：八珍汤加减。

脾肾阳衰者，去熟地、白芍，加炮姜、附子，温阳助运；口舌干燥，汗多气短，无苔，加乌梅、石斛、麦冬，酸甘化阴；杳不思食，加陈皮、砂仁、焦山楂，鼓舞胃气，醒脾助运；若出现面色苍白，四肢厥冷，应给予独参汤或参附龙牡救逆汤合生脉散口服以回阳救逆固脱，并及时配合西医抢救。

兼证

(1) 眼疳证

证候：兼见目睛干涩，畏光羞明，视物不清，甚则黑睛混浊，白睛生翳，眼角赤烂疼痛，目眵较多，或喜揉目眨眼。

辨证：本证由脾病及肝，肝之阴血不足，不能上荣于目所致。以形体消瘦，兼见眼部症状为辨证要点。

治法：养血柔肝，滋阴明目。

方药：石斛夜光丸加减。

眼睛干涩明显，视物不清者，可加枸杞；白睛生翳明显者，可加菊花、木贼草、密蒙花；夜盲，可加夜明砂、蝉蜕、木贼草、当归或服羊肝丸。

(2) 口疳证

证候：兼见口舌生疮，甚至满口糜烂，秽臭难闻，面赤唇红，烦躁哭闹，惊悸不安，小便黄赤，大便干结,舌质红,苔薄黄,脉细数。

辨证:本证由脾病及心,心失所养,心火上炎,熏蒸口舌所致。以形体消瘦,兼见口舌糜烂生疮为辨证要点。

治法:清心泻火,滋阴生津。

方药:泻心导赤汤加减。

外用冰硼散或珠黄散搽口腔患处。心烦不安,加连翘;心火过盛,口干欲饮,加生石膏、芦根、天花粉;小便短黄明显者,加车前子、淡竹叶、滑石。

(3) 疳肿胀证

证候:兼见颜面四肢浮肿,甚则全身浮肿,按之凹陷难起,面色无华,神疲乏力,四肢欠温,小便短少,舌质淡胖,苔薄白,脉沉缓。

辨证:本证由疳证日久,脾阳虚衰,气不化水,水湿溢于肌表所致。以形体消瘦,兼见肢体浮肿为辨证要点。

治法:健脾温阳,利水消肿。

方药:防己黄芪汤合五苓散加减。

水肿明显,予五苓散合五皮饮加减;四肢不温,腰以下肿甚,偏于肾阳虚者,加附子、干姜温肾阳以利水,或用真武汤加减治疗。

(二) 中成药

1. 肥儿丸　每次1粒,每日2次,口服。用于疳积轻证。

2. 十全大补丸　每次2~4g,每日3次,口服。用于干疳气血两虚者。

(三) 针灸治疗

主穴:中脘、足三里、四缝、脾俞。配穴:疳气加章门、胃俞;疳积加建里、天枢、三阴交;干疳加肝俞、膈俞;虫积加百虫窝。背部腧穴和章门不可直刺、深刺,以防伤及内脏,其余腧穴常规针刺。每日1次,10次为1个疗程。

(四) 其他疗法

1. 推拿疗法　推三关,退六腑,推脾土,推板门,运土入水,揉阴陵泉,揉足三里,分腹阴阳,摩腹,推脊,捏脊。每次15~20分钟,每日1次。用于疳气证。

2. 膏敷疗法　将莱菔子适量研末,用阿魏调和,敷于伤湿止痛膏上,外贴于神阙穴处。每日1次,7日为1个疗程。适用于疳积证。

三、西医治疗

(一) 急救期的治疗

1. 抗感染　营养不良时极易并发各种感染,应选用适当的抗生素治疗。

2. 纠正水、电解质及酸碱平衡失调　参见第二章第七节。

3. 营养支持　蛋白质和能量供给应高于正常需要量,开始供给蛋白质1 g/(kg·d),能量为

336~420 kJ/(kg·d),以后逐渐增加,直到 3~4 g/(kg·d),能量 504~672 kJ/(kg·d)。补充足够的多种维生素,尤其应注意维生素 A 和维生素 C 的供给。根据患儿的具体情况可采用流质、半流质、软饭,最好经口供给,必要时采取胃肠道外营养治疗。

(二) 恢复期治疗

1. 消除病因　治疗原发病如慢性消化系统疾病和消耗性疾病,宣传科学喂养知识。

2. 调整饮食　应根据患儿病情程度、消化功能强弱及对食物耐受能力,及时改进不当喂养方法,逐步调整饮食。轻度营养不良时,患儿消化功能及对食物耐受能力接近正常小儿,仅需适当调整饮食,供给足够热量,即可达到疗效。中、重度营养不良患儿因消化功能与对食物耐受力均差,常并发消化道功能紊乱,因此在原有膳食基础上从小量开始,逐步调整饮食。水肿型多补充蛋白质,消瘦型多补充热量。在计算热能和蛋白质需要量时,应按相应年龄的平均体重计算,而不是患儿的实际体重。可从 167~251 kJ/kg[40~60 kcal/(kg·d)]开始,根据具体情况逐步增加。若消化吸收功能较好,可逐渐增加至 502~627 kJ/kg[120~150 kcal/(kg·d)],待体重接近正常时,再调整恢复到正常生理需要量。蛋白质摄入量从 1.5~2.0 g/(kg·d)开始,逐步增加到 3.0~4.5 g/(kg·d)。饮食应选择易消化、高热量与高蛋白质的食物,并补充适量的各种维生素与矿物质。食物应从流质、半流质到半固体、固体饮食,从少量开始。

3. 促进消化和改善代谢功能　可口服各种消化酶如胃蛋白酶等以助消化;适当应用蛋白同化类固醇剂如苯丙酸诺龙,每次肌内注射 10~25 mg,每周 1~2 次,连续 2~3 周,可促进机体蛋白质合成,增进食欲,但在用药期间应供应足够的热能和蛋白质。食欲过差可皮下注射胰岛素,每日 1~2 次,每次 2~3 IU,注射前先服 20~30 g 葡萄糖或静脉注射 25% 葡萄糖注射液 40~60 ml,以防发生低血糖,可持续应用 1~2 周。

【预防与调护】

(1) 提倡母乳喂养,及时添加辅食,但注意要循序渐进。对幼儿加强饮食调护,饮食要富含营养且易于消化,要纠正偏食、挑食、吃零食的不良饮食习惯。

(2) 加强体格锻炼,提高身体素质。

(3) 按期进行预防接种。对患有唇裂、腭裂及幽门狭窄等先天畸形者应及时手术治疗。

(4) 定期测量体重,并将体重值标在生长发育监测图上,如发现体重增长缓慢或不增,应尽快查明原因,及时予以纠正。

(5) 对重症患儿要严密观察病情,防止发生口疳、眼疳等并发症。

第三节　小儿肥胖症

肥胖症(obesity)是由于长期能量摄入大于机体的消耗,致使体内脂肪积聚过多,体重超过一定范围的一种营养障碍性疾病。主要表现为患儿食欲极好,喜食油腻、甜食,懒于活动,体态肥胖,皮下脂肪丰厚、分布均匀。

肥胖症分两大类,无明显病因者称单纯性肥胖症,儿童大多数属此类;有明显病因者称继发性肥胖症,常由先天遗传性或代谢性疾病及神经和内分泌疾病等引起。本节主要叙述单纯性肥胖症。

肥胖症可见于任何年龄小儿,以1岁以内、5~6岁或青春期为发病高峰。随着现代经济社会的发展,小儿肥胖趋势令人担忧,国内的一些大城市(如北京、上海、广州等)发病率均在10%以上,同时流行病学研究发现儿童单纯性肥胖病对能量代谢、心血管、内分泌、消化等系统均有潜在影响,其已被确认是本世纪严重威胁我国儿童健康的疾病之一。

中医没有肥胖症的病名,但却有与之相关的论述。古人将形体异于常人的分为"肥、膏、肉"三类,其中"膏"类人肥胖且臃肿,类似肥胖症。《素问·通评虚实论》曰:"甘肥贵人,则膏粱之疾也",说明肥胖的发生与过食肥甘厚味有关。

【病因病理】

一、中医病因病机

1. **饮食不节** 食量过大或饮食偏嗜,喜食膏粱厚味之品,一方面可使过多水谷精微在人体内堆积成为膏脂,形成肥胖;另一方面过多摄入食物损伤脾胃功能,使水谷不能化生精微物质,水湿不能正常运化,导致痰湿内生,痰湿、膏脂停留贮积于皮下膜外而致肥胖。

2. **过度安逸** 《素问·宣明五气》中说:"久卧伤气,久坐伤肉",久卧、久坐、活动过少可致气虚、气郁,气血流行不畅,脾胃气机呆滞,运化功能失调,水谷精微输布障碍,化为膏脂和痰浊,滞于组织、肌肤、脏腑、经络,从而导致肥胖发生。

3. **先天禀赋不足** 《内经》就认识到形体的胖瘦受先天禀赋的影响,如《灵枢·阴阳二十五人》中说:"土形之人……圆面,大头,美肩背,大腹",与西医学所指出的本病有遗传因素相近。

本病的基本病机是脾胃运化失常,痰湿、膏脂积聚体内,导致肥胖。其病位在脾胃,与肾密切相关,可涉及肝、肺。本病多属本虚标实之候,脾肾两虚为本,痰浊膏脂内停为标。痰湿既是病理产物,同时又是肥胖进一步加重的致病因素。湿性重浊黏滞,痰湿一经酿成之后,就成为致病之邪,停于体内,导致气机运行不畅,脉络瘀阻,引起多种病理变化。

二、西医病因病理

(一)病因

1. **能量摄入过多** 由于不合理饮食及不良的生活习惯导致长期能量摄入过多,多余的热量转化为脂肪而积聚于体内,造成体内脂肪细胞数量和脂肪细胞体积增大,人体内总脂肪数量明显增多而发生肥胖。

2. **活动量过少** 缺乏适当的活动和体育锻炼也是发生肥胖症的重要因素,即使摄入不多,但如活动过少,也可引起肥胖。小儿一旦肥胖形成,由于行动不便,更不愿意活动,以致体重日增,形成恶性循环。

3. 遗传因素　目前认为肥胖与多基因遗传有关,父母皆肥胖的后代肥胖率高达70%~80%;双亲之一肥胖者,后代肥胖发生率40%~50%;这种家族聚集现象可能与遗传和环境因素共同作用有关。

4. 其他　如调节饱食感及饥饿感的中枢失去平衡以致多食而肥胖;精神创伤或心理障碍如父母离异、丧父或母、溺爱等,可诱发胆小、孤独等而造成不合群,少活动或以进食为自娱而导致肥胖症。

(二) 病理生理

肥胖的主要病理改变是脂肪细胞的数目增多、体积增大。人体脂肪细胞数量的增多主要在婴儿出生前3个月、生后第1年和青春期这三个阶段,若在这三个时期内摄入营养过多,即可引起脂肪细胞数目增多并且体积增大,治疗较困难且易复发;不在脂肪细胞增殖时期发生的肥胖仅出现脂肪细胞体积增大,数目增多不明显,治疗较易奏效。

【临床表现】

本病以婴儿期、学龄前期及青春期为发病高峰。患儿食欲亢进,进食量大,喜食淀粉、油脂类食品,懒于活动。由于怕被别人讥笑而不愿与其他小儿交往,故常有心理上的障碍,如自卑、自暴自弃、胆怯、孤独等。

体格检查可见患儿皮下脂肪丰满,但分布均匀,以面颊、肩部、胸乳部及腹壁脂肪积累为显著,四肢则大腿、上臂粗壮而肢端较细。严重肥胖者,在腹部、臀部外侧及大腿部皮肤出现白纹或紫纹;因体重过重,走路时两下肢负荷过度可致膝外翻和扁平足。男孩可因会阴部脂肪堆积,阴茎被埋入,而被误认为外生殖器发育不良。患儿性发育大多正常,智能良好。严重肥胖者由于脂肪过多,限制胸廓和膈肌的动作,引起呼吸浅快,肺泡换气量减低,形成低氧血症,出现发绀、心脏增大及充血性心力衰竭,甚至导致死亡。

【实验室及其他检查】

肥胖儿血清三酰甘油、胆固醇、低密度脂蛋白、极低密度脂蛋白大多显著升高;血清胰岛素水平增高,患儿减肥后血胰岛素浓度可恢复正常;肾上腺皮质激素的分泌率增加,但外周组织对肾上腺皮质激素的分解代谢也加快,故血浆总皮质醇浓度大多正常,但尿中的代谢产物增多,尿17-羟皮质类固醇往往显著升高;血生长激素水平减低,雌激素水平增高;肝脏超声波检查常有脂肪肝。

【诊断】

诊断标准

儿童肥胖的诊断标准尚不统一,以WHO推荐的普遍应用的身高标准体重法,即身高别体重超过参照人群均值10%~19%为超重;超过20%~29%为轻度肥胖;30%~49%为中度肥胖;超过50%为重度肥胖。同时有肥胖家族史或不合理饮食习惯、不良的生活方式及行为偏离,呈均匀肥胖且除外某些内分泌、代谢、中枢神经系统疾病引起即可诊断为单纯性肥胖。

【鉴别诊断】

1. **肥胖性生殖无能综合征** 继发于垂体及下丘脑病变,其体脂有特殊分布,以颈、颏下、乳、髋及大腿上部最为明显,四肢远端尖细,还有颅内病变及生殖腺发育迟缓。

2. **甲状腺功能减退** 体脂积聚主要在面、颈部,常伴有黏液水肿,生长发育明显低下,基础代谢率与食欲也低下。查血 T_3、T_4、TSH 等可鉴别。

3. **库欣综合征** 继发于肾上腺皮质肿瘤和长期应用肾上腺皮质激素,以两颊、颏下积脂较多,形成特异面容,胸、背体脂亦较厚,常伴高血压、毛发增多和生殖器早熟现象。

【治疗】

一、中西医结合治疗思路

肥胖症的治疗原则是减少摄入,增加消耗。以控制饮食、加强锻炼为基本措施。临床以中医辨证治疗为主,可配合推拿、针灸、按摩等其他疗法。西药副作用较大,小儿要慎用。

二、中医治疗

(一)辨证论治

1. **辨证要点** 本病为虚实相兼,本虚标实之证。在本以脾肾两虚为主,可见倦怠乏力、懒言少动、纳呆腹胀等脾虚表现,病久累及于肾,可见腰膝酸软、形寒肢冷、夜尿多等症状。在标以膏脂、痰湿为主,表现为形体肥胖、困重等。临证之时当首先辨明病位,分清虚实。

2. **治疗原则** 本病本虚标实,治疗以补虚泻实为原则。补虚常用益气健脾、健脾补肾;泻实常用祛湿化痰。

3. **证治分类**

(1)脾虚湿困证

证候:体胖多睡,倦怠乏力,懒言少动,纳呆腹胀,大便稀溏,舌淡红,苔白腻,脉沉细弱。

辨证:本证为脾气亏虚,痰湿内蕴所致。以体胖多睡,倦怠乏力,纳呆腹胀为辨证要点。

治法:益气健脾,祛湿化痰。

方药:防己黄芪汤加减。

纳呆,加生山楂、佛手;腹胀,加青皮、广木香、厚朴;便溏,尿少,加山药、泽泻。

(2)胃热湿阻证

证候:形体肥胖,消谷善饥,肢重怠惰,头胀眩晕,口渴喜饮,口臭,便秘,舌质红,苔腻微黄,脉滑数。

辨证：本证为胃热炽盛，胃强脾弱所致。以形体肥胖，消谷善饥，肢重怠惰为辨证要点。

治法：清胃泻热，祛湿化痰。

方药：枳实导滞丸加减。

头胀眩晕，加菊花、夏枯草；口渴，加芦根、天花粉；热重于湿，加生石膏、连翘；湿重于热，加苍术、车前草、滑石。

(3) 脾肾两虚证

证候：形体肿胖虚浮，神疲乏力，甚则形寒肢冷，懒言少动，肢体困重，舌质淡胖，苔白，脉沉缓。

辨证：本证为脾肾两虚，水湿不化，痰湿内停所致。以形体肿胖，神疲乏力，形寒肢冷，大便溏烂为辨证要点。

治法：健脾补肾，温阳化湿。

方药：真武汤加减。

气虚明显，加人参、黄芪；形寒肢冷，加仙灵脾、益智仁；体困肢重，加丹参、防己；浮肿明显，加泽泻、猪苓、大腹皮。

(二) 中成药

1. 防风通圣丸　每次3g，每日2次，口服。用于体实内热之肥胖。

2. 五苓散　每次3g，每日3次，口服。用于脾虚湿困之肥胖。

(三) 针灸治疗

1. 体针　取内关、水分、天枢、关元、丰隆穴，针用平补平泻法；取三阴交、列缺穴，针用补法。隔日针1次，每次留针半小时，15次为1个疗程。

2. 耳针　主穴取内分泌、神门、交感。配穴取大肠、肺、贲门、脾、胃穴，有家族史可加肾、肾上腺。主穴必取，配穴取1~2个穴。用王不留行籽贴压，每次一侧，两侧交替，每周2次，10次为1个疗程。

(四) 其他疗法

推拿疗法　患儿取仰卧位，术者循肺经、胃经、脾经、肾经走行进行推拿，点中府、中脘、气海、关元等穴。然后换俯卧位，推拿膀胱经，点脾俞、胃俞、肾俞等穴，隔日1次。

三、西医治疗

本病主要通过适当限制饮食，增加体育活动达到减轻体重的目的，一般不主张药物治疗。

(一) 饮食治疗

总的原则应限制能量摄入，同时要保证生长发育需要。选择低脂肪、低糖类、高蛋白食谱。食物应多样化，维生素充足，尽量减少刺激性调味品和容易消化吸收的碳水化合物(如蔗糖)的摄入。食物的体积应尽可能大，以产生饱腹感。不吃糖果、甜糕点、饼干等甜食，少吃脂肪性食品，特别是肥肉，适量增加蛋白质饮食，如豆制品、瘦肉等，食物宜采用蒸、煮或凉拌的方式烹调。

（二）运动疗法

运动可使能量消耗增多，还可促进甲状腺素的生理反应和减低胰岛素的分泌，使脂肪合成减少。运动还促进肌肉的发育，增强体力。其强度以平均强度为主，一般为最大氧消耗的50%（为最大心率的60%~65%）。运动频率为每周3~5次，每次1~2小时。运动期限以3个月为1个阶段。应当注意避免过度剧烈运动，以防难以耐受和增加食欲。

（三）心理疗法

让患儿了解肥胖可能引起的严重后果，鼓励其长期坚持限制饮食和增加运动锻炼的治疗。但小儿处于生长发育阶段，应避免极端的饮食限制，否则会给儿童造成心理上的压抑，有时也会引起对治疗的抵触。

【预防与调护】

（1）预防要从孕期开始，进食量和各种营养素的摄取要适当，防止孕晚期体重过速增长。加强母乳喂养，掌握科学喂养方法。

（2）养成良好的饮食习惯。饮食应保证足够的蛋白质，低糖、低脂饮食。多食用新鲜的蔬菜和水果等富含纤维和维生素的食物。

（3）坚持多运动。多参加运动如跑步、散步、做操、游泳、打球等。注意减肥应循序渐进，运动贵在持之以恒。

第四节　维生素D缺乏性佝偻病

维生素D缺乏性佝偻病（vitamin D deficiency rickets）是因小儿体内维生素D不足引起全身钙、磷代谢紊乱，导致钙盐不能正常沉着于骨骼的生长部分而发生骨骼畸形的一种慢性营养性疾病。典型的表现是生长着的长骨干骺端或骨组织钙化障碍。

本病常发生于冬春两季，多见于3岁以下小儿，尤以6~12个月婴儿发病率较高。北方佝偻病患病率高于南方，工业性城市高于农村。本病预后一般良好，若罹患其他疾病，常使病程迁延，或因病情较重，治疗失宜，病后可留下某些骨骼畸形，影响小儿生长发育。本病是国家重点防治的小儿四大疾病之一。

中医文献对本病无专门论述，其症状散见于中医学"五迟"、"五软"、"鸡胸"、"龟背"、"汗证"、"疳证"等病证中。

【病因病理】

一、中医病因病机

小儿先天禀赋不足，后天调护失宜，日照不足为本病主要发病原因。

1. **胎元失养** 孕母体弱多病，或长期营养失调，日照较少，或早产、多胎等因素，均能导致胎元失养，使小儿先天禀赋不足，出生后脾肾内亏，气血虚弱而成。

2. **乳食失调** 小儿生机蓬勃，发育迅速，如母乳喂养而未及时添加辅食，或食品的质和量不能满足小儿生长发育的需要，使脾之后天不足，气血虚弱，脏腑失其所养而致本病。

3. **日照不足** 可致体质和免疫功能下降，五脏皆虚，出现多汗、夜啼、烦躁等症，并易感外邪，罹患感冒、肺炎等病。

脾肾亏虚是本病主要病机，常累及心肝肺。肾气不足，则骨髓不充，骨失所养，出现颅骨软化，发稀，囟门迟闭，齿迟，甚至骨骼畸形等症状；脾虚则气血生化乏源，久之全身脏腑失于濡养，出现全身乏力，肌肉无弹性。日久影响他脏，如肺气不足，卫外不固，则多汗，易患外感；心气不足，心失所养则心神不安；脾虚肝失所制，则肝木亢盛，而出现夜惊、烦躁。

二、西医病因病理

（一）维生素D的来源、体内活化过程和生理作用

维生素D是一组具有生物活性的脂溶性类固醇衍生物，包括维生素D_2（麦角骨化醇）和维生素D_3（胆骨化醇）。其来源有外源性和内源性两种。内源性维生素D是人体皮肤中的7-脱氢胆固醇经日光中的紫外线光化学作用转变而成；外源性维生素D来自含量较丰富的食物如鱼肝、蛋、乳类等，无论经皮肤或经消化道吸收的维生素D，均贮存于血浆、肝、脂肪和肌肉内。

维生素D被吸收后并无活性，它需在体内经过两次羟化作用后，才能发挥激素样生物效应。第一次羟化在肝脏，维生素D经肝细胞内质网和微粒体的25-羟化酶系统的作用，使维生素D变为25-羟维生素$D_3[25-(OH)D_3]$。第二次羟化在肾脏，在近球小管上皮细胞的线粒体中经25-$(OH)D_3$-1-羟化酶系统（1-α羟化酶）的作用，生成1,25-二羟维生素$D_3[1,25-(OH)_2D_3]$，最后经血循环输送到相关靶器官而发挥其生理作用。1,25-$(OH)_2D_3$活性很强，对钙、磷代谢的作用高于25-$(OH)D_3$ 200倍，对骨盐的形成作用高100倍。

维生素D转变为活性维生素D的过程受着多因素的影响。25-$(OH)D_3$具有对25-羟化酶活性起负反馈的抑制作用，以调节25-$(OH)D_3$在血内的浓度；1,25-$(OH)_2D_3$对1-α羟化酶的活性有负反馈抑制作用。血钙、血磷浓度对该过程的影响：低血钙、低血磷能刺激1-α羟化酶活性增强，从而使1,25-$(OH)_2D_3$形成加速；反之高血钙、高血磷则能抑制1-α羟化酶的活性。甲状旁腺素（PTH）的分泌取决于血钙浓度，当血钙低于正常时，PTH增加，而PTH有使25-$(OH)D_3$变为1,25-$(OH)_2D_3$速度增加的作用。

1,25-$(OH)_2D_3$的作用：① 可与小肠黏膜内的特异受体相结合，进而形成维生素D结合蛋白钙，从而促进小肠黏膜对钙的吸收。② 可促进肾小球近球小管对钙、磷的回吸收，以提高血钙、

磷的浓度。③ 能促进未分化的间叶细胞分化成破骨细胞,促进骨吸收,使旧骨质中的骨盐溶解,提高血钙、磷浓度。④ 能直接刺激成骨细胞,促进钙盐沉着。

(二) 病因

1. 日照不足　紫外线照射不足,是维生素 D 缺乏的主要原因之一。日光中波长 296～310 μm 的紫外线,照射皮肤基底层内贮存的 7-脱氢胆固醇转化为维生素 D_3,为人类维生素 D 的主要来源。只要经常接受紫外线照射,维生素 D 就能内源生成而不会缺乏。我国幅员辽阔,南方日照时间长,佝偻病发病率低。而北方日照时间短,冬季紫外线较弱,日光中紫外线不能透过一般的玻璃窗,婴幼儿缺乏户外活动,此外尘埃、烟雾等空气污染,高楼大厦等均可阻挡紫外线,影响皮肤生物合成足够量的维生素 D,是造成维生素 D 缺乏的主要原因。

2. 维生素 D 摄入不足　婴儿一般每天从食物中摄入维生素 D 的量很少,若平时不直接晒太阳,再加之未及时添加补充富含维生素 D 的食物如鱼肝油、蛋黄、肝脏等就容易患佝偻病。此外,食物中钙、磷含量不足或比例不适宜,如人乳及牛乳中维生素 D 的含量均较低,但人乳中钙磷比例(2∶1)比较适宜,钙的吸收率高,而牛奶含钙、磷虽多,但磷过高,吸收较差,所以母乳喂养的婴儿佝偻病的发病率低于牛乳喂养者;食物搭配不合理:过多的谷类食物含有大量植酸,可与小肠中的钙、磷结合形成不溶性植素钙,不易吸收,所以单纯谷类喂养的婴儿易患维生素 D 缺乏性佝偻病。

3. 生长过速　骨骼生长速度与维生素 D 和钙的需要量成正比,因此婴儿生长发育快对维生素 D 和钙的需要量增多,故易引起佝偻病;早产儿或双胎婴儿体内钙、磷、维生素 D 储备不足,出生后因生长速度快,极易发生此病。

4. 疾病影响　慢性呼吸道感染,胃肠道疾病和肝、胰、肾疾病等均可影响维生素 D 及钙、磷的吸收、利用,引起佝偻病。

5. 药物影响　长期服用苯妥英钠、苯巴比妥等抗惊厥类药物,可激活肝细胞微粒体氧化酶系统的活性,加速维生素 D 和 25-$(OH)D_3$ 分解成无活性的代谢产物;肾上腺皮质激素有对抗维生素 D 对钙的转运作用而引起佝偻病。

(三) 发病机制

维生素 D 缺乏时,肠道钙、磷吸收减少,血中钙、磷下降。低血钙刺激甲状旁腺激素(PTH)分泌增加,甲状旁腺激素促进骨质吸收,骨盐溶解,释放出钙、磷,使血钙得到补偿,维持在正常或接近正常水平;因甲状旁腺激素抑制肾小管对磷的重吸收,相对促进钙的吸收,而使大量的磷经肾排出,使血磷降低,钙磷乘积下降,骨盐不能有效地沉积,骨样组织钙化过程发生障碍,甚至骨质溶解,成骨细胞代偿性增生,局部骨样组织堆积,碱性磷酸酶分泌增多,临床上产生一系列的骨骼改变和生化改变(见图 6-1)。

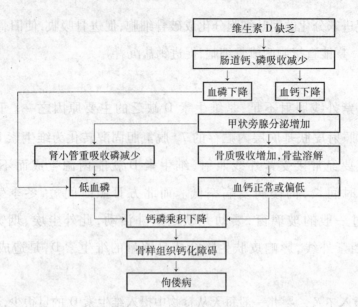

图 6-1 维生素 D 缺乏性佝偻病发病机理

（四）病理

佝偻病的主要病理改变是骨样组织增生，骨基质钙化不良。佝偻病时，患儿血磷或血钙降低，钙、磷沉积于骨受阻，成骨作用发生障碍，长骨干骺端骺软骨中，成熟肥大的软骨细胞和成骨细胞不能正常钙化，形成骨样组织堆积于局部，致骨骺膨大，形成临床常见的肋骨串珠、手镯、足镯等体征；长骨骨干由于骨质脱钙，骨皮质为不坚硬的骨样组织代替，致骨干容易受肌肉韧带的牵拉和重力的影响而发生弯曲、变形，甚至发生病理性骨折。颅骨则由于钙化障碍而变薄，出现软化，并由于骨样组织在骨膜下堆积而致方颅和颅骨畸形。

【临床表现】

一、病史

维生素 D 摄入缺乏史：母孕期或妊娠晚期摄入含维生素 D 食品少或无，及有缺钙症状者；乳儿期人工喂养、投辅食或少或不合理，或未投辅食。日光照射缺乏史：母孕期或妊娠晚期日光照射缺乏，冬春季出生儿及户外活动少或不足等。

二、主要症状及体征

维生素 D 缺乏性佝偻病按其病情的发展阶段不同临床可分四期。

（一）初期

多数从 3 个月左右开始发病，此期以精神神经症状为主，患儿有睡眠不安、好哭、易出汗等现象。多汗与气候无关，由于汗液刺激，患儿经常摩擦枕部，形成枕秃或环形脱发。骨骼改变不明显，骨骼 X 线可正常，或钙化带模糊。血清 $25-(OH)D_3$ 下降，血钙浓度正常或稍低，血磷降低，碱性磷酸酶正常或稍高，此期可持续数周或数月，若未经适当治疗，可发展为激期。

（二）激期

除初期症状外，患儿以骨骼改变和运动功能发育迟缓为主。

1. 骨骼改变

（1）头部：6个月以内婴儿的佝偻病以颅骨改变为主，即颅骨软化，是佝偻病最早出现的体征。前囟边较软，颅骨薄，检查者用双手固定婴儿头部，指尖稍用力压迫枕骨或顶骨的后部，可有压乒乓球样感觉。8~9个月以上的患儿额骨和顶骨双侧骨样组织呈对称性增生，形成"方颅"，如隆起加重可出现鞍形颅、臀形颅和十字形颅，头围也较正常增大。前囟大及闭合延迟，严重者18个月时前囟尚未闭合。出牙较迟，可延迟至10个月甚至1岁多方出牙，牙齿不整齐，容易发生龋齿。

（2）胸部：1岁左右的小儿可见到胸廓畸形，可出现肋软骨区膨大，以两侧7~10肋软骨部位为主，因骨组织堆积膨大而形成钝圆形隆起，上下排列如串珠状，称为"肋骨串珠"，如"串珠"向胸内扩大可压迫肺组织，故患儿易患肺炎。肋骨软化后，因受膈肌附着点长期牵引，造成肋缘上部内陷，肋缘外翻，形成沟状，称为肋软沟，又称郝氏沟。由于第6~8肋骨与胸骨柄相连处内陷，可使胸骨向前突出，称为鸡胸，亦可见到由剑突为中心内陷的漏斗胸。

（3）四肢：6个月以后的佝偻病患儿，四肢各骺部均显膨大，尤以腕关节的尺、桡骨远端常可见圆钝和肥厚的球体，称为佝偻病"手镯"；由于骨质软化与肌肉关节松弛，小儿开始站立与行走后，因躯体的重力和张力，可出现股骨、胫骨、腓骨弯曲，形成膝内翻（"O"形）或膝外翻（"X"形）畸形，重症下肢骨畸变时，常可引起步态不稳，呈"鸭步"态。严重的佝偻病患儿，偶受外伤即易发生病理性骨折。

（4）脊柱与骨盆：患儿会坐与站立后，因韧带松弛，久坐后可致脊柱畸形，出现脊柱后弯或侧弯；严重病例骨盆亦可变形，前后径往往缩短，日后将成为女性难产的因素之一。

2. 运动功能及其他

严重低血磷使肌肉糖代谢障碍，使全身肌肉松弛、乏力、肌张力降低和肌力减弱，故患儿抬头、坐、站、行走都较晚，关节松弛而有过伸现象。腹肌张力减退时，腹部膨隆呈蛙腹状。可有肝脾下垂或肿大（间质增生）。重症患儿神经系统发育迟缓，表情淡漠，语言发育落后，条件反射形成缓慢，免疫力低下，易合并感染及贫血。

此期血生化除血清钙稍低外，其余指标改变显著，X线检查显示长骨钙化带消失，干骺端呈毛刷样、杯口状改变，骨骺软骨盘增宽（>2 mm），骨质稀疏，骨皮质变薄，可有骨干弯曲畸形或青枝骨折。

（三）恢复期

经过足量维生素D治疗和日光照射后，各种临床表现和体征逐渐减轻、消失，肌张力恢复，血液生化恢复正常，X线影像出现不规则的钙化线，骨质密度逐渐恢复正常。

（四）后遗症期

临床症状消失，血生化正常，X线检查干骺端病变消失。仅重度佝偻病遗留下不同部位不同程度的骨骼畸形或运动功能障碍。年龄约在3岁以后。

【实验室及相关检查】

一、骨碱性磷酸酶测定

佝偻病早期骨碱性磷酸酶(BALP)开始上升,其血清活性与病情成正相关,是反映骨生长障碍最特异、最敏感的指标,适用于佝偻病早期诊断和散居普查。

二、血清 25-(OH)D_3 测定

血清 25-(OH)D_3 测定是反映体内维生素 D 营养状况的最佳指标,佝偻病早期血清 25-(OH)D_3 即下降,是诊断佝偻病的可靠指标。但需精密仪器和复杂技术操作,临床上不易推广。

三、血清骨钙素测定

佝偻病早期血清骨钙素(BGP)增多,是诊断佝偻病的敏感指标,但需要一定的设备和技术条件,临床应用受限制。

四、尿脱氧吡啶啉/肌酐测定

尿脱氧吡啶啉为骨吸收的特异性指标,为去除尿浓缩稀释对其水平影响,通常用尿脱氧吡啶啉/肌酐表示。佝偻病早期即可引起尿脱氧吡啶啉升高,该检测方法简便,可应用于佝偻病普查。

五、血清钙、磷、碱性磷酸酶测定

血清中钙、磷、碱性磷酸酶检测是较传统的佝偻病检测方法,但受饮食和测定时各种因素的影响较多而敏感性较低,故对早期佝偻病的诊断价值不大。

六、骨密度测定

骨密度直接测量骨的矿物质,主要是钙含量,能直接反映人体长期的钙营养状况,对佝偻病早期诊断具有特异性。

七、X 线检查

X 线检查反映了相应的骨骼组织学病理改变,对佝偻病的诊断客观性较强。

各期 X 线表现为:

1. 初期或轻症　先期钙化带正常或模糊不清。

2. 激期或重症　先期钙化带可模糊消失,干骺端向两侧增宽,中央呈杯口状凹陷,边缘显示为毛刷状,骨皮质局限性变薄,骺软骨边缘不清,可伴有不完全性骨折及下肢弯曲畸形。

3. 恢复期　尺骨远端先期钙化带重新出现,但仍不太规则,其杯口凹陷及毛刷状边缘渐整齐,密度增高。

【诊断】

诊断要点

主要依据维生素 D 缺乏史、日光照射缺乏史和临床症状与体征,结合血生化及骨骼 X 线检查

可作明确诊断。

临床按骨骼畸形分为轻、中、重三度：① 轻度：有轻度颅骨软化、方颅、肋骨串珠等骨骼改变。② 中度：有中度骨骼改变，如明显的肋骨串珠、手镯、鸡胸、郝氏沟，轻、中度的下肢畸形，如"O"形腿或"X"形腿。③ 重度：有严重的骨骼畸形，影响生理功能和运动功能，如影响步态的"O"形腿和"X"形腿，或伴有病理性骨折。

【鉴别诊断】

1. 先天性甲状腺功能减退　患儿表情呆滞，智力明显低下，有特殊面容和体态：眼裂小，眼距宽，鼻根宽平，舌大常伸出口外，四肢短小，躯干相对较长，头发稀疏，皮肤干，可有黏液性水肿。X线检查可见骨龄明显落后，但血钙、磷正常，碱性磷酸酶减低。

2. 软骨营养障碍　患儿有头大、前额及下颌突出、鼻根平坦的特殊面容，四肢及手指短粗，五指齐平，上身量与下身量显著不成比例，腰椎前凸、臀后凸。血钙、磷正常。X线检查见骨干粗短，干骺端增宽。

3. 其他病因所致佝偻病

(1) 低血磷性抗维生素D佝偻病：系先天性肾小管回吸收磷及肠道钙、磷吸收、转运的原发性缺陷性疾病。特点为常有家族史；多在1岁后出现症状和体征，3岁后仍可有佝偻病活动期的临床表现；尿磷增加而血磷降低；对维生素D常规治疗无效，须同时口服磷治疗。

(2) 肾性佝偻病：多种原因所致的慢性肾功能障碍导致$1,25-(OH)_2D_3$生成减少，致使佝偻病发生并引起骨畸变。血清钙常减低而血清磷显著增高。应用一般剂量的维生素D治疗无效，应用$1,25-(OH)_2D_3$可收到明显疗效。

(3) 抗癫痫药物引起的佝偻病：长期口服抗癫痫药物如苯巴比妥钠、苯妥英钠等，可使$1,25-(OH)_2D_3$产生减少，造成低钙血症及佝偻病的发生。长期应用抗癫痫药物时，应用维生素D预防。

【治疗】

一、中西医结合治疗思路

本病宜中西医结合治疗。中医根据病期整体辨证论治，脾肾亏虚为基本病机，从始至终以健脾补肾为要，兼补他脏，可配合中成药、推拿按摩等其他疗法。西医以维生素D治疗为主，目的是控制活动期症状，防止骨骼畸形。

二、中医治疗

(一) 辨证论治

1. 辨证要点

(1) 辨轻重：轻者症见烦躁，多汗，枕秃，纳呆，囟门开大，未见骨骼明显变化；重者症多见颅骨软化或方颅,鸡胸龟背,下肢弯曲,脊柱等骨骼畸形症状。

(2) 辨病位:病在脾,肌肉松弛,形体虚胖,纳呆便稀;病在肾,头颅骨软,头方囟大,齿生迟缓,鸡胸龟背,肋骨外翻,下肢弯曲;病在心,精神烦躁,夜啼不安,语言迟钝;病在肝,坐迟立迟,行走无力,时有惊惕,甚至抽搐。病在肺,面白多汗,容易感冒。

2. 治疗原则　脾肾亏虚为发病关键,故治疗原则为调补脾肾,初期肺脾气虚,营卫不和,治宜健脾益肺,调和营卫;激期多属脾肾两亏,脾虚肝旺,当脾肾并补,柔肝息风;恢复期、后遗症期肾虚骨弱,精血不足,则以补肾填精为主。

3. 证治分类

(1) 肺脾气虚证

证候:多汗夜惊,肌肉松软,发稀枕秃,囟门迟闭,或形体虚胖,烦躁不安,纳差,大便不实,或反复感冒,舌质淡,苔薄白,指纹偏淡,脉弱无力。

辨证:此证多为佝偻病的初期阶段,脾虚及肺。以肌肉松软,纳差,多汗,反复感冒为辨证要点。

治法:健脾益肺,调和营卫。

方药:四君子汤合黄芪桂枝五物汤加减。

若多汗者,加龙骨、牡蛎、浮小麦以收敛止汗;夜惊,睡眠不安者,加蝉蜕、龙骨以定惊,加酸枣仁、合欢皮以养心安神;大便不实者,加山药、扁豆以健脾助运。

(2) 脾虚肝旺证

证候:面色少华,纳呆食少,多汗,发稀枕秃,坐立、行走无力,夜啼不宁,时有惊惕,甚至抽搐,囟门迟闭,出齿较晚,舌淡,苔薄,指纹淡紫或脉细弦。

辨证:本证由脾虚气弱,气血生化乏源致肝失阴血濡养。以面色少华,纳呆食少,多汗,夜啼不宁,易惊惕、抽搐为辨证要点。

治法:健脾益气,柔肝息风。

方药:益脾镇惊散加减。

体虚多汗,加五味子、龙骨、牡蛎,生津固涩止汗;惊惕,加石决明、珍珠母、息风镇惊;夜啼不安,加蝉蜕、竹叶,清心降火;反复抽搐,予缓肝理脾汤加减。

(3) 肾精亏损证

证候:有明显的骨骼畸形,如头颅方大,鸡胸,龟背,肋骨串珠,肋骨外翻,漏斗胸,手镯,足镯,"O"形或"X"形腿等;出牙、坐立、行走迟缓;面色苍白,多汗,神情淡漠,舌淡,苔少,指纹淡或脉细无力。

辨证:本证多在疾病的激期、恢复期和后遗症期。以明显的骨骼畸形,发育迟缓,四肢筋骨痿软为辨证要点。

治法:补肾填精,佐以健脾。

方药：补肾地黄丸加减。

筋骨痿软，加杜仲、续断、怀牛膝、补骨脂、五加皮，补肝肾，强筋骨；纳呆食少，加砂仁、焦山楂、鸡内金，醒脾开胃，消食助运；多汗，加煅龙骨、煅牡蛎，固涩止汗。

（二）中成药

1. 龙牡壮骨冲剂　2岁以内小儿每次1袋，2～7岁每次的1袋半，7岁以上每次2袋，每日3次，开水冲服。可用于营养性佝偻病预防及治疗的各期。

2. 玉屏风颗粒　每次1/2～1袋，每日3次。用于多汗而反复感冒者。

3. 六味地黄丸　每次2～4 g，每日3次。用于肾精亏损证。

（三）其他疗法

1. 推拿、按摩　嘱患儿俯卧位，施捏脊法，重点按揉命门穴、八髎穴。然后翻身呈仰卧位，配合补脾经、摩腹、揉中脘、揉脾俞、揉胃俞、按揉足三里，每穴1分钟，坚持按摩，每日1次，每10日为1个疗程。

2. 单方验方

（1）黄芪、菟丝子、苍术、麦芽各10 g，牡蛎30 g。水煎服，每日1剂。用于肺脾气虚证。

（2）龟板、鳖甲、鸡内金、鹿角、乌贼骨各等份。研为细末，每次1 g，每日2次。用于肾精亏损证。

三、西医治疗

1. 维生素D治疗　治疗目的为控制病情，防止骨骼畸形，治疗原则以口服为主。应根据患儿具体情况个体化给药。初期（轻度）：每日口服维生素D 1 000～2 000 IU；激期（中、重度）：每日口服维生素D 2 000～6 000 IU。极重度病例如有病理性骨折可酌情加大用量，但一般不超过10 000 IU/d。恢复期：治疗同初期。治疗的疗程一般为1个月，1个月后作血生化测定及摄腕骨X线片。如已痊愈则改服预防剂量；若进入恢复期，则按恢复期治疗1个月后复查，如痊愈则改为预防剂量。如症状、体征、实验室检查均无改善，应考虑其他疾病，注意鉴别诊断。预防剂量依年龄而定，一般为400～800 IU/d。

重症佝偻病并有并发症，或无法口服者，可用维生素D突击疗法。可一次肌内注射维生素D 20万～30万IU，3个月后改为口服预防量，注意避免重复注射，以免中毒。在突击治疗同时加用钙剂，以防止低血钙抽搐，对虚弱儿慎用突击疗法。

2. 补充钙剂及其他营养素　在口服或肌内注射大剂量维生素D前和治疗中，补充钙剂800～1 000 mg/d，并定期监测生化指标，注意随时调整钙剂和维生素D用量。其他可视需要补充足够蛋白质及多种维生素等。

3. 矫形疗法　3岁后的佝偻病骨骼畸形者，多为后遗症，不宜用维生素D制剂，应考虑矫形疗法，可采用主动或被动运动方法矫正。俯卧撑或扩胸动作使胸部扩张，可纠正轻度鸡胸及肋外翻；轻度"O"或"X"形腿可按摩相应肌群，可增强肌张力，以矫正畸形。重度后遗症或影响生理及体形者,可考虑外科矫形手术。

【预防与调护】

(1) 预防应从孕妇妊娠后期开始,小儿出生后要多晒太阳,每日 2 小时可满足维生素 D 的需要。如在室内应开窗,同时注意防止受凉。

(2) 提倡母乳喂养,及时添加辅食,断奶后要培养良好的饮食习惯,多食含维生素 D 及钙磷较丰富的食物。

(3) 患儿由于骨质密度减低,骨皮质变薄,甚至出现骨折,护理中不要强行进行坐、立、行的训练,以免造成骨骼变形。帮助患儿做俯卧抬头动作,每天 2~3 次,防止鸡胸形成。若已经出现骨骼畸形者,可进行腿部肌肉的按摩。

第七章 循环系统疾病

导 学

本章主要介绍小儿循环系统解剖、生理特点、小儿常见心脏疾病的主要相关检查及临床意义,以及病毒性心肌炎、充血性心力衰竭、先天性心脏病等常见疾病的诊断和治疗,其中病毒性心肌炎是学习的重点。

通过学习,掌握病毒性心肌炎的临床表现、诊断、中医辨证论治,充血性心力衰竭的西医治疗,先天性心脏病的鉴别诊断。熟悉常用的心脏实验室检查、影像学检查,病毒性心肌炎的病因病机、西医治疗和充血性心力衰竭的诊断,以及先天性心脏病的病因与分类、预防与调护。了解充血性心力衰竭的病因病理。

第一节 小儿循环系统概论

一、小儿循环系统解剖特点

(一)小儿心脏的特点

1. 心脏的重量与形态 小儿心脏的长、宽、厚在不同年龄期有不同的增长率。整个小儿时期,心脏相对比成人的大和重,但其与身体的比例随年龄的增长而下降。新生儿心脏重量为20~25 g,占体重的0.8%,1~2岁达60 g,是新生儿的2倍,但只占体重的0.5%;5岁时是新生儿的4倍,青春后期增至12~14倍,达到成人水平。出生后第1年心脏增长快,尤其是左心室,长径较横径增大更多,故心脏从球形变成椭圆形。

2. 心房、心室的发育 新生儿心房较宽大,左心房较右心房小。生后第1年心房增长速度比心室快,第2年两者增长速度接近,10岁后心室生长超过心房。左、右心室增长也不平衡。胎儿期右室负荷大,左室负荷小,故新生儿期左、右室壁厚度几乎相等,约为5 mm。随着年龄的增长,体循环量不断增加,左室负荷随之增加,而肺循环阻力在出生后即明显下降,故左室重量及室壁厚度的增长速度较右心室快,并逐渐形成心尖部分。6岁时,左室壁厚度已明显超过左室壁,达10 mm,右室仅6 mm。15岁时左室壁厚度增长到初生时2.5倍,而右室仅增长原来厚度的1/3。

3. **心脏位置与大小** 小儿心脏的位置随年龄而改变,2岁前由于胸腺存在,心脏离胸壁较远,胸腺退化后,心脏渐贴近胸壁。新生儿期,心脏位置较高并呈横位,心脏下缘较成人高1个肋间隙,心尖搏动在第4肋间隙锁骨中线外,心尖部分主要为右心室。1岁以后心尖部分以左心室为主,2岁以后心尖搏动在第5肋间隙,心脏由横位逐渐转为斜位。

心腔容积发展的速度也是不均衡的。如初生时心腔容积为20~22 ml,1岁时增至2倍,7岁时增至5倍,为100~120 ml,其后增长缓慢,青春期初期仅为140 ml,以后增长逐渐加快,18~20岁时达240~250 ml。

(二)胎儿血液循环及出生后的改变

1. **正常胎儿的血液循环** 胎儿心脏在解剖上和功能上都与成人不同。胎儿时期的营养代谢和气体交换是通过脐血管和胎盘与母体之间以弥散方式进行交换的。由胎盘来的饱含氧气的动脉血经脐静脉进入胎儿体内,至肝脏下缘分成两支:一支入肝与门静脉吻合,经肝脏后入下腔静脉;一支经静脉导管入下腔静脉,与下半身的静脉血混合,共同流入右心房。来自下腔静脉的混合血(以动脉血为主)入右心房后,约1/3经卵圆孔入左心房,再经左心室流入升主动脉,主要供应心脏、脑及上肢;其余的流入右心室。从上腔静脉回流的、来自上半身的静脉血,入右心房后绝大部分流入右心室,与来自下腔静脉的血一起进入肺动脉。右心室的血流入肺动脉后,由于肺的萎缩状态,只有少量流到肺,大部分经动脉导管进入降主动脉(以静脉血为主),供应腹腔器官及下肢,最终经脐动脉流回胎盘,换取营养及氧气。

2. **出生后胎儿血液循环的改变** 出生后脐血管阻断,呼吸开始建立,肺脏进行气体交换,因此由开始的一个循环变成两个循环,即体循环和肺循环。由于肺泡扩张,肺小动脉管壁肌层逐渐退化,管壁变薄、扩张,肺循环压力下降,从右心经肺动脉流入肺的血流增多,使肺静脉回流至左心房的血量亦增多,左心房压力因而增高。当左心房压力超过右心房时,卵圆孔瓣膜发生功能上关闭,到出生后5~7个月,解剖上也大多关闭。同时由于肺循环压力的降低和体循环压力的升高,流经动脉导管的血流逐渐减少,最后停止,形成功能性关闭。此外,因血氧增高,致使导管壁平滑肌收缩,导管也逐渐闭塞,约80%婴儿于生后3个月,95%婴儿于生后1年内形成解剖上的关闭。

(三)血管特点

新生儿大血管的弹力纤维很少,故弹力不足,以后血管渐增厚,弹力纤维增多,12岁时至成人水平。小儿的动脉相对比成人粗,动、静脉内径之比在新生儿为1:1,成人为1:2;随着年龄的增长,动脉口径相对变窄。大血管方面,10~12岁前肺动脉直径较主动脉宽,到青春期则主动脉直径超过肺动脉。小儿时期冠状动脉及毛细血管口径较成人粗大,故心肌及各大器官如肺、肾、肠和皮肤的血液供给比成人佳。

二、小儿循环系统生理特点

婴幼儿迷走神经的发育尚未完善，交感神经占优势，故迷走神经中枢紧张度较低，对心脏抑制作用较弱，而交感神经作用较强，至5岁时心脏神经开始具有成人的特征，10岁时完全成熟。因此，年龄愈小，心率及血流速度也愈快。一般体温每增高1℃，心率每分钟增加约15次。睡眠时心率每分钟可减少20次左右。

三、心血管系统常用的特殊检查方法

心血管系统常用的特殊检查方法包括X线检查、心电图、超声心动图、心脏导管检查和心血管造影等。

（一）X线检查

X线检查包括透视和摄片，透视可动态观察心脏的搏动情况及大小、位置、形态、各房室的情况及与周围脏器的关系，以及肺血管的粗细、分布，但不能观察细微病变。摄片可弥补这一缺点，常规拍摄正位片，必要时辅以心脏三位片。检查中，要注意正常婴儿胸部X线影像的特点，如胸腺可明显增大、心胸比例可达55%、新生儿心脏可呈球形等。

（二）心电图

心电图对心律失常的诊断有特异性，并可对电解质紊乱和洋地黄类药物中毒提供重要临床依据。同时对心房扩大、心室肥厚、心脏的位置及心肌病变有重要参考价值。24小时动态心电图及各种负荷心电图可提供更多的信息。

（三）超声心动图

超声心动图是一种无创性心血管检查技术，可以提供详细的心脏解剖结构信息，以及心脏功能及部分血流动力学信息，常用的有以下几种。

1. **M型超声心动图** 能显示心脏各层结构，特别是瓣膜的活动，常用于测量心腔、血管内径，结合同步记录的心电图和心音图可计算多种心功能指标。

2. **二维超声心动图** 是目前各种超声心动图的基础，可实时地显示心脏和大血管各解剖结构的活动情况，以及它们的空间毗邻关系。经食道超声使解剖结构显示更清晰，已用于心脏手术和介入性导管术中，以进行监护及评估手术效果。

3. **多普勒超声心动图** 可以实时检测血流方向及速度，提供心脏和大血管内血流时间和空间信息。可用于评估瓣膜、血管的狭窄程度，估算分流量及肺动脉压力，评价心功能及先天性心脏病的诊断等。

4. **三维超声心动图** 成像直观、立体感强、易于识别，还可对图像进行任意切割，充分显示感兴趣区，为外科医师模拟手术进程与切口途径选择提供了丰富的信息。

超声心动图检查已经能为绝大多数的先天性心脏病作出准确的诊断，并为外科手术提供足够的信息，已部分取代了心脏导管及造影术，而且能在胎儿期作出部分先天性心脏病的诊断。

5. **胎儿超声心动图** 用于评价胎儿心脏结构和节律紊乱。通过四腔心切面、流出道切面和多普勒技术等综合分析,在妊娠第16周时就能检测出先天性心脏病。目前,对高危妊娠妇女,应建议作胎儿超声心动图检查。

(四) 心脏导管检查

心脏导管检查是先天性心脏病进一步明确诊断和手术前的重要检查方法之一。根据检查部位的不同,分右心导管和左心导管检查两种。临床上以右心导管检查较常用。通过导管检查,了解心腔及大血管不同部位的血氧含量和压力变化,明确有无分流及分流部位。导管若进入异常通道可提供重要的诊断资料。左心导管的操作与右心导管相同,只是导管从肱动脉或股动脉插入,然后逆流进入主动脉和左心室。

(五) 心血管造影

根据诊断需要将导管顶端送到选择的心腔或大血管,并根据观察不同部位病损的要求,采用轴向(成角)造影,同时进行快速摄片或电影摄影,以明确心血管的解剖畸形,尤其对复杂性先天性心脏病及血管畸形,心血管造影仍是主要的检查手段。如对法洛四联症患儿一般将造影剂注射于右心室,以便观察肺血管形态和主动脉骑跨等情况。数字减影造影技术(DSA)的发展及新一代造影剂的出现降低了心血管造影对人体的伤害,使诊断更精确。

(六) 放射性核素心血管造影

放射性核素心血管造影是用精密的闪烁照相机将流经心脏的注入液如锝^{99}(^{99m}Tc)所得到的显影图连续摄片保存或磁带储存记录,并对计算机中的放射性核素心血管造影进行定性和定量分析测定。该检查可以确定心室和大血管的相对大小,及检测有无心内分流和各种先天性解剖异常。

(七) MRI

MRI具有无电离辐射损伤、多剖面成像能力等特点,有多种技术选择,包括自旋回波技术(SE)、电影MRI、磁共振血管造影(MRA)及磁共振三维成像技术等。常用于诊断主动脉弓等流出道畸形的诊断,并已经成为复杂畸形诊断的重要补充手段。

(八) 计算机断层扫描

电子束计算机断层扫描(EBCT)和螺旋CT已应用于心血管领域。对下列心脏疾病有较高的诊断价值:大血管及其分支的病变;心脏瓣膜、心包和血管壁钙化,心腔内血栓和肿块;心包缩窄、心肌病等。

四、中医学对循环系统的认识

中医学早在两千多年前就认识到血液不断循环往复是依赖心脏的推动力而完成的,《素问》中就形象地论述了心、脉、血三者在循环系统中密切的功能联系:"心主身之血脉","心者……其充在血脉","心之合脉也","诸血者,皆归于心","夫脉者,血之府也"。心主血脉是指心气推动血液在脉管中运行不止而保证生命活动的正常进行。心为血液循行的动力,脉是气血运行的通道,血是人体重要的营养物质;全身的血液,依赖心气的推动,通过经脉而输送至全身,发挥其濡养作用,这与西医学中循环系统的解剖生理特点是一致的。

"心主血脉",是指依靠心气来维持心的正常搏动、推动和调节血液运行的能力,只有心气充盛才有保证正常的搏动、心率、心律,心脏才能进行正常的舒缩功能,从而气血畅运,血脉畅通。若心主血脉的功能失常,则产生相应的病理变化,如心气不足,运血无力,则心悸,胸痹,气促,脉虚无力,甚者少尿浮肿等;心阳虚衰,则气短心悸,喘促汗出,口唇青紫,脉搏微细,甚则四肢厥冷、脉微欲绝等;若心血亏虚,心脉缺损,则易疲乏,易感冒,脉沉细微弱,甚者发育迟缓、体格瘦小等;若心血瘀阻,血运不畅,则胸痹,心悸,甚则可有大汗淋漓、指甲青紫、脉涩滞或结代不整等。西医学中"病毒性心肌炎"、"充血性心力衰竭"、"小儿心律失常"等病均是由于"心主血脉"功能异常而发生的疾病。

第二节 病毒性心肌炎

病毒性心肌炎(viral myocarditis, VMC)是由病毒感染引起的心肌局限性或弥漫性的(急性或慢性)炎性病变,有时可伴有心包或心内膜炎症改变,为小儿常见的心脏疾病。临床以神疲乏力,面色苍白,心悸,气短,肢冷,多汗为主要特征。各年龄均可发病,以3~10岁多见,发病无季节性,症状轻重各异,病程长短不一,预后大多良好,一般于半年至一年可恢复,少数则转为慢性,极少数暴发起病,发生心源性休克、心力衰竭,甚则猝死。

古代医籍中无本病专门记载,根据临床不同阶段的症状,分别属于中医学"风温"、"心悸"、"怔忡"、"胸痹"、"猝死"等范畴。

【病因病理】

一、中医病因病机

本病的形成,是内因和外因相互作用的结果。小儿正气亏虚是本病发生的病理基础,风热、湿热邪毒侵心是发病之外因。

小儿或禀赋不足,或久病失养,或过于劳累耗伤正气,使正气亏虚,卫外功能不固,邪毒易乘虚而入,侵及心脉而发为本病。病初风热邪毒侵犯机体,由鼻咽、皮毛而入,侵犯肺卫,或湿热邪毒从口鼻而入,损伤肠胃,蕴湿郁热,故可见风热或湿热表证之候;继而邪毒由表入里,留滞不去,传入脉,舍于心,损其心肌,伤其阴血,耗其心气。心气不足,则鼓动无力,形成瘀血,阻塞脉道致心脉痹阻,心失所养而出现心悸气短,胸闷乏力;血运不畅,气滞血瘀而见心悸,胸痹;心阴亏虚,阴不制阳而见心悸不宁;病久心阳受损,心脉失于温养,可见怔忡不安,畏寒肢冷等症;气阴虚损累及他脏,脾失运化,肺失治节,不能布散水津,留而成痰为饮,与瘀血互结,停于心内,阻滞脉络,故而脉来不整,日久可见心脏扩大;心阳进而虚衰,不能下达温肾之水,水邪上犯凌心射肺,则气促,浮肿。少数患儿因正气不足,感邪较重,正不胜邪,出现心阳虚衰,甚则心阳暴脱而发生猝死。

后期常因气血亏虚,心脉失养,出现以心悸为主的虚证。

总之,本病主因正气不足,复感外邪,内舍于心而成,瘀血、痰浊为主要病理产物,又是导致病情加重、迁延难愈的主要原因,耗气伤阴,血脉阻滞是其主要病理变化。主要病位在心,病初以邪实正虚为主,后期则以正气亏虚,心之气阴不足,痰瘀阻滞为主。

二、西医病因病理

(一)病因

引起儿童心肌炎的常见病毒有柯萨奇病毒(B组和A组)、埃可病毒、脊髓灰质炎病毒、腺病毒、传染性肝炎病毒、流感和副流感病毒、麻疹病毒及单纯疱疹病毒以及流行性腮腺炎病毒等。

(二)发病机制

发病机制至今尚未阐明。目前认为,病毒性心肌炎造成的心脏损伤主要有三种发病机制。

1. **病毒的感染和复制直接导致的心肌损伤**　在急性期,病毒通过心肌细胞的相关受体侵入心肌细胞,在细胞内复制,直接损害心肌细胞,导致变性、坏死和溶解。

2. **免疫反应**　在病毒抗原的刺激下,激活特异性的细胞免疫和体液免疫反应,产生抗心肌细胞抗体、IL-1、肿瘤坏死因子等,从而诱发产生细胞黏附因子,受该因子的作用,细胞毒性T细胞($CD8^+$)有选择地向损害心肌组织黏附、浸润,进行攻击。

3. **生化机制**　氧自由基可引起细胞损伤,心肌炎患儿红细胞超氧化物歧化酶降低,因此可能导致细胞内氧自由基增多,可引起心肌细胞核酸断裂、多糖解聚、不饱和脂肪酸过氧化而损伤心肌。

【临床表现】

一、前驱症状

大部分患儿在心肌炎症状出现前数日或1～3周有前驱症状,表现为感冒样或胃肠道症状,如发热、咳嗽、咽痛、腹痛、腹泻、恶心、呕吐等。

二、心肌炎表现

轻者可无症状,仅有心电图异常。一般病例表现为精神委靡、疲乏无力、面色苍白、多汗、气短、食欲不振、恶心、呕吐、手足发凉等,年长儿可诉头晕、心悸、胸闷、心前区不适或疼痛。重症病人除上述症状外,可出现水肿、活动受限、气急等心功能不全症状。少数病例发病急骤,可突然出现心力衰竭、肺水肿、严重心律失常、心源性休克,甚至猝死。部分病人呈慢性进程,演变为扩张性心肌病。

检查心脏大小正常或增大,心音减弱,第一心音低钝,可有奔马律,心率过速或过缓,或心律失常,合并心包炎时可听到心包摩擦音,危重病例可见脉搏微弱及血压下降,两肺出现啰音及肝脾肿大。

三、新生儿的临床特点

生后数小时即可发病,大多在出生后2周内出现症状,病情进展快,可同时累及多个脏器,表现为心肌炎、肝炎、脑炎等。病初可先有腹泻、纳差或骤然呕吐、烦躁、拒食,迅速出现面色灰白或青紫、反应低下、呼吸困难、嗜睡、心动过速等,迅速发生心力衰竭,可于数小时内死亡。

四、临床分期

急性期 新发病,症状及体征发现较多,且多变,一般病程在半年以内。

迁延期 临床症状反复出现,客观检查指标迁延不愈,病程多在半年以上。

慢性期 进行性心脏扩大,反复心力衰竭或心律失常,病情时轻时重,病程在1年以上。

【实验室及相关检查】

一、心肌损害血生化指标

(一) 酶学检查

1. 血清肌酸激酶(CK) 在急性期多有增高。

2. 肌酸激酶同工酶(CK-MB) 其水平升高可作为心肌炎的早期诊断依据之一。

(二) 心肌肌钙蛋白

肌钙蛋白(cTnT)增高是心肌损伤的特异性标志。

二、心电图

心电图可见各种心律失常包括期前收缩、室上性和室性心动过速、房颤和室颤、Ⅱ度或Ⅲ度房室传导阻滞。心肌受累明显时可见T波降低、ST-T段改变,但心电图缺乏特异性,必须动态观察。

三、超声心动图检查

超声心动图检查可提示心腔的大小、心室收缩功能的受损程度,探查有无心包积液以及瓣膜功能。

四、病毒学检查

病毒分离、病毒抗体检测及病毒核酸检测均有利于病毒病原学诊断。

【诊断】

诊断标准(中华医学会儿科学分会心血管学组《中华儿科杂志》编辑委员,1999年修订草案)

(一) 临床诊断依据

(1) 心功能不全、心源性休克或心脑综合征。

(2) 心脏扩大(X线、超声心动图检查具有表现之一)。

(3) 心电图改变 以R波为主的2个或2个以上的主要导联(Ⅰ、Ⅱ、aVF、V_5)的ST-T改变持续4天以上伴动态变化,窦房传导阻滞、房室传导阻滞,完全性右或左束支阻滞,成联律、多形、多源、成对或并行性期前收缩,非房室结及房室折返引起的异位性心动过速,低电压(新生儿除外)及异常Q波。

(4) CK－MB升高或心肌肌钙蛋白(cTnI或cTnT)阳性。

（二）病原学诊断依据

1. 确诊指标　自患儿心内膜、心肌、心包(活检、病理)或心包穿刺液检查,发现以下之一者可确诊：① 分离到病毒；② 用病毒核酸探针查到病毒核酸；③ 特异性病毒抗体阳性。

2. 参考依据　① 自患儿粪便、咽拭子或血液中分离到病毒,且恢复期血清同型抗体滴度较第一份血清升高或降低4倍以上；② 病程早期患儿血中特异性IgM抗体阳性；③ 用病毒核酸探针自患儿血中查到病毒核酸。

3. 确诊依据

（1）具备临床诊断依据2项,可临床诊断为心肌炎。发病同时或发病前1~3周有病毒感染的证据者支持诊断。

（2）同时具备病原学确诊依据之一,可确诊为病毒性心肌炎；具备病原学参考依据之一,可临床诊断为病毒性心肌炎。

凡不具备确诊依据者,应给予必要的治疗或随诊,根据病情变化,确诊或除外心肌炎。

【鉴别诊断】

1. 风湿性心脏炎　有反复呼吸道感染史,并有风湿活动的症状如高热、多发性游走性大关节炎、环形红斑及皮下小结等。有瓣膜病变时出现二尖瓣区收缩期和(或)舒张期杂音。实验室检查可见血沉增快,CRP阳性,黏蛋白增高及ASO滴度、抗链球菌激酶增高与咽拭子培养阳性等链球菌感染的证据。

2. 原发性心内膜弹力纤维增生症　本病多发生在6个月以下的小婴儿。心内膜弹力纤维大量增生及心肌变性等病变累及整个心脏。心电图及超声心动图检查均显示左室肥厚为主。临床表现为反复发作的左心衰竭症状,心脏肥大,心音减弱,无杂音或有轻度收缩期杂音。无病毒感染的病史或症状,无病毒性心肌炎的实验室检查改变。

【治疗】

一、中西医结合治疗思路

积极采取中西医结合综合措施,消除危险因素和诱因,减少心肌损伤和炎症反应,防治心律失常、心力衰竭和心源性休克,延缓疾病进展为扩张型心肌病,提高生活质量,降低死亡率。一般轻型以中医辨证治疗为主,配合营养心肌疗法；较重者应中西医并重,以西医抢救治疗为主,中医配合回阳救逆。

二、中医治疗

（一）辨证论治

1. 辨证要点

（1）辨病期：初期以正盛邪实为主，风热、湿热内舍于心，见心悸胸闷或胸痛，气短痰多，或伴发热咽痛，或恶心呕吐，腹痛腹泻，舌红，苔黄，多为实证或实中夹虚；中期心脉痹阻，病情反复迁延难愈，常为虚实错杂之证；后期心之气血阴阳俱损，见心悸气短，神疲乏力，面白多汗，或虚烦不寐，舌淡或偏红，少苔或无苔，多属虚证或虚中夹实。

（2）辨轻重：若神态自如，面色红润，脉实有力者，病情较轻；若面色㿠白，四肢厥冷，唇紫息微，汗出淋漓者，病情危重。

2. 治疗原则　扶正祛邪为基本治则。疾病初期邪毒犯心，治以清热解毒，佐以养心活血，防其传变。中期虚实错杂，当活血化瘀，宁心安神；痰瘀互阻者，治以豁痰化瘀，通络宁心。后期外邪渐解，以正虚为主，治疗以扶正为要，温阳益气，养心固本是治疗之本。

3. 证治分类

（1）风热犯心证

证候：心悸气短，胸闷胸痛，头晕乏力，伴发热，或不发热，头痛流涕，咽痛，咳嗽，肌肉酸痛，舌红，苔薄，脉细数或结代。

辨证：本证多见于本病初期。以心悸气短，胸闷胸痛，同时伴有风热表证为辨证要点。

治法：清热解毒，宁心复脉。

方药：银翘散加减。

邪毒炽盛，加黄芩、生石膏，清热泻火；胸闷，加木香、枳壳、郁金，理气宽胸；胸痛，加丹参、红花，活血化瘀；心悸，脉结代，加五味子、柏子仁，养心复脉。

（2）湿热侵心证

证候：心悸胸闷，肢体乏力，伴寒热起伏，肌肉酸痛，腹痛腹泻，恶心呕吐，舌红，苔黄腻，脉濡数或结代。

辨证：本证亦见于本病初期。以心悸胸闷，伴见腹痛腹泻，恶心呕吐为辨证要点。

治法：清热化湿，宁心安神。

方药：葛根黄芩黄连汤加减。

胸闷，加瓜蒌、薤白，理气宽胸；肢体酸痛，加独活、羌活，祛湿通络；心悸，脉结代，加丹参、柏子仁、龙骨，宁心安神；恶心呕吐，加生姜、旋覆花，和胃降气止呕；腹痛腹泻，加木香、扁豆、车前子，行气化湿止泻。

（3）痰瘀阻络证

证候：心悸气短，胸闷胸痛，脘闷呕恶，咳嗽有痰，舌体胖，舌质紫黯，或舌边尖有瘀点，舌苔腻，脉滑或结代。

辨证：本证见于病程迁延。以胸闷胸痛，舌质紫黯或有瘀点，舌苔腻为辨证要点。

治法：豁痰活血，化瘀通络。

方药：血府逐瘀汤合瓜蒌薤白半夏汤加减。

胸痛甚者，加蒲黄、五灵脂、丹参、郁金、降香，理气散瘀止痛；咳嗽痰多者，加白前、款冬花，化痰止咳；夜寐不安者，加志远、柏子仁，养心安神；汗多者，加龙骨、牡蛎，安神敛汗。

（4）气阴两虚证

证候：心悸怔忡，活动后尤甚，气短胸闷，少气懒言，神疲倦怠，头晕目眩，烦热口渴，夜寐不安，盗汗或自汗，舌红少苔，脉细数或促或结代。

辨证：本证中后期最常见。以神疲少气，烦热口渴，舌红少苔，脉细数为辨证要点。

治法：益气养阴，宁心安神。

方药：炙甘草汤合生脉散加减。

心脉不整，加磁石、珍珠母，镇心安神；便秘，应重用麻仁，加瓜蒌仁、柏子仁、桑椹等，养血润肠；夜寐不安，加柏子仁、酸枣仁，宁心安神；盗汗自汗，加浮小麦，敛汗。

（5）心阳虚弱证

证候：心悸怔忡，神疲乏力，畏寒肢冷，面色苍白，头晕多汗，甚则肢体浮肿，呼吸急促，舌质淡胖或淡紫，脉缓无力或结代。

辨证：本证以心悸怔忡，畏寒肢冷，面色苍白，头晕多汗，脉缓无力或结代为辨证要点。若见大汗淋漓，四肢厥冷，唇紫息微，脉微欲绝者为心阳暴脱，病情危重。

治法：温振心阳，宁心安神。

方药：桂枝甘草龙骨牡蛎汤加减。

神疲乏力者，加人参、黄芪，益气复元；形寒肢冷者，加附子、干姜，温阳散寒；头晕失眠者，加酸枣仁、五味子，养心安神；肢肿，加猪苓、茯苓、泽泻，利水消肿；阳气暴脱者，急投参附龙牡救逆汤以回阳救逆，益气敛阴。

（二）中成药

1. 参麦注射液 每次10~20 ml，加入10%葡萄糖注射液100~250 ml中，静脉滴注，每日1次，2周为1个疗程。用于气阴两虚证。

2. 丹参注射液 <3岁每次4 ml，>3岁每次8 ml，加入10%葡萄糖注射液100~250 ml中，静脉滴注，每日1次，2周为1个疗程。用于痰瘀阻络证。

3. 生脉饮口服液 每次5~10 ml，每日2次，口服。用于气阴两虚证。

（三）针灸疗法

1. 体针 主穴取心俞、间使、神门、巨阙、血海，配穴取丰隆、内关、足三里、三阴交，用补法，留针15~20分钟，每日1次。用于心律失常。

2. 耳针 取心、交感、神门、皮质下，隔日1次。或用王不留行籽压穴，用橡皮膏固定，每日按压2~3次。

（四）推拿疗法

按心俞、膻中,揉内关、神门,清补心经,掐揉小天心,掐揉五指节。

三、西医治疗

（一）一般治疗

1. 休息　急性期应卧床休息,尽量保持安静,减轻心脏负荷。一般应休息至症状消除后3~4周,有心力衰竭、心脏扩大者,休息应不少于6个月,须待心力衰竭、心律失常得到控制,心脏恢复正常大小后,再逐渐增加活动量,在恢复期应限制活动至少3个月。

2. 防治诱因,积极治疗合并症。

（二）改善心肌代谢药物

1. 维生素C　能清除自由基,改善心肌代谢,有助于心肌炎的恢复,100~200 mg/(kg·d),加入10%葡萄糖注射液50~100 ml,每日1次,静脉滴注,疗程1个月。

2. 1,6-二磷酸果糖　具有恢复、改善心肌细胞代谢作用,100~250 mg/(kg·d),每日1次,静脉滴注,2周为1个疗程。

3. 辅酶Q_{10}　为细胞代谢及细胞呼吸的激活剂,有改善心肌代谢、保护细胞膜完整和抗氧自由基作用,1 mg/(kg·d),分2次口服,连用3个月以上。

（三）肾上腺皮质激素

主要用于急性心力衰竭、心源性休克和严重心律失常（Ⅲ度房室传导阻滞、室性心动过速、心室颤动）等严重病例的抢救。

（四）大剂量丙种球蛋白

通过免疫调节作用减轻心肌细胞损害,剂量2 g/kg,2~3天内分次静脉滴注。

（五）对症治疗

并发心力衰竭者,可根据病情联合应用利尿剂、洋地黄和血管活性药物,详见本章第三节。心律失常者,选用普罗帕酮（心律平）、美西律（慢心律）等抗心律失常药。

【预防与调护】

（1）避免与病毒感染患者在其康复前直接接触。
（2）保持个人卫生,增强体质,积极预防呼吸道或肠道病毒感染。
（3）患儿应尽量保持安静,烦躁不安时,给予镇静剂,以减轻心脏负担。
（4）密切观察患儿病情变化,一旦发现严重心律失常,应积极抢救治疗。

第三节　充血性心力衰竭

充血性心力衰竭（congestive heart failure）,简称心衰,是儿科最常见的危重症之一,指在各种致病因素作用下,心脏的舒缩功能发生障碍,使心排血量绝对或相对减少,不能满足组织代谢需要的一种综合征。

本病多属于中医学"心悸"、"怔忡"、"水肿"、"喘证"等范畴。

【病因病理】

一、中医病因病机

血液的运行,有赖于心气的推动,肺气的宣发布散,肝气的疏泄条达。若患儿禀赋不足,心脉缺损,或外邪侵袭,伤及心脉,或他脏久病累及心脉,心脏受损,则血运无力,脏腑失养,心主血、主脉的功能失调,使瘀血痰浊水饮内停,其又与损伤的阳气互为因果,最终形成了心衰的恶性循环。痰阻血瘀留滞肺络,肺气闭而不宣,则呼吸浅促,咳喘难卧;肝失疏泄,所藏之血瘀而不泄,则见胁下痞块;脾失健运,肾失开阖温化,水湿内停,泛溢肌肤,则为水肿。

总之,本病病变以心为主,涉及肺、脾、肝、肾,与气(阳)、血、水关系密切,为本虚标实之证,心阳虚衰为本,痰饮瘀血内阻为标。

二、西医病因病理

(一) 病因

任何因素使心肌收缩力下降或心脏负荷过重,超出其代偿能力均可导致心衰。病因依年龄而异。婴儿期心衰的主要病因为先天性心血管畸形引起心脏的负荷增加,如室间隔缺损、主动脉缩窄、动脉导管未闭等,其他如心肌炎、重症肺炎、川崎病、心内膜弹力纤维增生症等亦可引起。儿童时期,后天性疾病引起者常见,如风湿性心脏病、急性肾炎、心肌炎、贫血、严重感染、心律失常、甲状腺功能亢进、电解质紊乱和缺氧等,先天性心脏病患儿多由继发感染、并发心律失常、肺动脉高压等而诱发。

(二) 病理

心衰的病理尚不明确。目前认为是多种机制共同作用的结果,不仅有血流动力学障碍,同时有神经体液因子参与调节、导致心室重塑的分子生物学改变。当心功能受损时,在神经-体液调节机制的作用下,通过加快心率、增加心肌收缩性、增加心脏前负荷及启动心室重塑来维持血压和器官的血流灌注,此为代偿期。如果通过心脏的调节,射血量仍不能满足机体代谢的需要,就会失代偿而发生心力衰竭,以心排血量不足、组织的血液灌注减少以及肺循环和(或)体循环淤血为特征,临床上出现相应的症候群。

【临床表现】

心衰早期多为心功能代偿期,可无临床症状。年长儿心衰的症状与成人相似,主要表现为乏力、活动后气急、食欲减低、腹痛和咳嗽。安静时心率增快,呼吸浅表、增速,颈静脉怒张,肝大、有压痛,肝颈反流试验阳性。病情较重者可端坐呼吸,肺底部可听到湿啰音,并出现水肿,尿量明显减少。心脏听诊除原有疾病产生的心脏杂音和异常心音外,常可听到心尖区第一心音减低和奔马律。

婴幼儿心衰的常见症状为呼吸快速、表浅,频率可达50~100次/分,喂养困难,体重增长缓慢,烦躁多汗,哭声低弱,颜面、眼睑水肿,尿量减少,甚则鼻唇三角区青紫。肺部常可闻及干啰音或哮鸣音,心脏扩大,心率增快,肝大。

【实验室及其他检查】

一、胸部X线检查

心影多呈普遍性增大,心搏动减弱,肺纹理增多,肺门或肺门附近阴影增加,肺部淤血,肺水肿。

二、心电图

对心律失常、心肌缺血引起的心衰有诊断及指导治疗的意义。

三、超声心动图

可显示心室、心房的内径增大,心室的收缩时间延长,射血分数降低。心脏舒张功能不全时,二维超声心动图对心衰的诊断和判断其病因有帮助。

四、血浆脑利钠肽

心衰时血浆脑利钠肽(BNP)分泌增多,可用于心衰的诊断、严重程度的判断、治疗评估及预后评估。

【诊断】

诊断要点

临床诊断依据 ① 安静时心率增快,婴儿>180次/分,幼儿>160次/分,不能用发热或缺氧解释者;② 呼吸困难,青紫突然加重,安静时呼吸达60次/分以上;③ 肝大达肋下3 cm以上,或短时间明显增大,而不能以横膈下移等原因解释者;④ 心音明显低钝,或出现奔马律;⑤ 突然烦躁不安,面色苍白或发灰,而不能用原有疾病解释;⑥ 尿少,下肢水肿,除外营养不良、肾炎、维生素B_1缺乏等原因所造成者。上述前四项为临床诊断的主要依据,可结合胸部X线、心电图、超声心动图等检查进行综合分析。

【鉴别诊断】

临床上需与感染、中毒性心肌炎或心瓣膜病、心包炎、急性肾炎合并循环充血相鉴别。

【治疗】

一、中西医结合治疗思路

本病属于急危重症,采取中西医结合救治。西医要积极消除病因及诱因,阻断神经内分泌过度激活,防止和延缓心肌重构的发展,防治各种并发症。中医治疗以温补心阳,救逆固脱为原则,心衰基本控制后,标本兼治,宜益气养阴,化瘀通脉。可用中成药静脉用药。

二、中医治疗

（一）辨证论治

1. 辨证要点　本病属重证危候,涉及脏腑甚多,虚实兼夹,证候繁杂,但总以气短心悸,动则喘促汗出,口唇紫绀,浮肿尿少为主要表现。辨证重在分清轻重缓急。若面色苍白,喘息不得卧,汗出淋漓,四肢厥逆,属急、属重。若心悸气短,动则加重,浮肿,形寒肢冷或心烦不宁,属轻、属缓。

2. 治疗原则　以益气温阳,化瘀利水为基本治法。急性心衰,心阳虚衰,阳气欲脱者,宜温补心阳,救逆固脱;慢性心衰,心肾阳虚,水湿泛溢者,宜温补心肾,化气利水。心衰控制后,表现为气阴两虚者,治以益气养阴,益气通脉。血脉瘀阻者,宜益气活血,化瘀通脉。

3. 证治分类

（1）心阳虚衰证

证候：面色苍白,唇指发青,呼吸浅促,痰多泡沫,额汗不温,四肢厥冷,皮肤花纹,胁下痞积,虚烦不安,舌质暗,苔白腻,脉促或沉细微弱。

辨证：以面色苍白,唇指发青,呼吸浅促,四肢厥冷,胁下痞积,舌质暗,脉促或沉细微弱为辨证要点。

治法：温补心阳,救逆固脱。

方药：参附龙牡救逆汤加减。酌加当归、红花、丹参等活血化瘀之品,以助血行。

（2）阳虚水泛证

证候：心悸气喘,不得平卧,动则喘甚,痰多泡沫,面色晦暗或青紫,形寒肢冷,尿少浮肿,舌质暗,苔白滑,脉促或沉而无力。

辨证：以心悸气喘,形寒肢冷,尿少浮肿,舌质暗,苔白滑,脉促或沉而无力为辨证要点。

治法：温补心肾,化气利水。

方药：真武汤加减。

喘息气急,加葶苈子,泻肺平喘;咳重,加干姜、细辛、五味子,温肺化饮。

（3）气阴两虚证

证候：心悸（怔忡）,气短疲乏,头晕目眩,自汗盗汗,心烦不宁,渴不多饮,舌质偏红,脉沉细数或结代。

辨证：本证以心悸,气短疲乏,心烦不宁,脉沉细数或结代为辨证要点。

治法：益气养阴。

方药：生脉散合炙甘草汤加减。

低热盗汗,加地骨皮、白薇,养阴退热;喘息咳嗽,加桑白皮、葶苈子、贝母,清肺化痰。

（4）气虚血瘀证

证候：心悸,气短,动则更甚,心胸痹痛,胁下痞积,口唇紫绀,两颧黯红,下肢浮肿,舌质紫黯或有瘀点瘀斑,脉涩或结代。

辨证:本证以气短动甚,胁下痞积,口唇紫绀,舌质紫黯或有瘀点瘀斑,脉涩或结代为辨证要点。

治法:益气活血,化瘀通脉。

方药:人参养荣汤合桃红四物汤加减。

胸痛,加枳壳、延胡索、郁金,理气活血止痛。

(二) 中成药

1. 参附注射液　每次 20～40 ml,加入 10% 葡萄糖注射液中静脉滴注,每日 1～2 次。用于心阳虚衰证。

2. 生脉注射液　每次 20～40 ml,加入 10% 葡萄糖注射液中静脉滴注,每日 1～2 次。用于气阴两虚者。

三、西医治疗

(一) 一般治疗

卧床休息(宜半卧位),保持患儿安静。限制水、钠的入量,给易消化的食物。供给湿化氧,但动脉导管依赖的先天性心脏病不能供氧,如三尖瓣闭锁、大动脉换位等,供氧会促使动脉导管关闭,危及生命。

(二) 病因及合并症的治疗

积极治疗原发疾病。如小儿先天性心脏畸形,应于适当时机手术根治,避免发生心衰以及不可逆性肺动脉高压。对于心衰的诱因及其他引起心衰的疾病(如甲状腺功能亢进、重度贫血或维生素 B_1 缺乏、病毒性或中毒性心肌炎等)也应及时治疗。此外,心衰患儿可合并心律失常、心源性休克、水电解质紊乱等,均须及时纠正。

(三) 洋地黄类药物

洋地黄可增加心肌收缩力,减慢房室结的传导,使心脏对迷走神经的敏感性增加。儿科常用的洋地黄制剂有地高辛和毛花苷丙(西地兰)。地高辛可供口服及静脉注射,口服吸收良好,起效快,蓄积少。毛花苷丙仅供静脉注射。常用剂量和用法见表 7-1。

表 7-1　洋地黄类药物的常用剂量和用法

洋地黄制剂	给药法	洋地黄化总量 (mg/kg)	每日平均维持量	效力开始时间	效力最大时间	中毒作用消失时间	效力完全消失时间
地高辛	口服	<2 岁 0.05～0.06 >2 岁 0.03～0.05 (总量不超过 1.5 mg)	1/5 洋地黄化量,分 2 次	2 小时	4～8 小时	1～2 天	4～7 天
	静脉	口服量的 1/2～2/3		10 分钟	1～2 小时		
毛花苷丙(西地兰)	静脉	<2 岁 0.03～0.04 >2 岁 0.02～0.03		15～30 分钟	1～2 小时	1 天	2～4 天

洋地黄类药物的具体应用

（1）洋地黄化法：对于起病急、病情重的急性心衰患儿，可选用毛花苷丙或地高辛静注，首次给洋地黄化总量的1/2，余量分2次，每隔4~6小时给予，多数患儿在8~12小时内达到洋地黄化。能口服的患儿开始即可给予口服地高辛，首次给洋地黄化总量的1/3或1/2，余量分2次，每隔6~8小时给予。

（2）维持量：洋地黄化后12小时可开始给予维持量。维持量的疗程视病情而定：急性肾炎合并心衰者往往不需要维持量或仅需短期应用；短期难以去除病因者如心内膜弹力纤维增生症或风湿性心瓣膜病等，则应注意随患儿体重增长及时调整剂量，以维持有效的血药浓度。

（3）注意事项：用药前了解近期内洋地黄类药物的使用情况，防止过量中毒；用药过程中注意补充钾盐，避免同时使用钙剂，以免引起洋地黄中毒；心肌炎、缺血、缺氧、电解质紊乱及肝肾功能不全时，心肌对洋地黄耐受性差，剂量均宜偏小，一般按常规剂量减去1/3；未成熟儿和<2周新生儿因肝肾功能尚不完善，易引起中毒，洋地黄化亦应偏小，可按婴儿剂量减去1/3~1/2。有条件可行血药浓度监测。

（4）毒性反应：洋地黄类药物的治疗量和中毒量十分接近，故易发生中毒。最常见的表现为心律失常，其次为恶心、呕吐等胃肠道症状；神经系统症状表现为嗜睡、头痛、抑郁、眩晕及幻觉等。

（四）利尿剂

利尿剂可以减轻心脏负荷，是治疗心衰的重要措施。儿科最常用的利尿剂为呋塞米（速尿）或依他尼酸（利尿酸），首剂可静脉注射，以后改用口服维持，需长期应用利尿剂的患儿宜选用氢氯噻嗪（双氢克尿噻）或氯噻嗪，并联合应用保钾利尿剂如螺内酯（安体舒通）或氨苯蝶啶较为合适。注意监测电解质，防止电解质紊乱。

（五）血管扩张剂

血管扩张剂可以使小动脉扩张，降低心脏后负荷，从而增加心搏出量，同时静脉的扩张使前负荷降低，心室充盈压下降，肺充血的症状亦可能得到缓解，对左室舒张压增高的患儿更为适用。

1. 硝普钠　剂量为 $0.2\ \mu g/(kg \cdot min)$，以5%葡萄糖注射液稀释后静脉滴注，以后每隔5分钟，可增加 $0.1~0.2\ \mu g/kg$，直到获得疗效或血压有所降低。最大剂量不超过 $3~5\ \mu g/(kg \cdot min)$。如血压过低应立即停药。

2. 酚妥拉明（苄胺唑啉）　剂量为 $2~6\ \mu g/(kg \cdot min)$，以5%葡萄糖注射液稀释后静脉滴注。

（六）转换酶抑制剂

转换酶抑制剂（ACEI）可逆转心肌重构及减低心脏前后负荷，改善心肌功能。

1. 卡托普利　短效制剂，初始剂量 $0.5\ mg/(kg \cdot d)$，分3~4次口服。每周递增1次，每次增加 $0.3\ mg/(kg \cdot d)$，最大耐受量 $5\ mg/(kg \cdot d)$。

2. 依那普利　长效制剂，初始剂量 $0.05\ mg/(kg \cdot d)$，每日1次口服，每周递增1次，每次增加 0.025 mg/(kg·d),最大耐受量 0.1 mg/(kg·d)。

持续服药时间均需 6 个月以上。

(七) β受体阻滞剂

β受体阻滞剂可以阻断交感神经的过度激活,抑制心肌肥厚、细胞凋亡及氧化应激反应,目前已列为抗心衰的一线药物。美托洛尔:初始剂量 0.2~0.5 mg/(kg·d),每周递增 1 次,每次增加 0.5 mg/(kg·d),最大耐受量 2 mg/(kg·d),分 2 次口服,持续时间至少 6 个月以上。

(八) 其他药物治疗

心衰伴有血压下降时可用多巴胺,5~10 μg/(kg·min),静脉滴注,必要时剂量可适当增加,一般不超过 30 μg/(kg·min)。如血压显著下降,宜给予肾上腺素 0.1~1.0 μg/(kg·min)持续静脉滴注,有助于增加心搏出量、提高血压而心率不一定明显增快。

【预防与调护】

(1) 避免诱因,预防感染,积极治疗原发病。

(2) 据病情适当锻炼身体,增强抗病能力。

(3) 易消化、营养丰富的饮食,限制钠和水的摄入。

(4) 注意观察病情的变化,坚持长期、合理用药。

第四节 先天性心脏病

先天性心脏病(congenital heart disease,CHD)是指胎儿期心脏血管发育异常而致的心血管先天畸形,是小儿最常见的心脏病。流行病学调查资料提示,先天性心脏病的发病率在活产婴儿中为 4.05‰~12.3‰。近 30 多年来,由于心导管检查、心血管造影术及超声心动图的应用,以及低温麻醉和体外循环下心脏直视手术的发展,许多常见的先天性心脏病得到准确的诊断,多数获得彻底根治。部分复杂的心脏畸形如大动脉错位和主动脉狭窄等也能及时诊断并手术治疗。因此先天性心脏病的预后已大为改观。

【病因与分类】

一、病因

目前认为畸形的发生主要由遗传和环境因素及其相互作用所致。遗传因素多为染色体异常或多基因突变引起。如 21-三体综合征患儿 40% 合并心血管畸形;在动脉单干、肺动脉狭窄和法洛四联症等多种畸形中 80% 存在第 22 对染色体长臂 11 带区缺失。与畸形相关性较强的环境因素主要有:孕早期宫内感染,如风疹、流行性感冒、腮腺炎和柯萨奇病毒感染等;孕妇与大剂量的放射线接触或服用某些药物(如抗癌药、甲苯磺丁脲、抗癫痫药、锂制剂等);孕妇患代谢性疾病

（如糖尿病、高钙血症等）；引起宫内缺氧的慢性疾病；妊娠早期酗酒、吸食毒品等。

二、分类

先天性心脏病的种类很多，临床上根据心脏左、右两侧及大血管之间有无血液分流分为三大类。

（一）左向右分流型（潜伏青紫型）

正常情况下由于体循环压力高于肺循环，平时血液从左向右分流而不出现紫绀。当用力啼哭、屏气或任何病理情况下，使肺动脉或右心室压力增高并超过左心压力时，则血液可自右向左分流而出现暂时性紫绀。如室间隔缺损、房间隔缺损和动脉导管未闭等。

（二）右向左分流型（青紫型）

某些原因（如右心室流出道狭窄）致使右心压力增高并超过左心，使血流从右向左分流。或因大动脉起源异常使大量静脉血流入体循环，可出现持续性紫绀。常见的有法洛四联症和大动脉错位等。

（三）无分流型（无青紫型）

无分流型，即心脏左右两侧或动、静脉之间无异常通路和分流。如肺动脉瓣狭窄和主动脉缩窄等。

【临床常见先天性心脏病】

一、房间隔缺损

房间隔缺损（atrial septal defect, ASD）是房间隔在胚胎发育过程中发育不良所致，发病率占先天性心脏病总数的5%～10%，女性多于男性，比例为2:1。根据解剖病变部位的不同，可分为第一孔型（原发孔）缺损、第二孔型（继发孔）缺损和静脉窦型缺损。ASD可合并其他心血管畸形，较常见的有肺静脉异位回流及肺动脉瓣狭窄等。

（一）病理生理

出生后左心房压高于右心房，ASD时则出现左向右分流，分流量与缺损的大小、两侧心房压力差、心室的顺应性有关。生后初期左、右心室壁厚度相似，顺应性也相近，故分流量不多。随年龄增长，肺血管阻力及右心室压力下降，右心室壁较左心室壁薄，右心室充盈阻力也较左心室低，故分流量增加。由于右心血流量增加，舒张期负荷加重，故右心房、右心室增大。肺循环血量增加，压力增高，晚期可导致肺小动脉肌层及内膜增厚，管腔狭窄，引起肺动脉高压，当右心房压力高于左心房时，便出现右向左分流而引起持久的青紫（见图7-1）。

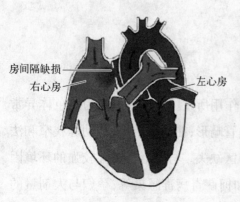

图7-1 房间隔缺损血液动力学示意图

（二）临床表现

1. **症状** 依年龄及缺损大小而异。婴儿期及缺损小的大多无症状，偶有暂时性青紫，多在体检时发现本病。随着年龄增长症状逐渐显现，可表现为疲乏，活动后气促，反复呼吸道感染等。缺损大的由于体循环供血不足，表现为发育迟缓，体格瘦小，易疲乏，多汗和活动后气促，易患支气管肺炎。

2. **体征** 2~3岁后心脏增大，心前区隆起，心尖搏动弥散，心浊音界扩大，典型者在胸骨左缘第2、3肋间闻及收缩中期2~3级喷射性杂音，肺动脉瓣区第二心音亢进且固定分裂。分流量大时，三尖瓣相对狭窄，可在胸骨左缘下方听到舒张期隆隆样杂音。肺动脉扩张明显或有肺动脉高压者，可在肺动脉瓣区听到收缩早期喀喇音。

（三）辅助检查

1. **心电图** 典型表现为电轴右偏。部分病例尚有右心房和右心室肥大。如果电轴左偏，提示第一孔型缺损。

2. **X线检查** 右心房、右心室、肺动脉总干及其分支均扩大，肺门血管影增粗，透视下可见其随着心脏搏动，肺门影出现浓淡变化，即"肺门舞蹈征"。心影略呈梨形。

3. **超声心动图** 右心房、右心室及右心室流出道增宽，室间隔与左室后壁呈矛盾运动（同向）。扇形切面可显示 ASD 的部位及大小。彩色多普勒超声心动图可观察到分流的位置、方向及估测大小。导管可通过缺损经右心房进入左心房，还能了解肺动脉压力、阻力及分流大小。

4. **心导管检查** 当临床资料与诊断不一致，或伴肺动脉高压时，需作心导管检查。可发现右心房血氧含量高于上下腔静脉平均血氧含量。导管可通过缺损经右心房进入左心房，还能了解肺动脉压力、阻力及分流大小。

（四）治疗

小于3mm的房间隔缺损多在3个月内自然闭合，大于8mm的房间隔缺损一般不会自然闭合。房缺分流量较大时一般可在3~5岁时选择体外循环下手术治疗。反复呼吸道感染、发生心力衰竭或合并肺动脉高压者应尽早手术治疗。也可通过介入性心导管术关闭缺损。

二、室间隔缺损

室间隔缺损（ventricular septal defect，VSD）是由胚胎期室间隔发育不全所致，在小儿各类先天性心血管畸形的发病率中，该病居第一位，约占我国先天性心脏病的50%，男多于女。缺损可发生在室间隔任何部位，如膜部、流出道、心内膜垫和肌部，以膜部最常见。室间隔缺损可单独存在，也可与心脏其他畸形并存。

（一）病理生理

因左心室的收缩压显著高于右心室，故室间隔缺损时分流方向为左室到右室，造成肺循环血流量增加。本病的血流动力学改变与缺损大小及肺血管状况有关。① 小型缺损：缺损直径<0.5cm，分流量很小，可无症状。② 中型室缺：缺损直径0.5~1cm，有明显的左向右分流，肺循

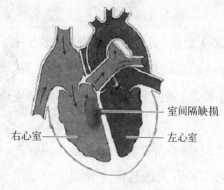

图 7-2 室间隔缺损血液动力学示意图

环流量超过正常 2~3 倍，肺动脉压正常或轻度升高；③大型室缺：缺损直径 >1 cm 以上，分流量很大，肺循环的血流量可为体循环的 3~5 倍（见图 7-2），随着病程进展，由于肺循环量持续增加，有相当高的压力冲向肺循环，致使肺小动脉发生痉挛，产生动力型肺动脉高压。此后，逐渐引起继发性肺小动脉内膜的增厚及硬化，形成肺动脉高压，当右室收缩压超过左室收缩压时，左向右分流逆转为双向分流或右向左分流，临床上出现紫绀，即发展成为艾森门格综合征（Eisenmenger syndrome）。

（二）临床表现

1. 症状　决定于缺损的大小。小型缺损（Roger 病），多见于肌部，可无明显症状，仅活动后稍感疲乏，一般不影响生长发育。中型及大型 VSD 在新生儿后期及婴儿期即可出现症状，如喂养困难、吸吮时气急、苍白、多汗、体重不增、易患肺部感染，生后半年常发生充血性心力衰竭。

2. 体征　胸骨左缘第 3、4 肋间可闻及 3~4 级粗糙全收缩期吹风样杂音，向心前区及后背传导，并有收缩期震颤；因分流量较大所致相对二尖瓣狭窄时，在心尖部可闻及较短的舒张期隆隆样杂音；随着年龄增加，出现肺动脉高压时，可有肺动脉瓣区第二心音增强；当有明显肺动脉高压或艾森门格综合征时，临床出现发绀，并逐渐加重，心脏杂音减轻，肺动脉瓣区第二心音亢进。

（三）辅助检查

1. 心电图　小型 VSD 心电图可正常或示轻度左心室肥大，而大型室间隔缺损则多见左、右心室合并肥大。

2. X 线检查　小型 VSD 心肺 X 线检查无明显改变。大型 VSD 心影呈中度或中度以上增大，肺动脉段明显突出，肺血管影增粗，搏动强烈，左、右心室增大，左心房也大，主动脉影正常或较小，肺动脉高压者以右心室增大为主。

3. 超声心动图　可准确探查室间隔缺损的部位、大小和数目，多普勒彩色血流显像可直接见到分流的位置、方向和区别分流的大小，以及缺损的多少。

4. 心导管检查　单纯室间隔缺损不需要进行创伤性心导管检查。在伴有重度肺动脉高压、主动脉瓣脱垂、继发右心室漏斗部狭窄或合并其他心脏畸形时，需要作心导管检查。心导管检查用于评价肺动脉高压程度及计算肺血管阻力等。

（四）治疗

小型缺损有自然闭合的可能，不一定需要手术，可定期随访至学龄前期，有临床症状如反复呼吸道感染和充血性心力衰竭时进行抗感染、纠正心衰等处理。中型缺损临床上有症状者，宜于学龄前期行修补术。大型缺损有难以控制的充血性心力衰竭者，肺动脉压力持续升高超过体循环压的 1/2 或肺循环/体循环量之比大于 2:1 时，需及时手术。根据病情行外循环下直视手术修补或非开胸的介入治疗。

三、动脉导管未闭

动脉导管未闭(patent ductus arteriosus，PDA)，为小儿先天性心脏病常见类型之一，占先天性心脏病发病总数的15%左右，女性患儿较多见。动脉导管开放是胎儿期重要的血循环通道，出生后，随着首次呼吸的建立，动脉血氧分压增高、肺循环阻力降低，动脉导管逐渐关闭，经过数月到1年，在解剖学上也完全关闭。若持续开放，产生病理生理改变，即称动脉导管未闭。

(一) 病理生理

未闭动脉导管一般分为三种类型：① 管型：导管长度多在1 cm左右，直径粗细不等；② 漏斗型：长度与管型相似，但其近主动脉端粗大，向肺动脉端逐渐变窄；③ 窗型：肺动脉与主动脉紧贴，两者之间为一孔道，直径往往较大。分流量大小与导管粗细及主、肺动脉之间的压力阶差有关。一般情况下，由于主动脉压力较肺动脉为高，故不论在收缩期或舒张期，血液均自主动脉向肺动脉分流。肺动脉接受来自右心室及主动脉两处的血流，故肺循环血液量增加，回流到左心房和左心室的血流量也增多，使左心室舒张期负荷加重，其排血量常达正常时的2~4倍，因而出现左心房、左心室扩大，室壁肥厚(见图7-3)。由于主动脉血液经常流入肺动脉，故周围动脉舒张压下降而致脉压差增宽。肺小动脉因长期接受大量主动脉血液的分流，造成管壁增厚，肺动脉压力增高，可导致右心室肥大和衰竭，当肺动脉压力超过主动脉时，左向右分流明显减少或停止，产生肺动脉血流逆向分流入主动脉，患儿下半身青紫，左上肢轻度青紫，称差异性发绀。

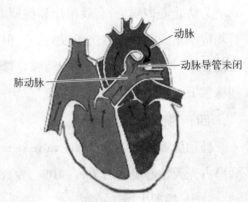

图7-3 动脉导管未闭血液动力学示意图

(二) 临床表现

1. **症状** 动脉导管细小者临床上可无症状。导管粗大者可有咳嗽、气急、喂养困难及生长发育落后等。

2. **体征** 胸骨左缘上方有一连续性"机器样"杂音，占整个舒张期和收缩期，于收缩末期最响，向左锁骨下、颈部和背部传导。分流量大者因相对性二尖瓣狭窄，在心尖部可闻及较短的舒张期杂音。由于舒张压降低可出现"周围血管征"，如水冲脉、指甲床毛细血管搏动等。早产儿若伴PDA者，周围动脉搏动宏大，锁骨下或肩胛间闻及收缩期杂音(偶有连续性杂音)，心前区搏动明显，肝脏增大，气促，并易发生呼吸衰竭，则需要机械辅助通气。

(三) 辅助检查

1. **心电图** 分流量大的患儿可有不同程度的左心室肥大，偶有左心房肥大。显著肺动脉高压的患儿，左、右心室均肥厚，严重者甚至仅见右心室肥厚。

2. **X线检查** 动脉导管细者心血管影可正常。分流量大者心胸比率增大，左心房、左心室增大,肺动脉段突出,肺门血管影增粗,肺血流增多。有肺动脉高压时,右心室亦增大,主动脉结正常或凸出。

3. **超声心动图** 二维超声心动图可直接探查到未闭的动脉导管。脉冲多普勒在动脉导管开口处可探测到典型的收缩期和舒张期连续性湍流频谱。叠加彩色多普勒可直接见到分流的方向和大小。

4. **心导管检查** 当肺血管阻力增加或怀疑合并其他畸形时需施行该项检查。心导管检查可发现肺动脉血氧含量较右心室为高。部分患儿右心导管可通过动脉导管进入降主动脉。

5. **心血管造影** 逆行主动脉造影对临床症状、体征不典型,超声心动图及心导管检查疑有PDA者,有重要价值。

（四）治疗

为防止心内膜炎,有效治疗和控制心功能不全和肺动脉高压,不同年龄、不同大小的动脉导管均应手术或经介入方法予以关闭。但在有些病例中,如完全性大血管转位、肺动脉闭锁、三尖瓣闭锁、严重的肺动脉狭窄中,动脉导管为依赖性者,对维持患儿生命至关重要,此时应该应用前列腺素 E_2 以维持动脉导管开放。

四、肺动脉瓣狭窄

肺动脉瓣狭窄(pulmonary valve stenosis,PVS),为单纯性右室流出道梗阻最常见的类型,其发病率占先天性心脏病的7%~10%,少数可合并ASD等其他心血管畸形。

（一）病理生理

由于肺动脉瓣狭窄,右心室排血受阻,收缩期负荷加重,使右心室压力增高,久之则导致右心室肥厚。因肺动脉压力降低,右心室和肺动脉之间出现不同程度压力阶差。若右室代偿失调,右房压力也增高,出现右心衰竭,如同时合并ASD或卵圆孔未闭,可产生右向左分流,出现青紫。

（二）临床表现

1. **症状** 症状轻重与狭窄的程度有关,轻度狭窄可无症状,仅在体检时发现杂音。中度狭窄在2~3岁内无症状,但年长后劳累时即感乏力、心慌、气短、易疲劳,偶有水肿、昏厥。重度狭窄在婴儿期即可出现症状,发生右心衰竭及发绀等。新生儿极重型肺动脉瓣狭窄可出现低氧血症和代谢性酸中毒。

2. **体征** 可有心前区隆起,胸骨左缘下方搏动较强,胸骨左缘上方可扪及收缩期震颤。听诊于胸骨左缘上部有洪亮的3~4级喷射性收缩期杂音,向左上胸、心前区、颈部、腋下及背面传导。第一心音后可闻及收缩早期喀喇音,是由增厚但仍有弹性的瓣膜在开始收缩时突然绷紧所致,狭窄越重,喀喇音出现越早。多数患儿肺动脉瓣区第二心音可有分裂。右心功能失代偿致右心室扩大时,可闻及三尖瓣关闭不全所致收缩期吹风样杂音,同时伴颈静脉怒张、肝大及下肢水肿。

（三）辅助检查

1. **心电图** 轻者心电图可在正常范围,重症可见电轴右偏及右心室肥厚。

2. X线检查 重度狭窄时右心室和右心房可有不同程度增大。狭窄后的肺动脉扩张为本病特征性的改变，但在婴儿期扩张多不明显。

3. 超声心动图 二维超声心动图合并多普勒显像可精确评估梗阻的部位及严重程度。可显示肺动脉瓣的厚度、收缩开启情况以及狭窄后的扩张情况。同时还可检查心房水平有无分流。

4. 心导管检查及选择性右心室造影 右心导管的特征性发现为右心室收缩压增高，肺动脉收缩压降低，肺动脉和右心室之间压力阶差可对本症进行分级。选择性右心室造影可以对梗阻定位，并评估其严重程度，同时可发现其他并存畸形。

（四）治疗

严重PVS（右室收缩压超过体循环压力）患儿应接受球囊瓣膜成形术，如无该术适应证，则应接受外科瓣膜切开术。大多数严重PVS伴有漏斗部狭窄，在大多数患儿，一旦PVS解除，漏斗部肥厚将自行消退。轻度PVS（右心室收缩压低于体循环收缩压）患儿的手术标准目前尚未确定，一般认为如右心室收缩压超过6.7 kPa（50 mmHg），则有可能导致心肌损害。因此可推荐行狭窄解除手术。球囊瓣膜成形术是大多数患儿的首选治疗方法。

【其他治疗】

内科治疗原则

（一）一般治疗

根据患儿病情轻重不同，定期检查及随访；科学安排饮食起居，保证必要的活动及良好的生活质量，防治各种感染，为手术创造最佳条件。

（二）中医治疗

中医文献中无特定病名和特异治疗方法。因先天性心脏病患儿易合并呼吸道感染，可采用扶正固本中药方剂，如玉屏风散、参苓白术散等，提高患儿的非特异性免疫能力。合并心力衰竭时可按本章第三节中医治疗进行辨证论治。

【预防】

加强孕妇的保健，特别是在妊娠早期适量补充叶酸，积极预防风疹、流感等病毒性疾病，以及避免与发病有关的因素接触，保持健康的生活方式等都对预防先天性心脏病具有积极的意义。

附

一、法洛四联症

法洛四联症（tetralogy of Fallot, TOF）是1岁以后存活的婴幼儿中最常见的青紫型先天性心脏病，约占所有的先天性心脏病的10%。1888年法国医生Etienne Fallot详细描述了该病的病理改变及临床表现，故而得名。法洛四联症由以下四个畸形组成：① 右心室流出道梗阻；② 室间隔缺损；③ 主动脉骑跨；④ 右心室肥厚。本病可合并其他心血管畸形，25％的四联症患儿为右位型主动脉弓；其他还可见左上腔静脉残留、冠状动脉异常、房间隔缺损、动脉导管未闭等。

法洛四联症临床症状出现的时间、紫绀的严重性及右室肥厚程度取决于肺动脉血流梗阻的程度。肺动脉狭窄轻至中度者，可有从左向右的分流，患儿可无明显青紫（无青紫型法洛四联症）；肺动脉狭窄严重时，可出现明显的青紫（青紫型法洛四联症）。典型者可见生长发育落后、青紫、蹲踞症状、杵状指（趾）、阵发性缺氧发作等临床表现。临床上心脏杂音主要由右心室流出道梗阻所致，极重度的流出道狭窄或动脉闭锁反而可能听不到杂音或者很短而柔和。该病的常见并发症为脑血栓、脑脓肿和感染性心内膜炎。X线胸片、心电图、超声心动图、心导管检查和心血管造影可以帮助诊断、制订相应手术方案以及判断预后。根据小儿不同年龄和病情严重程度，可行姑息或根治手术。

二、几种常见的先天性心脏病的鉴别

几种常见的先天性心脏病的鉴别见表7-2。

表7-2 几种常见先天性心脏病的鉴别

		房间隔缺损	室间隔缺损	动脉导管未闭	肺动脉瓣狭窄	法洛四联症
分类		左向右分流型			无分流型	右向左分流型
症状		一般发育落后，乏力，活动后心悸、咳嗽、气短，晚期出现肺动脉高压时有青紫	同左	同左	轻者可无症状，重者活动后心悸、气短、青紫	发育落后，乏力，青紫（吃奶、哭叫时加重），蹲踞，可有阵发性昏厥
心脏体征	杂音部位	第2、3肋间	第3、4肋间	第2肋间	第2肋间	第2、3肋间
	杂音性质和响度	2~3级收缩期吹风样杂音，传导范围较小	2~5级粗糙全收缩期杂音，传导范围较广	2~5级连续性机器样杂音，向颈部传导	3~5级喷射性收缩期杂音，向颈部传导	2~4级喷射性收缩期杂音，传导范围较广
	震颤	无	有	有	有	可有
	第二心音	亢进，分裂固定	亢进	亢进	减低，分裂	减低
X线表现	房室增大	右房、右室大	左、右室大，左房可大	左室大，左房可大	右室大，右房可大	右室大，心尖上翘呈靴形
	肺动脉段	凸出	凸出	凸出	明显凸出	凹陷
	肺野	充血	充血	充血	清晰	清晰
	肺门"舞蹈"	有	有	有	无	无
心电图		不完全性右束支传导阻滞，右室肥大	正常，左室或右室肥大	左室肥大，左房可肥大	右室、右房肥大	右室肥大

第八章
神经肌肉系统疾病

导 学

本章主要介绍小儿神经系统解剖生理特点、小儿神经系统疾病主要实验室检查、影像学检查方法及临床意义,以及化脓性脑膜炎、病毒性脑炎、小儿癫痫、脑性瘫痪等疾病的诊断和治疗,其中小儿癫痫是学习的重点内容。

通过学习,掌握小儿癫痫的发病机制、临床表现、诊断及各类型的中西医治疗。熟悉化脓性脑膜炎、病毒性脑炎、脑性瘫痪的临床表现及治疗。了解神经系统的解剖生理特点,神经系统疾病的鉴别诊断、预防与调护。

第一节 小儿神经系统概论

一、小儿神经系统解剖生理特点

(一)脑

小儿神经系统发育最早,速度亦快。新生儿脑的平均重量为370 g,相当于体重的1/8~1/9,1岁时达900 g左右,7岁时已接近成人脑重(约1 500 g)。出生时大脑的外观基本具备了成人所有的沟和回,但较浅,大脑皮质较薄,细胞分化较差,而中脑、脑桥、延髓发育已较好,可保证生命中枢的功能。

新生儿神经细胞数目与成人相同,但其树突与轴突少而短。出生后脑重的增加主要是神经细胞体积增大和树突的增多、加长,以及神经髓鞘的形成和发育。3岁时神经细胞已基本分化完成,8岁时接近成人。神经髓鞘的形成和发育约在4岁完成,故在婴儿期各种刺激引起的神经冲动传导慢,且易于泛化,不易形成兴奋灶,易疲劳而进入睡眠状态。

初生婴儿的活动主要由皮质下系统调节,因此动作多而缓慢如蠕动样,且肌张力高,随着神经系统发育成熟,由大脑中枢进行调节。在生长时期小儿脑的耗氧量较大,基础状态下,小儿脑耗氧占总耗氧量的50%（成人为20%），长期营养缺乏可引起脑的生长发育落后。

（二）脊髓

脊髓的发育在出生时已较成熟，重 2～6 g，到 2 岁时已接近成人。脊髓随年龄而增长，脊髓下端在胎儿期位于第 2 腰椎下缘，4 岁时上移至第 1 腰椎，作腰椎穿刺时应注意。胎儿的脊髓发育相对较成熟，出生后即具有觅食、吸吮、吞咽、拥抱、握持等反射。2 岁后神经反射才稳定。

（三）脑脊液

由脑室中的脉络丛产生。正常脑脊液是无色、透明、澄清的液体，脑和脊髓浸泡在脑脊液中。新生儿脑脊液量少，约 5 ml，压力低（30～80 mm H_2O），抽取脑脊液较困难。儿童脑脊液为 100～150 ml，压力 70～200 mm H_2O，细胞数不超过 10×10^6/L，糖含量为 2.8～4.5 mmol/L，氯化物 117～127 mmol/L，蛋白不超过 400 mg/L。

二、神经系统体格检查

小儿神经系统的检查，原则上与成人相同，但由于小儿神经系统发育未成熟，各年龄阶段有其自身的特点，加之体格检查时常不合作，故临床应综合分析，灵活应用。

（一）一般检查

1. **意识和精神行为状态**　可根据小儿对外界的刺激反应来判断意识水平（即意识深浅度）有无障碍，由轻到重分为嗜睡、意识模糊、昏睡、昏迷等；少数主要表现为谵妄、定向力丧失和精神行为异常等意识内容的减少或异常。

2. **头颅**　头围可粗略反映颅内组织的容量。头围过大时要注意脑积水、硬膜下血肿、巨脑症等。头围过小警惕脑发育停顿或脑萎缩。但 2%～7% 的小头围儿童，智力仍可正常。另外，应注意囟门的大小、紧张程度、闭合时间及颅骨缝情况，叩诊是否有破壶音，听诊颅内血管杂音的变化。

3. **脊柱**　注意有无畸形、强直、脊柱裂、脊膜膨出、叩击痛、异常弯曲等。

4. **皮肤**　某些神经系统疾病可伴有特征性皮肤损害，应注意有无皮肤色素异常、毛发增生、面部血管纤维瘤或面部血管痣等。如面部血管纤维瘤常见于结节性硬化症，皮肤和毛发颜色浅淡可见于苯丙酮尿症。

（二）颅神经检查

1. **嗅神经**　反复观察对香水、薄荷或某些不适气味的反应。不可用刺激三叉神经的氨水、胡椒粉等。嗅神经损伤常见于先天性节细胞发育不良，或额叶、颅底病变者。

2. **视神经**　包括视力、视野和眼底。

（1）视力：未成熟儿已能对强光表现皱眉或不安。3 个月婴儿开始用双眼注视并跟随移动中的物体。视力表测试下，3 岁前达成人水平。年幼儿可使其辨认细小物品，或用图画视力表检查；年长儿的视力可用视力表检查。

（2）视野：5～6 个月以上小儿可行此检查。年长儿可以直接用视野计检查。视野缺损或缩小见于视网膜、视神经和大脑枕叶视觉中枢的病变。

(3) 眼底：检查婴幼儿眼底较困难，必要时经过扩瞳后检查。正常新生儿因血管少，视盘颜色较白，不要误认为视神经萎缩。慢性颅内高压时可见视盘水肿和视网膜静脉淤血。

3. **动眼、滑车、展神经** 三者共同支配眼球运动及瞳孔反射。观察有无眼睑下垂、眼球震颤等。检查眼球向上、向下和向两侧的眼外肌运动。注意瞳孔大小、形状及对称性，以及对光反射、会聚和调节反应等。

4. **三叉神经** 运动纤维支配咀嚼肌，感觉纤维支配面部感觉。注意张口下颌有无偏斜，咀嚼时触两侧咬肌及颞肌收缩力以判断其运动支功能。观察小儿咀嚼动作，额、面部皮肤的痛、触觉。

5. **面神经** 支配除了提上睑肌以外的所有面部肌肉。观察小儿哭、笑、闭眼及鼓腮时面部两侧是否对称。周围性面神经麻痹时，表现为病侧额纹消失、不能闭眼、鼻唇沟变浅和口角向健侧歪斜。中枢性面瘫时，病变对侧鼻唇沟变浅和口角向病变侧歪斜，但无皱额和眼睑闭合功能的丧失。

6. **听神经和前庭神经** 观察小儿对突然声响或语声的反应。年长儿可用音叉测试。3个月起婴儿头可转向声源方向。对可疑患儿，可选用旋转或冷水试验测定前庭功能。

7. **舌咽神经和迷走神经** 观察咽部及软腭的运动。舌咽神经损害常合并迷走神经损害，共同表现为吞咽困难、声音嘶哑、呼吸困难、咽反射减弱或消失等。

8. **副神经** 支配胸锁乳突肌和斜方肌。检查主要观察耸肩、转颈运动。病变时患侧肩部变低，耸肩、向对侧转头力减弱。

9. **舌下神经** 其主要作用是将舌伸出。一侧病变时，舌伸向病侧；两侧病变时，舌不能运动。

(三) 运动功能检查

1. **肌容积** 检查有无肌肉萎缩或假性肥大。

2. **肌张力** 安静状况下的肌肉紧张度。肌张力增高见于锥体系统受损及锥体外系病变，但6个月内小儿四肢屈肌张力较高是正常表现；肌张力减低见于下运动神经元性瘫痪、小脑疾患、低血钾、肌病等。

3. **肌力** 指肌肉作主动收缩时的力量。上、下运动神经元麻痹均可有肌力减弱。肌力分为0~5级：0级：完全瘫痪，肌肉无收缩；1级：可见轻微肌收缩，但无肢体移动；2级：肢体能在床上移动但不能抬起；3级：肢体能抬离床面但不能对抗人为阻力；4级：能做部分对抗阻力的运动；5级：正常。

4. **共济运动** 可观察婴儿手拿玩具的动作是否准确。年长儿则和成人一样完成指鼻、闭目难立、跟膝胫和轮替运动等检查。

5. **姿势和步态** 是复杂的神经活动，与肌力、肌张力、深感觉、小脑以及前庭功能都有密切关系。观察小儿各种运动中姿势有何异常。

6. **不自主运动** 观察有无不自主的、强制的、毫无生理意义的动作。主要见于锥体外系疾病,常表现为舞蹈样运动、手足徐动症等,在情绪紧张或试图保持某一姿势时加剧,入睡后消失。

(四) 感觉功能检查

检查时注意两侧对比。

1. **浅感觉** 包括痛觉、触觉和温度觉。
2. **深感觉** 包括位置觉、震动觉。
3. **皮质感觉** 为高级感觉,需在深、浅感觉都正常的基础上进行。使患儿闭眼状态下测试两点辨别觉,或闭目中用手辨别常用物体的大小、形状、数目或轻重等。

(五) 神经反射检查

1. **生理反射** 有两类,第一类为终身存在的反射,即浅反射和腱反射;第二类为暂时性反射,或称原始发射。暂时性反射在一定的年龄期消失(见表8-1)。当它们不在正确的时间内出现或消失,或两侧不对称都提示神经系统异常。

表8-1 正常小儿暂时性反射的出现和消失年龄

反射	出现年龄	消失年龄
拥抱反射	初生	3~6个月
吸吮反射和觅食反射	初生	4~7个月
掌握持反射	初生	3~4个月
颈肢反射	2个月	6个月
侧弯反射	初生	3个月
交叉伸展反射	初生	2个月
颈拨正反射	初生	6个月
降落伞反射	10个月	持续

2. **病理反射** 包括Babinski征、Oppenheim征、Gordon征、Hoffmann征等,检查方法同成人。正常2岁以下儿童可呈现Babinski征阳性,当该反射恒定不对称,提示锥体束损伤。

(六) 脑膜刺激征

脑膜刺激征见于脑膜炎、脑炎及各种原因引起的颅内压增高等,包括颈强直、Kernig征、Brudzinski征,检查方法同成人。婴儿囟门及颅骨缝未闭,可以缓解颅内压,脑膜刺激征可能不明显或出现较晚。

三、辅助检查

(一) 脑脊液检查

脑脊液检查是诊断颅内感染和蛛网膜下腔出血的重要依据。通过腰椎穿刺取得脑脊液标本,可进行外观、压力、常规、生化和病原学检查等。但对颅压明显增高的患儿,穿刺有诱发脑疝的危险,应谨慎。

(二) 神经电生理学检查

1. **脑电图(electroencephalography,EEG)** 是对大脑皮质神经元电生理功能的检查。常用于惊厥、意识障碍、癫痫、智能障碍、精神行为异常、睡眠障碍的鉴别诊断以及颅内病灶的发现和定位等。脑电图对于诊断癫痫、判定发作类型及观察治疗效果有重要参考价值。

动态脑电图：连续进行24小时甚至数日的EEG记录,提高异常阳性率。

录像脑电图：不仅可长时程记录EEG,更可同步记录患儿发作中的表现与脑电活动,对癫痫的诊断、鉴别和分型有更大帮助。

2. **诱发电位** 是神经系统对某些特定的人为刺激(声、电、光等)所产生的反应性电位。

（1）脑干听觉诱发电位：以耳机声刺激诱发。不受镇静剂、睡眠和意识障碍的影响,在儿科常用于筛查听力损伤及昏迷患儿脑干功能评价。

（2）视觉诱发电位：以图像视觉刺激诱发。临床主要应用于视神经炎和球后视神经炎、多发性硬化、肿瘤压迫视神经通路、弥漫性神经系统病变及皮质或枕叶病变的诊断,也可用于测定幼儿视敏度、视野及弱视等。

（3）体感诱发电位：以脉冲电流刺激肢体混合神经,沿体表记录感觉传入通路反应电位。临床多用于周围神经损伤及脊髓病变的诊断。

3. **肌电图(electromyography,EMG)** 检查被测肌肉有无损害和损害的性质,有助于鉴别原发性肌病和神经源性肌病。

(三) 神经影像学检查

1. **X线检查** 包括颅骨X线摄影、脑血管造影检查。前者注意观察颅外形,外板与内板的轮廓、构造、密度,颅骨缝,血管沟,鼻窦,有无脑回压痕等；后者主要用于颅内占位病变和脑血管畸形的诊断。

2. **CT** 可显示不同层面脑组织、脑室系统、脑池和颅骨等结构形态。CT能较好地显示病变中较明显的钙化影和出血灶,但对脑组织分辨率不如MRI高,且对后颅窝、脊髓病变因受骨影干扰难以清楚辨认。

3. **MRI** 对脑组织和脑室系统分辨率较CT高,能清楚显示灰、白质和基底核等脑实质结构。同样可作增强扫描进一步提高分辨率。检查无放射性,但对脑内钙化影的显示不如CT。

4. **颅脑超声波检查** 可无创性实时观察颅内结构性病变,在新生儿及婴儿前囟未闭时,利用前囟作为脑B超检查的窗口。

四、中医学对小儿神经系统的认识

中医学认为神经系统与心、肝两脏关系最为密切。生理上表现为"心常有余"、"肝常有余"。心为君火,主神志,人的精神、意识、思维活动主要由心所主。小儿心神怯弱,易受惊吓,高热和外邪刺激易导致意识障碍,如出现嗜睡、昏迷。肝主疏泄、藏血,小儿肝气尚未充实,感邪之后,从阳化火,肝风易动,发生惊惕、抽搐等症。这与现代研究对小儿神经系统特点的认识是一致的,小儿神经系统发育虽早,但成熟较晚,具有脑需氧量大、神经髓鞘发育不完善、皮质细胞分化不全等因素,使得小儿易受各种致病因素的影响,导致惊厥、意识障碍、大脑受损等神经系统疾病。

第二节 化脓性脑膜炎

化脓性脑膜炎(purulent meningitis),简称化脑,是小儿时期常见的中枢神经系统感染性疾病。临床主要以发热、头痛、呕吐、惊厥、意识障碍、脑膜刺激征及脑脊液改变为特征。本病可发生于任何年龄,90%的为5岁以下儿童,尤其1岁以下是患病高峰年龄。多数化脑好发于冬春季,新生儿化脑常无明显的季节性。目前本病病死率在5%~15%之间,约1/3幸存者遗留各种神经系统后遗症,如神经性耳聋、智力低下、癫痫、视力障碍和行为异常等。6个月以下婴儿患本病预后更严重。

化脑属中医学"温病"、"惊风"、"痉病"等范畴。

【病因病理】

一、中医病因病机

本病外因为热毒之邪侵袭,内因为机体正气不足,以外因为主。热毒外袭,损伤人体,若素体虚弱,无力御邪,热毒稽留,循经上犯脑窍,毒酿成脓,导致脑窍不利,神明失司而发为本病。其病位主要在脑,涉及心、肝。

若感时邪疫毒,常化热化火,内迫营血,皮肤出现瘀点瘀斑。脑与心肝关系密切。心主神明,热毒犯脑,则神明失主,可见精神不振,嗜睡,甚或昏迷;肝主动,邪热上扰脑窍,风阳枭张,则剧烈头痛、惊厥瘛疭;热毒蕴结,化痈成脓,壅积于脑,脑络不利,血行瘀滞,毒瘀互结,则病情深重。若毒邪内闭,阳气外脱,则致危候。若邪热已衰,正气不足,余邪不除,则正虚邪恋,出现痰瘀阻滞,气阴亏虚之证。

二、西医病因病理

(一)病因

许多化脓性细菌都能引起本病。但由脑膜炎双球菌、肺炎链球菌和流感嗜血杆菌三种细菌引起的占2/3以上。2个月以下婴儿以及原发性或继发性免疫缺陷者,以大肠杆菌和金黄色葡萄球菌为主;由脑膜炎双球菌引起的脑膜炎呈流行性。

(二)发病机制

1. 血行播散 主要由体内感染灶经血行播散至脑膜所致。当小儿免疫防御功能降低时,细菌通过血脑屏障到达脑膜。致病菌大多通过上呼吸道入侵血液,也可通过新生儿的皮肤、胃肠道黏膜或脐部侵入。

2. 邻近组织器官感染　如中耳炎、头面部软组织感染等扩散波及脑膜。

3. 与颅腔存在直接通道　如颅骨骨折、脑脊膜膨出等,细菌可由此直接进入蛛网膜下腔。

(三) 病理

以蛛网膜、软脑膜和表层脑组织为主的炎症反应,表现为广泛性血管充血、大量中性粒细胞浸润和纤维蛋白渗出,伴有弥漫性脑水肿。严重者可有血管壁坏死和灶性出血,或发生闭塞性小血管炎而致灶性脑梗死。

【临床表现】

一、前驱感染

大多数患儿起病急,病前常有上呼吸道或胃肠道感染病史。

二、典型表现

1. 感染中毒及急性脑功能障碍症状　包括发热、烦躁和进行性加重的意识障碍。随着病情进展,逐渐从精神委靡、嗜睡、昏睡到昏迷。30%以上患儿发生反复的全身性或部分性惊厥。脑膜炎双球菌感染常有瘀斑、瘀点和休克。

2. 颅内压升高　包括头痛、呕吐,婴儿有前囟饱满与张力增高、头围增大等。若有呼吸不规则、突然意识障碍加重及瞳孔不等大等体征,多为合并脑疝。

3. 脑膜刺激征　颈项强直最常见,其他如 Kernig 征及 Brudzinski 征阳性。

3 个月以下婴儿,起病隐匿,症状和体征不典型。体温可高可低或不发热,颅内压增高表现可不明显,可能仅有吐奶、尖叫或颅缝分离,惊厥可不典型,如仅见面部、肢体肌阵挛,或呈眨眼、呼吸不规则、屏气等各种发作。查体前囟张力高,脑膜刺激征不明显。

三、并发症

1. 硬脑膜下积液　30%~60%的患儿并发硬脑膜下积液,多见于 1 岁以下的婴儿。凡经有效治疗 48~72 小时后脑脊液有好转,但体温不退或热退后复升,或一般症状好转后又出现意识障碍、惊厥、前囟隆起或颅内高压等症状,应首先考虑本病,头颅透光检查和 CT 扫描有助于诊断,经硬膜下穿刺可明确诊断。

2. 脑室管膜炎　多见于治疗被延误的婴儿。在治疗中发热不退、惊厥、意识障碍不改善,进行性加重的颈项强直甚至角弓反张,脑脊液始终无法正常化,CT 检查有明显脑室扩大时,需考虑本病,侧脑室穿刺检查可确诊。难治疗,病死率和致残率高。

3. 抗利尿激素异常分泌综合征　为炎症累及神经垂体导致 ADH 过量分泌,引起低钠血症和血浆低渗透压所致,可能加重脑水肿,致惊厥和意识障碍加重,或因低钠血症引起惊厥发生。

4. 脑积水　因炎症渗出物阻碍脑脊液循环所致,多见于新生儿及小婴儿。临床上患儿出现烦躁不安,嗜睡,呕吐,惊厥,头颅进行性增大,颅缝分离,前囟扩大饱满等。

【实验室及相关检查】

一、脑脊液检查

脑脊液检查是确诊本病的重要依据。典型化脑的脑脊液外观混浊似米汤,压力增高,白细胞总数明显增多,$\geq 1\,000 \times 10^6/L$,分类以中性粒细胞为主,糖含量常明显降低,蛋白质含量增高。

二、外周血象

白细数总数多明显升高,分类以中性粒细胞为主。但在严重感染或不规则治疗者,可见白细胞总数减少。

三、血培养

所有疑似化脑的病例均应行血培养,以寻找致病菌。

四、皮肤瘀点、瘀斑涂片

皮肤瘀点、瘀斑涂片是发现脑膜炎双球菌重要而简便的方法,阳性率可达50%以上。

五、头颅 CT 扫描

当疑有颅内局限性脓肿、硬膜下积液或脑积水时可进行 CT 扫描。

【诊断】

诊断要点

凡急性发热起病,并伴有神经系统的异常症状和体征,应及时进行脑脊液检查,以确立诊断。但对有明显颅内压增高者,应先适当降低颅内压后再行腰椎穿刺,以防发生脑疝。

【鉴别诊断】

1. 病毒性脑(脑膜)炎　表现与化脑相似,但感染中毒及神经系统症状均较化脑轻,病程自限。脑脊液清亮,白细胞数可$0 \sim$数百$\times 10^6/L$,以淋巴细胞为主,糖含量正常,细菌学检查阴性,脑脊液中病毒特异性抗体和病毒分离有助诊断。

2. 结核性脑膜炎　一般起病较缓,常有结核接触史、其他部位结核病灶、PPD 检查阳性。脑脊液外观呈毛玻璃状,白细胞数多$< 500 \times 10^6/L$,以单核细胞为主,涂片抗酸染色和结核菌培养可帮助诊断。

3. 真菌性脑膜炎　临床表现、病程和脑脊液改变与结核性脑膜炎相似,但起病更缓慢、病程更长,颅内压增高,脑膜刺激症状可不明显,脑脊液墨汁染色和培养找到真菌可确诊。

【治疗】

一、中西医结合治疗思路

本病应发挥中西医结合治疗优势。化脑预后不良,应尽早杀灭脑脊液中的致病菌,故应选择对病原菌敏感且能较高浓度透过血脑屏障的药物,急性期要静脉给药,用药早、足量、足疗程。中医治疗急性期以清热解毒为主,后期邪恋正虚,并可配合针灸、推拿等疗法。

二、中医治疗

(一) 辨证论治

1. 辨证要点 辨证重在辨别病邪浅深和邪正之间的消长转化。年幼体弱者在热炽时易于出现内闭外脱的变证;病延日久,脓毒留连,气血亏耗者,可成邪恋正虚。病后表现为智能迟缓、癫痫者,多属痰瘀阻滞脑络;表现为失明、耳聋、面瘫者,同时有气阴亏虚,经脉失养存在。

2. 治疗原则 治疗以清热解毒为主。热毒犯脑,治以泻火解毒,清心开窍;脓毒积脑,治以清热解毒,祛脓开窍;后期邪恋正虚,治以扶正祛邪,托脓解毒。

3. 证治分类

(1) 热毒犯脑证

证候:在原有上呼吸道感染、肺炎、中耳炎等疾病基础上,发热持续,头痛加剧,颈项强直,时有呕吐,新生儿及小婴儿拒绝吮乳,烦闹不安,啼哭尖叫,或精神委靡,舌红苔黄,脉数。

辨证:本证多有上呼吸道感染等原发病,多见于疾病初期,起病急。以发热头痛,呕吐,项强为辨证要点。

治法:泻火解毒,清心开窍。

方药:银翘散合白虎汤加减。

呕吐频繁,加生姜、竹茹,和胃止呕;嗜睡、谵语明显,加牛黄清心丸;高热神昏,加安宫牛黄丸;抽搐明显,合羚角钩藤汤加减。若面色苍白,汗出不温,四肢厥冷,阳气外脱,宜参附龙牡救逆汤救逆固脱。

(2) 脓毒积脑证

证候:高热不退,或稍降复升,昏迷惊厥,头痛不止,颈项强直,囟门突起,或有失明、耳聋、面瘫、肢体瘫痪等,舌紫绛,苔黄燥,脉滑数或脉微欲绝。

辨证:本证见于疾病的极期。以高热,昏迷,抽风为辨证要点。

治法:清热解毒,祛脓开窍。

方药:清瘟败毒饮合通窍活血汤加减。

头痛剧烈,加龙胆草、蔓荆子、牛膝,清肝泻火;项强呕吐甚,加葛根、半夏、竹茹,化浊止呕;肢体运动障碍,加桑枝、赤芍、地龙,活血通络。

(3) 邪恋正虚证

证候：低热起伏不定，或不发热，神萎嗜睡，面白，气短乏力，四肢欠温，口渴，自汗或盗汗，舌质红，苔薄白或少苔，脉细无力。

辨证：本证见于疾病的后期。以低热，神萎嗜睡，四肢欠温为辨证要点。

治法：益气养阴，托脓解毒。

方药：托里透脓汤加减。

血虚亏耗，加四物汤以养血活血；低热不退，加青蒿鳖甲汤，滋阴清热；四肢欠温，加肉桂、补骨脂、菟丝子，温煦肾阳。

(二) 中成药

1. 清开灵注射液 每次10~20 ml，加入5%~10%葡萄糖注射液100~250 ml中静脉滴注，每日1次。用于急性期各型。

2. 小儿羚羊散 每次1岁0.3 g，2岁0.375 g，3岁0.5 g，每日3次，口服。用于急性期高热不退。

(三) 针灸疗法

惊厥者，针刺人中、百会、印堂、合谷、内关、太冲、涌泉；高热者，针刺曲池、大椎、十宣放血；昏迷者，针刺人中、涌泉、太冲、十宣。

三、西医治疗

(一) 抗生素治疗

及早合理使用有效的抗生素是治疗化脑的关键。应选择对病原菌敏感且能较高浓度透过血脑屏障的药物。

1. 病原菌明确前的选择 多主张用第三代头孢菌素。如头孢曲松，100 mg/(kg·d)，或头孢噻肟200 mg/(kg·d)。疗效不理想，可联合使用万古霉素40 mg/(kg·d)。

2. 病原菌明确后的选择 参照药物敏感试验结果选择。

(1) 流感嗜血杆菌：对氨苄西林[200 mg/(kg·d)]敏感者可继续应用，耐药者可用上述第三代头孢菌素。

(2) 肺炎链球菌：当药敏试验提示对青霉素敏感者，可用青霉素20万~40万U/(kg·d)；但目前多对青霉素耐药，应按病原菌未明确方案选药。

(3) 脑膜炎球菌：目前大多数对青霉素仍敏感，故首先选用；但耐药者需选用上述第三代头孢菌素。

(4) 其他：金黄色葡萄球菌脑膜炎，应参照药敏试验选用万古霉素或利福平等。革兰阴性杆菌者除应用第三代头孢菌素外，可加用氨苄西林。

3. 抗生素疗程及停药指征 流感嗜血杆菌、肺炎链球菌脑膜炎，疗程应是10~14天，脑膜炎球菌脑膜炎者7天，金黄色葡萄球菌和革兰阴性杆菌脑膜炎者3周以上。停药指征：完成疗程时症状消失、热退7天以上,脑脊液细胞数少于$20 \times 10^6/L$,且均为单核细胞,蛋白质与糖恢复正常。

(二) 肾上腺皮质激素的应用

抗菌治疗的同时常使用肾上腺皮质激素,以减轻炎症反应和中毒症状,减轻脑水肿和降低颅内压。常用地塞米松$0.4 \sim 0.6 \, mg/(kg \cdot d)$,静脉注射,连用3~5天。

(三) 并发症治疗

1. **硬脑膜下积液** 少量积液无需处理,多时应作硬脑膜下穿刺放液。少数迁延不愈者,需外科手术引流。
2. **脑室管膜炎** 作侧脑室穿刺引流缓解症状,并选择适宜抗生素注入脑室。
3. **脑积水** 主要靠手术治疗,如正中孔粘连松解、导水管扩张、脑脊液分流等。

(四) 对症治疗

严密观察生命体征,观察患儿意识、瞳孔和呼吸节律改变,及时处理颅内高压,预防脑疝;及时控制惊厥,防止再发;维持水和电解质平衡。

【预防与调护】

(1) 增强体质,注意室内通风,减少呼吸道感染,积极防治各种感染性疾病。
(2) 密切观察患儿的生命体征。昏迷患儿要注意变换体位,清洁皮肤,防止褥疮。
(3) 恢复期进行功能锻炼,使患儿肢体运动功能尽早恢复。

第三节 病毒性脑炎

病毒性脑炎(viral encephalitis)是由多种病毒引起的颅内急性炎症,以发热、头痛、呕吐、意识障碍或精神异常为特点。若病变主要累及大脑实质,则以病毒性脑炎为特征;若病变主要累及脑膜,则表现为病毒性脑膜炎;病情轻重不一,轻者可自然缓解,危重者可有死亡和后遗症。不同病毒所致的脑炎有不同的发病季节及流行特点。

本病属中医学"温病"、"惊风"范畴。以精神症状为主者宜参考"癫狂"进行辨证论治。

【病因病理】

一、中医病因病机

本病病因主要是感受温热毒邪,包括风热、暑热、燥热毒邪等,暑热之邪常兼夹湿邪为患。主要病变脏腑,急性期在肺、胃、心、肝,恢复期及后遗症期在脾、肝、肾。温热毒邪侵袭人体,易于化热化燥,常起病急骤,变化快,热极生风化火,病情多按卫气营血传变,但不离热、痰、风的演变与转化。

1. **卫气营血传变** 邪犯卫分,肺气失宣,症见发热恶寒,头痛项强;传入气分,肺热炽盛,胃气上逆，肝火上炎，见壮热无汗或少汗，嗜睡或烦躁不宁，头痛剧烈，呕吐频繁，四肢抽搐；邪热侵入营分，内陷心肝，出现嗜睡，昏迷，抽搐；邪入血分，伤津劫液，耗血动血，则神昏，吐血衄血，舌质红绛，甚至呼吸不整，出现内闭外脱之证。但本病临床常表现为卫气、气营、营血同病，应随证辨别。

2. **热、痰、风演变** 本病离不开热、痰、风的相互转化。急性期以高热、抽风、昏迷为主症，是热、痰、风的典型表现。恢复期、后遗症期之热证，是因热伤阴液而内生虚热，或卫阳亏损、营阴失藏，营卫不和而生热；痰证因急性期痰蕴未消，热未清者痰火内扰，热已消者痰浊内蒙；风证因风窜络脉，气血瘀阻，或因热伤气阴，血燥风动。

二、西医病因病理

（一）病因

很多病毒可引起脑膜炎、脑炎，其中80%为肠道病毒，其次为虫媒病毒、腺病毒、单纯疱疹病毒、腮腺炎病毒等。但目前多数患儿尚难确定其病原体。

（二）发病机制

病毒自胃肠道或呼吸道进入人体后，在淋巴系统繁殖，然后经血流（虫媒病毒直接进入血流）感染颅外某些脏器，若病毒在定居脏器内进一步繁殖，通过血脑屏障入侵脑或脑膜组织，出现中枢神经症状。因此，颅内急性病毒感染的病理改变主要是大量病毒对脑组织的直接入侵和破坏。

（三）病理

脑膜和（或）脑实质广泛性充血、水肿，伴淋巴细胞和浆细胞浸润。另外，病毒对抗原的免疫反应可导致神经纤维脱髓鞘病变，从而加重脑组织损伤。

【临床表现】

病情轻重不一，取决于脑膜或脑实质受累的程度。一般情况下，病毒性脑炎较脑膜炎严重，重症脑炎更易发生急性期死亡或后遗症。

一、病毒性脑炎

起病急，临床表现因脑实质受损情况而不同。

（1）大多数患儿主要表现为发热、反复惊厥发作、不同程度的意识障碍和颅内压增高症状，部分患儿尚伴有偏瘫或肢体瘫痪表现。因弥漫性大脑病变而致。

（2）有的患儿临床上以反复惊厥发作为主要表现，伴或不伴发热。因病变主要累及额叶皮质运动区所致。

（3）部分患儿主要表现为精神情绪异常，如躁狂、幻觉、失语以及定向力、计算力与记忆力障碍等，伴发热或无热。因病变主要累及额叶底部、额叶边缘系统所致。

病程大多2~3周，恢复较慢，但多数完全恢复，少数遗留癫痫、肢体瘫痪、智力倒退等后遗症。

二、病毒性脑膜炎

起病急,常先有上呼吸道、消化道感染或前驱传染性疾病。主要表现为发热、恶心、呕吐、乏力、嗜睡。年长儿会诉头痛,婴儿则烦躁不安,易激惹。一般很少有严重意识障碍和惊厥,可有脑膜刺激征,但无局限性神经系统体征。病程多在 1～2 周内。

【实验室及相关检查】

一、脑脊液检查

脑脊液压力正常或增高,外观清亮。白细胞数正常或轻度增多,分类以淋巴细胞为主,糖含量正常,蛋白质大多正常或轻中度升高。涂片和培养无细菌发现。

二、病毒学检查

对疑似患儿的脑脊液和血液都应检测病毒特异性 IgM 抗体,但很难从中分离到病毒。

三、脑电图检查

一般显示弥漫性异常,对诊断无直接帮助。部分患儿脑电图可正常。

四、影像学检查

头颅 CT 和 MRI 可发现病变的部位、范围及性质,但病毒性脑炎早期或轻症多无改变。

【诊断】

诊断要点

主要根据病毒感染的流行病史、临床表现、脑脊液改变和病毒学检查诊断。应注意排除颅内其他疾病。

【鉴别诊断】

1. **颅内其他病原感染** 主要根据病史、症状、体征、脑脊液和病原学检查,与化脓性、结核性、真菌性、寄生虫、支原体等感染进行鉴别。

2. **Reye 综合征** 具有反复惊厥和进行性意识障碍的急性脑病表现,脑脊液无明显异常,与病毒性脑炎易混淆。但 Reye 综合征无黄疸,但有肝功能异常,起病 3～5 天病情不再进展,部分患儿血糖下降等,可助鉴别。

【治疗】

一、中西医结合治疗思路

本病无特异性治疗,中西医结合治疗本病可优势互补。急性期尤其是重症患儿,主要以西医对症支持疗法为主;中医治疗按卫气营血、热痰风辨治,尤其是对恢复期、后遗症期患儿,采用中药治疗,配合针灸、按摩及功能锻炼等综合措施康复治疗效果较好。

二、中医治疗

(一) 辨证论治

1. 辨证要点　本病按卫气营血辨证为主,但往往界限不清。临床主要围绕发热、昏迷、抽搐三大主症,结合其他伴随症状加以辨别。

2. 治疗原则　本病治疗以清热、豁痰、开窍、息风为基本原则。急性期邪犯卫气,宜辛凉解表,清气泄热;邪炽气营,宜清气凉营,泻火涤痰;邪入营血,宜凉血清心,增液潜阳;后期治以扶正祛邪,余邪未尽,虚热不退,治以养阴清热或调和营卫;痰蒙清窍,神识不清,治以涤痰开窍或泄浊醒神;气虚血瘀,肢体失用,治以益气活血,通络舒筋,并积极配合针灸、推拿治疗以利康复。

3. 证治分类

急性期

(1) 邪犯卫气证

证候:突然发热,微恶风寒,或但热不寒,头痛呕吐,颈项强硬,无汗或少汗,口渴引饮,或见抽搐,神烦不宁或嗜睡,舌质红,苔薄黄或黄,脉浮数或洪数。

辨证:本证见于疾病初期,起病急。以发热,头痛,颈项强直等为辨证要点。

治法:辛凉解表,清气泄热。

方药:银翘散合白虎汤加减。

腹胀呕恶,酌加藿香、佩兰、白蔻仁,化湿和胃;颈项强直,加葛根、僵蚕、蝉蜕,息风止痉。夏季发病,偏于卫分者用新加香薷饮加减。

(2) 邪炽气营证

证候:壮热不退,头痛剧烈,呕吐频繁,唇干渴饮,颈项强直,烦躁不安,或神昏谵语,四肢抽搐,喉间痰鸣,大便干结,小便短赤,舌质红绛,舌苔黄腻,脉数有力。

辨证:本证为邪由卫表入里传入气营。以高热,昏迷,四肢抽搐为辨证要点。

治法:清气凉营,泻火涤痰。

方药:清瘟败毒饮加减。

头项强痛,烦躁不安,加菊花、僵蚕、蔓荆子、栀子,解热止痛;呕吐频繁,加生姜、竹茹,和胃止呕;抽搐频繁,加羚羊角粉、钩藤、僵蚕,清热镇惊;喉间痰鸣,烦躁谵语,加天竺黄、石菖蒲,化痰开窍;腹胀便秘,加生大黄、玄明粉,泻火通腑;口干唇燥,舌绛,加鲜生地黄、麦冬、石斛,养阴生津。

(3) 邪入营血证

证候:身热起伏,神识昏迷,反复抽搐,两目上视,口噤项强,胸腹灼热,四肢厥冷,二便失禁,或见吐衄,皮肤斑疹,舌绛少津,苔薄,脉沉细数。

辨证:本证邪入营血,伤津耗阴。以身热起伏不退,昏迷加深,反复抽搐,或见动血,舌绛少津为辨证要点。

治法：凉血清心，增液潜阳。

方药：犀角地黄汤（犀角以水牛角代）合增液汤加减。

高热不退，加龙胆草、黄连、石膏、知母，清心泻火；频繁抽搐，加羚羊角粉、钩藤、全蝎，息风止痉；昏迷不醒，加服安宫牛黄丸，清心开窍。

恢复期、后遗症期

(1) 痰蒙清窍证

证候：神识不清，或痴呆，语言不利，甚至失语，吞咽困难，口角流涎，喉间痰鸣，纳差乏力，舌质胖嫩，舌苔厚腻，脉濡滑。

辨证：本证以神识不清，喉间痰鸣，舌苔厚腻为辨证要点。

治法：涤痰开窍。

方药：涤痰汤加减。

痰涎壅盛，喉间痰鸣，加礞石，泄浊化痰；兼见抽搐，加全蝎、钩藤、天麻、僵蚕，息风镇惊。若痰郁化火，痰火内扰，症见狂躁不宁，甚至毁物伤人，舌红苔黄，脉滑数，用龙胆泻肝汤合礞石滚痰丸加减以涤痰泻火。

(2) 阴虚内热证

证候：低热不退，两颧潮红，虚烦不宁，时有惊惕，咽干口燥，手足心热，小便短少，大便干结，舌质红绛，舌苔光剥，脉细数。

辨证：本证邪渐退，阴液耗伤，余邪未尽。以低热，两颧潮红，手足心热，舌质红绛为辨证要点。

治法：养阴清热。

方药：青蒿鳖甲汤加减。

大便干结，加瓜蒌仁、火麻仁、当归，润肠通便；虚烦不宁，加栀子、莲子心，清心除烦；时作惊惕，加龙骨、钩藤，安神除烦。

(3) 气虚血瘀证

证候：面色萎黄，肢体不用，僵硬强直，或震颤抖动，肌肉萎软，神疲倦怠，易感多汗，舌紫黯或有瘀点，舌苔薄白，脉细弱。

辨证：本证见于热病后气血受损，气虚血瘀，筋脉肌肉失养。以神疲倦怠，肌肉萎软，肢体不用为辨证要点。

治法：益气养阴，化瘀通络。

方药：补阳还五汤加减。

肢体震颤，加阿胶、鳖甲，养血息风；肢体强直，加白芍、生地黄、乌梢蛇、鸡血藤，养阴通络；肌肉萎软，加党参、茯苓、五加皮，补气生肌；易感多汗，重用黄芪，益气扶正。

（4）营卫不和证

证候：发热起伏不定，面色苍白，神疲乏力，多汗出不温，四肢发凉，大便溏薄，舌质胖嫩，舌淡苔白，脉象细数无力。

辨证：本证见于病后失调，或余邪未尽。以身热起伏，多汗出不温，易感为辨证要点。

治法：调和营卫。

方药：黄芪桂枝五物汤加减。

神疲乏力，加太子参、山药，益气健脾；纳呆便溏，加鸡内金、焦山楂，和胃消食。

（二）中成药

安宫牛黄丸 每次1~3g，每日2~3次，口服。用于急性期神昏抽搐。

（三）针灸疗法

1. 体针 急性期取百会、风府、风池、大陵、后溪、涌泉、气海。用泻法，可留针。高热加大椎、曲池、合谷；痰涎壅盛，加膻中、中脘、丰隆；昏迷加十宣、印堂；抽搐加水沟、身柱、合谷、太冲。恢复期、后遗症期取大椎、曲池、足三里、四神聪、风池。针刺平补平泻法，舒经活络，行气化滞。

2. 头针 运动区、舞蹈震颤区、语言区、感觉区。实证用泻法，虚证用补法，每日1次，7天为1个疗程。

（四）其他疗法

安宫牛黄丸1丸，大黄苏打片10片，加入温水100 ml溶解，保留灌肠。用于急性期高热便秘，神昏抽搐。

三、西医治疗

（一）抗病毒治疗

应尽早应用，阿昔洛韦，5~10 mg/(kg·d)，每8小时1次静脉滴注，或更昔洛韦每次5 mg/kg，每8~12小时1次静脉滴注。两种药物均需连用10~14天。

（二）对症治疗

1. 维持水、电解质平衡，保持呼吸道通畅，控制高热，监测生命体征。

2. 控制脑水肿和颅内高压 控制液体入量，使用脱水剂，常用20%甘露醇注射液，每次2.5~5 ml/kg，每4~6小时1次。

3. 控制惊厥发作 可予止惊剂，如地西泮、苯妥英钠等。

（三）肾上腺皮质激素

可以减轻炎症、水肿，降低血管通透性。对重症、急性期的患儿，可考虑使用，常用地塞米松，连用5天以内。

【预防与调护】

（1）积极进行预防接种，做好防蚊灭蚊工作，保护易感人群，防治病毒感染。

（2）密切观察患儿的病情变化，包括生命体征、面色、神志、瞳孔等。

（3）注意患儿皮肤的清洁。昏迷、瘫痪患儿需经常翻身，防止褥疮发生；拍背，吸痰，保持呼吸道通畅。

第四节 小儿癫痫

癫痫（epilepsy）是多种原因引起的脑功能障碍的表现，是一种慢性、反复出现的发作性疾病。其特点是大脑神经元反复发作性异常放电所致的脑功能异常。常表现为发作性的意识障碍、抽搐、精神行为异常等。任何年龄都可发生，60%为儿童，小儿癫痫的患病率为3‰~6‰。其预后与病因、发作类型、发作频率、起病年龄及治疗是否合理等多种因素有关。

本病相当于中医学"痫病"、"癫痫"范畴。

【病因病理】

一、中医病因病机

本病病因主要为先天因素、顽痰内伏、暴受惊恐、惊风频发、外伤血瘀等。病位在心、肝、脾、肾。主要病理因素为痰瘀。临床发作多因风痰上扰，塞心窍，乱神明，闭经络所致。

1. 顽痰内伏　小儿脾常不足，积滞内伤，聚湿生痰，痰阻经络，上逆窍道，脏腑气机升降失常，阴阳气不相顺接，清阳被蒙，而作痫。

2. 暴受惊恐　小儿神气怯弱，元气未充，若突闻异声，初见异物，或不慎跌仆，暴受惊恐，可致气机逆乱，痰随气逆，蒙蔽清窍，阻滞经络，而发为痫证。亦可见胎中受惊，生后若有所犯，发为痫证。

3. 惊风频发　惊风多次发作不愈，迁延可致癫痫，即所谓"惊风三发便成痫"。惊风反复发作，风邪与伏痰相搏，进而阻塞心窍，扰乱神明，闭塞经络，形成癫痫。

4. 外伤血瘀　产时手术损伤或其他颅脑外伤，使血脉受损，血溢脉外，瘀血停积，脑窍不通，精神失主，昏乱不识人，筋脉失养，抽搐顿作，发为癫痫。

癫痫反复频繁发作，症状较重，病程长或失治误治，致使寒痰凝滞，阻经络，闭孔窍，出现虚证或虚实夹杂之证，以脾虚痰伏较为常见。

二、西医病因病理

（一）病因

1. 脑内结构异常　先天或后天性脑损伤可产生异常放电的致痫灶，或降低了痫性发作阈值，如各种脑发育畸形、染色体病、宫内感染、肿瘤以及颅内感染、中毒、产伤或脑外伤后遗症等。

2. 遗传因素　癫痫的遗传易感性，在小儿癫痫病因中起着重要作用。包括单基因遗传、多基因遗传和染色体异常等。

3. **诱发因素** 发热、过度换气、睡眠、情感、饥饿或过饱、预防接种等均可成为某些癫痫的诱发因素。

根据病因将癫痫分为三类：① 特发性癫痫：又称原发性癫痫，是指可能与遗传因素有关，无其他的病因者；② 症状性癫痫：又称继发性癫痫，指由已知的脑病变引起者；③ 隐原性癫痫：指尚未找到确切病因，但很可能为症状性者。

（二）发病机制

癫痫的产生与神经元异常放电相关。人体休息时，一个大脑皮质锥体细胞的放电频率一般保持在 1~10 次/秒之间，而在癫痫病灶中，一组病态神经元的放电频率可高达每秒数百次。癫痫病灶细胞群高频重复放电，使其轴突所直接联系的神经元产生较大的突触后点位。由于传播途径及范围不同而引起各种形式发作。痫性活动可能仅牵涉一个区域的大脑皮质而不再扩散，引起单纯部分性发作；兴奋在前中央回或后中央回通过放电后细胞外钾离子的增多而传导到邻近神经元，造成杰克逊（Jackson）癫痫；痫性活动常由大脑皮质通过下行投射纤维传播到丘脑和中脑网状结构，引起意识丧失，再由弥散性丘脑投射系统传布到整个大脑皮质，发生强直-阵挛性发作。

【临床表现】

一、临床分类

主要依据发作时临床表现和脑电图特点，区分癫痫发作的具体类型。全国小儿神经病协作组于 1983 年参考国际抗癫痫协会 1981 年癫痫发作分类标准，提出了小儿癫痫发作分类建议（见表 8-2）。2001 年国际抗癫痫联盟提出新的更详细的分类方案，因更详细复杂，在此不作介绍。

表 8-2 癫痫发作的国际分类

局灶性发作	全身性发作
1. 单纯局灶性发作	1. 强直-阵挛性发作
（1）运动性发作	2. 强直性发作
（2）感觉性发作	3. 阵挛性发作
（3）植物神经性发作	4. 失神发作
（4）精神症状性发作	（1）典型失神
2. 复杂局灶性发作（伴意识障碍）	（2）不典型失神
（1）单纯局灶性发作继发意识障碍	5. 肌阵挛发作
（2）发作即有意识障碍的局灶性发作	6. 失张力发作
3. 局灶性发作继发全身性发作	7. 婴儿痉挛

二、不同临床发作类型的癫痫

癫痫发作形式多样，临床根据其脑电图变化及发作时症状表现常分为局灶性发作、全身性发作两大发作类型。

（一）局灶性发作

发作时脑电图可见某一脑区的局灶性痫样放电。异常放电起源于大脑的局部区域，发作时无意识丧失。

1. **单纯局灶性发作** 发作时无意识障碍，无发作后不适现象。持续时间平均10~20秒。以局灶性运动性发作最为常见。表现为面、颈或四肢某部分肌肉的强直或阵挛性抽动，以头、眼持续性同向偏斜的旋转性发作最为多见。部分患儿局限性运动发作后，可出现抽搐后肢体短暂麻痹，持续数分钟至数小时后消失，称Todd麻痹。而局灶性感觉发作、自主神经性发作和局灶性精神发作在儿科少见，少数因患儿表达不清。

2. **复杂局灶性发作** 见于颞叶和部分额叶癫痫发作。可由单纯局灶性发作而来，或一开始即有意识部分丧失伴精神行为异常。50%~75%的患儿可表现为意识蒙眬状态下的自动症，如吞咽、咀嚼、解衣扣或自言自语等，动作刻板，一般清醒后患儿不能回忆起。

3. **局灶性发作演变为全身性发作** 随着癫痫放电的扩展，局灶性发作可进展为全身性发作。

（二）全身性发作

全身性发作指发作中两侧大脑半球同步放电，均伴有不同程度的意识丧失。

1. **强直-阵挛性发作** 又称大发作，是临床最常见的发作类型之一。发作前可有先兆，发作时突然意识丧失，肌肉明显强直收缩，患儿倒地呈强直状，面色青紫，可有舌咬伤、尿失禁。常有头痛、嗜睡、疲乏等发作后现象。停止后，患儿转入深睡，醒后一如往常。

2. **肌阵挛发作** 为突发的全身或部分骨骼肌触电样短暂收缩，常表现为突然点头、前倾或后仰，两臂快速抬起，重者致跌倒。发作时脑电图可见全脑棘慢波或多棘慢波。大多见于有广泛性脑损伤的患儿。

3. **阵挛性发作** 仅有肢体、躯干或面部肌肉节律性抽动而无强直发作。

4. **强直性发作** 突发的全身肌肉强直收缩伴意识丧失，使患儿固定于某种姿势，但持续时间较肌阵挛长，为5~60秒。常见到角弓反张、伸颈、头仰起、头躯体旋转或强制性张嘴、睁眼等姿势，通常有跌倒和发作后症状。发作期脑电图背景活动异常，伴多灶性棘慢波或多棘慢波暴发。

5. **失张力发作** 全身或躯体某部分的肌肉张力突然丧失伴意识障碍。患儿突然跌倒，头着地甚至头部碰伤，表现为点头样或肢体突然下垂动作。发作期脑电图见节律性或不规则、多灶性棘慢复合波。

三、几种常见的癫痫综合征

某些患儿无论其病因是否相同，因具有一组相同的发作症状和体征，在临床上称为特殊癫痫综合征。

1. **儿童良性癫痫伴中央颞区棘波** 是儿童最常见的癫痫综合征，占小儿癫痫的15%~20%，约30%的患儿有类似家族史，通常2~14岁发病，8~9岁为高峰，男多于女。发作多表现为一侧面、唇、舌的抽动，可伴该部位的感觉异常、构音障碍、流涎，也可继发全身性发作。发作多出现在睡眠期，意识常不丧失。智力发育正常，无神经系统异常。发作间期脑电图背景波正常，在中央区、颞中区可见棘、尖波或棘慢复合波，睡眠时明显增多。预后良好，药物易于控制，生长发育不受影响，多在12~16岁前停止发作。

2. 儿童失神癫痫 多在3~13岁起病，高峰为5~9岁，2/3为女孩，有明显遗传倾向。临床特点为频繁而短暂的失神发作，每日数次甚至上百次。每次发作不超过30秒，因而不跌倒，也无明显体位改变。患儿不能回忆发作中的情况，无头痛、嗜睡等发作后症状，体格检查无异常。脑电图为双侧对称同步的3 Hz棘慢复合波，过度换气常可诱发特征性脑电波和临床发作，智力发育正常，无异常神经系统体征。有自然缓解倾向，药物易于控制，预后大多良好。

3. 婴儿痉挛症 起病在1岁以内，高峰为4~7个月，男多于女。以频繁的痉挛发作，特异性高幅失律脑电图和发病后精神运动发育倒退为特征。发作形式为连续出现的强直性痉挛，表现为两臂前举，头和躯干向前屈曲，少数病例向背侧呈伸展位，重复出现数次或数十次，动作急速，可伴有婴儿哭叫或微笑。高幅失律脑电图图形对本病诊断有价值。预后取决于病因，原发性者预后比症状性者佳，总体约90%的病例有智力落后。

4. Lennox-Gastaut综合征（简称LGS） 起病多在2~10岁起病，男多于女。25%以上有婴儿痉挛史。临床发作形式多样，以强直性发作最多见，其他有不典型失神、失张力和肌阵挛发作等。发作频繁，约2/3有癫痫持续状态。脑电图在发作间期有背景活动变慢，清醒时有1.5~2.5 Hz的慢棘慢波，睡眠时可见10 Hz的爆发性节律。智力发育落后，治疗困难，1/3以上患儿对多种抗癫痫药物无效，是儿童期最常见的一种难治性癫痫综合征。

四、癫痫持续状态

癫痫持续状态是指一次癫痫发作持续30分钟以上，或反复发作而间歇期意识不能恢复超过30分钟者。各种癫痫发作均可发生持续状态，但以强直-阵挛持续状态最常见。突然停药、药物中毒或高热等是癫痫持续状态的常见诱因。即使积极抢救，病死率仍达3.6%，智力低下、瘫痪和更严重癫痫发作等神经后遗症发生率达9%~20%。

【实验室及相关检查】

一、脑电图

脑电图是诊断癫痫最重要的实验室检查，对癫痫的分型和转归分析有重要价值。脑电图出现癫痫波，包括棘波、尖波、棘慢复合波、尖慢复合波等支持诊断。多数癫痫波的发放是间歇性的，描记时间越长，异常图形发现率越高。仅作常规清醒描记，阳性率不到40%，故一次常规脑电图检查正常不能排除癫痫的诊断，必要时可进一步作动态脑电图或录像脑电图检查，提高阳性率。

二、影像学检查

影像学检查包括CT、MRI、正电子发射断层扫描（PET）及单光子发射断层扫描（SPECT）等。

MRI 比 CT 敏感,血管病变诊断能力强,PET 和 SPECT 可了解脑病灶的代谢和血流灌注情况。

三、血、尿生化检查及脑脊液检查

行血、尿生化检查及脑脊液检查,可发现代谢异常、感染、中毒等情况。

【诊断】

诊断要点

诊断癫痫的主要因素包括病史、体格检查、脑电图检查、神经影像学检查等。要明确癫痫的类型、病因和诱因等。

【鉴别诊断】

1. **晕厥** 常见于年长儿,因暂时性脑血流灌注不足及脑缺氧而引起的一过性意识障碍,常发生在体位性低血压、剧痛、劳累、情绪激动、阵发性心律失常等情况。晕厥前,常先有眼前发黑、头晕、苍白、出汗、无力等,继而出现短暂意识丧失,偶有肢体强直或抽动,持续数分钟很快恢复,清醒后对意识障碍不能回忆,并有疲乏感。

2. **屏气发作** 多发生于婴幼儿。发作多由恐惧、生气等诱发,引起啼哭,随之呼吸暂停、青紫和全身肌张力低下,可有短暂意识丧失,一般不超过 1 分钟,再现自主呼吸后随即恢复正常。随着年龄增大,发作逐渐减少,5~6 岁后不再发作。

3. **婴幼儿擦腿综合征** 发作时婴儿双腿用力内收或相互摩擦,神情专注,引起面红、凝视、出汗等现象,但发作中神志始终清楚,可随时被人为中断,脑电图正常。

【治疗】

一、中西医结合治疗思路

早期合理的治疗,能使90%以上患儿癫痫发作得到完全或大部控制。中西医结合治疗有很大优势。西医合理使用抗癫痫药物是控制癫痫发作的主要手段。中医采取镇惊安神、息风止痉、豁痰开窍、化瘀通窍等法辨证治疗,同时配合针灸、埋线等方法。本病应长期坚持服药,一般在癫痫完全控制后,仍应继续服维持量 2~4 年,如遇青春期则再延长 1~2 年,才能逐渐停药。切忌骤停抗癫痫药,以防反跳,加重癫痫发作。

二、中医治疗

（一）辨证论治

1. **辨证要点** 发作期重在辨惊、风、痰、瘀等病因,惊痫发病前常有惊吓史,发作时多有惊叫、恐惧等;风痫易由外感发热诱发,发作时抽搐明显,或伴发热等症;痰痫发作时以神志异常为主;瘀血痫通常有颅脑外伤史,有较固定的头痛部位。癫痫虚证主要区分脾虚痰盛与脾肾两虚。

2. 治疗原则　治疗分标本虚实，实证以治标为主，着重豁痰顺气，息风开窍定痫；虚证以治本为重，宜健脾化痰，柔肝补益脾肾为主。惊痫者宜镇惊安神，风痫者宜息风止痉，痰痫者宜豁痰开窍，瘀血痫者宜化瘀通窍。若虚中夹实，则攻补兼施。

3. 证治分类

（1）惊痫证

证候：常有惊吓史，发作时惊叫，急啼，吐舌，神志恍惚，面色乍红乍白，惊惕不安，四肢抽搐，夜卧不安，舌淡红，苔白，脉弦滑，指纹色青。

辨证：本证多有惊吓史，或强烈的精神刺激。部分患儿与遗传因素有关。以发作时惊叫急啼，精神恐惧，神昏、抽搐症状较重为辨证要点。

治法：镇惊安神。

方药：镇惊丸加减。

抽搐频繁者，加全蝎、蜈蚣、僵蚕、白芍，柔肝息风止痉；头痛者，加菊花、石决明、夏枯草，清肝泻火；夜卧不安者，加龙骨、磁石、琥珀粉，镇惊安神。

（2）风痫证

证候：发作时突然仆倒，神志丧失，颈项及全身强直，继而四肢抽搐，两目窜视，牙关紧闭，口吐白沫，口唇及面部发青，舌红苔白，脉弦滑。

辨证：本证以抽搐为主，伴有神志不清，口吐白沫，口唇色青等为辨证要点。

治法：息风止痉。

方药：定痫丸加减。

伴有高热者，加生石膏、黄芩、知母，清热；烦躁不安者，加栀子、竹叶、灯心草，清心降火；久治不愈，出现肝肾阴虚，虚风内动者，可加用白芍、当归、生地黄，柔肝止痉。

（3）痰痫证

证候：发作时痰涎壅盛，喉间痰鸣，神志恍惚，瞪目直视，或仆倒于地，手足抽搐不明显，智力逐渐低下，或头痛、腹痛、呕吐、肢体麻木疼痛，骤发骤止，日久不愈，舌苔白腻，脉弦滑。

辨证：本证由痰浊蒙蔽心窍而致。临床表现以抽搐较轻，神识症状较重为辨证要点。

治法：豁痰开窍。

方药：涤痰汤加减。

发作频繁者，加天竺黄、琥珀粉、栀子，清心逐痰；抽搐较甚者，加僵蚕、全蝎、天麻，息风止痉；头痛，加菊花、川芎，疏风清热；腹痛，加白芍、延胡索、川楝子，行气止痛；肢体疼痛，加威灵仙、鸡血藤，祛风通络。

（4）瘀血痫证

证候：常有颅脑外伤史，发作时头晕眩仆，神识不清，四肢抽搐，部位固定，头痛，大便干结，舌红少苔或见瘀点，脉涩，指纹沉滞。

辨证：本证常有明显的产伤或颅脑外伤史。以四肢抽搐，部位固定为辨证要点。

治法：化瘀通窍。

方药：通窍活血汤加减。

抽搐较重者，加全蝎、地龙、僵蚕，通络止痉；头痛明显者，加生三七、阿胶、丹参、五灵脂，养血活血；大便秘结，加生地黄、当归、麻仁，润肠通便。

（5）脾虚痰盛证

证候：癫痫反复发作，神疲乏力，眩晕时作，面色无华，纳呆，大便稀薄，舌质淡，苔薄腻，脉细软。

辨证：本证以癫痫反复发作，神疲乏力，眩晕时作等为辨证要点。

治法：健脾化痰。

方药：六君子汤加味。

大便稀薄者，加山药、扁豆、藿香以健脾燥湿；纳呆食少者，加山楂、神曲、砂仁，醒脾开胃；若病久反复发作，可重用黄芪。

（6）脾肾两虚证

证候：发病日久，屡发不止，瘛疭抖动，时有眩晕，智力低下，腰膝酸软，四肢不温，神疲乏力，少气懒言，夜卧不宁，大便稀溏，舌淡红，苔白，脉沉细无力。

辨证：本证多因抽搐发作较重，经久不愈。以发作时表现瘛疭抖动为主，体质较差，智力发育迟滞为辨证要点。

治法：补益脾肾。

方药：河车八味丸加减。

抽搐频繁者，加鳖甲、白芍，滋阴息风；智力低下者，加益智仁、石菖蒲，补肾开窍；大便稀溏者，加扁豆、薏苡仁、炮姜，温中健脾；若日久不愈，见神志恍惚，恐惧，抑郁，焦虑，可合用甘麦大枣汤以缓急养心润燥。

（二）中成药

琥珀抱龙丸　每次1丸，每日2次；婴儿每次1/3丸，化服。用于惊痫。

（三）针灸疗法

1. 体针　实证及发作期取穴人中、十宣、合谷、内关、涌泉，用泻法。虚证取穴大椎、神门、心俞、丰隆、合谷，平补平泻。均隔日1次。癫痫持续状态取穴：① 内关、人中、风府、大椎、后溪、申脉。② 长强、鸠尾、阳陵泉、筋缩。③ 头维透率谷。

2. 耳针　取胃、皮质下、神门、心，每次选用3~4穴，强刺激，留针20~30分钟。

3. 推拿疗法　手法为分阴阳，推三关，退六腑，推补脾土，推肺经天门入虎口，运八卦，赤凤摇头，揉中渚，掐总筋，掐揉行间，掐揉昆仑。

4. 埋线疗法　大椎、腰奇、鸠尾、翳风等穴。每次选用2~3穴，埋入医用羊肠线，隔20日1次。

(四)其他疗法

吴茱萸敷贴 将生吴茱萸研末,加冰片少许,用凡士林调制成膏,敷贴穴位。风痫取神阙穴,痰痫取脾俞穴,惊痫取肝俞穴,其他或混合发作型取神阙穴为主,另可任选肝俞、脾俞穴。在此基础上随证加穴,如痰多加膻中,热重加大椎,夜间多发者加涌泉。隔日1次,每次12小时,1个月为1个疗程。

三、西医治疗

(一)抗癫痫药物选择

采用以抗癫痫药物治疗为主的综合疗法,强调早期,根据发作类型选药,长期规律用药,用药剂量个体化,定期复查。抗癫痫药物的选择主要取决于发作类型。各发作类型选药见表8-3。

表8-3 癫痫发作的药物选择

发作类型	药物选择
强直-阵挛性发作	丙戊酸钠、卡马西平、苯巴比妥、苯妥英钠、氯硝基安定、托吡酯、拉莫三嗪
肌阵挛、失张力、强直或不典型失神发作	丙戊酸钠、氯硝基安定、硝西泮、托吡酯、拉莫三嗪
失神发作	乙琥胺、丙戊酸钠、氯硝基安定、拉莫三嗪
局灶性发作、继发性强直-阵挛性发作	卡马西平、丙戊酸钠、苯妥英钠、苯巴比妥、氯硝基安定、托吡酯、奥卡西平
婴儿痉挛症	促肾上腺皮质激素、硝西泮、氯硝基安定、丙戊酸钠、氨己烯酸、托吡酯、拉莫三嗪

(二)手术治疗

20%~25%的患儿对各种抗癫痫药物治疗无效而被称为难治性癫痫,对其中有明确局灶性癫痫发作起源的难治性癫痫,可考虑手术治疗。

(三)癫痫持续状态的急救处理

1. **快速控制惊厥** 首选地西泮。每次用量0.3~0.5 mg/kg,最大不超过10 mg,静脉注入速度为1~2 mg/min,一般5分钟内起效,必要时15~20分钟后可重复1次,24小时内可用2~4次,静脉推注中要密切观察有无呼吸抑制。静脉注射困难时用同样剂量经直肠注入比肌内注射见效快,5~10分钟可止惊。

此外还有劳拉西泮、氯硝西泮等。少数无效病例可选择苯妥英钠、苯巴比妥钠、副醛、咪达唑仑等,其作用各有特色,单独或联合应用。

2. **支持治疗** 主要包括:① 监测生命体征,注意呼吸循环衰竭或脑疝体征;② 保持呼吸道通畅,吸氧,必要时人工机械通气;③ 监测与纠正血气、血糖、血渗透压及血电解质异常;④ 防治颅内压增高。

3. **病因治疗** 积极找出病因,进行治疗。要鉴别有无脑炎、脑膜炎、代谢病、颅内占位性疾病等。

【预防与调护】

(1)加强孕期保健,防产伤、外伤。

(2) 避免发作诱因,如高热、紧张、劳累、惊吓等。

(3) 加强心理治疗,树立治疗信心,恢复患儿对环境的适应性。

(4) 抽搐时,切勿强力制止,应使患儿侧卧,可用纱布包裹压舌板放在上下牙齿之间,保持呼吸道通畅,防止唇舌咬伤或发生窒息。

第五节 脑性瘫痪

脑性瘫痪(cerebral palsy, CP)是指出生前到出生后1个月内各种原因所致的非进行性脑损伤,临床主要表现为中枢性运动障碍和姿势异常,可伴有智力低下,惊厥发作,行为异常,听力、视力障碍等。本病在发达国家发病率为1‰~4‰,在我国为1.2‰~2.7‰。

中医学属"五迟"、"五软"、"五硬"和"痿证"的范畴。

【病因病理】

一、中医病因病机

本病以先天因素为主。如若母孕期间,疾病缠绵或调摄失宜,损伤胎元,可致小儿先天肾精不充,脑髓失养;或产时及产后因素导致瘀血、痰浊阻于脑络,蒙蔽清窍,可致脑髓失其所用。

1. **肝肾亏虚** 肾藏精主骨,肝藏血主筋,肝肾精血充盛,则脑髓充实,筋骨得养。若小儿先天禀赋不足,或疾病损伤,致肝肾精血不足,脑髓空虚,筋骨失养,则发为本病。

2. **脾肾两亏** 脾主运化,为后天之本,脾气健运则肌肉丰满强壮;肾主骨生髓,通于脑,肾精充实则骨骼坚韧有力。若胎儿先天禀赋不足,或调摄失宜,致肾精亏虚,后天脾胃运化失司,筋骨、肌肉失于濡养,则发为本病。

3. **脾虚肝亢** 肝主筋,脾主肌肉。若先天禀赋不足或喂养不当,脾胃损伤,脾土虚弱,肝木亢盛,土虚木亢,则发为本病。而木旺乘土,则加重土虚,如此恶性循环,使病情缠绵难愈。

4. **痰瘀阻络** 脾肾亏虚,水湿运化失司,痰湿内盛,蒙蔽清窍;或久病入络,脉络不通,瘀阻脑络,气血运行不畅,脑失所养,则发为本病。

综上所述,脑瘫主要病因为患儿先天禀赋不足,病机为肾、脾、肝三脏功能失调,脑髓损伤。本病以虚证多见,若血瘀痰阻,清窍闭阻,亦可见实证。

二、西医病因病理

(一) 病因

1. 产前因素

(1) 母体因素:孕妇有重度贫血、营养不良或有吸烟、饮酒、吸毒等不良习惯;患有泌尿系感染、梅毒、哮喘等及其他慢性疾病;孕期用药不当;妊娠疾病如妊娠高血压综合征、妊娠重症蛋白尿等。

(2) 遗传因素：已确认遗传疾病，如痉挛-舞蹈症、共济失调症等，由于某种原因引起的基因突变，在产前就可明显致脑瘫。

(3) 其他因素：物理因素、化学因素、放射性物质照射均可致胎儿脑损伤。

2. 围生期因素　此时期是胎儿脑发育的高峰阶段，也是脑易损期。

(1) 母体因素：妊娠中毒、高血压、子痫、重症感染；营养不良及氧代谢障碍；外伤、休克等。

(2) 胎儿因素：未熟早产儿、各种原因致循环障碍，如缺血性、缺氧性脑损害，胎盘或脐带异常，母子血型不合致溶血等。

(3) 分娩期因素：产程过长、异常产位、应用催产素不当、低出生体重或超大体重、产伤、新生儿窒息、新生儿黄疸等。

3. 产后因素　各种原因导致的脑组织缺氧缺血、中枢神经系统感染、营养不良、贫血头颅外伤、小儿误食药物或毒物、小儿急性脑病或脑血管障碍等。

(二) 病理

上述因素导致不同程度的大脑皮质萎缩，脑回变窄，脑沟增宽，脑室扩大，皮质下白质疏松，脑积水。镜下改变为大脑皮质变薄，神经细胞数目减少及退行性病变。

【临床表现】

一、基本表现

脑性瘫痪以出生后非进行性运动发育异常为特征，虽由于类型、受损部位不同，表现各异，即使同一患儿，在不同年龄阶段表现也不尽相同，但临床一般都有以下四种表现。

1. 运动发育落后和瘫痪肢体主动运动减少　患儿较年龄正常小儿相比运动发育落后，不能完成抬头、坐、站立、独走等大运动以及手指的精细动作。

2. 肌张力异常　因不同临床类型而异，肌张力低下型则表现为瘫痪肢体松软，但仍可引出腱反射；痉挛型表现为肌张力增高；而手足徐动型表现为变异性肌张力不全。

3. 姿势异常　受异常肌张力和原始反射消失延迟的影响，患儿可出现多种肢体异常姿势，并因此影响其正常功能的发挥。体格检查中将患儿分别置于仰卧位、俯卧位、直立位以及由仰卧牵拉成坐位时，即可发现瘫痪肢体的异常姿势。

4. 反射异常　多种原始反射消失延迟，如拥抱反射、颈强直性反射、握持反射等；以及保护性反射减弱或延迟出现。痉挛型脑性瘫痪患儿腱反射活跃，有时可引出踝阵挛和巴宾斯基征阳性。

二、临床类型

(一) 按运动障碍性质分类

1. 痉挛型　最常见的脑瘫类型，占全部病例的50%~60%，主要因锥体系受累。表现为上肢肘、腕关节屈曲，拇指内收，手呈握拳状。下肢内收交叉，呈剪刀腿和尖足。

2. 手足徐动型　主要病因在锥体外系受累。表现为全身肢体的不随意运动，多为非对称性的异样姿势,颜面、手、足等部位出现难以用意志控制的不随意动作,多伴有语言障碍。

3. **强直型** 又称强刚型,亦因锥体外系受累。表现为全身肌张力显著增高,僵硬,常伴有智能、情绪、语言障碍。

4. **肌张力低下型** 此型较少见,可能因锥体系和锥体外系同时受累。表现为瘫痪肢体松软,随意运动与不随意运动都缺少,肌张力低下,但腱反射存在。此型为脑性瘫痪重症,多出现在婴儿期,为暂时阶段,以后大多转变为痉挛型或手足徐动型。

5. **共济失调型** 表现为小脑症状,以平衡功能障碍为主。步态蹒跚,两足分开,智力低下,常出现语言断续,发音变调。

6. **震颤型** 多为锥体外系相关的四肢静止性震颤,较少见。

7. **混合型** 两种或更多类型同时存在,常以痉挛型与手足徐动型混合多见。

(二) 按瘫痪累及部位分类

可分为单瘫(单个肢体受累)、双瘫(四肢受累,双下肢相对较重)、三肢瘫(三个肢体受累)、四肢瘫(四肢和躯干均受累,上、下肢受累的程度相似)、截瘫(双下肢受累,上肢及躯干正常)、偏瘫(半侧肢体受累)等。

【实验室及相关检查】

影像学检查

脑影像学检查,脑 CT 或脑 MRI 可帮助发现脑部病变的部位和损害程度,患儿中 $1/2 \sim 2/3$ 可有异常,但正常者不能排除本病。诱发电位测定可了解病变对脑干的影响,对判断有无听觉、视觉障碍有参考意义。脑电图可正常,亦可表现出异常背景活动。如伴有痫性放电波者应注意有无合并癫痫。

【诊断】

诊断要点

诊断主要依据详细的病史、体格检查及临床症状,应注意有无先天畸形或合并癫痫,有助于判断预后。多有产前、产时或产后 1 个月内引起脑损伤的高危因素史;在婴儿时期出现中枢性瘫痪症状。有中枢性运动障碍或姿势异常、反射异常、肌张力异常等;引起脑性瘫痪的脑损伤为非进行性病变;可合并智力障碍、感知觉障碍、癫痫及其他异常;排除进行性中枢神经系统疾病(如变性病、脊髓肿瘤)、遗传代谢病、假性肥大性肌营养不良及正常小儿暂时性的运动发育迟缓。

【鉴别诊断】

1. **婴儿脊髓性进行性肌萎缩** 为常染色体隐性遗传病。患儿出生时一般情况尚可,智力正常,大多数患儿于 $3 \sim 6$ 个月后出现对称性肌无力、肌张力低下、腱反射减低或消失等症。本病为进行性病变,无力情况逐渐加重,可与脑性瘫痪患儿鉴别,脊髓 MRI 和肌电图有助诊断。

2. 脑白质营养不良　为常染色体隐性遗传性疾病。患儿于 1～2 岁发病前运动发育正常,发病后症状进行性加重,表现为步态不稳,语言障碍,视神经萎缩,最终呈去大脑强直。

【治疗】

一、中西医结合治疗思路

本病宜早期诊断、早期治疗,采用中西医康复疗法和功能训练效果较好,以纠正患儿异常姿势和运动障碍,促进正常运动发育,使患儿全面康复。同时给予中医辨证治疗,可配合推拿、针灸疗法。重证或经上述疗法症状难以控制者,可配合西药药物治疗。

二、中医治疗

（一）辨证论治

1. 辨证要点　本病的辨证重在辨脏腑。手足徐动型或智力障碍者,多病在肝肾;肌肉软弱无力,肌张力低下者,多病在脾肾;肢体强直拘挛,肌肉瘦削者,多病在肝脾。

2. 治疗原则　治疗以补肾益精,健脾益气,养血柔肝为主。肝肾亏虚者滋补肝肾;脾肾两亏者健脾益肾;肝强脾弱者柔肝健脾;痰瘀阻滞者涤痰开窍,活血通络。病程久兼有气血虚惫者,佐以益气养血。

3. 证治分类

（1）肝肾亏虚证

证候：关节活动不灵,肢体不自主运动,手足徐动或震颤,动作不协调;或语言不利,失明,失聪,舌淡苔少,脉沉细无力,指纹沉细。

辨证：本证主要以手足徐动或震颤,动作不协调;失语,失听,失明,智力发育迟缓等症为辨证要点。

治法：滋补肝肾,强筋健骨。

方药：六味地黄丸合虎潜丸加减。

先天禀赋不足者,可加枸杞子、紫河车等,益精养血;失明失听者,加枸杞子、桑椹子、沙苑子、磁石、女贞子等,补益肝肾,明目聪耳;失语者,加石菖蒲、郁金、远志等,化痰开窍;大便秘结者,加当归、郁李仁、火麻仁等,润肠通便。

（2）脾肾两亏证

证候：头项软弱,不能抬举,形体瘦弱,肌肉松软无力,按压失于弹性,面色淡白,舌淡,苔白,脉沉迟无力。

辨证：本证以头项软弱不能抬举,口软唇弛,吸吮或咀嚼困难,肌肉松软无力等症为辨证要点。

治法：健脾益肾,强肌壮骨。

方药：补中益气汤合补肾地黄丸加减。

头项软者，加巴戟天、菟丝子等，温肾助阳；手软甚者，加桂枝、桑枝、姜黄等，通经活络；足软甚者，加杜仲、五加皮、续断等，补肾强腰；吸吮、哭声无力者，重用黄芪，加人参、太子参，大补元气。

(3) 脾虚肝亢证

证候：肢体强直拘挛，强硬失用，食少纳呆，肌肉瘦削，舌质胖大或瘦薄，苔少或白腻，脉象沉弱或细，指纹淡。

辨证：本证以肢体强直拘挛，强硬失用，肌肉瘦削等症为辨证要点。

治法：柔肝健脾，益气养血。

方药：缓肝理脾汤加减。

肢体强直者，加黄精、鸡血藤、当归等，养血柔肝；纳呆者，加陈皮、鸡内金、焦山楂等，健脾消食。

(4) 痰瘀阻滞证

证候：从出生后反应迟钝，智力低下，肌肤甲错，毛发枯槁，口流痰涎，吞咽困难，关节强硬，肌肉软弱，动作不自主，或伴有癫痫发作，舌质紫黯，苔白腻，脉沉涩。

辨证：本证以智力低下，肢体运动不灵，关节僵硬等症为辨证要点。

治法：涤痰开窍，活血通络。

方药：通窍活血汤合二陈汤加减。

四肢震颤者，加天麻、钩藤、地龙、僵蚕、龙骨、牡蛎等，息风止痉；关节强硬者，加鸡血藤、当归、白芍等，养血活血。

(二) 针灸疗法

针刺头部的运动区、足运感区、感觉区、百会、智三针、四神聪；上肢瘫痪取肩髃、曲池、合谷、手三里等穴；下肢瘫痪取环跳、阳陵泉、足三里、悬钟等穴；剪刀步取风市、髀关等穴；尖足取解溪、昆仑、太白等穴；流涎取上廉泉、地仓等穴；吞咽困难取廉泉、天突等穴；二便失禁取上髎、次髎、中极、关元等穴。痉挛型用泻法，肌张力低下型用补法。肌张力低下患儿针刺后加艾灸。

(三) 其他疗法

1. 推拿疗法 采取推、按、揉、捏、拿等手法作用于患肢。以"以柔克刚，以刚制柔"为原则，肌张力较高时手法宜轻柔和缓，力量由轻至重；肌力较低时手法宜重而不滞。应用摇、扳、拔伸等手法改善肌腱的挛缩，使患肢尽量恢复到功能位。在推拿过程中可配以点按穴位。背部的推拿根据患儿适应程度可采用叩脊法、点脊法或捏脊法等。

2. 中药外治法 将黄芪、当归、川芎、鸡血藤、红花、伸筋草、艾叶等药煎汤外洗浸泡患肢，每次浸洗30分钟，隔日1次。

三、西医治疗

（一）功能训练

1. 体能运动训练（physical therapy，PT） 针对各种运动障碍和异常姿势进行物理学手段治疗，常用 Bobath 法、Vojta 法、上田正法等。

2. 技能训练（occupational therapy，OT） 重点训练上肢和手部的精细运动，提高患儿独立生活技能。

3. 语言训练 包括听力、发音、语言和咀嚼吞咽功能的协同矫正。力争在 6 岁语言关键期前进行。

（二）Peto 疗法

利用教育的形式，以认知感觉交流的方式，对患儿日常生活给予各种与其年龄、疾病类型相适应的课题的刺激，使大脑与外界建立新的联系，使功能障碍者的异常功能得以改善或恢复正常，其教学方式有音乐、表演、木偶剧、游戏等，将基本动作模式融入其中，要求孩子主动参与和有自觉性。

（三）矫形器的应用

功能训练中，配合使用一些支具或辅助器械，有助于矫正异常姿势，抑制异常反射。

（四）感觉统合治疗

通过运动装置促进儿童处理感觉输入，应用感觉信息从而获得姿势的控制。

（五）药物治疗

改善脑功能，目前应用效多的有施普善、神经生长因子、神经节苷脂等。改善肌张力：肌张力亢进者可使用肌松剂，最常用的是地西泮、丹曲林钠和巴氯芬。

（六）手术治疗

主要用于痉挛型，目的是矫正畸形，恢复或改善肌力与肌张力的平衡。

【预防与调护】

（1）禁止近亲结婚，进行婚前健康检查，普及妊娠期、哺乳期保健常识及育儿知识。

（2）孕期保证营养充足，避免一切有损胎儿发育的不利因素，如中毒、外伤、放射线照射等；预防流产、早产及感染性疾病；筛查遗传病。

（3）分娩时，注意产程变化，防止新生儿窒息，缺血缺氧性脑病；防止新生儿高胆红素血症。婴儿出生后重在优育，防止感染，脑外伤等。

（4）坚持中医按摩，推拿及康复、功能训练等。

第九章
泌尿系统疾病

导 学

本章主要介绍小儿泌尿系统解剖、生理特点,常用实验室及相关检查,临床意义,以及急性肾小球肾炎、肾病综合征、泌尿道感染等疾病的诊断治疗。其中急性肾小球肾炎是学习的重点内容。

通过学习,掌握急性肾小球肾炎的发病机制、临床表现、常用实验室及相关检查、诊断及中西医治疗。熟悉肾病综合征、泌尿道感染的发病机制、临床表现与治疗。了解泌尿系统的解剖、生理特点,及泌尿系统疾病的鉴别诊断、预防与调护。

第一节 小儿泌尿系统概论

泌尿系统由肾、输尿管、膀胱及尿道组成。其主要功能为排泄,被排出的物质一部分是营养物质的代谢产物;另一部分是衰老的细胞破坏时所形成的产物。此外,排泄物中还包括一些随食物摄入的多余物质,如多余的水和无机盐类。

一、泌尿系统解剖特点

(一) 肾脏

肾脏位于腹膜后脊柱两侧,左右各一,形似蚕豆。上极约平第12胸椎,下极约平第3腰椎,由于受肝脏所压,右肾略低。肾脏的长度足月新生儿约6 cm,重量约24 g,至成人长度约12 cm,重量约150 g。小儿肾脏长度(cm)约为:年龄÷2+5。

(二) 输尿管

婴幼儿输尿管长而弯曲,管壁弹力纤维和肌肉发育不良,易受压扭曲而致梗阻和尿潴留,并易继发感染。

(三) 膀胱

婴儿膀胱位置相对较高,尿液充盈后其顶部常在耻骨联合以上,腹部触诊时易触及,膀胱容量(ml)约为(年龄+2)×30。

(四)尿道

女婴尿道较短,新生儿仅1 cm(性成熟期3~5 cm),会阴短,尿道外口接近肛门,易受粪便污染。男婴尿道虽较长,但因常有包茎,易有尿垢聚积而致上行性细菌感染。

二、泌尿系统生理特点

肾脏的生理功能主要有三个方面:一为排泄体内代谢产物如尿素、肌酐、有机酸等;二是调节水、电解质和酸碱平衡,维持内环境稳定;三为内分泌功能,如分泌肾素、前列腺素、促红细胞生成素等激素和一些生物活性物质。小儿肾脏虽具备成人肾脏的大部分功能,但发育尚未成熟,整个肾脏的调节能力较弱,肾功能仅能满足健康状态下的需要而缺乏储备,1~2岁时小儿肾脏功能才达到成人水平。

(一)肾小球滤过率

新生儿肾小球滤过率(GFR)仅为成人的1/4,平均每分钟20 ml/1.73 m^2,3~6个月可达到成人的1/2,6~12个月可达到成人的3/4,到1~2岁时才达成人水平。新生儿滤过率低的原因是:① 入球及出球小动脉阻力高;② 肾小球毛细血管通透性低;③ 心搏出量低,肾血流量少;④ 滤过膜的面积较成人小,仅为成人的1/8。

(二)肾小管重吸收和排泄功能

新生儿及婴幼儿肾小管的重吸收功能较低,对水及钠的负荷调节较差,输入钠过多时可发生潴留,出现水肿;但未成熟儿肾脏的保钠能力又很差,易致低钠血症。对营养物质的重吸收亦不充分(新生儿葡萄糖、氨基酸和磷的肾阈值均较成人低),可有一过性生理性葡萄糖尿及氨基酸尿等。生后10天内的新生儿排钾能力较差,血钾偏高。

(三)浓缩与稀释功能

新生儿与婴幼儿稀释尿的能力接近成人,但浓缩尿液的能力较差,排除溶质时所需的体液量相对较多,故脱水时易导致氮潴留,脱水时尿渗透压不超过700 mmol/L(成人可达1 400 mmol/L)。其浓缩功能差与下列因素有关:① 肾小球滤过率低;② 肾小管细胞未成熟;③ 髓襻短,尿素生成少;④ ADH分泌不足;⑤ 肾小管对血管加压素反应差。

(四)酸碱平衡

新生儿和婴幼儿因碳酸氢钠肾阈值低(19~22 mmol/L)、泌H^+/NH_3能力差,故血浆碳酸氢钠水平低,缓冲酸能力有限,易致酸中毒。

(五)肾脏内分泌功能

肾脏通过自分泌、旁分泌和胞分泌的方式产生肾素、激肽释放酶、前列腺素、促红细胞生成素和1,25-(OH)$_2$D$_3$等近10种激素和生物活性物质,在调节身体的血压、水电解质平衡及钙磷代谢、红细胞生长等许多方面起重要作用。

三、常用实验室检查

（一）尿液常规检查

1. 尿量 小儿尿量随年龄不同差异较大，生后最初 2 日内每日尿量 15～30 ml/kg，婴儿每日尿量为 400～500 ml，幼儿每日 500～600 ml，学龄前为 600～800 ml，学龄儿 800～1 400 ml。若新生儿尿量每小时 <1.0 ml/kg 为少尿，每小时 <0.5 ml/kg 为无尿。婴幼儿每日少于 200 ml/m^2，学龄前儿童每日少于 300 ml/m^2，学龄儿童每日排尿量少于 400 ml/m^2 为少尿；每日尿量少于 30～50 ml/m^2 为无尿。14 岁以上每日尿量少于 400 ml 为少尿，少于 100 ml 为无尿。

尿量减少见于：① 生理性：饮水少、出汗多等；② 病理性：常见于肾炎、肾衰竭、休克、脱水、严重烧伤、心功能不全等。

尿量增多见于：① 生理性：出汗少，饮水过多，饮浓茶、酒精类，精神紧张；② 病理性：常见于尿崩症、糖尿病、慢性肾炎等。

2. 外观 正常小儿新鲜尿可呈淡黄色、透明。初生后几天内含尿酸盐较多，放置后有褐色沉淀。寒冷季节尿排出后变为白色浑浊，为盐类结晶。

3. 尿渗透压和尿比重 新生儿的尿渗透压平均为 240 mmol/L。尿比重为 1.006～1.008，随年龄增长逐渐增高，婴儿尿渗透压为 50～600 mmol/L，1 岁后接近成人水平，儿童通常为 500～800 mmol/L，尿比重范围为 1.003～1.030，通常为 1.011～1.025。

4. 酸碱度（pH） 正常小儿在普通膳食条件下尿一般为弱酸性（pH 5～7）。尿的 pH 受饮食种类影响很大，药物和多种疾病也影响尿的 pH。

5. 蛋白质 正常小儿尿蛋白定性试验阴性，24 小时定量不超过 100 mg/m^2。当尿蛋白含量 >100 mg/L 或 24 小时尿蛋白含量 >150 mg 或每小时尿蛋白含量 >4 mg/m^2，尿蛋白定性试验呈阳性反应即称蛋白尿。生理性蛋白尿定性一般不超过 +，24 小时尿蛋白定量 <0.5 g，多见于青少年。病理性蛋白尿常分为肾前性、肾后性和肾性蛋白尿。按尿蛋白含量多少可将蛋白尿分为三类：① 轻度蛋白尿：24 小时尿蛋白含量 <0.5 g，见于肾脏疾病的非活动期、泌尿系感染、发热性疾病等；② 中度蛋白尿：24 小时尿蛋白含量 0.5～2 g，见于急、慢性肾小球肾炎，间质性肾炎及药物中毒等；③ 重度蛋白尿：24 小时尿蛋白含量 >2 g，主要见于肾病综合征。

6. 尿沉渣镜检

（1）红细胞：尿离心镜检法，正常红细胞为 0～2 个/高倍视野，≥3 个/高倍视野为镜下血尿，>50 个/高倍视野多为肉眼血尿。病理性血尿见于各类肾小球肾炎、肾盂肾炎、肾结核、肾结石、尿路结石等。

（2）白细胞：尿离心镜检法，正常白细胞为 0～5 个/高倍视野，如 >5 个/高倍视野排除假性脓尿，多见于尿路感染、肾结核、肾脓肿等。

（3）管型：是尿沉渣中最有意义的肾脏损伤定位成分。其组成对肾实质疾患的诊断和鉴别诊断有重要价值。尿中管型一般为 0，少量透明管型可见于剧烈运动后。颗粒管型增多，可见于急、慢性肾小球肾炎;透明管型增多,常见于肾实质损害;红细胞管型增多,多见于肾脏出血、急性肾小球肾炎;脂肪管型增多,则多见于慢性肾炎、肾病综合征。

（二）早期肾损伤检查

尿常规检查和有关肾功能的生化检查往往不能反应早期的肾脏损害,近年来在早期肾损伤检查方面取得很多进展,形成一个早期肾损伤检查与监测的新领域。早期肾损伤的检测项目大致分为三类:① 肾小球标志物如微量白蛋白、尿转铁蛋白;② 肾小管标志物如尿中低分子蛋白（如 β_2 微球蛋白、α_1 微球蛋白和视黄醇结合蛋白）、尿酶[尿 N-乙酰-β-葡萄糖苷酶（NAG）、丙氨酸氨基肽酶];③ 肾组织蛋白/相关抗原,尚处于研究阶段。

（三）肾功能检查

1. 肾小球功能检查　常用血肌酐、尿素氮,内生肌酐清除率,血 β_2 微球蛋白等指标检测。血肌酐和尿素氮不能敏感地反映肾功能改变,临床常用内生肌酐清除率来衡量肾功能改变。

2. 肾小管功能测定　尿比重,尿渗透压,氨基酸、尿糖、尿酸化功能,尿 NAG,尿 β_2 微球蛋白,肾小管酸碱负荷试验,酚红排泄试验。

（四）肾穿刺活组织检查

肾穿刺活组织检查（简称肾活检）一般包括光镜、免疫荧光和电镜检查。目的是明确病理诊断,估计疾病预后,指导临床治疗。

1. 肾活检的适应证　① 急性肾炎综合征:肾功能急剧下降,疑为急进性肾炎或按急性肾炎治疗 1 个月病情无好转时,临床表现不典型或伴肾功能受损者;② 肾病综合征:难治性肾病（激素部分效应、激素依赖、频繁反复复发者）,怀疑先天性肾病综合征;③ 无症状蛋白尿、反复发作镜下或肉眼血尿超过半年者;④ 继发性或遗传性肾脏疾病临床不能确诊,或虽已确诊,但肾脏病理资料对指导治疗及判断预后有重要意义时;⑤ 急性肾衰竭临床及实验室检查不能确定病因,或慢性肾衰竭患儿肾功能急剧下降（B 超下肾脏长径>8 cm 可行肾活检）;⑥ 肾移植患儿肾功能明显减退,或严重排异反应及怀疑原有肾脏疾病在移植肾中复发时。

2. 肾活检的禁忌证　① 绝对禁忌证:明显出血倾向、重度高血压、孤立肾、小肾等。② 相对禁忌证:活动性肾盂肾炎、肾结核、肾盂积水或积脓、肾脓肿或肾周围脓肿、肾肿瘤或肾脏动脉瘤、多囊肾或肾脏大囊肿、肾脏位置过高（深吸气肾下极不能达第 12 肋下）、游走肾、过度肥胖、重度腹水、严重贫血、心功能衰竭等。

四、中医学对泌尿系统的认识

中医学对肾的认识,内涵比西医学解剖学上的"肾"更为广泛。肾在人体中是一个极其重要而又包含多种功能的脏器,内藏元阴元阳,为水火之宅,是先天之本,生命之根。中医学的肾与膀胱、骨髓、脑、头发、耳、二阴等构成完整的体系。

"肾主水"是肾的主要生理功能之一,是指肾对水液代谢的调节。人体水液代谢包括输布和排泄两个方面,即将人体正常水液输送到全身,发挥滋养五脏六腑、组织器官的作用;将各脏腑组织利用后的水分和代谢产物变为汗和尿排出体外。正常情况下,这一过程需要通过胃的受纳、脾的转输、肺的宣降、三焦的气化、肾的升清降浊等多个脏腑参与,共同协作完成;其中,肾的调节水液的功能起主导作用,并贯穿在水液代谢过程的始终。而这一功能主要靠肾的气化作用来完成。主要表现在以下几方面:① 升清降浊。肾的气化使清者上升于肺,输布全身,滋养脏腑组织器官,此过程称"升清"。浊者通过肺的肃降下归于肾,下注膀胱排出体外,此过程称降浊,如此维持水液的动态平衡。② 司膀胱开合。膀胱的开阖依赖于肾的气化作用,肾的气化功能正常,则开阖有度。开,则代谢后的水液得以排出;阖,则机体需要的水液得以贮存。③ 促进肺、脾、肝、三焦等脏腑的气化功能。肾阳为一身阳气之根,脾的运化、肺的宣降、三焦水道的通调等,无不依赖肾阳的作用而发挥正常的功能。如肾阳不足,蒸腾气化功能失常,水液代谢障碍,则既可见到气化不利的尿少、水肿等症,又可见到摄纳无权、升清不利的尿频等症。故肾在水液代谢过程中起着重要作用。

小儿"肾常虚",肾阴肾阳均相对不足,从西医学小儿泌尿系统解剖、生理特点来看,小儿时期肾脏虽然已经具备了成人肾脏的大部分功能,但其滤过率低、浓缩功能差、缺乏储备。中、西医学对小儿泌尿系统的解剖、生理认识相一致,故此,小儿容易出现急性肾小球肾炎、肾病综合征以及尿频、遗尿等泌尿系统病证。

第二节 急性肾小球肾炎

急性肾小球肾炎(acute glomerulonephritis,AGN)简称急性肾炎,是儿科常见的免疫反应性肾小球疾病。临床上急性起病,以水肿、少尿、血尿、高血压伴有不同程度蛋白尿为主要特征。

目前本病占泌尿系统疾病住院患儿的首位。一年四季均可发病,多见于5~14岁儿童,2岁以下少见。男女比例约2:1,发病后轻重悬殊,轻者临床症状不明显,重者可出现严重并发症如急性循环充血、高血压脑病、急性肾衰竭。临床可分为急性链球菌感染后肾小球肾炎(acute poststreptococcal glomerulonephritis,APSGN)和非链球菌感染后肾小球肾炎,小儿时期绝大多数属于APSGN,本节主要介绍APSGN。

本病中医学属"水肿"、"阳水"、"风水"、"尿血"等范畴。

【病因病理】

一、中医病因病机

本病外因为感受风邪、水湿或疮毒,内因为先天禀赋不足或素体虚弱。主要病机为感受外邪,正气不足,致肺脾肾三脏功能失调,水液代谢障碍而发为本病。

1. **风邪外袭** 风寒或风热外袭,客于肺卫,肺气郁遏,宣降无权,上不能宣发水津,下难以通调水道,以致风遏水阻,外泛四肢肌肤,而发为水肿。

2. 疮毒内侵　皮肤疮疖,或湿热之毒内侵,伤及肺脾,继而伤肾,致肺失通调,脾失健运,肾失开阖,水液不循常道,泛溢肌肤,发为水肿。湿热下注,灼伤膀胱血络而致尿血。

在疾病发展过程中,若正气受损,水湿泛滥、热毒炽盛可致一系列变证:① 水凌心肺:水邪泛滥,上凌心肺,损及心阳,闭阻肺气,心失所养,肺失肃降,而出现喘促,心悸,甚则发绀;② 邪陷心肝:湿热邪毒,内陷厥阴,致使肝阳上亢,肝风内动,心窍闭阻,而出现头痛、眩晕,甚则神昏、抽搐;③ 水毒内闭:湿浊内盛,脾肾衰竭,三焦壅塞,气机升降失司,水湿失运,不得通泄,致使水毒内闭,而发生少尿、无尿。此证亦称"癃闭"、"关格"。

恢复期,水湿日久困阻脾胃,中阳不振,不能升清降浊,水湿不行,精微不布,出现身倦乏力,病情缠绵的气虚邪恋之证;若湿热久恋,耗伤阴津,则出现手足心热,盗汗的阴虚邪恋之证。

总之,本病病位在肺脾肾,可涉及心肝。病机高度概括为"其标在肺,其制在脾,其本在肾"。

二、西医病因病理

(一) 病因

引起急性感染后肾小球肾炎的病原有多种,包括细菌(如链球菌、葡萄球菌和革兰氏阴性杆菌)、病毒(如流感病毒、腮腺炎病毒、柯萨奇病毒和埃可病毒)、真菌、钩端螺旋体、立克次体和疟原虫等,但最常见的病原为 A 组乙型溶血性链球菌。临床上并非所有链球菌均能引起肾炎,只有"致肾炎菌株"可引发本病,且感染部位不同细菌型也不同,呼吸道感染以 12 型多见,皮肤感染以 49 型多见。

(二) 发病机制

通常认为链球菌感染后通过抗原-抗体免疫反应,激活补体系统在肾小球局部造成免疫病理损伤而发病。

其免疫反应途径有三种:① 一般认为上述链球菌有关抗原使机体产生抗体,形成循环免疫复合物,沉着于肾小球基底膜上,激活补体,产生一系列免疫损伤而发病;② 也有人提出原位免疫复合物形成学说,即抗体与事先已植入肾小球局部的抗原在植入处引起抗原抗体反应,通过原位免疫复合物方式致病;③ 某些链球菌可通过神经氨酸苷酶或其产物水解机体自身的 IgG 表面的唾液酸残基,使其隐蔽的抗原决定簇暴露形成自身抗原,诱发自身免疫反应而致病。

以上免疫损伤导致毛细血管内皮增生,使肾小球毛细血管管腔变窄,甚至闭塞,导致肾小球滤过面积减少、滤过率下降,引起水、钠潴留。临床上表现为少尿、水肿、高血压,严重者可出现急性循环充血、高血压脑病、急性肾衰竭。免疫损伤可致肾小球基底膜破坏,血浆蛋白及红细胞、白细胞可通过肾小球毛细血管壁渗出,临床上可出现血尿、蛋白尿、白细胞尿和管型尿。发病机理见图 9-1。

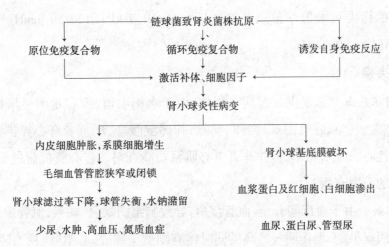

图9-1 急性链球菌感染后肾小球肾炎发病机理

（三）病理

光镜下典型特点为弥漫性、渗出性、毛细血管内增生性肾小球肾炎，可见肾小球毛细血管内皮细胞和系膜细胞增生，较多的中性粒细胞和少量单核细胞浸润，毛细血管管腔变窄。电镜下除光镜所见的细胞增殖浸润外，可见上皮细胞下电子致密物沉积，呈圆顶形团块状，即"驼峰"样沉积，此为本病的特征性改变。免疫荧光见以 C_3、IgG 为主沿肾小球毛细血管及系膜区颗粒状沉积。偶可见 IgM、IgA、C1q、C4 等少量沉着。按免疫沉积物的分布，分为三种类型：星天型、系膜型、花环型。

【临床表现】

一、前驱感染

发病前1~3周有上呼吸道或皮肤感染史。感染后的间歇期长短与感染部位有关，呼吸道感染引起者为6~12天，皮肤感染引起者为14~28天。

二、典型表现

急性起病，起病时除低热、疲倦乏力、食欲不振等非特异表现外，其主要表现为水肿、少尿、血尿、高血压。

1. 水肿、少尿　为早期最常见的症状。自颜面眼睑开始，1~2天渐及全身，呈非指凹性，双下肢有硬性张力感。亦可有胸水、腹水。水肿时尿量可明显减少，水肿轻重与尿量的多少有关。多数患儿2周左右尿量增多而水肿逐渐消退。

2. 血尿　几乎所有病例均有血尿，呈肉眼或镜下血尿。其中30%~50%为肉眼血尿，中性或碱性尿呈鲜红色或洗肉水样，酸性尿呈浓茶样。肉眼血尿通常在1~2周内消失，少数可持续3~4周。镜下血尿一般持续1~3个月，少数病例可延至一年或更久。

3. 高血压　病程早期30%~70%患儿有高血压，与水肿的程度平行，1~2周后随着尿量增加、水肿减轻，血压渐恢复正常。若血压持续升高2周以上无下降趋势者，表明肾脏病变较严重。

儿童时期高血压的标准可参照学龄前儿童血压≥16/10.7 kPa(120/80 mmHg),学龄期儿童血压≥17.3/12 kPa(130/90 mmHg)。

三、严重表现

1. **严重的循环充血** 常发生在起病1周内,由于水钠潴留,血容量明显增加而出现循环充血,表现为水肿加重、气急、呼吸困难、胸闷、咳嗽,肺部湿啰音,严重者有心界扩大、肝大及压痛。症状与体征与急性心力衰竭相似,但并非真正心肌泵功能衰竭。若心肌负荷过重和心肌受损时,也可发展为真正的心力衰竭。

2. **高血压脑病** 由于血压骤升,脑血管痉挛,导致脑组织缺血、缺氧、血管渗透性增高而发生脑水肿。常见于病程早期,血压明显升高的同时伴有剧烈头痛、恶心呕吐、视力障碍,严重者出现惊厥、昏迷等表现。临床上在高血压基础上伴有视力障碍、惊厥、昏迷三项症状之一者即可诊断。

3. **急性肾衰竭** 急性肾炎早期可有程度不同、持续时间长短不一的少尿性氮质血症,但只有少数发展成为真正的急性肾衰竭。如临床出现持续性少尿或无尿、血尿素氮增高、不同程度的高钾血症及代谢性酸中毒,应警惕预后不良。

四、非典型表现

急性肾小球肾炎除表现为上述典型表现外,临床还可见多种非典型病例。

1. **亚临床型或轻型** 可全无症状及体征,仅有血尿,或伴有抗"O"升高、血补体呈规律性动态变化,此类病例常经尿检才被发现。

2. **肾外症状性急性肾炎** 患儿可有水肿、高血压,严重者甚至出现循环充血、高血压脑病,此时尿改变轻微或尿常规正常,但其仍可有抗"O"的升高及血清补体C3明显降低。

3. **以肾病综合征为表现的急性肾炎** 患儿以急性肾炎起病,病程中出现大量蛋白尿、低蛋白血症和轻度高胆固醇血症,表现与肾病综合征相似,不易与肾炎性肾病鉴别,需肾活检确定。此类患儿症状持续时间长,预后较差。

【实验室及相关检查】

一、尿液检查

尿蛋白定性多在+~++,少数可达+++,红细胞数量不等,为变形红细胞。还可见白细胞及颗粒、透明和红细胞管型。白细胞和管型的出现并不表明有尿路感染。

二、血液检查

1. **血常规** 白细胞计数可轻度增高或正常;因血容量扩大、血液被稀释致红细胞计数和血红蛋白可稍低。血沉加快,多提示肾炎病变活动。

2. **肾功能检查** 明显少尿时血尿素氮和肌酐可增高,肌酐清除率降低,随利尿消肿多数迅速恢复正常。

3. **血清学检查** 急性期绝大多数患儿总补体（CH50）及C3下降,多于病后6~8周恢复正常。上呼吸道链球菌感染者,其中有50%~80%的患儿ASO滴度升高,一般于链球菌感染后2~3周后开始上升,3~5周滴度达高峰,半数患儿半年内恢复正常。皮肤感染后患病者ASO滴度升高可不明显,但抗脱氧核糖核酸B和抗透明质酸酶抗体滴度升高。

三、肾活检

具有以下情况者,建议尽早行肾活检,以明确诊断,指导治疗:① 持续低补体血症,8~10周仍不恢复者;② 肾病型肾炎者;③ 高血压持续或肉眼血尿持续不消失者;④ 肾功能不全进行性加重者。

【诊断】

诊断要点

根据急性起病,1~3周前有呼吸道感染或皮肤感染史,有血尿、少尿、非指凹性水肿、高血压等典型表现,结合实验室检查ASO滴度升高、补体C3规律性改变,即可诊断为急性肾炎。

【鉴别诊断】

1. **原发性急进性肾小球肾炎** 起病与急性肾炎很相似,但表现为进行性少尿、无尿,难以控制的高血压及迅速发展的肾衰竭,贫血明显,多数发展为尿毒症。急性肾炎综合征肉眼血尿或高血压持续1个月以上不缓解者,应及时行肾活检与本病相鉴别。

2. **IgA肾病** 多于急性感染后1~3天内即发生血尿或血尿加重,表现为反复发作的肉眼血尿或镜下血尿,血补体C3多正常,需行肾活检才能确诊。

3. **继发性肾小球肾炎** 因过敏性紫癜性肾炎、狼疮性肾炎、乙型肝炎病毒相关性肾炎等继发性肾炎也可以急性起病,故应积极寻找激发因素进行排除。

4. **病毒感染后肾炎** 其特点为病毒感染后突然发生肉眼血尿,1~2天消失,镜下血尿持续较长,高血压、水肿及全身症状较轻。

【治疗】

一、中西医结合治疗思路

本病采用中西医结合治疗疗效可靠。中医治疗在急性期以祛邪为主,恢复期以扶正祛邪为要。西医治疗急性期采取对症处理,清除残留感染病灶,利尿消肿,控制高血压,防止合并症。

二、中医治疗

（一）辨证论治

1. 辨证要点

（1）辨病期:本病的辨证重在辨急性期和恢复期。急性期为正盛邪实阶段,起病急,变化快,浮肿及血尿较明显。恢复期为正虚邪恋，共同特点为浮肿已退，尿量增加，肉眼血尿消失，但镜下血尿或蛋白尿未恢复，正虚多以阴虚或气虚多见，邪恋多为湿热。

(2) 辨轻重：轻证病例浮肿、尿少、高血压多为一过性。重证则为全身严重浮肿，尿少、尿闭持续，在短时期内可出现邪陷心肝、水凌心肺、水毒内闭等危急变证。

2. 治疗原则　本病轻证中医治疗多能痊愈，重证需中西医结合及时抢救。急性期以邪实为患，治疗以驱邪为主，宜宣肺利水，清热凉血，解毒利湿；恢复期为正虚邪恋，治疗多以扶正兼祛邪；变证的治疗，根据证候分别采用泻肺逐水、平肝潜阳、通腑泄浊等治法。

3. 证治分类

急性期·常证

(1) 风水相搏证

证候：水肿自眼睑开始迅速波及全身，以头面部为著，皮色光亮，按之随手而起，尿少色黄或色赤，微恶风寒或伴发热，骨节酸痛，鼻塞流涕，咳嗽，舌质淡，苔薄白或薄黄，脉浮紧或浮数。

辨证：本证多见于病程早期，由外感风邪而诱发。以起病急，颜面浮肿，渐及全身，伴风热或风寒表证为辨证要点。

治法：疏风宣肺，利水消肿。

方药：麻黄连翘赤小豆汤合五苓散加减。

咳嗽气喘者，加葶苈子、苏子、射干、桑白皮，利水行气，止咳平喘；水肿明显者，可合用五苓散，利水消肿；头痛明显者，加浮萍、钩藤、夏枯草以利水平肝泻火；血尿甚者，加大蓟、小蓟、茜草、仙鹤草以凉血止血。

(2) 湿热内侵证

证候：头面肢体浮肿，尿少色赤，烦热口渴，大便干，或见头身困重，口苦口黏，大便不爽，近期多有疮毒史，舌质红，苔黄腻，脉滑数。

辨证：本证多由皮肤疮疖痈肿引起。以水肿，血尿，烦热口渴，舌红，苔黄腻为辨证要点。

治法：清热解毒，利湿消肿。

方药：五味消毒饮合小蓟饮子加减。

咽喉肿烂者，加板蓝根、牛蒡子、山豆根以清热利咽；疮疡未愈者，加苦参、土茯苓、白鲜皮以清热解毒祛湿；小便赤涩者，加白花蛇舌草、石韦、金钱草，清热利湿。

急性期·变证

(1) 水凌心肺证

证候：全身明显水肿，呛咳，气急，胸闷心悸，烦躁不能平卧，口唇青紫，指甲发绀，舌苔白或白腻，脉沉细无力。

辨证：本证常见于疾病早期。以全身水肿，呛咳，气急，心悸，烦躁不能平卧为特点。

治法：泻肺逐水，温阳扶正。

方药：己椒苈黄丸加减。

若面色苍白，口唇青紫，四肢厥冷，汗出淋漓，脉微欲绝，为心阳欲脱之危象，宜急服独参汤或参附龙骨牡蛎汤以扶正固脱。

(2) 邪陷心肝证

证候：肢体面部浮肿，头痛，眩晕，视物模糊，烦躁，口苦，呕吐，尿赤，甚或惊厥，抽搐，昏迷，舌红，苔黄糙，脉弦。

辨证：本证以头痛眩晕，呕吐，视物模糊，甚或惊厥昏迷为辨证要点。

治法：平肝潜阳，清心利水。

方药：龙胆泻肝汤合羚角钩藤汤加减。

大便秘结者，加生大黄、芒硝，通腑泻热；头痛眩晕较重者，加夏枯草、石决明以平肝潜阳；恶心呕吐者，加半夏、胆南星，降逆止呕；昏迷抽搐者，可加服牛黄清心丸或安宫牛黄丸，清心开窍。

(3) 水毒内闭证

证候：全身浮肿，尿少或尿闭，头晕，头痛，恶心呕吐，纳差，畏寒肢冷，嗜睡，甚或昏迷，舌质淡胖，苔腻，脉弦或数。

辨证：本证以尿少尿闭，头晕，呕吐，纳差，嗜睡甚或昏迷为辨证要点。

治法：通腑泄浊，辟秽解毒。

方药：温胆汤合附子泻心汤加减。

恶心呕吐频繁者，加玉枢丹，辟秽解毒；如惊厥昏迷者，加安宫牛黄丸、紫雪丹水溶化，鼻饲以清热止痉开窍。

恢复期

(1) 气虚邪恋证

证候：身倦乏力，面色萎黄，纳呆便溏，自汗，易感冒，舌淡苔白，脉缓弱。

辨证：多见于疾病后期。以纳少便溏，自汗，易感冒为辨证要点。

治法：健脾化湿。

方药：参苓白术散加减。

血尿持续难消者，加三七粉、仙鹤草以化瘀止血。舌质黯，有瘀点瘀斑者，加赤芍、丹参、红花，活血化瘀。

(2) 阴虚邪恋证

证候：头晕乏力，手足心热，潮热盗汗，反复咽红，舌红苔少，脉细数。

辨证：多见于疾病后期，以五心烦热，反复咽红，舌红少苔，镜下血尿持续不消为特点。

治法：滋阴补肾。

方药：六味地黄丸加减。

低热者，加青蒿、鳖甲，滋阴退虚热；反复咽红者，加玄参、牛蒡子、板蓝根，清热利咽；血尿日久不愈者,加小蓟、茜草、仙鹤草,凉血止血,或三七粉、琥珀粉以止血行瘀。

(二) 中成药

知柏地黄丸　每次 3~6 g,每日 2~3 次,口服。用于恢复期阴虚邪恋证。

(三) 针灸疗法

1. 体针　选用三焦俞、肾俞、水分、气海、复溜。初期加肺俞、列缺、偏历、合谷。咽痛配少商,血压高配曲池、太冲。恢复期加用脾俞、足三里、阴陵泉。初期用平补平泻,后期用补法。每日 1 次,10 次为 1 个疗程。

2. 耳针　取肺、肾、脾、膀胱、交感、肾上腺、腹穴。每次选 2~3 穴,毫针中等刺激,隔日 1 次,两耳轮换使用,10 次为 1 个疗程。

(四) 其他疗法

1. 推拿疗法　急性期:平肝经,清肺经、胃经、脾经、小肠经,退六腑。介质用滑石粉。恢复期:平肝经,清补肾经、脾经,揉二马,清小肠。气虚者介质用葱或姜汁,阴虚者用滑石。每日 1 次,10 次为 1 个疗程。

2. 灌肠疗法　大黄 10 g,黄柏 20 g,槐花 15 g,败酱草 10 g,车前草 20 g,益母草 20 g,黄芪 20 g,龙骨 10 g,牡蛎 10 g。每剂煎至 200 ml,每次 100 ml(婴儿 50 ml),每日 2 次,保留灌肠。7 日为 1 个疗程。用于水毒内闭证。

三、西医治疗

(一) 一般治疗

急性水肿、高血压时,应限制水、钠摄入,食盐每日 1~2 g 为宜,但不宜长期忌盐。对水肿重且少尿者,宜控制液体入量。有氮质血症时应给予优质蛋白,并限量摄入,0.5 g/(kg·d)为宜,同时给予高糖饮食以补足热量。优质蛋白质以含必需氨基酸的蛋白质如牛奶、鸡蛋、瘦肉等为主。

(二) 感染灶治疗

对仍有咽部及皮肤感染灶者,应给予青霉素或其他敏感抗生素治疗 10~14 天。

(三) 利尿

明显水肿、少尿、高血压者,应给予利尿剂,一般口服噻嗪类,氢氯噻嗪片 1~2 mg/(kg·d),分 2~3 次服用。对噻嗪类效差者,可使用襻利尿剂,如呋塞米肌内注射或静脉注射,每次 1 mg/kg,每日 1~2 次。禁用保钾利尿剂及渗透性利尿剂。

(四) 降压

凡经休息、限水、利尿后血压仍高者,可给予降压治疗。首选硝苯地平片口服或舌下含化,剂量开始自 0.25~0.5 mg/(kg·d);血管紧张素转移酶抑制剂,如卡托普利片,0.3~0.5 mg/(kg·d)起,最大量 5~6 mg/kg,分 3 次口服。也可以选用利血平、肼苯哒嗪等。

(五) 严重合并症的治疗

1. 高血压脑病　选用降压效力强而迅速的药物。首选硝普钠,对伴肺水肿者尤宜,静脉滴注后10余秒即见效,维持时间短,停用后5分钟作用消失,须维持静脉滴注或泵入,小儿可给5～20 mg溶于100 ml 5%的葡萄糖注射液中以每分钟1 μg/kg速度开始静脉滴注,视血压情况调整,输液瓶及输液器应黑纸包裹避光。对持续抽搐者可应用地西泮每次0.3～0.5 mg/kg,总量不超过10 mg,静脉注射或肌内注射。利尿剂有协助降压的效果,宜采用速效有力的利尿剂和脱水剂。

2. 严重循环充血　严格卧床休息,限制水钠摄入量,使用强利尿剂(如呋塞米或依他尼酸静脉注射)。必要时加用酚妥拉明或硝普钠以减轻心脏前后负荷,经上述治疗仍未能控制者可行腹膜透析、血液滤过或血液透析,以及时缓解循环的过度负荷。

3. 急性肾衰竭　是急性肾炎目前主要的死亡原因。治疗原则是保持水、电解质及酸碱平衡,严格控制24小时入液量,供给足够热量,防止合并症,等待和促进肾功能的恢复。

【预防与调护】

(1) 防治链球菌感染是预防急性肾炎的根本。保护皮肤清洁,预防疮毒,及时彻底治疗呼吸道、皮肤、口腔及中耳等各部位感染。

(2) 注意休息。急性期应强调卧床休息,直至肉眼血尿消失、水肿消退、血压降至正常后,方可下床轻微活动或户外散步。血沉正常后可恢复上学,但应避免剧烈运动。至尿红细胞addis计数正常后才能正常活动。

(3) 注意饮食调理,参见一般治疗。

(4) 水肿期应准确记录每日尿量、入水量和体重,以掌握水肿增减情况。每日测2次血压(必要时可随时测),以了解病情,预防高血压脑病发生。

第三节　肾病综合征

肾病综合征(nephrotic syndrome, NS),简称肾病,是由多种病因导致肾小球滤过膜对血浆蛋白通透性增高,大量血浆蛋白从尿中丢失引起的临床综合征,以大量蛋白尿、低蛋白血症、高胆固醇血症及不同程度的水肿为主要特征。

肾病综合征根据病因可分为先天性、原发性和继发性三类。儿童时期多数属于原发性,本节所述内容以原发性肾病综合征为主。本病可见于任何年龄,2～5岁为发病高峰,男多于女。复发率较高,病程迁延,严重影响儿童身心健康。预后与病理变化密切相关,微小病变型预后较好。

本病属于中医学"水肿"、"阴水"范畴。

【病因病理】

一、中医病因病机

本病的主要病因为小儿禀赋不足,脾肾素亏,久病体虚。脾肾素亏或久病体虚,感受外邪,致肺脾肾三脏功能失调，气化失常，水液停聚，封藏失职，精微外泄为本病的主要发病机理。病位在肺脾肾，以脾肾为主。

1. 肺脾肾亏虚为本　肺脾肾三脏虚弱，肺之通调失司、脾之运化失健、肾之开阖失常，导致水精输布失常。水液泛滥肌肤则发为水肿，精微下泄则出现蛋白尿。

2. 外感水湿，湿热为标　水湿内停，聚而为邪；郁久化热可成湿热；或长期过用阳热之品而助火生热，致邪热与水湿互结，酿成湿热。肺脾肾虚弱，卫外不固则易感外邪，外邪进一步伤及肺脾肾，致病情反复。水肿日久不愈，气机壅塞，致湿浊不化。

3. 久病入络，瘀血阻滞　水湿停聚，气机不畅，气滞则血瘀。血瘀又可加剧水液停滞。

在病变过程中，本虚与标实之间可相互影响、相互作用。正虚易感外邪、生湿、化热、致瘀，而出现邪实；邪实又可耗伤脏腑之气，使正气更虚，临床表现为虚实错杂、病情反复、迁延不愈的特点，尤其难治性病例更为突出。总之，肺脾肾亏虚是本病的根本。初期及恢复期多以阳虚、气虚为主，多见脾肾阳虚、肺脾气虚；病程中耗气伤阴可见肝肾阴虚、气阴两虚之证。

二、西医病因病理

（一）病因

原发性肾病的病因尚不明确。单纯性肾病可能与T细胞免疫功能紊乱有关，肾炎性肾病可能与体液免疫功能异常有关，某些类型的肾病可能与基因缺陷或突变有关。

（二）发病机制

1. 蛋白尿　为本病最主要的病理生理改变，也是导致肾病其他特征的主要原因。多数学者认为微小病变型肾病由于肾小球静电屏障受损而导致大量血浆白蛋白滤出，但大分子蛋白不能漏出，形成高选择性蛋白尿。非微小病变型肾病由于免疫球蛋白和补体成分的沉积，导致滤过膜免疫病理损伤较重，造成机械屏障和静电屏障同时受损，尿中同时丢失大、中分子量的蛋白质，形成非选择性蛋白尿。临床上除血浆白蛋白丢失外，还有其他结合蛋白丢失。蛋白尿的形成导致了一系列病理生理过程和表现。

2. 低白蛋白血症　大量血浆蛋白从尿中丢失是导致低白蛋白血症的主要原因，蛋白分解增加是次要原因。低蛋白血症和大量蛋白尿是病理生理变化中的关键环节，对机体内环境（血浆胶体渗透压和血容量）的稳定及多种物质的代谢有重要影响。当血浆白蛋白低于 25 g/L 时即可出现水肿。

3. 水肿　肾病综合征水肿的机理尚未完全阐明。传统理论认为低白蛋白血症时，血浆胶体渗透压下降，血浆中的水分转入组织间隙形成水肿。新近发现部分肾病患儿血容量不减少，反而增加，提示可能与排钠功能障碍有关。目前多认为肾病水肿发生机制是多种因素综合作用的结果。

4. 高脂血症　由于低蛋白血症致使肝脏代偿性合成增加，合成大量脂类物质，血脂与低蛋白血症成负相关；其次是由于脂蛋白的分解代谢障碍所致。

（三）病理

肾活检常见的类型为微小病变（MCD）、系膜增生性肾炎（MsPGN）、局灶性节段性肾小球硬化（FSGS）、膜性肾病（MGN）、膜增生性肾炎（MPGN）、毛细血管内增生性肾炎（EnPGN）。小儿原发性肾病以微小病变型最为多见。

【临床表现】

一、主要表现

1. **水肿** 是最常见的临床表现，可为眼睑、颜面水肿，甚至全身水肿，水肿为压凹性，重者累及浆膜腔，出现胸水、腹水、鞘膜积液和阴囊水肿。

2. **尿量减少** 水肿明显时多尿量减少，尿色深黄，有较多泡沫。

3. **其他表现** 长期低白蛋白血症可造成营养不良和发育落后，表现为毛发不荣，皮肤干燥，易生溃疡，面色不华，倦怠乏力，易发生感染。

二、并发症

1. **感染** 是最常见的并发症及引起死亡的主要原因；据1984年国际小儿肾脏病研究组织统计，直接或间接因感染死亡者占肾病患儿死亡的70%，感染也常是病情反复和（或）加重的诱因和先导，并可影响激素的疗效。本病易发生感染的原因有：① 体液免疫功能低下（免疫球蛋白自尿中丢失、合成减少、分解代谢增加）；② 常伴有细胞免疫功能和补体系统功能不足；③ 蛋白质营养不良、水肿致局部循环障碍；④ 常同时应用肾上腺皮质激素、免疫抑制剂等。临床上常见呼吸道感染、泌尿道感染、皮肤感染和原发性腹膜炎等。

2. **高凝状态及血栓栓塞** 肾病时体内凝血和纤溶系统可有如下变化：① 纤维蛋白原增高；② 血浆中第Ⅴ、Ⅷ凝血因子增加；③ 抗凝血酶Ⅲ下降；④ 血浆纤溶酶原的活性下降；⑤ 血小板数量增加，其黏附性和聚集力增高。其结果导致高凝状态，并可发生血栓栓塞合并症，其中以肾静脉血栓形成最为临床重视。

3. **电解质紊乱和低血容量** 因血浆白蛋白低下、血浆胶体渗透压降低，加之部分患儿长期不恰当忌盐，当有较急剧的体液丢失（如吐、泻、大剂量利尿剂应用、大量放腹水）时即可出现程度不等的血容量不足的症状，如体位性低血压、肾前性氮质血症，甚至出现休克。部分患儿可出现电解质紊乱，如低钠血症、低钾血症、低钙血症。

除以上常见的并发症外，临床还可有肾上腺皮质危象、肾小管功能障碍、急性肾衰竭等。

【实验室及相关检查】

一、尿液检查

尿蛋白定性多在 +++ 以上，并持续2周以上，肾炎性肾病时尿中可见红细胞。24小时尿蛋白定量≥50 mg/kg。

二、血液检查

1. **血生化** 血清总蛋白降低,血浆白蛋白<30 g/L,白蛋白与球蛋白比值倒置。白蛋白显著降低者可见血浆胆固醇>5.7 mmol/L,三酰甘油升高,部分患儿可出现电解质紊乱,患儿血沉多增快。肾功能一般正常,水肿少尿期可有暂时性氮质血症。

2. **免疫学指标** IgG水平下降,IgA也可降低;肾炎性肾病时可见补体下降。

3. **凝血检查** 大多数患儿存在不同程度的高凝状态,血浆纤维蛋白原增加,血D-Dimer升高,尿纤维蛋白降解产物(FDP)增高。

三、肾活检

小儿原发性肾病综合征多以单纯性肾病激素敏感者多见,故初治患儿一般不需肾活检。但对于临床足量激素常规治疗8周无效者;或激素部分效应、激素依赖、多次复发者;或伴有明显血尿,或持续性氮质血症,血清补体持续下降者;或1岁以内发病者,可行肾活检明确病理类型以指导治疗。

【诊断】

诊断要点

(一) 依据临床表现分型

1. **单纯性肾病** 具备4个特征:① 高度水肿;② 大量蛋白尿(尿蛋白定性常在+++以上,24小时尿蛋白定量≥50 mg/kg);③ 低蛋白血症(血浆白蛋白:儿童<30 g/L,婴儿<25 g/L);④ 高脂血症(血浆胆固醇:儿童>5.7 mmol/L,婴儿>5.2 mmol/L)。其中以大量蛋白尿和低蛋白血症为必备条件。

2. **肾炎性肾病** 除单纯性肾病4个特征外,还具有以下4项中之1项或多项。① 明显血尿:尿中红细胞>10个/高倍视野(见于2周内3次离心尿标本);② 高血压持续或反复出现[学龄儿童血压>17.3/12 kPa(130/90 mmHg),学龄前儿童血压>16/10.7 kPa(120/80 mmHg)],并排除激素所致者;③ 持续性氮质血症(血尿素氮>10.7 mmol/L),并排除血容量不足所致者;④ 血总补体量(CH50)或血C3反复降低。

(二) 按肾上腺皮质激素疗效分型

1. **激素敏感型肾病** 泼尼松正规治疗≤8周尿蛋白转阴。

2. **激素耐药型肾病** 泼尼松正规治疗8周后尿蛋白仍阳性者。

3. **激素依赖型肾病** 对激素敏感,但减量或停药1个月内复发,重复2次以上者。

4. **肾病复发和频复发** 复发(包括反复)是指尿蛋白由阴转阳>2周。频复发是指肾病病程中半年内复发或反复≥2次,或1年内≥3次。

【鉴别诊断】

1. **急性肾小球肾炎** 以血尿为主,多数不伴低蛋白血症及高胆固醇血症,其水肿多为非压凹性、紧张性,多伴有补体的规律性改变。

2. **营养性水肿** 严重的营养不良也可出现压凹性水肿、低蛋白血症、小便短少。但尿检无蛋白,且有形体渐消瘦等营养不良病史。

3. **继发性肾病** 常见过敏性紫癜性肾炎、乙肝病毒相关性肾炎、狼疮性肾炎,临床可找到相关的继发证据。另外需要与IgA肾病相鉴别,后者需要肾活检才能确诊。

【治疗】

一、中西医结合治疗思路

本病为儿科临床疑难病症,容易反复或复发,中西医结合治疗可提高疗效,降低复发率,还可减少肾上腺皮质激素的毒副作用。中医治疗以扶正固本,健脾补肾为基本原则。西医多采用肾上腺皮质激素中长疗程治疗,必要时需配合免疫抑制剂,但毒副作用明显。

二、中医治疗

(一)辨证论治

1. **辨证要点** 本病重在辨本证与标证。本证以正虚为主,常见肺脾气虚、脾肾阳虚、肝肾阴虚及气阴两虚。水肿期和疾病后期以气虚、阳虚为主,难治病例、反复发作或长期肾上腺皮质激素治疗者以阴虚、气阴两虚为主。标证以邪实为患,有外感、水湿、湿热、血瘀及湿浊。水湿多见于水肿期,湿浊多见于病情较重者或疾病晚期,血瘀贯穿于疾病的整个过程,外感要区分风热和风寒,湿热有上、中、下焦之区别。

2. **治疗原则** 以扶正培本为主,重在益气健脾补肾以治其本;根据临床具体情况配合宣肺、利水、清热、化瘀、化湿、降浊等祛邪之法以治其标。同时要注意气、血、水的相互关系,注意活血化瘀药物的应用。

3. **证治分类**

本证

(1)肺脾气虚证

证候:全身浮肿,上半身及颜面为著,面色苍白或萎黄,身重困倦,气短乏力,声低懒言,自汗,便溏,小便短少,平素易感冒,舌淡或淡胖,苔白或白滑,脉细,指纹淡红。

辨证:本证以头面肿甚,自汗出,易感冒,纳呆便溏,自汗,气短乏力为辨证要点。

治法:健脾益气,宣肺利水。

方药:防己黄芪汤合五苓散加减。

浮肿明显加茯苓皮、大腹皮以利水行气;常自汗出,易感冒,重用黄芪,加防风、煅龙骨、煅牡蛎以益气固表;伴有腰膝酸软者,加续断、牛膝,滋肾气。

(2)脾肾阳虚证

证候:全身明显浮肿,按之深陷难起,腰腹下肢尤甚,或伴胸水、腹水,畏寒肢冷,身重困倦,脘腹胀满,腰膝酸软,纳少,便溏,小便短少不利,面色㿠白,舌淡胖,边有齿痕,苔白滑,脉沉细无力,指纹淡红。

辨证：本证多见于大量蛋白尿持续不消,病情较重者。临床以高度浮肿,面白无华,畏寒肢冷,小便短少不利为辨证要点。

治法：温肾健脾,通阳利水。

方药：偏肾阳虚者用真武汤；偏脾阳虚者用实脾饮加减。

形寒肢冷者,加菟丝子、淫羊藿、巴戟天,增强温肾阳之力；若兼有咳嗽,胸满气促不能平卧者,加用防己、葶苈子以泻肺利水。

(3) 肝肾阴虚证

证候：浮肿较轻或无浮肿,头痛,头晕耳鸣,面色潮红,五心烦热,盗汗,失眠多梦,口干咽燥,咽部黯红,腰膝酸软,或伴痤疮,舌红,苔少,脉细数,指纹淡。

辨证：本证多见于素体阴虚,过用温燥或利尿过度,尤多见于大量使用肾上腺皮质激素者。临床以头痛头晕,心烦易怒,手足心热,口干咽燥,舌红少苔为辨证要点。

治法：滋补肝肾,养阴清热。

方药：知柏地黄丸加减。

头痛头晕,目睛干涩者,加沙苑子、菊花、夏枯草以养肝平肝。

(4) 气阴两虚证

证候：浮肿较轻或无浮肿,面色无华,神疲乏力,自汗、盗汗或午后低热,手足心热,头晕,耳鸣,口干咽燥,咽部黯红,易感冒,纳呆便溏,舌红少津,苔少,脉细弱,指纹淡。

辨证：本证多见于病程较久,或反复发作,或长期、反复使用肾上腺皮质激素后。以汗出,反复感冒,口干咽燥,手足心热为辨证要点。

治法：益气养阴。

方药：参芪地黄丸加减。

反复感冒,神疲乏力者,可重用黄芪,加白术、防风以益气固表；阴阳两虚,出现面色苍白,少气懒言者,加肉苁蓉、菟丝子、巴戟天以阴阳双补。

此外,在肾上腺皮质激素减撤过程中,患儿由阴虚转向阳虚,而见神疲乏力,面色苍白,少气懒言,畏寒肢冷,口干咽燥,头晕耳鸣,舌质由红转淡,此乃阴阳两虚之证,临床应注意辨别。

标证

(1) 外感风邪证

证候：发热,头身疼痛,咳嗽,喷嚏,流涕,无汗或有汗,或喘咳气急,或咽红、喉核肿痛,舌红,苔薄白,脉浮,指纹浮红。

辨证：本证以风寒者恶寒重,发热轻,无汗,苔薄白,脉浮紧；风热者发热重,恶寒轻,有汗,苔薄黄,脉浮数为辨证要点。

治法:风寒者宣肺利水,疏风散寒;风热者宣肺利水,疏风清热。

方药:风寒者用麻黄汤;风热者用银翘散加减。

乳蛾肿痛者,加板蓝根、冬凌草,解毒利咽;尿血者,加小蓟、白茅根,凉血止血;发热者,加柴胡、黄芩,清热解表。

(2) 水湿内停证

证候:全身明显浮肿,皮肤光亮,按之深陷难起,腹水明显,或伴胸水,或见胸闷、气短喘咳,身重,便溏或泄泻,尿少,舌淡,苔白,脉滑,指纹紫滞。

辨证:本证以中度以上水肿,伴水臌(腹水)、悬饮(胸水)为辨证要点。

治法:益气健脾,利水消肿。

方药:五皮饮加减。

脘腹胀满者,加厚朴、莱菔子、槟榔,行气消胀;胸闷气短,喘咳者,加麻黄、杏仁、葶苈子以泻肺利水。

(3) 湿热内蕴证

证候:身体困重,身热不扬,皮肤疮疡疖肿;恶心欲呕,口黏口苦,口干不欲饮,脘腹胀满,纳呆,大便不调;腰痛,小腹坠胀,小便频数短黄,或灼热刺痛,舌红,苔黄腻,脉滑数,指纹紫滞。

辨证:本证可出现于病程各阶段,应区分上、中、下三焦湿热。上焦湿热以皮肤疮毒为辨证要点;中焦湿热以口黏口苦,脘闷纳差,苔黄腻为辨证要点;下焦湿热则以小便频数不爽、量少,尿痛,小腹坠胀不适等为辨证要点。

治法:清热利湿。

方药:上焦湿热者用五味消毒饮加减;中焦湿热者用甘露消毒丹加减;下焦湿热者用八正散加减。

水肿明显者,加猪苓、茯苓皮、大腹皮;血尿明显者,加小蓟、三七粉以凉血止血。

(4) 瘀血阻滞证

证候:颜面浮肿,面色紫黯或晦暗,眼睑下发青,唇舌紫黯,皮肤粗糙或肌肤甲错,有紫纹或血缕,或胁下痞块,腰痛,舌质紫黯有瘀点瘀斑,苔少,脉涩,指纹紫滞。

辨证:本证可见于病程的各阶段。临床以面色晦暗,唇黯暗舌紫,有瘀点瘀斑为特点。若以上证候不明显,但实验室检测提示有高凝情况者,也可辨为本证。

治法:活血化瘀。

方药:桃红四物汤加减。

舌质紫黯者,加水蛭粉、三棱、莪术,增强活血之功;兼有郁郁不乐,胸胁胀满,嗳气呃逆者,加郁金、陈皮、厚朴以行气活血;尿血者,加蒲黄炭、旱莲草、茜草以凉血止血。

(5) 湿浊停聚证

证候：身重困倦，精神委靡，头痛，眩晕，胸闷，腹胀，纳呆，恶心，呕吐，大便黏腻，小便短黄，口黏腻，舌淡，苔厚腻，脉滑，指纹紫。

辨证：本证多见于水肿日久不愈，病情较重者。临床以恶心呕吐，纳差，身重困倦或精神委靡，血尿素氮、血肌酐增高为辨证要点。

治法：和胃降浊，化湿行水。

方药：温胆汤加减。

呕吐频繁者，加代赭石、旋覆花，降逆止呕；肢冷倦怠，舌质淡胖者，加党参、制附子（先煎）、砂仁以寒温并用，温中清热；舌苔白腻者，加苍术、薏苡仁，燥湿平胃。

(二) 中成药

1. 济生肾气丸　每次3～6 g，每日2～3次口服。用于脾肾阳虚证。

2. 六味地黄口服液　每次5 ml，每日2次口服。用于肝肾阴虚证。

3. 雷公藤多苷片　1～1.5 mg/(kg·d)，分2～3次口服，病情需要时可采用2 mg/(kg·d)。可用于肾病的各种证候，但主要用于难治性肾病。

(三) 针灸疗法

1. 体针　脾肾阳虚证取肾俞、腰阳关、委中、命门；肝肾阴虚证取肾俞、太溪、复溜穴；腰膝酸软取肾俞、腰阳关、委中、志室、太溪。

2. 灸法　于脊柱两旁腧穴处或涌泉穴以艾条灸疗，每日1次。用于急性肾衰竭。

(四) 其他疗法

低频脉冲穴位刺激疗法　选用特定的穴位，如肾俞、膀胱俞、涌泉、足三里，临床随证取穴，以超低频电脉冲刺激。每日1次，每次20～30分钟，7天为1个疗程。用于各个证型。

三、西医治疗

(一) 一般治疗

水肿明显者应卧床休息，并注意预防皮肤感染，水肿期应采用少盐饮食(2 g/d)，严重水肿和高血压病例给予戒盐，但还需要根据血钠水平加以调整，不宜长期忌盐。建议低脂优质低蛋白饮食，蛋白质摄入量1 g/(kg·d)即可。

(二) 对症治疗

1. 利尿　水肿严重时予利尿剂，常选用氢氯噻嗪、螺内酯、呋塞米等，必要时可予低分子右旋糖酐、血浆以扩容利尿。

2. 降压　合并高血压时应降压治疗，可选用血管紧张素转换酶抑制剂、钙离子拮抗剂、β受体阻断剂等。应使血压稳定，勿波动过大。

3. 抗感染　肾病患儿免疫功能低下，易反复感染，有感染时应及时抗感染治疗。特别要注意隐蔽感染灶的存在。

4. 抗凝治疗　肾病患儿高凝状态比较明显，可选择肝素钠、低分子肝素钙、双嘧达莫片。对于 D-Dimer 升高明显者，可使用尿激酶。

5. 降脂治疗　高脂血症可加重肾小球硬化的进展，并有导致心血管病的危险，可根据血脂情况选用降脂药物。对于尿蛋白有望短期内转阴，血脂也往往随着尿蛋白的转阴而恢复者，可不考虑使用降脂治疗。

6. 补充钙剂及维生素 D 制剂　肾病患儿由于本身钙的流失增加及激素的副作用，应注意补充钙剂及维生素 D 制剂，必要时可应用骨化醇。

7. 免疫调节剂　如左旋咪唑、胸腺肽等用于肾病的辅助治疗，尤其适用于常伴发感染的复发或激素依赖病例。如左旋咪唑 2.5 mg/kg 隔日用药口服，疗程 0.5～1 年。病情需要时也可使用丙种免疫球蛋白。

（三）肾上腺皮质激素疗法

多选用泼尼松片或甲泼尼龙片，不推荐短程疗法。多采用中、长程疗法。先以泼尼松 2 mg/(kg·d)，最大量 60 mg/d，分次服用。尿蛋白转阴 2 周后开始减量至隔日 2 mg/kg 顿服，按照每月 2.5～5 mg 速度逐渐减量，疗程 6～9 个月为中程疗法，疗程 9 个月以上者为长程疗法。复发病例可延长隔日服药时间，即采用"拖尾疗法"。

（四）免疫抑制剂

对于频繁反复或复发，对激素依赖或耐药者，可加用环磷酰胺、环孢素 A、FK-506 等免疫抑制药物，也可根据情况选择雷公藤多苷片。

【预防与调护】

（1）感染是引起肾病反复复发的主要原因，若有呼吸道感染（特别是扁桃体炎）、皮肤疮疖痒疹、龋齿或尿路感染等病灶应及时处理。

（2）水肿明显者应卧床休息，病情好转后可逐渐增加活动。平时应注意增强体质，适当体育锻炼，但勿剧烈活动。肾病患儿短时间内应避免免疫接种。

（3）水肿期的饮食应按照一般治疗进行。

（4）肾病复发率较高，系统治疗很关键，应鼓励患儿家长树立战胜疾病的信心。

第四节　泌尿道感染

泌尿道感染（urinary tract infection，UTI）又称尿路感染，简称尿感，是指病原体直接侵入尿路，在尿液中生长繁殖，并侵犯尿路黏膜或组织而引起的炎症。按病原体侵袭的部位不同，可分为上尿路感染和下尿路感染，上尿路感染多指肾盂肾炎，下尿路感染多指膀胱炎和尿道炎。由于小儿时期感染局限在尿路某一部位者少见，临床定位困难，故统称为泌尿道感染。

小儿时期任何年龄均可发病，2岁以下幼儿多见，女孩发病率为男孩的3～4倍。若男孩反复尿路感染者，多伴有泌尿系结构异常，应认真查找病因。

本病多属中医学"尿频"、"淋证"等范畴。

【病因病理】

一、中医病因病机

本病的外因为感染湿热之邪，内因与素体虚弱有关，外因是本病的主要发病原因。主要病机为湿热蕴结膀胱，膀胱气化不利。病位主要在膀胱，可涉及肾、肝。

1. **湿热内蕴** 感受外邪、外阴不洁等，湿热上熏膀胱；恣食肥甘，酿生湿热或皮肤疮毒，湿热内侵，流注膀胱所致。

2. **脾肾气虚** 湿热之邪长期留恋，日久耗气伤阳，脾肾虚弱则气化不利，致小便淋漓或频数。

3. **阴虚内热** 湿热久恋，损伤肾阴；或素为阴虚，虚热内生，虚火客于膀胱，膀胱失约而小便淋漓不畅。

本病日久则变生多端。湿热日久，损伤膀胱血络则为血淋；煎熬尿液，结为砂石，则为石淋；脾肾气虚日久，损伤阳气，阳不化气，气不化水，可致水肿。

二、西医病因病理

（一）病因

许多病原体入侵尿路均可引起感染，但尿路感染主要为会阴部和肠道内细菌。大肠杆菌是最常见的入侵者，其次为副大肠杆菌、变形杆菌、克雷白杆菌、产气杆菌、产碱杆菌和铜绿假单胞菌。真菌和衣原体也可引起尿路感染，但儿科少见。

（二）发病机制

尿路感染常见的途径有上行感染、血行感染、淋巴通路及邻近组织器官直接波及、尿路器械检查等。其中上行感染是最常见和主要的感染途径，多见于女孩；血行感染多发生在新生儿及小婴儿，常见于脓疱疮、肺炎、败血症病程中。

1. **生理易感特点** 因婴儿使用尿布，尿道口常受粪便污染，婴儿（尤其女孩）尿道短，加上外阴防卫能力差，易因上行感染引起尿路感染。小婴儿机体抗菌能力差，患菌血症可通过血行感染引起本病。

2. **先天畸形及尿路梗阻** 先天畸形较成人多见，如肾盂输尿管连接处狭窄、肾盂积水、多囊肾、双肾盂均可使引流不畅而继发感染。神经源性膀胱、结石、肿瘤等可引起梗阻而造成尿液潴留，细菌容易繁殖而致感染。

3. **膀胱输尿管尿液反流（简称尿反流）** 在婴幼儿时期，由于膀胱壁内走行的输尿管短，许多小儿排尿时关闭不完全而致反流。细菌随反流尿液上行引起感染。尿反流易导致反流性肾病及肾脏瘢痕形成。

（三）病理

病理改变主要是黏膜充血，上皮细胞肿胀，黏膜下组织充血、水肿和白细胞浸润，较重者有点状或片状出血。急性肾盂肾炎时，病处肾小管腔中有脓性分泌物，小管上皮细胞肿胀、坏死、脱落，间质内有细胞浸润和小脓肿形成。

【临床表现】

一、急性尿路感染

发病年龄及感染部位不同，临床症状差异较大。年长儿与成人相似，尿路刺激征比较明显，年龄越小，全身症状越明显，而局部尿路刺激症状往往较轻或易被忽视。

1. 新生儿　临床症状极不典型。可表现为发热或体温不升，面色灰白，厌食或呕吐、腹泻，生长迟缓，体重不增，有时可见黄疸，半数有中枢神经系统症状如烦躁、嗜睡或抽搐。

2. 婴幼儿　全身症状明显，常以发热为突出症状，见排尿哭闹，精神不振或烦躁，或者腹痛，吐泻。如有排尿时哭闹，尿布恶臭，顽固性尿布疹或会阴红斑应考虑本病。

3. 年长儿　临床表现与成人相近。下尿路感染者，尿频、尿急、尿痛明显，可有终末血尿或遗尿。上尿路感染者全身症状较明显，可有发热、寒战、周身不适，伴腰痛及肾区叩击痛、肋脊角压痛，可兼有尿路刺激症状。部分病例有血尿和少量蛋白尿。

二、慢性尿路感染

病情迁延超过6个月以上者为慢性。小儿期较少。主要表现为间歇发热，腰酸乏力，贫血等。也有无明显症状至肾衰竭时才被发现。

三、无症状菌尿

临床无症状，而尿培养菌落数 $>10^5/ml$。约1/3患儿可有症状性尿路感染史，1/5患儿伴尿反流或局部肾瘢痕。

【实验室及相关检查】

一、尿液检查

1. 尿常规　白细胞增多或见脓细胞，可见白细胞管型，肾盂肾炎或膀胱炎时可见程度不等的红细胞及少量尿蛋白。

2. 中段尿培养　清洁中段尿培养是目前最常用的方法，如菌落计数 $\geq 10^5/ml$，即可确诊，$10^4 \sim 10^5/ml$ 为可疑，小于 $10^4/ml$ 系污染。但对尿细菌培养及菌落计数结果分析应结合患儿性别、有无症状、细菌种类及繁殖力综合评价确定其临床意义。

二、静脉肾盂造影、泌尿系超声波检查

反复发作患儿应进行静脉肾盂造影、泌尿系超声检查，了解肾脏大小、肾盂形态、肾内瘢痕的

病变及尿路阻塞性损伤等。

【诊断】

诊断要点

典型病例根据症状及实验室检查诊断往往不难。凡符合以下条件者可确诊。

(1) 中段尿培养菌落计数 $>10^5/ml$。

(2) 离心尿沉渣白细胞 >5 个/高倍视野,或有尿路感染症状。

(3) 膀胱穿刺细菌阳性即可确诊。

(4) 离心尿沉渣涂片革兰染色找菌,细菌数 >1 个/高倍视野,结合临床尿路感染症状也可确诊。

(5) 尿培养菌落计数在 $10^4 \sim 10^5/ml$ 为可疑,应复查。

具备(1)、(2)两条可确诊。如无第(2)条应再作菌落计数,如仍 $>10^5/ml$ 可确诊。

【鉴别诊断】

急性肾小球肾炎 早期可有轻微的尿路刺激症状,少数患儿尿中白细胞增多,但多有水肿、高血压、红细胞明显增多,抗"O"升高及补体规律性改变,尿细菌培养阴性。

肾结核 患儿常有尿路刺激症状,易误诊为尿路感染。肾结核多有结核病史,起病缓慢,常见低热、盗汗,结核菌素试验阳性。尿沉渣中可找到结核杆菌,普通细菌尿培养阴性。

【治疗】

一、中西医结合治疗思路

本病的治疗,急性期应积极采用中西医结合治疗以提到疗效,慢性者或反复发作患儿中医治疗有明显的优势。中医治疗急性期以祛邪为主,慢性患儿应以扶正为主。西医治疗急性期应选择敏感抗生素治疗,慢性者或反复发作者应积极查找原因,排除尿路畸形。

二、中医治疗

(一)辨证论治

1. **辨证要点** 本病辨证,关键在于辨虚实。急性期多属实证,病程长者或反复发作的慢性患儿多为虚证或虚中夹实,儿科临床实证较多。

2. **治疗原则** 治疗要分清虚实,实证宜清利湿热,虚证宜温补脾肾或滋阴清热,并且要标本兼顾,攻补兼施。

3. **证治分类**

(1) 湿热下注证

证候:起病急,小便频数,短赤,尿道灼热疼痛,小腹坠胀,腰部酸痛,婴儿常伴啼哭不安,可伴有发热、烦躁、口渴、恶心呕吐,舌质红,苔薄腻微黄或黄腻,脉数有力。

辨证：本证常见于急性尿路感染。以尿频、尿急、尿痛，尿赤，舌红苔腻为辨证要点。

治法：清热利湿，通利膀胱。

方药：八正散加减。

发热者，加柴胡、黄芩以清热解表；小便带血，尿道刺痛，排尿突然中断者，可重用金钱草，加海金沙，利尿通淋；若小便赤涩，尿道灼热刺痛，口渴心烦，舌尖红少苔，为心经热盛，移于小肠，可用导赤散，清心利尿通淋。

(2) 肝胆湿热证

证候：小便频急而短赤，尿时涩痛，烦躁易怒，口苦口干，纳呆，恶心呕吐，腹胀胁痛，舌质红，苔黄腻，脉弦滑，指纹紫。

辨证：本证也多见于急性期，以尿频、尿急、尿痛，口苦口干，烦躁易怒，胁痛，脉弦滑为辨证要点。

治法：清肝泻火，利湿通淋。

方药：龙胆泻肝汤加减。

心火亢盛者，加黄连、生地、栀子，清心除烦；恶寒发热者，加连翘、土茯苓，清热解毒。

(3) 脾肾气虚证

证候：小便频数，尿液不清，神倦乏力，面色萎黄，纳呆便溏，甚则畏寒怕冷，手足不温，眼睑浮肿，舌质淡或有齿痕，苔白，脉细弱。

辨证：本证多见于病程较久患儿。以小便频数，尿液不清，尿急尿痛不明显，伴有脾气虚和肾气虚证为辨证要点。

治法：温补脾肾，升提固摄。

方药：缩泉丸加味。

夜尿增多者，加桑螵蛸、生龙骨以缩泉止遗；小便淋漓涩痛者，为湿热余邪未清，加白花蛇舌草、瞿麦以清热利湿。

(4) 阴虚内热证

证候：病程日久，小便频数或短赤，低热，盗汗，颧红，五心烦热，咽干口渴，唇干舌红，舌苔少，脉细数。

辨证：本证多见于尿路感染病程较长或反复发作者。以尿频的同时伴有低热，盗汗，颧红，五心烦热，舌红，苔少，脉细数为辨证要点。

治法：滋阴补肾，兼清湿热。

方药：知柏地黄丸加减。

若仍有尿急、尿痛、尿赤者，加淡竹叶、萹蓄、瞿麦，清热利湿；低热。加青蒿、地骨皮，清退虚热。对于湿热留恋者，滋阴之品易滞湿留邪，清利之品又易耗伤阴液，故应仔细辨别虚实之孰轻孰重，斟酌应用。

(二) 中成药

1. 知柏地黄丸　每次3～6g，每日2～3次，口服。用于肾阴不足证兼膀胱湿热者。

2. 三金片 每次3片,每日3次,口服。用于湿热下注,小便短赤,淋漓涩赤者。

(三)针灸疗法

1. 急性期 取委中、下髎、阴陵泉、束骨。热重加曲池;尿血加血海、三阴交;少腹胀痛加曲泉;寒热往来加内关;腰痛取耳穴肾、腰骶区。

2. 慢性期 取委中、阴谷、复溜、照海、太溪。腰背酸痛加关元、肾俞;尿频、尿急、尿痛加中极、阴陵泉;气阴两虚加中脘、照海;肾阳不足加关元、肾俞。

三、西医治疗

(一)一般处理

鼓励患儿多饮水,勤排尿,促进细菌、细菌毒素及炎性分泌物加速排出,并降低肾髓质及乳头部组织的渗透压,不利于细菌生长繁殖,女孩应注意外阴清洁。勤换尿布和内裤,不穿开裆裤,不坐地玩耍。

(二)抗感染治疗

1. 抗菌药物选用原则 首先选择对革兰阴性杆菌有效的抗生素,然后根据尿细菌培养结果和药敏报告调整用药;一定要在尿培养标本留取后使用抗生素;根据感染部位选择抗生素,下尿路感染应选择尿中高浓度的抗生素如呋喃妥因、复方磺胺甲噁唑,上尿路感染应选择组织和血清中浓度均高的抗生素如头孢菌素等。

2. 初发病例治疗方案 由于婴幼儿难以区分感染部位,若有全身症状按照上尿路感染处理,年长儿若能区分感染部位按照以下方案执行。

(1)下尿路感染:首选复方磺胺甲噁唑,也可选用呋喃妥因,疗程7~10天。

(2)上尿路感染:在进行尿培养后,新生儿和婴儿用氨苄西林75~100 mg/(kg·d)静注,加头孢噻肟钠50~100 mg/(kg·d)静注,疗程10~14天;1岁以后儿童用氨苄西林100~200 mg/(kg·d)分3次静脉滴注。疗程10~14天。患儿尽可能不选择喹诺酮类药物,慎用氨基糖苷类药物。使用呋喃类药物时注意酸化尿液。

3. 复发病例治疗方案 复发病例给予上述治疗1个疗程,并可联合抗菌药物使用。反复再发者选用呋喃妥因片、头孢类药物等继续以小剂量(小儿正常剂量的1/3)每晚睡前顿服,连服4~6个月,同时检查有无尿路畸形。儿童以膀胱输尿管反流最为多见,其次是尿路梗阻和膀胱憩室。一经证实,应及时予以矫治,否则泌尿系感染很难控制。

【预防与调护】

(1)婴幼儿每次大便后应清洗臀部,尿布应常洗换,最好用开水烫洗,婴儿所用毛巾及盆应与成人分开,尽量不穿开裆裤等。

(2)在儿童期应加强教育,注意会阴卫生,如经常洗臀部、勤换内裤等。

(3)注意平时多饮水,勤排尿,少食辛辣之品。

第十章
造血系统疾病

导 学

本章主要介绍小儿造血特点和血象特点、贫血的分类,以及营养性缺铁性贫血和特发性血小板减少性紫癜的中西医病因病机、诊断、治疗等内容。

通过学习,掌握营养性缺铁性贫血和特发性血小板性紫癜的临床表现、诊断及中西医治疗。熟悉小儿血象特点及小儿贫血的概念及分类,营养性缺铁性贫血的病因病理、实验室及相关检查。了解特发性血小板减少性紫癜的病因病理、实验室及相关检查,小儿造血特点及小儿贫血的诊断要点。

第一节 小儿造血系统概论

一、小儿造血特点

小儿可分为胚胎期造血和生后造血。

(一)胚胎期造血

胚胎期造血依次按卵黄囊、肝脾、骨髓顺序分3个阶段。

1. 中胚叶造血期 自胚胎第3周起,先在卵黄囊的血岛细胞形成原始有核血细胞。胚胎6周后,中胚叶造血开始减退。

2. 肝脾造血期 自胚胎第6~8周起,肝脏出现活动的造血组织,主要产生核红细胞,和少量粒细胞、巨核细胞,成为胎儿期的主要造血部位,4~5个月达高峰,至胚胎6个月后肝脏造血逐渐减退。

自胚胎8周左右脾脏可生成红细胞、粒细胞、淋巴细胞和单核细胞,同时出现破坏血细胞的功能。至胎儿5个月后,造红细胞和粒细胞的功能减退,造淋巴细胞的功能可维持终身。

胚胎6~7周出现胸腺,开始生成淋巴细胞,并且这种功能维持终生。胚胎期胸腺还有短暂生成少量的红细胞和粒细胞的功能。

自胚胎 11 周起淋巴结开始生成淋巴细胞,并成为终身造淋巴细胞和浆细胞的器官。胎儿期淋巴结也有短时间的红系造血功能。

3. 骨髓造血期 胚胎从第 6 周开出现骨髓,自胚胎 4 个月起,骨髓出现造血活动,迅速成为主要的造血器官,生成粒细胞、红细胞、巨核细胞等细胞。直至出生 2~5 周后成为唯一的造血场所。

(二) 生后造血

1. 骨髓造血 小儿出生后造血的部位主要是骨髓。婴幼儿期所有的骨髓均为红髓,全部参与造血,以满足生长发育的需要;自 5~7 岁起,小儿长骨中的部分红髓逐渐为黄髓所代替。至 18 岁时红髓仅分布于脊柱、胸骨、肋骨、肩胛骨、颅骨和骨盆等,以及肱骨、股骨的近端。黄髓有潜在的造血功能,当造血需要增加时,黄髓可以转变为红髓而发挥造血功能。

2. 骨髓外造血 在正常情况下,出生 2 个月以后骨髓外造血停止(除淋巴细胞与巨噬细胞外)。小儿在婴幼儿期缺少黄髓,造血的代偿潜力低,遇到各种感染、溶血、贫血、骨髓受异常细胞侵犯及骨髓纤维化等情况时造血需要增加,肝、脾、淋巴结可以随时适应需要,回复到胎儿时期的造血状态而出现肝、脾和淋巴结肿大,并且外周血中可出现有核红细胞或(和)幼稚中性粒细胞。这是小儿造血器官的一种特殊反应,称为"骨髓外造血"。当病因得到纠正后可恢复正常。

二、小儿血象特点

(一) 红细胞数和血红蛋白量

小儿出生时红细胞数和血红蛋白量较高,红细胞数 $5.0 \times 10^{12} \sim 7.0 \times 10^{12}/L$,血红蛋白量 $150 \sim 220 \text{ g}/L$,少数未成熟儿可稍低。生后 6~12 小时因进食较少和不显性失水,血液浓缩,红细胞数常常比出生时高。出生后随着肺呼吸的建立,小儿体内血氧含量增加,红细胞生成素合成明显减少,骨髓造血功能暂时性降低,而胎儿红细胞寿命较短,破坏较多(生理性溶血),另外婴儿生长发育迅速,血循环量迅速增加等因素,红细胞数和血红蛋白量逐渐降低,至 2~3 个月时红细胞数降至 $3.0 \times 10^{12}/L$,血红蛋白量降至 100 g/L 左右,出现轻度贫血,称为"生理性贫血"。3 个月后红细胞数和血红蛋白量开始缓慢增加,12 岁时达成人水平。

小儿初生时网织红细胞数较高,3 天内为 4%~6%;生后 4~7 天迅速下降到 0.5%~1.5%;4~6 周开始上升到 2%~8%;5 个月以后又下降到 1%~1.5%。

(二) 白细胞数与分类

白细胞总数在小儿初生时为 $15 \times 10^9 \sim 20 \times 10^9/L$,生后 6~12 小时增加达 $21 \times 10^9 \sim 28 \times 10^9/L$,然后逐渐下降,1 周左右平均为 $12 \times 10^9/L$,婴儿期白细胞数维持在 $10 \times 10^9/L$ 左右,8 岁以后接近成人水平。

小儿末梢血白细胞分类主要是中性粒细胞与淋巴细胞比例的变化。出生时中性粒细胞约占 65%,淋巴细胞约占 30%。生后 4~6 天时两者比例约相等;4~6 天后淋巴细胞约占 60%,中性粒细胞约占 35%,至 4~6 岁时两者又相等;7 岁后白细胞分类与成人相似。

（三）血小板数

血小板计数与成人相似,为 $150 \times 10^9 \sim 300 \times 10^9 / L$。

（四）血红蛋白的种类

在胚胎、胎儿、儿童和成人的红细胞内,正常情况下有 6 种不同的血红蛋白分子。胚胎期的血红蛋白为 Gower1、Gower2 和 Portland,在胚胎 12 周时消失,被胎儿血红蛋白（HbF）取代。胎儿期 6 个月时,HbF 占 90%,HbA 仅占 5%~10%,HbA_2 <1%。随着成长,血红蛋白 HbA 合成逐渐增加。生后 HbF 迅速又被 HbA 取代。1 岁时 HbF 不超过%5,2 岁时 HbF 不超过 2%。

（五）血容量

与成人相比小儿血容量相对较多,新生儿血容量约占体重的 10%,平均 300 ml；儿童血容量占体重的 8%~10%；成人血容量占体重的 6%~8%。

三、中医对血液系统的认识

中医学认为血液是人体重要的物质基础,可以濡润、营养全身,维持人体脏腑、形体、九窍等组织、器官的生命活动。血液由营气和津液组成,与五脏有密切的关系。营气和津液,均来自所摄入的饮食,经脾胃受纳运化,化生精微而为血,故脾胃为气血生化之源；心主血,其华在面,心血充足时面色红润光泽,心血不足时面色苍白无华；肝主藏液,对全身血量和血液的分布起着调节作用,静止时部分血液储存于肝,活动时肝内的血液被动员出来,运送到全身,供给各器官组织,故谓："肝受血而能视,足受血而能步,掌受血而能握,指受血而能摄。"在西医学中,肝脏是胚胎的 6~8 个月时最大的造血和藏血器官；肺朝百脉,主治节,通过肺的呼吸,进行气体交换,帮助心脏循行血液输布到周身；肾藏精,血的化生,有赖于肾中精气的气化,肾中精气的充盛,有赖于血液的滋养。精能生血,血能化精,即谓"精血同源"；血与气关系密切。气属阳,血属阴,血液运行有赖于气的推动和固摄作用,气能生血、摄血、行血,"气为血之帅,血为气之母"。

上述任何脏腑和气血的生理功能失调,血液在生成、循行等方面均会出现异常,发生血液系统疾病如各种贫血、特发性血小板减少性紫癜。

第二节　小儿贫血总论

贫血（anemia）是小儿时期一种常见的临床综合征,它是指外周血中单位容积内的红细胞数、血红蛋白量或红细胞比容低于正常。

小儿的年龄不同,红细胞数、血红蛋白量也有所区别,根据 WHO 的资料,6 个月~6 岁的小儿血红蛋白≥110 g/L,6~14 岁≥120 g/L,海拔每增高 1 000 米,血红蛋白升高约 4%,低于此值为贫血。6 个月以下的婴儿目前尚无统一标准。根据中国小儿血液学组（1989 年）暂定的贫血诊断标准（以海平面计）：血红蛋白新生儿<145 g/L,1~4 个月婴儿<90 g/L,4~6 个月婴儿<100 g/L,为贫血。

一、贫血的分类

(一) 贫血程度分类

根据血红蛋白含量可分为四度：① 轻度，血红蛋白从正常下限~90 g/L；② 中度，血红蛋白为~60 g/L；③ 重度，血红蛋白为~30 g/L；④ 极重度，血红蛋白＜30 g/L。新生儿血红蛋白为144~120 g/L 者为轻度，~90 g/L 为中度，~60 g/L 为重度，＜60 g/L 者为极重度。

(二) 病因分类

根据导致贫血的原因将其分为三大类。

1. 红细胞和血红蛋白生成不足

(1) 缺乏造血成分：如缺铁性贫血（铁缺乏）、巨幼红细胞性贫血（维生素 B_{12}、叶酸缺乏）、维生素 C 缺乏、蛋白质缺乏等。

(2) 骨髓造血功能异常：如再生障碍性贫血。

(3) 其他：感染、慢性肾病、癌症等原因所致的贫血。

2. 溶血性贫血 因红细胞内在异常或红细胞外在因素导致。

(1) 红细胞内在异常：① 红细胞膜结构缺陷：如遗传性球形红细胞增多症；② 红细胞酶缺乏：如葡萄糖-6-磷酸脱氢酶（G-6-PD）缺乏；③ 血红蛋白合成或结构异常：如地中海贫血、血红蛋白病等。

(2) 红细胞外在因素：① 免疫因素：体内存在破坏红细胞的抗体，如新生儿溶血病、药物所致的免疫性溶血性贫血等；② 非免疫因素：如感染、物理化学因素、脾功能亢进等。

3. 失血性贫血 包括急性失血和慢性失血性贫血。

(三) 形态分类

依据红细胞平均容积（MCV）、红细胞平均血红蛋白量（MCH）和红细胞平均血红蛋白浓度（MCHC）的值将贫血分为四类（见表10-1）。

表10-1 贫血的细胞形态分类

	MCV(fl)	MCH(pg)	MCHC(%)
正常值	80~94	28~32	32~38
大细胞性	＞94	＞32	32~38
正细胞性	80~94	28~32	32~38
单纯小细胞性	＜80	＜28	32~38
小细胞低色素性	＜80	＜28	＜32

二、诊断要点

贫血是儿科临床中常见的一种综合征，须找出导致贫血的原因，实施针对性治疗。因此，确切而详细的病史、全面的体格检查和必要的实验室检查是找到贫血病因的重要依据。

(一) 病史

1. 询问发病年龄 贫血发生的年龄不同，病因也有所不同。比如出生后即有严重贫血者要考虑产前或产时失血；生后 48 小时内出现贫血伴有黄疸者，以新生儿溶血病可能性大；发病为儿童期者多考虑慢性失血性贫血、再生障碍性贫血等病因引起的贫血。

2. 查询伴随症状　比如伴有黄疸提示溶血；伴有呕血、瘀斑等提示出血性疾病；伴有神经和精神症状如嗜睡、震颤等提示维生素 B_{12} 缺乏。

3. 询问喂养史　婴幼儿的喂养方法、饮食的质与量、饮食搭配等对小儿贫血的病因分析有重要意义。比如单纯乳类喂养未及时添加辅食的婴儿，易患营养性缺铁性贫血或巨幼细胞性贫血；幼儿及年长儿饮食质量差或搭配不合理者，可能为缺铁性贫血。

4. 询问既往史及家族史　询问可引起贫血的有关疾病比如有无寄生虫病史，消化系统疾病、结核等病。此外，还要询问用药史比如是否服用氯霉素、磺胺等。与遗传有关的贫血，比如 G-6-PD 缺乏、地中海贫血等，家族（或近亲）中常有同样患者。

（二）体格检查

1. 生长发育及营养状况　生长发育障碍、营养不良多见于小儿慢性贫血。

2. 皮肤、黏膜　皮肤和黏膜苍白的程度一般与贫血程度成正比。

3. 指甲和毛发　缺铁性贫血的患儿指甲薄而易脆，严重者扁平甚至呈匙形反甲。巨幼红细胞性贫血患儿头发细黄、干稀、无光泽，有时呈绒毛状。

4. 肝脾和淋巴结肿大　这是婴幼儿贫血常见的体征。肝脾轻度肿大多提示髓外造血，脾大为主者，多提示遗传性溶血性贫血，有明显淋巴结肿大者，应考虑造血系统恶性病变（如白血病、恶性淋巴瘤）。

（三）实验室检查

小儿贫血的诊断和鉴别诊断必不可少的是血液检查。根据病史、症状体征和实验室检查结果，通过综合分析，对大多数贫血可作出初步诊断或确定诊断；对病情复杂且暂时不能明确诊断者，可根据初步分析，进一步选择必要的检查得出结论。

1. 外周血象　根据红细胞和血红蛋白量、形态判断有无贫血、病因及其程度，如红细胞较小、染色浅、中央淡染色区扩大，提示缺铁性贫血；红细胞呈球形，染色深提示遗传性球形红细胞增多症。网织红细胞计数可反映骨髓造红细胞的功能。增多提示骨髓造血功能活跃，减少提示造血功能低下。另外在治疗过程中定期检查网织红细胞计数，有助于判断某些疾病疗效，比如缺铁性贫血治疗 1 周左右后，网织红细胞开始增加。

2. 骨髓检查　骨髓涂片检查，对白血病、再生障碍性贫血、营养性巨幼红细胞性贫血等的诊断具有决定性意义。骨髓活体组织检查对白血病、转移瘤等骨髓病变具有诊断价值。

3. 血红蛋白分析检查　如血红蛋白碱变性试验、血红蛋白电泳、包涵体生成试验等，对地中海贫血和异常血红蛋白病的诊断有重要意义。

4. 红细胞脆性试验　红细胞脆性增高见于遗传性球形红细胞增多症；脆性减低则见于地中海贫血。

5. **特殊检查** 对小儿贫血的病因诊断往往有诊断意义。如红细胞酶活力测定对先天性红细胞酶缺陷所致的溶血性贫血有诊断意义;抗人球蛋白试验可以协助诊断自身免疫性溶血;血清铁、铁蛋白、红细胞游离原卟啉等检查可以分析体内铁代谢情况,以协助诊断缺铁性贫血;基因分析方法对遗传性溶血性贫血不但有诊断意义,还有产前诊断价值。

第三节 营养性缺铁性贫血

营养性缺铁性贫血(nutritional iron deficiency anemia,NIDA)是由于体内铁缺乏,导致血红蛋白合成减少而引起的一种小细胞低色素性贫血。临床上以小细胞低色素性贫血、血清铁蛋白减少和铁剂治疗有效为特点。本病为小儿常见疾病,多发生于婴幼儿时期,尤其6个月~2岁的小儿多见。是我国重点防治的小儿疾病之一。

小儿贫血有不同程度的面色、指甲及黏膜苍白,属中医学"血虚"、"萎黄"、"黄胖"、"疳证"、"虚劳"等范畴。

【病因病理】

一、中医病因病机

血液是维持人体生命活动的重要物质,血液的化生与脾、肾、心、肝的功能密切相关。若先天禀赋不足,后天喂养不当,或罹患多种急慢性疾病,病后失于调护而损伤以上脏腑,则可导致本病发生。

1. **先天禀赋不足** 由于母体素虚,或孕期失于调护,或疾病影响等,皆可影响胎儿的正常生长发育,致使胎儿精血未充,气血内亏,而致贫血。

2. **后天喂养不当** 小儿生机蓬勃,发育迅速,对营养物质的需求较为迫切,但小儿"脾常不足",脾胃运化输布功能薄弱,若喂养不当,偏食、少食、挑食,或乳母乳汁清稀、数量不足,或未及时添加辅食,或饮食不节,恣食肥甘生冷,皆可损伤脾胃,气血化生乏源,而形成贫血。

3. **疾病损伤气血** 若大病、久病,或病后失调,或诸虫寄生,损伤脾胃,使脾胃运化功能失常,精微无从运化,导致气血虚弱,而形成贫血。

总之,营养性缺铁性贫血是诸多因素所造成的,病变脏腑在脾、肾、心、肝,而尤与脾胃受损最明显。脾胃虚弱,化生乏源,气血亏虚,脏腑失荣,而病证丛生。血不养心,心神失养,可出现心脾两虚的证候;病情日久,血不化精,肝肾失养,可出现肝肾阴虚证候;若阴损及阳,火不暖土,可呈现脾肾阳虚之候。贫血严重者,精血大虚,可气随血脱,出现厥脱之险证。

二、西医病因病理

(一)铁的代谢

1. **人体铁元素的含量及其分布** 正常人体内的含铁总量随着年龄、体重、性别和血红蛋白水平的不同而异。体内总铁量正常成人男性约为 50 mg/kg,女性约为 35 mg/kg,新生儿约为 75 mg/kg。总铁量中 64% 用于合成血红蛋白,32% 以铁蛋白及含铁血黄素形式贮存于骨髓、肝和脾内;3.2% 用于合成肌红蛋白,<1% 存在于含铁酶内和以运铁形式存在于血浆中。

2. 铁的来源　铁主要有两方面来源。

(1) 外源性铁:主要从食物中摄取。食物中的铁分为血红素铁和非血红素铁。动物性食物(如瘦肉、血)含铁高且为血红素铁,吸收率达 10%~25%;植物性食物中大豆含铁较高,但属非血红素铁,吸收率低,为 1.7%~7.9%。

(2) 内源性铁:体内红细胞衰老或被破坏所释放的血红蛋白铁,占人体铁摄入量的 2/3,几乎可全部被再利用。

3. 铁的吸收和运转　食物中的铁主要以 Fe^{2+} 形式在十二指肠和空肠上段被吸收。进入肠黏膜细胞的 Fe^{2+} 被氧化成 Fe^{3+},其中一部分与细胞中的去铁蛋白结合,形成铁蛋白,暂时保存于肠黏膜细胞中;另一部分与细胞浆中载体蛋白结合后移出细胞外,进入血液与血浆中的转铁蛋白结合,随血液循环将铁运送到需铁和贮铁组织。未被利用的部分则与去铁蛋白结合而形成铁蛋白,作为储备用铁。红细胞被破坏后释放的铁,也同样通过与转铁蛋白结合后运送到需铁或贮铁组织,被利用或贮存。

肠黏膜细胞调节铁的吸收,这种调节作用通过体内贮存铁和转铁蛋白受体(TfR)来调控。当体内贮存铁充足时,转铁蛋白受体(TfR)与铁复合物合成减少,铁蛋白合成增加,肠黏膜细胞内的铁大部分以铁蛋白形式贮存在该细胞内,随肠黏膜细胞的脱落而被排出体外,因而吸收减少;当体内缺铁时,TfR 合成增加,铁蛋白合成减少,肠黏膜细胞内 TfR-铁复合物进入血流,铁的吸收增加。

正常情况下,血浆中的转铁蛋白仅 1/3 与铁结合,此结合的铁称为血清铁(serum iron, SI);其余 2/3 的转铁蛋白仍具有与铁结合能力,在体外加入一定量的铁可使其成饱和状态,所加的铁量称为未饱和铁结合力。血清铁与未饱和铁结合力之和称为血清总铁结合力(total iron binding capacity, TIBC)。血清铁在总铁结合力中所占的百分比称为转铁蛋白饱和度(transferrin saturation, TS)。

4. 铁的利用、贮存　铁到达骨髓造血组织后即进入幼红细胞,在线粒体中与原卟啉结合形成血红素,血红素与珠蛋白结合形成血红蛋白。此外,铁还在肌红蛋白和某些含铁酶中被利用。在体内未被利用的铁以铁蛋白及含铁血黄素的形式贮存。在机体需要铁时,通过酶的还原作用,使铁蛋白中的 Fe^{3+} 转化成 Fe^{2+} 释放,然后被氧化酶氧化成 Fe^{3+},再与转铁蛋白结合后被转运到需铁的组织。

5. 铁的排泄　正常情况下每日仅有极少量的铁排出体外。约 2/3 随脱落的肠黏膜细胞、红细胞、胆汁由肠道排出,其他经肾脏、汗腺和表皮细胞脱落丢失。

6. 铁的需要量　小儿由于生长发育的需要,每日需摄入的铁量相对较成人为多。成熟儿自生后4个月至3岁每天约需铁1 mg/kg;早产儿约达2 mg/kg。

7. 出生前、后铁代谢特点　胎儿通过胎盘从母体获得铁,孕后期的3个月获铁量最多,足够其生后4～5个月内之用。而未成熟儿从母体所获得的铁较少,容易发生缺铁。生后的"生理性溶血"释放的铁增多,"生理性贫血"需铁相对减少,使婴儿早期不易发生缺铁。但早产儿从母体获取铁少,且生长发育更迅速,可较早发生缺铁。约4个月龄以后,从母体获取的铁逐渐耗尽,此期生长发育迅速,造血活跃,因此对膳食铁的需要增加,而婴儿主食人乳和牛乳的铁含量均低,不能满足机体之需,贮存铁耗竭后即发生缺铁,故6个月～2岁的小儿缺铁性贫血发生率高。儿童期一般较少缺铁。青春期由于生长发育迅速而对铁的需要量增加,初潮以后少女如月经过多造成铁的丢失也是此期缺铁的原因。

(二)病因

1. 先天储铁不足　胎儿从母体获得的铁以妊娠最后3个月最多,故早产、双胎或多胎、胎儿失血等均可使胎儿储铁减少。由于孕母严重缺铁导致胎儿从母体获铁减少,导致铁储备不足。

2. 铁摄入不足　乳类含铁量均低,若未及时添加含铁丰富的食物,易导致缺铁性贫血。

3. 生长发育迅速　主要发生在5个月～1岁期间,对铁需要量增加,又未及时添加含铁食物,极易造成缺铁性贫血。

4. 铁的吸收障碍　主要见于慢性腹泻患儿,铁的吸收不良,铁的排泄也增加。

5. 铁的丢失过多　主要见于长期慢性失血的疾病,如钩虫病、肠息肉等。

(三)发病机制

1. 对血液系统的影响　铁是合成血红蛋白的原料,当体内缺铁时,血红素的合成减少,红细胞内血红蛋白含量不足,细胞浆较少,细胞变小;而缺铁对细胞的分裂、增殖影响较小,故红细胞数量减少的程度不如血红蛋白减少明显,从而形成小细胞低色素性贫血。

2. 对其他系统的影响　缺铁还可影响肌红蛋白的合成;引起体内含铁酶的活性减低,以致细胞呼吸发生障碍,影响组织器官的功能,因而临床可出现胃肠道、循环、神经等非造血系统的功能障碍。此外,缺铁还可引起细胞免疫功能降低,对感染的易感性增高。

【临床表现】

任何年龄均可发病,以6个月～2岁最多见。发病缓慢,其临床表现随病情轻重而有不同。皮肤黏膜逐渐苍白,以口唇和甲床等处明显,易疲乏,不爱活动;年长儿可诉头晕、眼前发黑、耳鸣等。食欲减退,常有异食癖(如嗜食泥土、煤渣等),可有呕吐、腹泻,或出现口腔炎、舌炎等;精神不振,注意力不集中,记忆力减退,严重出现智力减低等。明显贫血心率增快,心脏扩大;易发生感染;肝、脾、淋巴结可轻度肿大。年龄愈小、病程愈久、贫血愈重,肝脾肿大愈明显。

【实验室及相关检查】

一、血象

外周血象示小细胞低色素性贫血。网织红细胞数正常或轻度减少。白细胞、血小板一般无改变。外周血涂片可见红细胞大小不等,以小细胞为多,中央淡染区扩大。

二、骨髓象

呈增生活跃,以中、晚幼红细胞增生为主。各期红细胞胞体均小,胞浆少,染色偏蓝,胞浆成熟程度落后于胞核。粒细胞和巨核细胞系一般无明显异常。

三、有关铁代谢检查

1. 血清铁蛋白(serum ferritin, SF) SF值可较敏感地反映体内贮存铁情况,是诊断缺铁的铁减少期的敏感指标。在缺铁早期(储存铁减少,但供红细胞合成血红蛋白的铁尚未减少)即可表现降低。应用放射免疫法测定,当 SF < 12 μg/L,提示缺铁。由于感染、肿瘤、肝脏和心脏疾病时 SF 明显升高,故当缺铁合并这些疾病时其 SF 值可不降低,此时测定红细胞内碱性铁蛋白有助诊断。

2. 红细胞游离原卟啉(free erythrocyte protoporpHyrin, FEP) 缺铁时,FEP不能完全与铁结合成血红素,血红素合成减少,又反馈使 FEP 合成增多。当 FEP > 0.9 μmol/L(500 μg/dl),提示细胞内缺铁。FEP 增高还见于铅中毒、慢性炎症和先天性原卟啉增多症。

3. 血清铁(SI)、总铁结合力(TIBC)和转铁蛋白饱和度(TS) 这三项检查反映血浆中铁含量,通常在缺铁后期,表现明显的小细胞低色素贫血时才出现异常。表现为 SI 减低,< 9 ~ 10.7 μmol/L(50 ~ 60 μg/dl)有意义;TIBC 增加,> 62.7 μmol/L(350 μg/dl)有意义;TS < 15% 有诊断意义。

4. 骨髓可染铁 观察红细胞内的铁粒细胞数,如 < 15%,提示储存铁减少(细胞内铁减少),这是一项反映体内贮铁的敏感而可靠的指标。

【诊断】

诊断要点

根据喂养史、临床表现和血象特点,一般可作出初步诊断。进一步作有关铁代谢的生化检查有确切意义。必要时可行骨髓检查。用铁剂治疗有效可证实诊断。

【鉴别诊断】

1. 营养性巨幼细胞性贫血 由于缺乏维生素 B_{12} 或叶酸,使细胞分裂、增殖的速度明显减慢的大细胞性贫血。临床主要表现为贫血,神经精神症状,红细胞的胞体变大,骨髓中出现巨幼红细胞,用维生素 B_{12} 或(和)叶酸治疗有效。

2. **铁粒幼红细胞性贫血** 是一组铁利用障碍性疾病。特征为骨髓中出现大量环状铁粒幼红细胞,红细胞无效生成,组织铁储量过多和外周血呈小细胞低色素性贫血。血清铁正常或增高,骨髓增生明显活跃,红细胞形态有异,并出现环状铁粒幼红细胞 >15%。铁剂治疗不但无效,反可加重病情。

【治疗】

一、中西医结合治疗思路

对于缺铁性贫血,采取中西医结合治疗效果较好。中医治疗原则为健脾益气养血,并贯穿于疾病治疗的始终,通过中医辨证施治,既可以减轻铁剂的副作用,又能促进铁的吸收。西医主要去除病因和补充铁剂。轻度贫血时,以合理喂养为主;中度以上贫血时,采用补充铁剂治疗。

二、中医治疗

(一) 辨证论治

1. **辨证要点** 本病以脏腑辨证为主。若伴食欲不振,大便溏泄为脾胃虚弱证;伴心悸气短,倦怠乏力为心脾两虚证;伴腰腿酸软,潮热盗汗为肝肾阴虚证;伴畏寒肢冷,发育迟缓为脾肾阳虚证。

2. **治疗原则** 小儿营养性缺铁性贫血以虚证为主,按"形之不足,温之以气;精之不足,补之以味"的原则,通过调理脾胃,双补阴阳,使精血互生,阳生阴长。本病治疗以健脾益气养血为主。临证时首先辨明病因,根据脏腑、气血、阴阳虚损的主次,抓住病机,分清轻重缓急辨证施治。在组方选药时要顾护脾胃之气,不可拘泥贫血而重用滋补之品,以补而不滞,补不碍胃为要。

3. **证治分类**

(1) 脾胃虚弱证

证候:面色萎黄无华,唇甲色淡,长期食欲不振,神疲乏力,形体消瘦,大便不调,舌淡苔白,脉细无力,指纹淡红。

辨证:本证多见于轻、中度贫血。以面色、黏膜、指甲苍白,不思饮食,形体消瘦,舌淡苔白,脉细无力,指纹淡红为辨证要点。

治法:健运脾胃,益气养血。

方药:参苓白术散加减。

食欲不振,加山楂、谷麦芽、鸡内金,消食化积;便秘,加柏子仁、火麻仁,润肠通便;大便稀溏,加苍术、薏苡仁、焦山楂以助脾运;腹胀,加枳壳、木香,行气导滞。畏寒肢冷,加干姜、附片以温脾阳。

(2) 心脾两虚证

证候:面色萎黄,唇甲苍白,发黄稀疏,心悸气短,头晕目眩,夜寐欠安,语声低弱,精神委靡,注意力不集中,食欲不振,舌淡红,脉细弱,指纹淡红。

辨证:本证多见于中度贫血,脾病及心。以面色萎黄或苍白,食少纳呆,心悸头晕,夜寐欠安为辨证要点。

治法:补脾养心,益气生血。

方药:归脾汤加减。

血虚明显,加鸡血藤、白芍、阿胶,补血养血;食少便溏,腹胀明显,去当归、白芍、熟地黄等,加苍术、陈皮、砂仁等运脾理气;心慌,加柏子仁、酸枣仁,宁心安神;脾虚肝旺,肢体震颤者,加白芍、钩藤、磁石,平肝潜阳;下肢浮肿者,加薏苡仁、猪苓,健脾渗湿。

(3)肝肾阴虚证

证候:面色苍白,颧红盗汗,肌肤不泽,毛发枯黄,爪甲易脆,头晕目涩,四肢震颤抽动,发育迟缓,舌红,苔少或光剥,脉弦数或细数。

辨证:本证多见于中、重度贫血患儿。以面色苍白,颧红盗汗,爪甲易脆,头晕目涩,舌红少苔,脉细数为辨证要点。

治法:滋养肝肾,益精生血。

方药:左归丸加减。

潮热盗汗,加地骨皮、鳖甲、白薇,养阴清热;智力发育迟缓者,加紫河车,补肾开窍;眼目干涩,加石斛、夜明砂、羊肝,补肝明目;四肢震颤,加沙苑蒺藜、白芍、钩藤、地龙,养肝息风;胁下痞块,加鳖甲、莪术、丹参,活血消痞。

(4)脾肾阳虚证

证候:精神委靡不振,面色苍白,口唇淡白,发育迟缓,毛发稀疏,畏寒肢冷,纳谷不馨,或有大便溏泄,舌淡苔白,脉沉细无力,指纹淡。

辨证:本证多见于中、重度贫血患儿。以口唇淡白,食少便溏,畏寒肢冷,舌淡体胖,脉沉细无力为辨证要点。

治法:温补脾肾,益精养血。

方药:右归丸加减。

畏寒肢冷,加熟附块、桂枝,温补肾阳;囟门晚闭,加龟板、牡蛎、龙骨,补肾壮骨;发稀,加党参、当归,补血生发;大便溏泄,加益智仁,温阳止泻;下肢浮肿,加茯苓、猪苓,利湿消肿;贫血重者,加紫河车、阿胶以补精血。

(二)中成药

1. 小儿生血糖浆　每次10 ml,每日3次,口服。用于贫血各证。

2. 归脾丸　每次3 g,每日3次,口服。用于心脾两虚证。

3. 复方阿胶浆　每次5~10 ml,每日3次,口服。

（三）针灸疗法

取膈俞、脾俞、胃俞、肾俞、足三里、隐白、三阴交为主穴，每次选3～5穴，配气海、命门。采用补法，每日针1次，针后加灸。对较小患儿可单用灸法。10天为1个疗程。

（四）其他疗法

1. 推拿疗法　推补脾经，推三关，按揉脾俞、胃俞、肾俞、足三里，运内八卦，摩腹，揉血海，捏脊。每日推拿1次，10次为1个疗程，每疗程后休息3～5天继续治疗。

2. 中药外治法　党参、白术、茯苓、黄芪、丹参、陈皮、丁香、肉桂、莱菔子等，制成药膏，敷贴穴位血海、足三里、三阴交、气海、神阙等。每次选贴单侧4个穴位，隔3天换药1次，连贴10周，共敷药20次。具有益气养血生血作用。

三、西医治疗

（一）一般治疗

加强护理，保证充足睡眠；避免感染，如伴有感染者应积极控制感染；重度贫血者注意保护心脏功能。根据患儿消化能力，适当增加含铁质丰富的食物，注意饮食的合理搭配，以增加铁的吸收。

（二）去除病因

对喂养不当者应指导其科学喂养；对一些慢性失血性疾病，如钩虫病等应及时治疗。

（三）铁剂治疗

1. 口服铁剂　二价铁盐较易吸收，常用制剂有2.5%硫酸亚铁合剂、富马酸亚铁、葡萄糖酸亚铁等。口服剂量以元素铁计算，一般为每次1.5～2 mg/kg，每日2～3次。最好于两餐之间服药，既减少对胃黏膜的刺激，又利于吸收；同时口服维生素C能促进铁的吸收。牛奶、茶、咖啡及抗酸药等与铁剂同服均可影响铁的吸收。

2. 注射铁剂　对口服不耐受或胃肠道疾病影响铁的吸收时，可用注射铁剂，常用的有右旋糖酐铁复合物，肌内注射或静脉注射；山梨醇枸橼酸铁复合物，专供肌内注射用；葡萄糖氧化铁，供静脉注射用。

铁剂治疗有效者于2～3天后网织红细胞即见升高，5～7天达高峰，2～3周后下降至正常；治疗1～2周后血红蛋白逐渐上升，通常于治疗3～4周达到正常。如3周内血红蛋白上升不足20 g/L，注意寻找原因。如治疗反应满意，血红蛋白恢复正常后再继续服用铁剂6～8周，以增加铁储存。

【预防与调护】

（1）注意母亲孕期和哺乳期的营养及合理膳食。提倡母乳喂养，及时添加辅食。

（2）养成良好的饮食习惯，合理配置饮食结构。纠正偏食、挑食、零食等不良习惯。

（3）贫血患儿要预防感冒，注意寒暖调摄。重度贫血应避免剧烈运动，注意休息。

(4) 对早产儿,尤其是非常低体重的早产儿宜自2个月左右给予铁剂预防。

第四节 特发性血小板减少性紫癜

特发性血小板减少性紫癜(idiopathic thrombocytopenic purpura, ITP)又称自身免疫性血小板减少性紫癜,是小儿最常见的出血性疾病。其临床特点为皮肤、黏膜自发性出血,束臂试验阳性,血小板减少,出血时间延长和血块收缩不良。在各年龄期均可发生,一般多见于2~8岁的小儿。临床上常分急性型与慢性型,小儿以急性型较多见,约占80%,其预后相对比成人为好。

本病属中医学"血证"、"肌衄"、"衄血"、"葡萄疫"、"虚劳"等范畴。

【病因病理】

一、中医病因病机

小儿素体正气亏虚是发病之内因,外因为感受风热时邪及其他疫疠之气。外感风热邪毒或疫疠之邪,蕴阻于肌表与气血相搏,迫血妄行,外溢皮肤孔窍,发为紫癜。若因素体心脾气血不足,肾阴亏损,虚火上炎,血不归经也可致紫癜。

急性型多因外感热毒疫疠诸邪,热毒入侵,内扰营血,灼伤血络,迫血妄行,溢出常道,出现皮肤黏膜紫癜或伴其他血证。慢性型多为气虚、阴虚。脾气虚则不能统摄血液,以致血不循经,溢于脉络之外,渗于皮肤之间;若阴虚火旺,则虚火灼伤脉络,血溢脉外。本病出血后,血不归经,血流脉外,离经之血常导致瘀血内阻,使出血加重,或反复出血,则为虚实夹杂之证。

血生于脾,藏于肝,源于肾,而主于心,血在脉中循环流行,依赖于心之推动,脾之统摄,肝之储藏。若心、肝、脾功能受损,血行不循常道而外溢肌肤,重则吐衄便血。

总之,本病外因为感受风热时邪及其他疫疠之气,内因为气阴亏虚,病位在心、肝、脾、肾。急性型多属实证,慢性型多见虚证。反复发作,病情严重者,可致精血亏虚,气阴两竭。

二、西医病因病理

(一) 病因

一般认为与病毒感染有关。多数患儿在发病前1~3周有病毒感染史,如上呼吸道感染、风疹、麻疹、水痘、传染性单核细胞增多症等。亦偶见于免疫接种之后。

(二) 发病机制

目前认为病毒感染引起ITP不是由于病毒的直接作用,而是由于免疫机制,可能有两种形式。① 机体在病毒感染后,血循环中病毒抗原与病毒抗体形成免疫复合物,非特异性地吸附在血小板上,使血小板易被单核巨噬细胞系统吞噬和破坏,使血小板的寿命缩短,导致血小板减少。② 病毒感染后产生血小板相关抗体(PAIgG),PAIgG与血小板膜发生交叉反应,使血小板受到损伤而被单核巨噬细胞系统所清除。PAIgG的含量与血小板成负相关关系:即PAIgG愈高,血小板数愈低;但也有少数患儿的 PAIgG 含量不增高。因血小板和巨核细胞有共同抗原性,抗血小板抗体同样作用于骨髓中巨核细胞,导致巨核细胞成熟障碍,使血小板进一步减少。

脾脏是产生血小板抗体、清除和破坏血小板的主要场所。血小板破坏加速和生成减少致血小板总数降低是导致出血的主要原因。

【临床表现】

一、急性型

1~5岁多见,春季发病率较高,以往无出血病史。病前1~3周或同时伴有病毒感染。起病急,以自发性皮肤和(或)黏膜出血为突出表现,瘀点、瘀斑呈针尖至米粒大,遍布全身,而以四肢多见。常见鼻衄、牙龈出血,呕血、便血少见,偶见肉眼血尿。青春期女孩可有月经过多。重者可有面色苍白、贫血、循环衰竭,偶见失血性休克。病程一般在6个月以内。病死率为0.5%~1%,主要致死原因为颅内出血。

二、慢性型

多见于学龄前及学龄期儿童,病前多无病毒感染史,约10%的患儿由急性型转化而来。大多数患儿起病缓慢,出血症状较轻,出血部位限于皮肤、黏膜,很少有内脏出血,脾脏可轻度肿大。症状及血小板减少时轻时重,或发作与缓解交替。病程超过6个月。但最终有30%~50%病例自然痊愈。

【实验室及相关检查】

一、血液检查

血小板计数 $<100\times10^9/L$,出血轻重与血小板数量有关。血小板计数一般在 $<50\times10^9/L$ 以下,易有出血倾向;低于 $20\times10^9/L$ 时,出血明显;低于 $10\times10^9/L$ 则出血严重。急性型血小板通常 $<20\times10^9/L$;慢性型血小板通常在 $30\times10^9\sim80\times10^9/L$ 之间。出血时间延长,在3分钟以上。血块收缩不良。

二、骨髓象

急性型巨核细胞数正常或轻度增多;慢性型巨核细胞显著增多。均可见幼稚巨核细胞增加,核分叶减少,且常有空泡形成,颗粒减少和胞浆少等现象,具有存在成熟巨核细胞而不能释放血小板的特点。

三、血小板抗体测定

主要是 PAIgG 增高,但 PAIgG 增高并非是 ITP 的特异性改变,其他免疫性疾病亦可增高;若同时测定 PAIgM 和 PAIgA,以及测定结合在血小板表面的糖蛋白、血小板内的抗 GPⅡb/Ⅲa 自身抗体可提高临床诊断的敏感性和特异性。

四、其他

束臂试验阳性。

【诊断】

诊断要点

临床以出血为主要症状,血小板计数 $< 100 \times 10^9/L$。骨髓巨核细胞增多或正常,幼稚型及(或)成熟未释放型巨核细胞比例增加。血清中检出抗血小板抗体。需排除其他引起血小板减少的疾病。

临床上根据病程长短分为两型:急性型:病程≤6个月;慢性型:病程>6个月。

【鉴别诊断】

1. **过敏性紫癜** 紫癜多见于四肢、臀部、皮肤,为出血性斑丘疹,呈对称分布,伸侧面多于屈侧面,血小板并不减少。常伴有荨麻疹及不同程度的关节痛和腹痛。

2. **再生障碍性贫血** 以贫血为主要表现,除出血及血小板减少外,呈全血减低现象;红细胞、白细胞总数及中性粒细胞多减少,网织红细胞不高。骨髓系统生血功能减低,三系造血细胞均减少,巨核细胞减少或极难查见。

3. **急性白血病** 外周血白细胞不增高的急性白血病易与ITP相混淆,通过血涂片和骨髓检查见到白血病细胞即可确诊。

【治疗】

一、中西医结合治疗思路

本病采取中西医结合治疗。中医可通过调理脏腑功能,减少复发,改善预后。急性型多属实证、热证,治以清热解毒,凉血止血;慢性型多属虚证,治以益气摄血,滋阴降火,佐以活血养血。西医主要采用肾上腺皮质激素,无效可加用免疫抑制剂或大剂量丙种球蛋白。在长期应用肾上腺皮质激素的同时,配合中药滋阴清热,可缓解肾上腺皮质激素的副作用,减少使用剂量,缩短肾上腺皮质激素应用的时间。

二、中医治疗

(一)辨证论治

1. 辨证要点

(1)辨虚实:起病急,紫癜颜色较鲜明者多属实;起病缓,病情反复,病程缠绵,紫癜颜色较淡者多属虚。

(2)辨病因:伴有烦闹口渴,便秘尿赤,甚则鼻衄、齿衄、便血、尿血者为血热妄行;伴有神疲乏力,头晕心悸,食欲不振者为气不摄血;伴有低热盗汗,手足心热,舌红少津者为阴虚火旺;伴有皮肤紫癜色黯,面色晦暗,舌黯红或有紫斑,脉涩者则为瘀血之象。

（3）辨轻重：凡出血量较少者为轻证;出血严重,伴颅内出血、头痛、昏迷、抽搐等均为重证。

2. 治疗原则　急性型多属实证,常为外感邪热之毒,治疗宜采用清热解毒,凉血止血之法;慢性型多属虚证,大多因脏腑虚损所致,治疗宜采用益气摄血,滋阴降火之法;兼有瘀血者,配合活血祛瘀法。临证需注意证型之间的相互转化或同时并见。治疗时宜分清主次,统筹兼顾。

3. 证治分类

（1）血热妄行证

证候：起病较急,皮肤密集瘀斑瘀点,色泽鲜红,伴有齿衄鼻衄,偶有尿血,面红目赤,心烦口渴,便秘尿少,舌红苔黄,脉数。

辨证：本证多为ITP急性型。以皮肤瘀点,色泽鲜红,心烦,口渴,舌红,脉数为辨证要点。

治法：清热解毒,凉血止血。

方药：犀角地黄汤加减。

发热烦渴喜饮者,加羚羊角粉、生石膏、知母,清热生津;便秘者,加生大黄,泻热通便;瘀点成片者,加紫草、仙鹤草,凉血止血;齿衄、鼻衄者,加白茅根、侧柏炭、藕节、炒栀子,凉血解毒;尿血者,加小蓟、仙鹤草,凉血止血;便血者,加三七粉、地榆炭、紫草,收敛止血。

（2）气不摄血证

证候：发病缓慢,病程迁延,紫癜反复出现,瘀斑、瘀点颜色淡紫,伴鼻衄齿衄,神疲乏力,面色萎黄或苍白无华,食欲不振,大便溏泄,头晕心悸,舌淡红,苔薄,脉细弱。

辨证：本证多为ITP慢性型。以紫癜反复出现,面色无华,食欲不振,舌淡苔薄,脉细无力为辨证要点。

治法：健脾养心,益气摄血。

方药：归脾汤加减。

出血明显者,加三七粉、棕榈炭、茜根等;出血不止者,加云南白药、阿胶（烊化冲服）、蒲黄炭,和血止血养血;纳呆便溏者,去酸枣仁、龙眼肉,加焦山楂、谷麦芽、陈皮、山药健脾止泻;头晕心悸者,加白芍、制首乌、柏子仁,养血安神。若出血过多,突然出现面色苍白,四肢厥冷,汗出脉微者,为气阳欲脱,急用独参汤或参附汤回阳固脱;若气阴两衰者,则用生脉散以救阴生津,益气复脉。

（3）阴虚火旺证

证候：紫癜时发时止,血色鲜红,伴齿鼻衄血,低热盗汗,手足心热,心烦颧红,口干咽燥,便干溲黄,舌红少苔,脉细数。

辨证：本证多见于ITP慢性型。以紫斑时发时止,心烦少寐,低热盗汗,舌红,苔少,脉细数为辨证要点。

治法：滋阴降火,凉血宁络。

方药：大补阴丸加减。

齿鼻衄血明显者，加焦栀子、白茅根、仙鹤草，凉血止血；虚火内炽，发热明显者，加青蒿、地骨皮、鳖甲以清虚热；盗汗明显者，加地骨皮、煅龙牡，敛汗止汗。

(4) 瘀血阻络证

证候：病程缠绵，出血反复不止，皮肤紫癜色黯，面色晦暗，舌黯红或紫或边有紫斑，苔薄白，脉细涩。

辨证：本证多见于ITP慢性型。以反复出血，紫癜色黯，舌黯红，脉细涩为辨证要点。

治法：活血化瘀，行血止血。

方药：桃仁汤加减。

气虚者，加党参、黄芪，补脾益气；尿血者，加白茅根，凉血止血；瘀斑久不消者，加三七粉或云南白药，活血祛瘀；血虚者，加阿胶、制首乌，补益精血。

(二) 中成药

1. 血康口服液　每次5～10 ml，每日3～4次，口服。用于血热妄行证。

2. 宁血糖浆　每次5～10 ml，每日3次，口服。用于气不摄血证。

(三) 针灸疗法

1. 体针　取双侧涌泉穴，行强刺激手法，不留针，每日1次，7次为1个疗程。对出血症状重者效果较好。

2. 耳针　主穴取脾、肝、胃；配穴取肺、皮质下、三焦。消毒耳部，按摩1分钟，至局部充血为度。将王不留行籽粘在胶布上贴于耳穴，每日按压3～5次，每次1分钟。两耳交替，7天为1个疗程。适于慢性型特发性血小板减少性紫癜。

三、西医治疗

(一) 一般治疗

在急性出血期间以住院治疗为宜，尽量减少活动，避免外伤，明显出血时应卧床休息。应积极预防及控制感染。避免使用阿司匹林等影响血小板功能的药物；有出血倾向者给予大剂量维生素C、肾上腺色腙、酚磺乙胺等止血剂。

(二) 肾上腺皮质激素

有降低毛细血管通透性；抑制血小板抗体产生；抑制单核巨噬细胞系统对有抗体吸附的血小板破坏的作用。一般用泼尼松口服，剂量为1.5～2 mg/(kg·d)，分3次服，视病情逐渐减量，疗程一般不超过4周；重度患儿的初始治疗宜采用冲击疗法：地塞米松1.5～2 mg/(kg·d)，或用甲泼尼龙20～30 mg/(kg·d)，静脉滴注，连用3天后，改泼尼松口服，待出血减轻，血小板上升后，减量，停药。疗程一般不超过4周。停药后如有复发，可再用泼尼松治疗。

(三) 大剂量静脉注射丙种球蛋白

有以下作用：① 封闭巨噬细胞受体，抑制巨噬细胞对血小板的结合和吞噬；② 在血小板上形成保护膜,抑制血浆中的 IgG 或免疫复合物与血小板结合,从而使血小板避免被巨噬细胞破坏;③ 抑制自身免疫反应,使血小板抗体减少。适用于急性型重症患儿,对出血症状的控制效果明显,特别适用于有威胁生命的严重出血者。常用剂量 0.4 g/(kg·d),静脉滴注,连用 5 天,或 1 g/(kg·d) 静脉滴注,连用 2 天,以后每 3~4 周一次。

(四) 血小板输注

因患儿血循环中含有大量抗血小板抗体,输入血小板很快被破坏,故一般不主张输血小板,只有在发生颅内出血或急性内脏大出血危及生命时才输注血小板,并需要同时给予大剂量肾上腺皮质激素,以减少输入的血小板被破坏。

(五) 脾切除

脾切除多适用于慢性血小板减少性紫癜。一般认为,病程超过 1 年,用激素及免疫抑制剂等多种疗法无效,出血症状严重,年龄在 6 岁以上为脾切除指征。急性型多数不需要切脾治疗,只有发生颅内出血或内脏出血,应用其他疗法无效时,才可考虑脾切除。在施行脾切除手术前,必须进行骨髓检查,巨核细胞数减少者不宜行脾切除。术前 PAIgG 极度增高者,脾切除的疗效亦较差。

【预防与调护】

(1) 积极参加锻炼,增强体质,提高抗病能力。

(2) 积极寻找引起本病的各种原因,防治各种感染性疾病。

(3) 急性期或出血量多时,卧床休息,限制患儿活动,消除紧张情绪。大出血者,绝对卧床休息。避免外伤和跌仆碰撞,以免引起出血。

(4) 饮食宜清淡,富于营养,易于消化。忌辛辣刺激食物。患儿平素可多吃带衣花生仁、红枣等食物。

第十一章
小儿心理行为异常性疾病

导 学

本章主要介绍小儿心理行为异常性疾病,包括注意力缺陷多动障碍和多发性抽动综合征。目前这类病症发病率较高,西药治疗副作用较大,故使用受限;中医药治疗疗效肯定,副作用少,能有效改善患儿临床症状,具有明显的优势。

通过学习,掌握注意力缺陷多动障碍和多发性抽动综合征的临床表现及中医辨证论治。熟悉其病因病机、诊断及西医治疗方法。了解其实验室及相关检查、预防与调护。

第一节 注意力缺陷多动障碍

注意力缺陷多动障碍(attention deficit hyperactivity disorder,ADHD),亦称儿童多动综合征(hyperkinetic syndrome of childhood,HSC)或轻微脑功能障碍综合征(mild brain dysfunction syndrome,MBD),是儿童时期一种较常见的行为异常性疾病。临床以与年龄不相称的注意力不集中,情绪波动,冲动任性,不分场合的动作过多,伴有认知障碍和学习困难,但智力正常或基本正常为特征。

本病发病率为3%~6%,多见于6~14岁儿童,是儿童期最为常见的行为异常性疾病,男女比例为(4~9):1。早产儿较多。

中医古代文献中无本病的专门论述,根据临床表现,属"躁动"、"健忘"、"失聪"等范畴。

【病因病理】

一、 中医病因病机

中医学认为先天禀赋不足是本病发生的内因,后天因素如产伤、外伤、情志失调、疾病损伤或生长发育影响等是本病发生的外因。《素问·生气通天论》云:"阴平阳秘,精神乃治。"阴主静,阳主动,人体阴阳平衡,才能动静协调,而小儿脏腑娇嫩,形气未充,稍有感触,则阴虚阳亢,阴阳平衡失调,出现情志、动作异常病变。阴静不足,阳动有余是本病的主要病机。

1. 肾虚肝亢　肾主骨生髓,髓与脑通,藏志;肝主筋,藏魂,在志为怒,体阴而用阳,小儿脏腑柔弱,生长发育迅速。若父母体质较弱,肾气不足,或妊娠期调养失宜,致小儿先天不足,肾阴亏损,髓海不充;或小儿肝常有余,水不涵木,致肝阳上亢,发为本病。

2. 心脾两虚　心主血,藏神,人的一切精神意识由心所主。脾为至阴之脏,其性静,藏意,在志为思。若调摄失宜或疾病所伤,致心脾不足,心失所养,脾失健运,失其静谧,则发为本病。

3. 痰火扰心　小儿心常有余,若调摄不当,致心火炽盛,炼液成痰,痰热互结,上扰心神;或小儿饮食失宜,伤及脾胃,致脾运失司,痰湿内生,郁久化热,痰热上扰于心,则发为本病。

本病其病位主要在心,与肝、脾、肾密切相关。阴虚为本,阳亢、痰浊为标,属本虚标实之证。

二、西医病因病理

本病的病因及发病机制尚未明确,目前认为可能与遗传、生物、社会环境和心理等多种因素有关。

1. 遗传因素　患儿父母童年期有多动病史者较多,患儿的同胞兄弟姐妹患病率高于正常者3倍。此外对双胎的研究发现,单卵双生子患病率高于双卵双生子患病率。

2. 轻微脑损伤　颅脑外伤、难产、早产、颅内出血、围产期窒息或某些传染病、中毒等引起的轻微脑伤等均可与本病有关。

3. 社会环境因素　环境污染、某些食物添加剂、严重的家庭不和、教养不当等影响儿童心理发育的因素均可与本病有关。

4. 其他　脑内神经递质代谢异常,如儿茶酚胺代谢异常或脑发育障碍等因素均可与本病有关。

【临床表现】

一、注意力不集中

表现为注意力不集中,不持久,容易分散,易受外界干扰。听课、做作业不专心,易被周围事物吸引,做事往往有始无终,即使是做游戏也不例外。

二、活动过多

不分场合的过度活动,是本病最典型的症状。患儿往往从小活动量就大,有的甚至在胎儿期就特别好动。部分儿童在婴儿时期就有过度活动的表现,如睡眠时不断翻身、磨牙、说梦话,喂养困难等症,并随身体功能发展至学龄期症状更趋明显,常表现出活动量增加,小动作多等。

三、冲动、任性

情绪易波动,容易激动、愤怒,缺乏自控,行为冲动而不顾后果。对一些不愉快刺激常表现出过度反应,甚至在冲动下伤人或破坏东西。

四、学习困难

学习困难是 ADHD 的后果。虽然患儿大多智力正常或接近正常,但因多动、注意力不集中而给学习带来一定的影响,学习成绩普遍较差,尤其是数学成绩明显差。

五、感觉功能失调

表现为精细动作及协调动作困难,如不能做系纽扣、系鞋带等精细动作,不会用剪刀,走路不成直线等。还可有视-运动障碍、空间位置知觉障碍、听觉综合困难及视-听转换困难等。

六、神经系统软性体征

患儿一般无特殊阳性体征,仅有一些轻微的异常体征,称为"软性"神经征。有 1/2~2/3 患儿可有轻微的神经系统"软性"阳性体征,如指鼻试验、翻手试验、点指试验等呈阳性。

【诊断】

诊断标准

本病诊断必须具备显著的注意力不集中和活动过度,并结合病史及临床评定的结果。目前诊断主要根据美国《精神疾病诊断统计手册》第 4 版(DSM-Ⅳ)诊断标准(见表 11-1)。

表 11-1 ADHD 的诊断标准(DSM-Ⅳ)

1. (1)或(2)
   (1) 注意缺陷:有下列 6 项以上,至少持续 6 个月以上,并与发育水平不相一致:
     1) 在学习、工作或其他活动中,往往不能仔细注意到细节,或者常发生粗心所致的错误
     2) 在学习、工作或游戏活动时,注意力往往难以持久
     3) 与之对话时,往往心不在焉,似听非听
     4) 常不能听从教导完成作业、家务或工作(并非因对立行为或不理解教导)
     5) 常难以完成有条理性的任务或活动
     6) 常逃避、不喜欢或不愿参加需要注意力持久的作业或工作(如做功课或家务)
     7) 常常丢失作业或活动所必需的东西(如玩具、书本、家庭作业、铅笔或其他学习工具)
     8) 很容易因外界刺激而分心
     9) 常易遗忘日常活动
   (2) 多动-冲动:有下列 6 项以上,至少持续 6 个月以上,达到难以适应的程度,并与发育水平不相一致:
     1) 手或足常有很多小动作,或在座位上不停扭动
     2) 在课堂上或其他要求坐好的场合,常擅自离开座位
     3) 常在不适当的场合过多地奔来奔去或爬上爬下(青少年或成年人,可能只是坐立不安的主观感受)
     4) 常不能安静地参加游戏或课余活动
     5) 常一刻不停地动,似乎有个机器在驱动他
     6) 常讲话过多
     7) 常在别人问题未问完时便急于回答
     8) 常难以静等轮换上场
     9) 常打断或干扰他人的活动(如插嘴或干扰别人的游戏)
2. 症状出现在 7 岁以前,存在于两个以上的场合
3. 在社交、学业或职业等功能上,具有临床缺损的明显证据
4. 排除广泛发育障碍、精神分裂症或其他精神障碍的可能性,不能用其他精神障碍进行解释(如心境障碍、焦虑障碍、分离障碍或人格障碍等)

【鉴别诊断】

1. **正常顽皮儿童** 尤其是男童顽皮多动者需与 ADHD 相鉴别。正常顽皮儿童虽有时注意力

不集中,但大部分时间仍能集中,常能迅速地完成作业;在集体活动中能遵守纪律,出现小动作经指正后能自我制约。

2. 多发性抽动综合征　又称抽动-秽语综合征,是一种以运动性抽动和发声性抽动为特点的行为障碍。运动性抽动:眨眼、动颈、耸肩及做怪脸等;发声性抽动:清喉、犬叫声、鼻嗫声及嘘嘘声等。与本病容易鉴别。

3. 精神发育迟滞　虽有动作过多、行为粗暴、学习成绩差等 ADHD 表现,但智力低下和社会适应能力缺陷是其主要临床表现,多与遗传有关。

【治疗】

一、中西医结合治疗思路

本病中医治疗有明显优势。在中医辨证论治基础上,应结合心理疗法、合理教育、认知行为治疗、社会技能训练等综合疗法。重症患儿,影响日常生活或学习时,可配合西药治疗,但西药副作用明显,应注意服药时间和正确选择药物。

二、中医治疗

(一) 辨证论治

1. 辨证要点

(1) 辨虚实:症见注意力不集中,神思涣散,难以自制者,属阴精不足,为虚证;动作过多,冲动任性,急躁易怒,属阳亢躁动,多为本虚标实证。肾虚肝亢、心脾不足者多为虚证;痰火扰心者多为本虚标实之证。

(2) 辨脏腑:注意力不集中,情绪不稳定,多梦烦躁者,病在心;兴趣多变,记忆力差者,病在脾;易于冲动,好动不宁,急躁易怒,常不能自控者,病在肝;学习成绩低下,记忆力欠佳,或有遗尿,腰酸乏力者,病在肾。

2. 治疗原则　阴阳失调是本病主要病机,故治疗以调和阴阳为主。虚则补之,实者泻之;虚实夹杂者宜攻补兼施。但注意不宜用大剂量苦寒直折伤正,补益不滞腻;从始至终注重安神益智。

3. 证治分类

(1) 肾虚肝亢证

证候:神思涣散,急躁易怒,冲动任性,难以自制,多动难静,注意力不集中,形体消瘦,五心烦热,记忆欠佳,或有遗尿,腰酸乏力,舌红少苔,脉弦细数。

辨证:本证以神思涣散,急躁易怒,冲动任性,难以自制,多动难静,注意力不集中为主要辨证要点。

治法:滋阴潜阳,宁神定志。

方药:杞菊地黄丸加减。

肝阳偏亢者,加龟板、生龙骨、生牡蛎等,平肝潜阳;阴虚火旺,相火妄动者,可用大补阴丸加远志、石菖蒲等,育阴潜阳,安神益智;如肾水不足,心火上炎者,可用黄连阿胶汤加味,滋阴清热,补心安神;遗尿者,加益智仁、乌药、桑螵蛸等,补肾固涩。

(2) 心脾两虚证

证候:心神涣散,注意力不集中,动作笨拙,多言而少激亢,多动而不暴戾,兴趣多变,做事有始无终,头晕健忘,面色萎黄,神疲体倦,少寐,纳呆,便溏,舌淡体胖,苔薄白,脉细软无力。

辨证:本证以心神涣散,注意力不集中,多言而少激亢,多动而不暴戾,兴趣多变为辨证要点。

治法:健脾养心,益气安神。

方药:归脾汤合甘麦大枣汤加减。

气血两虚,心脾不足者,可用人参养荣汤加减治之。眠差多梦者,加夜交藤、五味子、合欢花、龙骨,养心敛神;记忆力差,苔厚腻者,加半夏、陈皮、石菖蒲,化痰开窍;自汗者,加煅龙骨、煅牡蛎,宁神敛汗;纳呆者,加谷芽、麦芽、焦山楂等,开胃消滞。

(3) 痰火扰心证

证候:多动多语,烦躁不宁,冲动任性,易于激动,注意力不集中,胸闷烦热,懊憹不眠,口苦纳呆,尿赤,大便燥结或溏而不爽,舌红,苔黄厚腻,脉滑数。

辨证:本证以多动多语,烦躁不宁,冲动任性,易于激动,注意力不集中为辨证要点。

治法:清热化痰,宁心安神。

方药:黄连温胆汤加减。

若热甚于痰,见烦躁易怒,口苦,尿赤者,加钩藤、栀子、淡竹叶、龙胆草,清泻肝火;大便秘结者,加生大黄,通腑泻热;若痰火炽盛者,加天竺黄、胆南星、瓜蒌皮、白僵蚕以清热化痰。

(二) 中成药

静灵口服液 每次10 ml,每日2~3次,口服。

(三) 针灸疗法

1. 体针 主穴:内关、太冲、大椎、曲池。配穴:注意力不集中配百会、四神聪、大陵;活动过多配安神、安眠、心俞;情绪不稳,烦躁不宁配神庭、膻中、照海。捻转进针,针用泻法,不加灸,不留针。每日1次,7~10次为1个疗程。

2. 耳针 取心穴、神门、交感、兴奋点、脑干、皮质下、肾穴、脾穴等。浅刺不留针,每日1次。或用王不留行籽耳内贴压,取穴同上。

(四) 其他疗法

推拿疗法 补脾经,揉内关、神门,按揉百会,揉心俞、肾俞、命门,按揉足三里,摩腹,捏脊,擦督脉、膀胱经第1侧线。

三、西医治疗

目前治疗首选中枢精神兴奋剂,其他选择性去甲肾上腺素再摄取抑制剂,另外还可用可乐定和抗抑郁药等。

哌甲酯 6岁以下儿童禁用。有两种剂型：短效盐酸哌甲酯（利他林）和长效控释剂（专注达）。短效盐酸哌甲酯开始每天1~2次，每次5 mg，早上和中午服药。如效果不佳，每周逐渐增加5~10 mg/d，直至取得满意效果。通常剂量0.3~0.7 mg/(kg·d)，分2~3次服用，最大不超过60 mg/d。

【预防与调护】

(1) 适龄结婚，避免近亲结婚；做好孕期保健；防止早产、难产、新生儿窒息及产伤。

(2) 注意防止小儿脑外伤、中毒及中枢神经系统感染。

(3) 按时饮食起居，有充足的睡眠时间。多食新鲜自然食物和含丰富锌、铁、维生素及蛋白质食物。控制含色素、香精、糖精、防腐剂等添加剂的食品和饮料的摄入。

(4) 家长、学校、社会合力做好患儿教育及心理治疗工作，给患儿一个宽松的社会环境，多给予表扬、鼓励，切勿急躁、歧视，更不能责骂或体罚。帮助患儿树立自信心，发挥其主观能动性，培养自制力。

(5) 加强管理，及时疏导，防止攻击性、破坏性、危险性行为发生。

第二节 多发性抽动综合征

多发性抽动综合征（multiple tics，MT），又称抽动-秽语综合征（Tourette Syndrome，TS），是一种复杂的慢性神经精神障碍性疾病，病程中既有运动障碍，又有行为障碍。临床以慢性、波动性、多发性运动肌快速抽搐，伴有不自主发声和语言障碍为特征。发病率约为2.4%，无季节性，大多起病于4~12岁，男女比例为(3~4):1。

本病中医古代文献中无专门论述，据临床表现，属"慢惊风"、"抽搐"等范畴。

【病因病理】

一、中医病因病机

本病内因为先天禀赋不足，外因为过食肥甘，情志所伤或六淫所感，五志化火。基本病机为肝风内动，痰火蕴结扰神。病位主要在肝，涉及心、脾、肾三脏。

1. 肝亢风动 肝主疏泄，主藏血，为风木之脏，性喜条达而恶抑郁，体阴而用阳。若情志失调，五脏失和，气郁日久化火，引动肝风；或郁火耗伤阴精，肝血不足，筋脉失养，虚风内动，则发为本病。

2. 脾虚肝亢 脾主运化，开窍于口。若先天禀赋不足，脾胃素虚，或喂养不当，致脾失健运，痰浊内生；或中土既虚，土虚木乘，肝风挟痰上扰，则发为本病。

3. **痰火扰心** 心主血脉,藏神。若脾虚生痰,痰浊蒙蔽心窍,或痰郁化火,痰火上扰心神,则发为本病。

4. **阴虚风动** 肾藏精,主骨生髓充脑,为先天之本。若禀赋不足,或久病及肾,肾阴亏虚,水不涵木,相火挟痰上扰;或阴血不足,心失所养,心神不宁,则发为本病。

二、西医病因病理

本病病因及发病机制尚未明确,可能与遗传因素、脑基底节多巴胺神经元的靶细胞膜受体功能异常及精神因素、环境因素有关。

1. **遗传因素** 许多研究发现本病有一定遗传倾向,双生子同时患病率较高,多发性抽动综合征患儿一、二级亲属中患病较正常人群多见。

2. **神经生化因素** 中枢多巴胺受体多态性,5-羟色胺浓度的降低和代谢的异常,去甲肾上腺素、乙酰胆碱等代谢异常均可与发病有关。

3. **社会心理因素** 多种原因造成的精神紧张可成为多发性抽动综合征的诱因。应激或情绪波动亦可使抽动症状加重。

4. **其他因素** 产伤、窒息、感染、中毒、创伤、药物等均可构成本病的诱发因素。

【临床表现】

一、运动抽动

运动抽动为本病早期主要临床症状之一。表现为突然、快速、无目的、不自主、重复、无节律的肌肉抽动。开始抽动多呈一过性,从眼、面部开始,如眨眼、挤眉、撅嘴、张口、翘鼻等,以后抽动症状逐渐加重并累及多个部位,逐步向颈、肩、上肢、躯干及下肢发展,出现转头、伸颈、耸肩、腹肌制动、跺脚、抖腿等。可出现复杂性抽动,如咬唇、拍手、戳刺动作、冲动性触摸人或物等,表现出奇特多样的姿态和怪样。抽动形式可能改变,可从一种形式转变为另一种形式。

二、发声抽动

发声抽动是本病的另一主要症状。可以为首发症状,也可以在运动抽动后出现,或两者同时出现。可为简单的发声,如清嗓、咳嗽声等,或无音节的喊叫、各种动物叫声;也可表现为复杂性发声,如无目的地重复或模仿词、短语、句、秽语等。

三、秽语症

约有30%的患儿有此症状。其特点为往往发生在最不适宜的地点和场合,以罕见的抑扬顿挫、无理方式、大声地表达淫秽字语。

四、其他

常伴有行为紊乱,轻者则躁动不安、过分敏感,易激惹或行为退缩;重者则呈现注意力不集中、多动、强迫行为、冲动、攻击行为、自伤行为、学习困难、情绪障碍、违纪行为和社会适应困难等。但患儿智力正常,体格及神经系统检查未见异常。

本病呈缓慢进展,症状起伏波动,新的症状可代替旧的症状。疾病初期的患儿少数可短暂自行缓解。

【实验室及相关检查】

约有 1/3 的患儿表现脑电图异常。出现 α 节律的频率调节差,波幅调节差,慢波及慢波节律增加。IQ 正常,神经系统检查无阳性体征。

【诊断】

诊断标准

根据美国《精神疾病诊断统计手册》第 4 版(DSM-Ⅳ)诊断标准：① 具有多种运动抽动和一种或多种发声抽动,但不一定同时存在。所指的抽动为突然、快速、反复性、非节律性、刻板的动作或发声。② 1 天内发作多次抽动(通常是一阵阵发作),病情持续或间歇发作超过 1 年,其无抽动间歇期连续不超过 3 个月。③ 上述症状引起明显的不安,显著地影响社交、就业和其他重要领域的活动。④ 发病于 18 岁前。⑤ 上述症状不是直接由某些药物(如兴奋剂)或内科疾病(如亨廷顿舞蹈症或病毒感染后脑炎)引起。

【鉴别诊断】

1. **风湿性舞蹈病** 6 岁以后多见,女孩居多,是风湿热主要表现之一。表现为四肢较大幅度、无目的、不规则的舞蹈样动作,生活经常不能自理,常伴肌张力减低,无发声抽动或秽语症状。抗风湿治疗有效。

2. **肌阵挛** 是癫痫发作的一个类型或是脑高度节律异常疾病的表现,往往是一组肌群发作性抽动,如前倾或后仰,肢体屈曲或伸直,每次持续时间短暂,常伴意识障碍,脑电图异常。抗癫痫药治疗有效。

【治疗】

一、中西医结合治疗思路

本病中西医结合治疗效果较好,中医以平肝息风为基本原则,临证需辨虚实、轻重,辨证施治,可结合针灸疗法、心理疗法治疗。如病情严重,影响学习和生活者,则可配合西药治疗,但西药均有程度不同的副作用,应注意剂量、服药时间,监测血压、心电图等。

二、中医治疗

(一) 辨证论治

1. **辨证要点** 临证主要辨虚实和脏腑。凡素体较胖,起病较急,病程较短,抽动频繁有力者,属实,多由肝亢风动,或痰火扰心所致;凡形体瘦弱,起病较缓,病程较长,抽动无力,时作时止者,属虚,或虚实夹杂,常由脾虚肝亢,或阴虚风动引起。

2. 治疗原则　以平肝息风为基本原则。

3. 证治分类

(1) 肝风内扰证

证候:挤眉眨眼,撅嘴喊叫,摇头耸肩,发作频繁,抽动有力,面红目赤,烦躁易怒,小便短赤,大便秘结,舌红,苔黄,脉弦数。

辨证:本证以眨眼,摇头耸肩,秽语,肢体抽动等为辨证要点。

治法:清肝泻火,息风镇惊。

方药:千金龙胆汤加减。

抽动频繁者,可重用天麻、蜈蚣、全蝎、僵蚕,平肝息风止痉;喉中痰鸣怪声者,加竹茹、胆星、地龙,涤痰止痉。

(2) 脾虚肝亢证

证候:撅嘴,口唇蠕动,喉中作声,肌肉抽动,时作时止,时轻时重,面色萎黄,精神疲惫,胸闷不适,食欲不振,睡卧露睛,舌质淡,苔白或腻,脉沉弦无力。

辨证:本证以撅嘴,口唇蠕动,喉中作声,肌肉抽动等伴脾虚证为辨证要点。

治法:益气健脾,平肝息风。

方药:醒脾散加减。

抽动频发者,加天麻、蜈蚣,平肝息风,还可重用白芍柔肝缓急,配以鸡血藤活血通络;纳呆者,加焦三仙、砂仁、扁豆,健脾开胃;大便稀溏甚者,可合用理中丸。

(3) 痰火扰心证

证候:喉中痰鸣,怪声不断,头面、躯干、四肢肌肉抽动,频繁有力,烦躁口渴,睡卧不宁,舌质红,苔黄腻,脉滑数。

辨证:本证以多部位肌肉抽动,喉中痰鸣,怪声不断,秽语不由自主等为辨证要点。

治法:泻火涤痰,清心安神。

方药:礞石滚痰丸加减。

抽动甚者,合止痉散,平肝息风止痉;积滞内停者,加山楂、麦芽、陈皮、槟榔,消食导滞;睡眠不宁者,加珍珠母、炒枣仁、黄连,清心安神。

(4) 阴虚风动证

证候:口出秽语,挤眉眨眼,耸肩摇头,肢体震颤,形体消瘦,两颧潮红,五心烦热,性情急躁,睡眠不宁,大便干结,舌质红绛,舌苔光剥,脉细数无力。

辨证:本证以挤眉眨眼,耸肩摇头,肢体震颤,口出秽语等伴阴虚证为辨证要点。

治法:育阴潜阳,柔肝息风。

方药：大定风珠加减。

阴虚内热甚者，加地骨皮、银柴胡、青蒿，滋阴清热；抽动不止者，加天麻、乌梢蛇，息风止痉；多汗者，加黄芪、浮小麦，益气敛汗。

（二）针灸疗法

1. 体针　主穴取太冲、风池、百会；配穴取印堂、迎香、四白、地仓、内关、神门。

2. 耳针　取皮质下、神门、心、肝、肾、交感，每次2~3穴。耳内埋针，每周2次。每日可按压2~3次，每次5分钟。

（三）其他疗法

1. 推拿疗法　运五经，推脾土，揉脾土，揉五指节，运内八卦，分阴阳，推上三关，揉涌泉、足三里。

2. 中药外治法　天麻、钩藤、地龙、胆南星、防风、人指甲、珍珠粉。将上药前6味放入沙锅内焙干，研成细末，再加入珍珠粉，混匀装瓶备用。将上述药末放入纱布口袋敷肚脐处，以绷带固定，每3天更换一次。

三、西医治疗

（一）药物治疗

1. 氟哌啶醇　为多巴胺受体阻滞剂。通常从小剂量开始，逐渐增量。开始每日1~2 mg，分2~3次口服，根据症状及副作用，可隔3~5天增加剂量，一般总量不超过4~6 mg/d。减药或撤药过程要慢。其副作用为嗜睡、乏力、头昏、心动过速、便秘、锥体外系反应等。

2. 硫必利（泰必利）　能阻断脑边缘系统多巴胺能受体，具有抗抽搐作用。一般每次剂量为50~100 mg，每日口服2~3次。其副作用为头昏、无力、嗜睡等。

3. 可乐定　近年来用于TS的治疗，具良好效果。有口服片和贴片两种。通常起始量为每日0.05 mg，分2~3次口服，逐渐加量，直至控制症状为止。一般每日剂量范围为0.037 5~0.075 mg。贴片每片含2 mg，每隔6日换贴片一次，一般贴在两侧耳后。其副作用为：10%~20%患儿出现镇静作用，口干、一过性低血压、头昏、失眠等。用药过程中应定期检查血压、心电图，不可骤然停药。

（二）心理疗法

家长和老师要观察和分析引起患儿发作的可能原因，并避免这些因素出现，对患儿要耐心帮助，体贴安慰，不要训斥、批评，也不要过分关注、提醒。对年龄较大的儿童，可进行行为治疗，克服自卑、自责情绪，增强对本病治疗的信心。

【预防与调护】

（1）注意围产期保健，孕妇应保持心情舒畅，饮食营养均衡，生活起居规律，避免造成胎儿发育异常的可能因素，防止产伤。

(2) 起居有常,培养儿童良好生活习惯,少看紧张、惊险、刺激的影视节目,尽量避免长时间看电视、电脑,玩游戏机,减轻学习负担及精神压力。

(3) 多参与户外活动,增强体质。

(4) 合理安排患儿生活,教育要循序渐进。

第十二章
内分泌及代谢性疾病

导 学

本章主要介绍小儿内分泌、代谢系统特点和常见的内分泌及代谢性疾病的诊断和治疗。

通过学习,掌握儿童糖尿病、先天性甲状腺功能减退症的病因病理、临床表现和诊断,能应用常规治疗手段来防治儿童糖尿病。熟悉新生儿筛查的重要性、性早熟的临床特点和诊断。了解性早熟的中医病因病机和西医治疗,可以应用中医方法预防和治疗性早熟。

第一节 小儿内分泌系统概论

一、小儿内分泌系统的解剖生理特点

小儿内分泌系统包括内分泌腺和内分泌组织。内分泌腺有脑垂体、松果体、甲状腺、胰腺的胰岛、肾上腺、性腺等。内分泌腺分泌的化学物质称为激素。激素由腺体直接渗入血液,随血液循环到全身而发挥作用。激素在体内含量少,其浓度在血液中仅有百分之几微克以下,但对人体的新陈代谢、生长发育和生殖等生理过程起着至关重要的作用。

脑垂体位于脑底部蝶骨体上面的垂体窝内,为一卵圆形小体,与下丘脑相连。垂体可分为腺垂体(前叶)和神经垂体(后叶)两部分。腺垂体分泌生长激素,能促进人体的生长发育,是小儿从出生到青春期影响生长发育的最重要的激素,能促进机体内蛋白质的合成,加速骨骼的生长,影响身高。幼儿时期如果此种激素分泌不足,则生长发育迟缓,可患侏儒症;若此种激素分泌过多,则生长速度过快,可患巨人症。腺垂体还能分泌多种促激素,如促甲状腺激素、促肾上腺皮质激素、促性腺激素等,从而调节着相关腺体的生理活动。神经垂体分泌来自下丘脑的加压素和催产素,对尿液分泌和子宫收缩起调节作用。如果加压素分泌过少,可患尿崩症。

松果体又叫脑上腺,位于背侧丘脑的后上方,呈松子形,五六岁以前发达,七岁左右开始萎缩,腺细胞逐渐消失。松果体分泌的激素可抑制性成熟,防止性早熟。

甲状腺位于颈前部,呈蝴蝶形,分左右两叶和中间的峡部,可随吞咽上下移动。甲状腺是人体最大的内分泌腺,于青春期腺体发育最快。甲状腺能合成并释放甲状腺激素。甲状腺激素的主要作用是促进机体的新陈代谢,维持机体正常生长发育,特别是对骨骼和神经的发育有重要作用。儿童多出现甲状腺分泌功能低下,引起机体发育异常。幼儿时期如果甲状腺功能不足,可发生呆小症,其骨骼生长停止,头骨发育过早停顿,大脑不发达,智力低下,性发育停滞。

肾上腺是人体很重要的内分泌器官,由于位于两侧肾脏的上方,故名肾上腺,左右各一。肾上腺包括皮质和髓质两部分,功能各异。肾上腺皮质分泌的激素主要有糖皮质激素、盐皮质激素和性激素。前两种激素主要调节体内的水盐代谢及糖、脂肪、蛋白质的代谢。性激素调节性器官和第二性征的发育,同时能增强机体对有害刺激如过敏、炎症等的耐受力。髓质主要分泌肾上腺素和去甲肾上腺素,与心血管系统、淋巴系统及中枢神经系统的兴奋,内脏平滑肌的松弛,肝糖原的分解及维持体液平衡等有密切关系。

胰岛是散在胰腺腺泡之间的细胞团。仅占胰腺总体积的1%~2%。胰岛细胞有A细胞、B细胞、D细胞及PP细胞。其中A细胞约占胰岛细胞的20%,分泌胰高血糖素;B细胞占胰岛细胞的60%~70%,分泌胰岛素;D细胞占胰岛细胞的10%,分泌生长抑素;PP细胞数量很少,分泌胰多肽。胰岛素的主要作用是调节糖、脂肪及蛋白质的代谢。具体作用有:① 对糖代谢的调节:胰岛素促进组织、细胞对葡萄糖的摄取和利用,加速葡萄糖合成为糖原,贮存于肝和肌肉中,并抑制糖异生,促进葡萄糖转变为脂肪酸,贮存于脂肪组织,导致血糖水平下降。胰岛素缺乏时,血糖浓度升高,如超过肾糖阈,尿中将出现糖,引起糖尿病。② 对脂肪代谢的调节:胰岛素促进肝合成脂肪酸,然后转运到脂肪细胞贮存。胰岛素可促进葡萄糖进入脂肪细胞,除了用于合成脂肪酸外,还可转化为α-磷酸甘油,脂肪酸与α-磷酸甘油形成三酰甘油,贮存于脂肪细胞中,同时,胰岛素还抑制脂肪酶的活性,减少脂肪的分解。胰岛素缺乏时,出现脂肪代谢紊乱,脂肪分解增强,血脂升高,加速脂肪酸在肝内氧化,生成大量酮体,由于糖氧化过程发生障碍,不能很好地处理酮体,以致引起酮血症与酸中毒。③ 胰岛素对于蛋白质代谢也起着重要作用。它能促进氨基酸进入细胞,然后直接作用于核糖体,促进蛋白质的合成。它还能抑制蛋白质分解。对小儿机体生长过程十分重要。

二、小儿内分泌学发展趋势

内分泌学与儿童生长、发育、保持代谢稳定和协调人体的生命过程有关,是儿科重要的内容之一。最近20年来随着分子生物学、细胞生物学、免疫学、遗传学等学科的突飞猛进,促进了内分泌学的迅速发展。许多与基因突变有关的疾病的发病机制被阐明。新药物和新技术不断涌现,使内分泌疾病的诊断和治疗提高到新的水平。

经典的内分泌激素概念是指由内分泌器官产生,以内分泌的方式释放入血循环,并且转运到相应的靶细胞或组织发挥效应的微量化学物质。在体内,有些内分泌细胞聚集形成特殊的内分泌腺体,例如脑垂体、甲状腺、肾上腺、胰腺、性腺等;另一些内分泌细胞则分散存在于特定器官,或广泛分布于全身组织中,例如肾素-血管紧张素、促红细胞生成素、胃泌素、前列腺素、胰岛素样生长因子、神经生长因子等；还有些具有内分泌功能的神经细胞集中于下丘脑的视上核、室旁核、腹中核等区域，分泌肽类神经激素，可直接作用于相应的靶细胞。

随着对内分泌方式的认识不断深化，现代研究认为广义的激素既可以传统的内分泌方式起作用，也可以邻分泌、自分泌、神经分泌等方式发挥作用。除经典激素外，细胞因子、生长因子、神经递质和神经肽都是重要的化学信使，均可归入广义的激素范畴。

在内分泌早期阶段，人们认为神经系统和内分泌系统两者是人体各自独立的系统，随着研究的深入，提出下丘脑可分泌激素调控垂体功能的观点。近20~30年前人们相继从下丘脑分离纯化出促甲状腺激素（TRH）、促性腺激素释放激素（GnRH）、生长激素释放激素（GHRH）、促肾上腺皮质激素释放激素（CRH）、生长抑素（SS）等，这些激素由下丘脑的神经元合成并通过垂体门脉进入垂体，调节垂体激素的分泌，充分说明了神经系统对内分泌系统的影响。下丘脑和更高级的中枢神经以及周围的感觉神经与内分泌系统都有广泛的联系。

大量资料表明：遗传因素、环境因素以及生活方式可以影响一些内分泌疾病的发生、发展，甚至影响疾病的易感性和疾病的进程。随着近10年来基因扫描、DNA测序技术的普及，通过分子生物学手段来诊断单基因遗传病已不困难。越来越多的与内分泌有关的遗传病通过基因诊断证实，使临床诊断更加可靠，增加了对临床表现型和基因型关系的认识。

环境因素在内分泌疾病的病因中占据重要地位，生态环境中缺乏碘可引起地方性甲状腺肿，可导致儿童智力落后。环境污染，包括食物中雌激素样物质在性早熟中的作用不容忽视，是今后值得研究的领域。先天性甲状腺功能减退症在新生儿中的发病率为1:(3 000~5 000)，患儿的预后取决于疾病的发生时间、严重程度、治疗的早晚和服药的依从性。若出生时即发现有明显甲状腺功能减退存在，如骨龄发育明显延迟、T_4水平极低、甲状腺阙如等，对今后智商影响具有高度危险性，遗留神经系统后遗症可能性较大。患儿治疗越早，预后越佳，近年在全国推广开展新生儿疾病筛查，为先天性甲状腺功能减退症的早期诊断和治疗提供了可能性，大大降低了这一引起儿童智力发育落后的常见内分泌疾病的危害性。

在内分泌疾病的病因中，不良生活方式有增加趋势，儿童肥胖和2型糖尿病发生率逐年增高是一个例子。随着国民经济的发展和人民生活水平的提高，儿童饮食中的热量大大提高。加之儿童活动减少，使肥胖发病率迅速提高。肥胖可产生胰岛素抵抗和胰岛素相对缺乏而导致糖代谢异常，导致儿童2型糖尿病发生率逐年增高。因此要重视糖尿病预防知识的普及，对有2型糖尿病高危因素者，应尽早在学龄期进行糖尿病筛查，当出现高胰岛素血症时就应开始干预，防止转变为儿童糖尿病。

第二节 儿童糖尿病

糖尿病（diabetes mellitus，DM）是一种以高血糖为特征的代谢性疾病，是多种原因导致胰岛素分泌缺陷或胰岛素活性下降或两者兼有的疾病,是儿童常见的慢性终身疾病。

随着生活水平的提高,儿童和青少年糖尿病的发病率迅速上升,全球儿童糖尿病的发病率都在增加。在我国,儿童糖尿病以1型糖尿病(type 1 diabetes mellitus,T1DM)为主,北京和上海等大城市的发病率为1/10万,欧美国家中以芬兰发病率最高,约为40/10万。近年来,2型糖尿病(type 2 diabetes mellitus,T2DM)的发生率呈快速上升趋势,正在成为危害儿童和青少年健康的重要疾病。肥胖、高血压和高血脂等高危因素与其关系密切。

本病属于中医学"消渴"范畴。

【病因病理】

一、中医病因病机

先天禀赋不足,饮食劳倦和情志失调是消渴病的基本病因,脏腑虚弱,水津不布是本病的基本病机。脾虚为本,阴虚为标,两者互为因果。病位主要在肺、脾、肾,脾肾为关键。

1. 禀赋不足　肾为先天之本,主司开阖;脾为后天之本,主运化升清,若先天脾肾亏虚可致肾虚失藏,开阖失司,固摄无权,而见小便量多。脾失运化,生津无源,且阴津不布,脏腑失于濡养,出现口渴多饮;胃乃燥土,喜润而恶燥,脾虚不能为胃行其津液,胃失润养,致胃热亢盛,消谷善饥,脾虚不能为胃行其津液,升降失常,精微下流则为甘味小便。精微下流,耗散虚亏,失于布散,皮肤干燥,身体消瘦。

2. 饮食劳倦　长期过食肥甘厚腻,香燥辛辣,损伤脾胃,导致脾胃运化失职,积热内蕴,化燥伤津,消谷耗液,发为消渴。五脏虚弱皆可以导致脾气虚弱,

3. 情志失调　肝气郁结,以致郁久化火,火热内燔,消灼肺胃津液而发为消渴。

总之,小儿消渴病因虽多,然其病机关键是脾气虚弱,运化输布水谷精微功能失职,致脏腑失去濡养,营脉滞涩,精微下流等,从而出现口渴多饮,易饥善食,多尿消瘦和甜味尿液等症状。

消渴病缠绵迁延,正气愈亏,变证丛生。疾病迁延日久,阴损及阳,可见气阴两伤或阴阳两虚。本病日久,还可致营脉不充,血行不畅,也有气滞血瘀之变。

二、西医病因病理

目前认为1型糖尿病的发生是一种进行性的自身免疫过程,伴有胰岛功能的持续下降。病程进展分为6个阶段:即遗传易感、环境因素诱发、胰岛自身免疫反应、胰岛功能受损、临床出现糖尿病、最终胰岛功能衰竭。患儿有遗传易感基因,在环境因素诱发作用下启动了针对胰岛的特异性自身免疫过程,胰岛特异性自身反应T细胞则是导致胰岛功能损伤的直接原因。

环境因素中以病毒感染较为常见,其中腮腺炎病毒、风疹病毒、柯萨奇病毒和巨细胞病毒等是主要的诱发因素;饮食因素亦不可忽视,如出生后过早摄入谷物类,人工喂养的牛奶中含胰岛素,维生素D缺乏或缺乏不饱和脂肪酸Omega-3等均可引起儿童糖尿病。另有研究发现,较为洁净的城市儿童患病率远多于农村儿童,可能与感染机会少,体内抗病能力差有关,因此更容易

患 1 型糖尿病。

有糖尿病遗传易感基因的儿童,在环境因素(病毒感染或饮食)作用下,体内胰岛细胞即发生自身免疫反应,使血液中产生胰岛素抗体(IAA)、谷氨酸脱羧酶抗体(GAD65)、蛋白酪氨酸磷酸酶抗体(IA-2A)及锌转运蛋白抗体(ZnT-8),患儿的自身免疫反应在从疾病开始发展到慢性的过程中一直存在,从而引起胰岛功能损伤。当胰岛 β 细胞受破坏一半以上时,就会出现糖尿病症状(多饮、多尿、多食、血糖增高);随着病程进展,胰岛功能将完全丧失,最后出现胰岛功能衰竭,因此,1 型糖尿病患儿需终身胰岛素治疗控制血糖。

2 型糖尿病发病中遗传因素起着更重要的作用,且阳性家族史远远高于 1 型糖尿病,但是环境因素近来也发挥着重要的作用。调查发现,肥胖是儿童 2 型糖尿病发生与发展的危险因素。肥胖者由于胰岛素靶细胞的胰岛素受体数量减少,或是胰岛素与受体结合后细胞内反应的缺陷,体内产生胰岛素抵抗而出现高血糖。因此,肥胖儿童往往同时存在高胰岛素血症和胰岛素抵抗。

【临床表现】

一、病史

1 型糖尿病和 2 型糖尿病发病均与遗传基因密切相关,因此在询问病史时应当关注家族史;另外环境因素,尤其是病毒感染或饮食因素都与本病有关。

二、症状

1 型糖尿病多起病急骤,常有感染或饮食不当等诱因。其典型症状为多饮、多尿、多食和体重下降(即"三多一少")等。

1. **多尿** 糖尿病患儿因为血糖过高,自尿中排出的葡萄糖达到 200~300 g/d 时,导致渗透性利尿,出现尿量明显增加,排尿次数也增加,每日排尿十余次或数十次。一般血糖越高,尿量也越多,从尿中排出的糖也越多。部分患儿还会出现晚上尿床的现象。

2. **多饮** 由于多尿,使体内丢失大量水分,引起口渴,故出现多饮。

3. **多食** 由于尿中丢失大量葡萄糖,需要从体外补充,体内葡萄糖利用障碍,引起饥饿感,故出现多食,多食又导致高血糖,高血糖导致多尿,尿糖增加,从而形成恶性循环。

4. **消瘦** 由于体内胰岛素不足,葡萄糖不能充分利用,使脂肪和蛋白质分解加速,结果体内糖类、蛋白质及脂肪均大量消耗,使体重减轻或出现形体消瘦。

5. **疲乏、精神委靡** 主要与代谢紊乱、葡萄糖利用减少及分解代谢增加有关。

6. **胃肠道症状** 腹痛、恶心、呕吐、便秘等。

以上症状,幼儿及儿童的比较典型,而婴儿多饮多尿情况很难被发现,容易发生脱水和酮症酸中毒等危重的并发症,因此出现上述症状时,一定要早期进行检查。

三、体征

除体重减轻、消瘦外,一般无阳性体征。酮症酸中毒时可出现呼吸深长、带有酮味,有脱水征和神志的改变。病程较久,出现生长落后、智能发育迟缓、肝大,称为 Mauriac 综合征。晚期可见蛋白尿、高血压等糖尿病肾病表现,最后导致肾衰竭,还可出现白内障、视力障碍、视网膜病变,甚至双目失明。

四、并发症

酮症酸中毒是儿童糖尿病最为常见的并发症,也是最为常见的内分泌急症之一,20%~30%的糖尿病患儿以酮症酸中毒起病,如延误诊断或处理不当可导致死亡。患儿常因为急性感染、饮食不当、延误诊治或突然中断胰岛素治疗等因素诱发,一般起病较急,年龄越小起病越急;多饮、多尿和体重下降多不典型,可被误诊为肺炎、败血症、急腹症或脑膜炎等疾病,甚至用肾上腺皮质激素治疗而使代谢紊乱加重。

恶心、呕吐、腹痛是本病的常见症状,表现为全腹疼痛,无局限性压痛,常被误诊为急腹症。重者精神委靡、嗜睡,甚至昏迷。查体可见脱水貌,呼吸深长,呼出气凉,呼吸中带有酮味(烂苹果味),肢端凉,毛细血管再充盈时间延长,血压降低,体温不升,甚至嗜睡、淡漠、昏迷。严重者可出现休克甚至死亡。少数患儿起病缓慢,以精神呆滞、软弱、体重下降等为主。

【实验室及相关检查】

一、尿液检查

1. **尿糖** 当糖尿病患儿血糖超过阈值时,可出现尿糖阳性。
2. **尿酮体** 伴有酮症酸中毒时呈现阳性。
3. **尿蛋白** 监测微量尿蛋白,可及时了解肾脏的病变情况。

二、血液检查

1. **血糖** 以静脉血浆葡萄糖为标准,当患儿有糖尿病症状(多饮、多尿、多食、体重减轻等)时,空腹血糖≥7.0 mmol/L(≥126 mg/dl),或任意血浆血糖/口服葡萄糖耐量试验(OGTT)2 小时血糖≥11.1 mmol/L(≥200 mg/dl)者即可诊断为糖尿病。此外,如果空腹血糖<7.0 mmol/L(126 mg/dl),餐后2 小时血糖≥7.8 mmol/L(≥140 mg/dl)定为糖耐量异常(impaired glucose tolerance, IGT);空腹血糖≥6.1 mmol/L(≥110 mg/dl)且<7.0 mmol/L(<126 mg/dl)为空腹血糖异常。

2. **血脂** 血清胆固醇、三酰甘油和游离脂肪酸明显增加。定期监测血脂水平,有助于判断病情控制情况。

3. **血气分析** 酮症酸中毒是儿童糖尿病最为常见的并发症之一,当血气分析显示患儿血 pH<7.30,HCO_3^-<15 mmol/L 时,即有代谢性酸中毒存在的情况。

4. **糖化血红蛋白(HbA1c)** 作为糖尿病的辅助诊断工具十分实用,虽然不能替代空腹血糖或葡萄糖耐量试验,但 HbA1c 检测无需空腹,简单易行,可随机测定。其量与血糖浓度成正相关,目前认为 HbA1c>6.5% 作为诊断糖尿病的标准之一。美国糖尿病协会还建议,HbA1c≥5.7% 应作为糖尿病高危者或糖尿病前期的诊断标准。

三、葡萄糖耐量试验

本试验用于空腹血糖正常或正常高限,餐后血糖高于正常而尿糖偶尔阳性的患儿。试验方法:试验当日自0时起禁食;清晨口服葡萄糖(1.75 g/kg),最大不超过75 g,每克加水2.5 ml,3~5分钟内服完;口服前(0分钟)及口服后60分钟、120分钟和180分钟分别测血糖。结果:口服葡糖糖60分钟和120分钟后血糖分别低于10.0 mmol/L和7.8 mmol/L;糖尿病患儿120分钟血糖值>11 mmol/L。

【诊断】

诊断要点

儿童糖尿病的诊断符合以下任何一条诊断标准即可确诊。

(1) 空腹(至少8小时)血糖≥7.0 mmol/L。

(2) 有糖尿病症状(多尿、多饮、多食和不明原因的体重减轻)且随机血糖≥11.1 mmol/L。

(3) 口服葡萄糖耐量试验(2小时)≥11.1 mmol/L。

既往有糖尿病病史或具备典型三多一少表现者临床诊断并不困难。但是初发以酮症酸中毒起病且缺乏典型症状者,易被误诊。因此,对于有顽固性脱水、难以纠正的呕吐、腹痛伴明显呼吸深长、不明原因昏迷和呼吸衰竭的患儿应考虑酮症酸中毒的可能,需急查尿常规,如尿糖及尿酮体阳性,再查血糖、血气分析和电解质等进一步确诊。

【鉴别诊断】

1型糖尿病与2型糖尿病的鉴别 1型糖尿病与2型糖尿病的鉴别诊断极为重要。一般来说,1型糖尿病主要见于儿童和青少年,但任何年龄均可发病,可以酮症酸中毒起病或感染时发现糖尿病,起病较急,多无糖尿病家族史,体质量指数(body mass index, BMI)低,自身免疫性抗体常阳性,血糖及HbA1c较高,需终身使用胰岛素治疗。2型糖尿病多有明显家族史,发病年龄相对较大,起病缓慢,常有肥胖,非肥胖者其腹部脂肪亦增多,早期症状不典型,但易有大血管和微血管并发症。2型糖尿病多数起病时血胰岛素正常或偏高,表现为胰岛素抵抗,随着病程的延长,胰岛素逐渐减少而需胰岛素治疗。自身免疫性抗体多阴性,空腹胰岛素和C肽多数正常或偏高(见表12-1)。

表12-1 1型糖尿病和2型糖尿病的鉴别

组别	基因	通常临床过程	通常发病年龄	起病特点	肥胖	自身免疫	酮症	黑棘皮病	家族史(%)
1型糖尿病	多基因	胰岛素依赖	<18岁	急性	较少	有	常见	无	2~4
2型糖尿病	多基因	非胰岛素依赖	大多在青春期	缓慢隐匿	通常肥胖	无	较少	有	80

【治疗】

一、中西医结合治疗思路

本病属于常见的内分泌疾病之一,应采取中西医结合治疗。基本治疗原则是长期控制血糖和预防并发症。1型糖尿病目前最有效的方式是胰岛素治疗,一经诊断就需要尽快开始治疗,急性期以西医治疗为主。2型糖尿病和慢性期可以采用中医辨证论治,并结合饮食疗法和运动疗法等综合治疗措施。一旦出现酮症酸中毒等并发症,要积极抢救。

二、中医治疗

(一) 辨证论治

1. 辨证要点　本病主要辨病位和脏腑。上消以肺为主,肺失濡养,水津失布,故多饮,口干,皮肤干燥等,治节无权,清浊不分,故尿多或有甜味等;中消以脾为主,脾虚不能为胃行其津液,胃热亢盛,出现多食易饥,口干多饮,尿频,大便不调等;下消以肾为主,肾虚失藏,开阖失司,固摄无权,故见尿频量多,尿浊,尿有甜味等症。

2. 治疗原则　本病的基本病机属于阴虚为本,燥热为标,故清热润燥,养阴生津为本病的治疗大法,临床中可根据上、中、下三消的不同,合理选用润肺生津、清泄胃热、滋阴补肾等法施治。迁延难愈常发生血脉瘀阻,可酌加活血化瘀之品。

3. 证治分类

(1) 上消(肺热津伤证)

证候:口渴多饮,口舌干燥,尿频量多,烦热多汗,皮肤干燥,舌边尖红,苔薄黄,寸脉浮数。

辨证:本证以多饮,口干,尿频,皮肤干燥,烦热多汗为辨证要点。

治法:清热润肺,生津止渴。

方药:玉女煎加减。

乏力短气者,加太子参、党参;口渴明显者,加葛根、天花粉;大便秘结者,加黄连。

(2) 中消(胃热炽盛证)

证候:多食易饥,口渴多饮,尿频量多,大便干燥或秽臭,舌红,苔黄厚腻,脉滑。

辨证:本证以多饮,口干,尿频,多食易饥,大便不调为辨证要点。

治法:清泄胃热,益气养阴。

方药:白虎加人参汤加减。

脾虚湿停者,加藿香、佩兰、苍术、白术;湿浊内蕴化热者,加黄连;病久兼有瘀血者,加丹参、泽兰。

(3) 下消(肾阴亏损证)

证候:尿频量多,甚至饮一溲一,小便混浊如米泔水,尿有甜味,口渴多饮,舌红少津,苔少或光,脉细数无力或沉迟。

辨证：本证以尿频量多，尿浊，尿有甜味，口渴多饮等为辨证要点。

治法：滋阴补肾，健脾益气。

方药：六味地黄丸加减。

纳呆不食者，加黄芪、当归；手足心热者，加知母、牛膝；阴损及阳者，加熟附子、桂枝。

（二）中成药

1. 玉泉丸 3~7岁每次2g，7岁以上每次3g，每日3次，口服。用于消渴肾阴亏损证。
2. 六味地黄丸、麦味地黄丸 每次6g，每日2次，口服。用于消渴肾阴亏损证。

三、西医治疗

目前1型糖尿病的治疗仍以接受外源胰岛素为主。外源胰岛素的剂型正在不断改进，如超短效、短效、中效及长效等。注射的工具也正朝着更方便、更微创的方向发展，如胰岛素笔、胰岛素泵等。儿童2型糖尿病的治疗主要参照成人的治疗方案，包括生活方式干预、控制体重、口服降糖药物及应用胰岛素等。

（一）胰岛素治疗

早期使用胰岛素可逆转高血糖介导的胰岛毒性，有利于长期的血糖控制。1型糖尿病患儿的胰岛素治疗必须在诊断后尽早开始（通常在尿酮体出现6小时内），以防止代谢失代偿和糖尿病酮症酸中毒。2型糖尿病患儿在临床中应该严格分级治疗，即初诊时，血糖达到15 mmol/L以上或者出现酮症酸中毒和（或）HbA1c＞9%，才建议使用胰岛素。不主张长期使用，因不符合效价比规律，同时增加患儿痛苦、心理和经济负担。

1. **胰岛素配方与种类** 目前的胰岛素配方有多种，具体内容见表12-2。大多数儿童使用人胰岛素，因为它比猪胰岛素或牛胰岛素具有较低的免疫源性。但在许多国家，近年来还涌现出一些人工合成的新型胰岛素，如速效胰岛素类似物和长效胰岛素类似物等，二者联用可提供类似于胰岛素泵的血糖控制和便利（表12-2）。

表12-2 胰岛素制剂类型和作用时间（h）

胰岛素种类	起效时间	作用高峰时间	作用持续时间
短效类似物（正规胰岛素，RI）	0.5	1.5~3.5	7~8
中效类似物（珠蛋白胰岛素，NPH）	2~4	4~12	24
预混类似物（短效＋中效）(30R,50R)	0.5	2~8	18~24
长效（精蛋白锌胰岛素，PZI）	4~8	12~24	20~30

2. **胰岛素注射方案** 胰岛素的使用方式主要是采用皮下注射，目前还没有一种胰岛素注射方案能满意地模拟正常的生理状态，因此注射方案需根据年龄、病程、生活方式（饮食习惯、运动时间安排、上学日程等）和代谢控制目标等灵活选择。每日注射1次或每日注射2次胰岛素称为传统治疗；每日注射3次或3次以上胰岛素，或使用胰岛素泵称为强化治疗。目前1型糖尿病患儿主张采用强化治疗，常用的有基础-大剂量方案：具体方法是以每日胰岛素总量的30%~50%

作为基础胰岛素,余下的是餐前短效胰岛素。每次主餐前20~30分钟注射短效胰岛素(如早、午、晚餐),睡前注射中效或长效胰岛素。或者使用胰岛素泵来治疗。

3. **监测血糖** 糖尿病患儿必须长期规律地测定血糖,及时调整胰岛素剂量是保证患儿血糖控制良好、减少甚至不发生糖尿病并发症的重要手段。

4. **胰岛素治疗的并发症** 低血糖是胰岛素治疗过程中最常见的急性并发症,轻度低血糖可引起不同的可逆转的症状和体征,严重的长时间低血糖可引起惊厥甚至永久性中枢神经系统损伤,甚至导致患儿猝死。因此患儿及其家长应熟知诱发低血糖的原因及好发时间段,加强血糖监测,预防和治疗低血糖。常见诱因有运动、HbA1c低值水平和睡眠等因素,婴幼儿患者更容易发生低血糖。

(二) 生活方式干预

生活方式干预是儿童2型糖尿病治疗的基础。

1. **计划饮食** 基本原则是提供全面均衡的营养,维持理想的体重,满足其生长发育和日常活动的需要,具体情况根据患儿家庭饮食习惯进行适当限制和灵活掌握。应该限制或减少高脂食物和高糖软饮料的摄入,多吃蔬菜和适量水果。每天所需热能摄入量=[1 000+年龄×(60~70)]×4.18 kJ。并按时定量进餐。不能按时进餐时必须测餐前血糖,调整胰岛素或进餐量。

2. **体育运动** 运动是糖尿病综合治疗措施之一,运动可提高胰岛素敏感性,增加外周组织对糖的摄取,减少胰岛素的用量。长期运动可以降低血脂肪的浓度,也有助于减肥,促进皮下胰岛素的吸收。此外,还应减少看电视、玩游戏机的时间,改变静态生活模式。

(三) 口服药物治疗

仅有10%的2型糖尿病患儿能通过改变生活方式控制代谢异常,更多则需要药物治疗。有时单用饮食控制和运动还不能控制好血糖,还需要口服降糖药。目前2型糖尿病儿童常用的口服降糖药有三大类:磺脲类、双胍类、α-葡萄糖苷酶抑制剂。磺脲类降糖药是目前国内外应用最广的口服降糖药,作用是直接刺激胰岛细胞分泌胰岛素,达到降糖效果。双胍类应用最广的是二甲双胍,可加强胰岛素对周围组织的作用,最适合具有胰岛素抵抗和肥胖的患儿。α-葡萄糖苷酶抑制剂目前应用多是阿卡波糖(拜糖平),作用是延缓葡萄糖的吸收。18岁以上1型和2型糖尿病都可以使用。

(四) 糖尿病教育

教育是糖尿病治疗管理的关键,应贯穿整个诊治过程,对患儿及家长进行糖尿病知识的普及及心理教育,使其树立战胜疾病的信心。住院期间应教会他们治疗的必需技能,如胰岛素注射、饮食安排、血糖及尿糖监测等。针对患儿及家长的焦虑、恐惧、紧张情绪等进行细致的解释和安慰,强调长期控制好血糖的重要性。

(五) 自我监测血糖

恰当的血糖控制只能通过频繁和精确的监测才能达到。建议常规每日测4次空腹血糖,每周测2次餐后血糖。血糖监测的频率与血糖控制的好坏成正相关,在经济不发达地区也可采用尿糖监测。应2~3个月测1次HbA1c。国际儿童青少年糖尿病学会提出儿童糖尿病血糖控制的标准是各年龄组均要求 HbA1c <7.5%。

(六) 糖尿病酮症酸中毒的治疗

在儿童糖尿病治疗不当、饮食失调、激烈运动、精神创伤、过度紧张、手术、外伤及严重感染等情况发生时,需要及早就医,及早治疗,积极防治酮症酸中毒,以免病情严重,危及生命。

1. 纠正脱水、酸中毒及电解质紊乱 按照中等脱水计算输液量(80~100 ml/kg),再加继续丢失量后为 24 小时的总液量。开始时给予 9 g/L(0.9%)氯化钠注射液 20 ml/kg,脱水严重时可再加入 20 ml/kg,以后根据血钠决定给 1/2 或 1/3 不含糖的液体。前 8 小时输入总液量的 1/2,余量在后 16 小时输入,同时见尿即加入氯化钾 3~6 mmol/kg。只有当血 pH<7.2 时采用碳酸氢钠纠正酸中毒,通常先给计算量的一半,再测血气,如 pH>7.2 时则不需再用碱性液。

2. 胰岛素治疗 小剂量胰岛素持续静脉输入,按照每小时 0.1 U/kg 计算,用微量输液泵缓慢输入。输入 1~2 小时后,应复查血糖以调整输入量。当血糖<17 mmol/L 时,患儿仍不能进食,应该在输入液体中加入等量 50 g/L(5%)葡萄糖,以防止低血糖发生。在停止静脉给药前半小时,改为正规胰岛素皮下注射。

3. 控制感染 临床上酮症酸中毒常并发感染,应采用有效的抗生素治疗。

4. 预防脑水肿 酮症酸中毒中脑水肿发生率为 60%~90%,因此,应该每小时测血糖 1 次,每 2~4 小时测静脉血糖 1 次,两者进行对比。每 2~4 小时复查 1 次电解质、尿糖、血糖、血气分析,直至酸中毒恢复。对于脑水肿应该限制入水量,并给予积极的脱水治疗,避免延误治疗时机,造成不可挽回的后果。

【预防与调护】

(1) 开展有关儿童糖尿病知识的普及宣传,包括糖尿病知识、健康生活方式及科学营养知识的普及,对青少年定期进行健康检查,筛查糖尿病。

(2) 平衡膳食,每天保证摄入一定量的蔬菜和水果,避免高脂肪和高糖分饮食。

(3) 积极参加有规律、有计划的运动锻炼,避免过多静态活动。

(4) 大力开展卫生宣教工作,尽力做到早期发现,正确分型,及时治疗,定期随访监测血糖。同时规范管理制度,定期随访复查。

第三节 先天性甲状腺功能减退症

甲状腺功能减退症(hypothyroidism),简称甲低;是由于各种不同疾病累及下丘脑-垂体-甲状腺轴功能,以致甲状腺素缺乏,或是由于甲状腺受体缺陷所造成的临床综合征。按病变涉及的位置分为:① 原发性甲低,是由于甲状腺本身疾病所致;② 继发性甲低,其病变位于垂体或下丘脑,又称中枢性甲低。儿科患者以原发性甲低多见。根据发病年龄和发病机制又分为先天性和获得性两类，本节主要介绍先天性甲低。

先天性甲状腺功能减退症(congenital hypothyroidism，CH)，是由于甲状腺激素合成不足所造成一种疾病。根据病因不同分为两类：① 散发性：由于先天性甲状腺发育不良引起，② 地方性：多见于甲状腺肿流行的山区，是由该地区的水、土和食物缺碘所致，随着我国碘化食盐的广泛应用，发病率明显下降。

由于本病早期临床表现不明显，缺乏特异症状，常常不引起注意而延误治疗，导致先天发育和智力发育的落后。我国已对先天性甲低实施了较为广泛的新生儿筛查工作，使绝大多数患儿获得了早期诊断和治疗。

本病属中医学"痴呆"、"五迟"、"无软"范畴。

【病因病理】

一、中医病因病机

中医认为，胎之始成，必禀受父精母血，若父母精血虚损，失于胎养，或怀孕之时保养失慎，精薄而血弱，阴阳二气不足，可致精血亏损，心肾发育不全。心主神明，开窍于口舌，言为心声，心血虚，神失所藏，则表情痴呆，动作笨拙。肾不能主骨生髓，则元阴不足而失聪；肾阳不足，水液代谢失常，可发生肿胀。故病位总归于心、肾、脾，病机为精血亏虚。

二、西医病因病理

1. 甲状腺不发育或发育不全　甲状腺阙如、发育不良和异位等，约占先天性甲低患儿的90%，多见于女童。原因与相关基因缺陷有关。其中约1/3病例甲状腺可完全阙如，也可在宫内发育不全，或甲状腺在下移过程中停留在异常部位(如舌下、喉前等)，形成部分或完全功能丧失的异位甲状腺。大量研究已发现一些影响甲状腺发育的相关基因如甲状腺转录因子-2(TTF-2)基因、Pax8基因和促甲状腺素受体基因等。

2. 甲状腺激素合成障碍　发病率仅次于甲状腺发育缺陷，多为常染色体隐性遗传病。甲状腺激素的合成需多种生物酶参与(如过氧化物酶、偶联酶、脱碘酶及甲状腺球蛋白合成酶)，任何因素引起的酶先天缺陷均可致甲状腺激素水平低下。甲状腺激素对胎儿的生长发育非常重要，可直接促进胎儿大脑的发育和成熟。胎儿甲状腺激素来源于母体和胎儿自身。自妊娠11周起，胎儿的下丘脑和垂体开始分泌促甲状腺激素释放激素(TRH)和促甲状腺激素(TSH)，甲状腺组织已具备摄碘能力。某些相关基因的突变，如TPO基因、钠碘同向转运体(NIS)基因、甲状腺氧化酶(THOX)基因均可影响甲状腺激素的合成，或者甲状腺反应低下、靶器官反应低下、促甲状腺激素缺乏以及母体服用抗甲状腺药物、母体存在抗甲状腺抗体等情况都有可能造成甲状腺激素合成障碍。

【临床表现】

主要表现为生长发育落后、智力低下和基础代谢率降低。甲状腺激素缺乏的严重程度和持续时间的长短与症状严重程度密切相关。其典型症状为：

1. **特殊面容** 面部臃肿，表情淡漠，反应迟钝，毛发稀疏，唇厚舌大，舌外伸，眼睑水肿。

2. **神经系统功能障碍** 智力低下，记忆力和注意力均下降，运动发育障碍，行走延迟，并常伴有听力减退、感觉迟钝、嗜睡，严重者可产生周身性黏液性水肿、昏迷。

3. **生长发育落后** 身材矮小，躯体长，四肢短，上下部量比值常>1.5，骨发育明显延迟。

4. **心血管功能低下** 脉搏微弱，心音低钝，心脏扩大，可伴心包积液、胸腔积液，心电图呈低电压，P-R延长，传导阻滞等。

5. **消化道功能紊乱** 纳呆，腹胀，便秘，大便干燥，胃酸减少。有时误诊为先天性巨结肠。

另外，由于新生儿期症状不典型，常常容易被误诊。例如生理性黄疸期持续时间较长，常超过2周；腹胀、便秘，易被误诊为巨结肠；爱睡觉，几乎每天都处于睡眠状态；体温低，手脚冰凉，皮肤常出现斑纹或有硬肿现象，临床中只有通过新生儿筛查才能做到不漏诊，做到早期诊断和早期治疗，从而最大限度地减轻疾病对患儿身心发育的影响。

【实验室及相关检查】

一、新生儿筛查

我国1995年6月颁布的《母婴保健法》已将其列入法定的筛查内容之一。目前国内外大都采用新生儿出生48小时后足跟血化验，凡TSH>20 mU/L者即召回复查，再抽取静脉血用放射免疫法（RIA）测血清T_3、T_4和TSH含量，对血清TSH增高（正常值<10 mU/L）者确诊为CH。本法采集标本简便，假阳性和假阴性率较低，收费低廉，故为患儿早期确诊的极佳防治措施。

二、甲状腺B超

甲状腺B超是早期诊断先天性甲低的重要手段。重点观察有无甲状腺阙如、发育不良和异位等情况。

三、膝关节摄片

观察股骨远端及胫骨近端的骨化中心有否出现，作为诊断先天性甲低的实验室依据。

四、生长发育测定

包括体格生长指标的测定和智能测定。体格生长指标包括体重、身长，同时监测每日体重增值及每日身长增值。智力发育测定依年龄采用Gesell或学龄前韦氏法测定其智力水平。

【诊断】

诊断要点

先天性甲低主要通过验血检查和膝关节X线检查的综合分析进行确诊。可见血中的促甲状腺激素增高，甲状腺激素下降，并结合临床表现，同时拍膝关节X片观察股骨远端及胫骨近端的骨化中心有否出现,进行综合分析,即可确诊甲低。凡被确诊的患儿还应进行甲状腺扫描或 B 超检查,了解甲状腺的发育情况,如甲状腺异位、发育不良或弥漫性肿大等,明确病因,以指导治疗,估计预后。

【鉴别诊断】

1. 21-三体综合征 有发育落后、智能低下及愚笨面容,患儿表情呆滞,眼距宽,眼裂小,鼻梁低平,腭弓高,口半张,舌常伸出口外等,但皮肤、毛发正常,无黏液性水肿,外周血染色体检查可发现 21-三体。

2. 佝偻病 虽有动作发育迟缓、生长落后等表现,但智能正常,皮肤正常,无甲低特殊面容,有佝偻病体征,血生化和骨骼 X 光可以协助诊断。

【治疗】

一、中西医结合治疗思路

先天性甲低的危害非常大,如果没有及早诊断与治疗,可严重影响小儿的生长发育和智力发育,治疗时间越早,预后越佳,大多数早期治疗病例可获得较满意的智商和较轻的运动障碍。本病治疗以西医为主,甲状腺素是临床最有效的药物,终身服用甲状腺素可以维持正常的生理功能。中医治疗多采用健脾补肾,益气养血之法,对于减轻后遗症状有一定的作用。

二、中医治疗

(一) 辨证论治

1. 辨证要点 本病主要辨脏腑。心肾不足者以智力低下,反应迟钝,身材矮小,眼球突出,毛发稀疏,眼距较远,鼻梁宽平等特殊面容为特点;脾肾阳虚者以神疲萎弱,淡漠嗜睡,面色萎黄,智力低下,生长迟缓,肢冷畏寒,面浮肢肿为特点。

2. 治疗原则 本病心肾不足者治宜补益心肾,益气养血;脾肾阳虚者治宜补肾壮阳,健脾养心。

3. 证治分类

(1) 心肾不足证

证候:智力低下,反应迟钝,身材矮小,生活尚可自理,头大,颈短,眼球突出,毛发稀疏,眼距较远,鼻梁宽平,伸舌,流涎,皮肤粗糙,足部明显。多属轻证。

辨证:本证以表情痴呆,反应迟钝,头发稀疏,皮肤粗糙为辨证要点。

治法:补益心肾,益气养血。

方药:河车八味丸合菖蒲丸加减。

肥胖多痰者,加陈皮、法半夏、胆南星;伸舌流涎者,加柴胡、吴茱萸、黄连。

(2) 脾肾阳虚证

证候:神疲萎弱,淡漠嗜睡,面色萎黄,智力低下,生长迟缓,肢冷畏寒,面浮肢肿,毛发干枯,食欲不振,大便秘结,小便清冷。多属重证。

辨证:本证以神疲萎弱,肢冷畏寒,面色萎黄,毛发干枯为辨证要点。

治法:补肾壮阳,健脾养心。

方药:金匮肾气丸合十全大补汤。

神疲畏寒者,加仙灵脾、补骨脂;面色萎黄,唇甲色淡者,加龙眼肉、阿胶、大枣、何首乌。

(二)中成药

1. 金匮肾气丸　每次3~6g,每日2~3次,口服。用于脾肾阳虚证。

2. 人参养荣丸　每次6~9g,每日2~3次,口服。用于心肾不足证。

三、西医治疗

(一)治疗原则

(1)早期诊断,早期治疗。

(2)对先天性甲状腺发育异常或甲状腺激素合成障碍者需终身替代治疗。一般应从小剂量开始,缓慢增加直至甲状腺功能正常,然后相对长期维持。随年龄增长,还需不断改变药量。

(3)对下丘脑-垂体性甲低患儿,甲状腺素需从小剂量开始,同时予生理需要量的皮质激素,防止突发性肾上腺皮质衰竭。

(4)疑有暂时性甲低者,一般需正规治疗至甲状腺功能正常后方可停药,停药6周后再复查甲状腺功能,若甲状腺功能正常则不需继续治疗。

(二)药物治疗

目前甲状腺素是治疗甲低的最有效的药物,需终身治疗以维持正常的生理功能。

1. 干甲状腺片　临床已使用多年,该制剂较稳定且价格低廉,但T_3、T_4水平及二者比例不恒定,故长期服用可造成血中T_3增高,而T_4降低。干甲状腺片每片40 mg,一般初始剂量为每日5~10 mg。

2. 左甲状腺素钠(优甲乐)　新生儿治疗剂量每日每千克体重10 μg,婴儿为每千克体重6~8 μg,儿童为每千克体重5 μg。每个患儿对治疗反应不一,剂量应个体化,同时密切随访患儿的生长发育情况及甲状腺功能,及时调整药物剂量。

【预防与调护】

(1)新生儿筛查是早期发现、早期诊断和早期治疗以及避免智力低下最有效的方法。

(2)坚持定期复查、长期随访、早期治疗,使孩子提高智力,参与正常的学习和生活。

第四节　性　早　熟

性早熟(precocious puberty)是指女孩在8岁、男孩在9岁以前呈现第二性征的内分泌疾病。本病女孩发病较男孩多见。临床上,提前出现的性征与性别一致时称为同性性早熟,与性别不一致时称为异性性早熟。近年来性早熟的发病率显著增高,已成为最常见的小儿内分泌疾病之一。

性早熟患儿由于发育年龄提前,骨成熟加速,如果不加以干预,骨龄提前愈合,导致其最终身高低于同年龄正常发育儿童。同时由于患儿性心理发育相对滞后,易导致学习及生活上的种种困难,出现焦虑、恐惧和烦躁等心理问题。

性早熟在古代医学文献中无相应的病名记载。若临床表现有乳房发育者可按"乳疬"论治,若有月经提前来潮者亦可按"月经先期"论治。

【病因病理】

一、中医病因病机

中医虽然没有关于性早熟的记载,但对于人体的生长发育规律却有着十分精辟的论述。《素问·上古天真论》说:"女子七岁,肾气盛,齿更发长;二七而天癸至,任脉通,太冲脉盛,月事以时下,故有子……丈夫八岁,肾气实,发长齿更;二八,肾气盛,天癸至,精气溢泻,阴阳和,故能有子",说明人体的生长发育、生殖功能与"肾"密切相关。此外,乳房、阴部皆有足厥阴肝经所过,"天癸"的成熟等皆与肝、肾功能有关。

由于小儿稚阴稚阳之体,易虚易实,多种来自体外的刺激因素易导致机体阴阳平衡失调。饮食习惯(常吃动物性食物,营养滋补品或者含有性激素的食物、药物等),接触有害污染物(接触成人化学用品),不良传媒的刺激等是常见外因。此外,课外运动时间减少、家庭关系紧张及肥胖等亦是常见因素。

素禀阴虚内热体质,存在对致病邪气的易感性是常见内因。在外因作用下,进一步耗阴动火,导致阴阳失去相对平衡,出现偏盛或偏衰,从而破坏正常的生理状态,导致发育提前萌动而发病。

总之,性早熟的发病原因包括内因和外因两个方面,病性多属虚实夹杂,病位在肝、脾、肾三脏,其主要病机为阴阳失调,真阴耗伤,真阳亢旺,气血逆乱,从而影响了正常的生长发育,临床中多表现为阴虚火旺的证候。

二、西医病因病理

按病因不同,性早熟可分为三类:促性腺激素依赖性性早熟(中枢性性早熟)、非促性腺激素依赖性性早熟(外周性性早熟)和不完全性性早熟。

1. **中枢性性早熟** 由于多种因素导致下丘脑-垂体-性腺轴提前发动、功能亢进所致,可导致生殖能力提前出现。其中69%~98%的患儿最终没有发现器质性疾病,被称为特发性性早熟。由于患儿下丘脑视前内侧核和弓状核提早产生过多的促性腺激素释放激素(GnRH),致血清中黄体生成素(LH)、卵泡生成素(FSH)提前升高,下丘脑-垂体-性腺轴功能提前启动。患儿除有第二性征发育的特征外,发育顺序与正常青春发育相似。而智力及心理状态则与实际年龄相称。特发性性早熟以女孩为多见。

中枢性性早熟中不可忽视的是部分器质性病变因素,包括各种占位性病变,如脑肿瘤、多发性神经纤维瘤、脑积水、结节性硬化、浸润性病变以及脑膜炎或脑炎后遗症、头部外伤或脑水肿等。现代研究发现 GPR54 基因突变与中枢性性早熟有关。

2. 外周性性早熟　由于内源性或外源性性激素的作用，导致第二性征提早出现，但由于血中存在的大量性激素对下丘脑-垂体产生显著的抑制作用，患儿并不具备生殖能力。在外周性性早熟的患儿中，卵巢肿瘤或囊肿或罕见的肾上腺腺瘤可产生雌激素引起患儿性早熟，此类患儿的病情进展比中枢性性早熟者快。另外误服避孕药、长期使用含有雌激素的药膏或者过多摄入含雌激素样物质的食物都是外源性性早熟的一个原因。

3. 不完全性性早熟　单纯性乳房早发育、阴毛早熟或单纯月经初潮提前而无其他的青春期发育特征，是提早的部分的中枢发动，可能与患儿下丘脑负反馈机制尚未建立而受到致病因素刺激出现一过性的激素水平增高有关。

【临床表现】

一、中枢性性早熟

第二性征的发育顺序与正常发育顺序一致，但明显提前并且加速。女孩多首先出现双侧乳房同时增大，可有触痛，部分患儿开始时仅一侧增大，以后发展到另一侧。随着病程进展，乳房进一步增大，阴道分泌物增多，同时患儿的身高增长加速，如果未及时恰当治疗，还会出现阴毛、腋毛及阴道出血。开始时多为不规则阴道出血，逐渐过渡到规则的月经来潮。男孩主要征象是睾丸增大（≥4 ml），阴茎增粗增长，可有阴茎勃起，并伴有身高的增长加速。如果未及时恰当治疗，还会出现阴毛、胡须、痤疮、变声，甚至遗精。由于过早发育引起患儿骨骼生长加速，骨龄提前，可造成最终身高落后。

二、外周性性早熟

1. 卵巢肿瘤或肾上腺腺瘤　可见患儿乳房发育，乳晕及小阴唇色素沉着，阴道分泌物增多，甚至有不规则阴道出血。

2. 外源性　摄入或接触外源性激素，如误服避孕药、长期使用含有雌激素的药膏或者过多摄入含雌激素样物质的食物，临床症状与中枢性性早熟类似，但是停止摄入或接触后，部分患儿的临床症状会自行消失。

3. 先天性肾上腺皮质增生症　男孩表现为同性性早熟，但睾丸不增大，女性为异性性早熟伴原发性闭经。若男性患儿用皮质激素替代治疗过晚，可发展为中枢性性早熟，睾丸增大，骨龄提前。

4. McCune-Albright 综合征　绝大多数发病为女性，除性早熟外，还伴有单侧或双侧多发性的骨纤维结构不良，同侧肢体皮肤有片状的棕褐色色素沉着（牛奶咖啡斑），也可伴有多种内分泌腺的功能异常。

三、不完全性性早熟

单纯性乳房早发育、阴毛早熟或单纯月经初潮提前而无其他的青春期发育特征。

【实验室及相关检查】

一、血浆 FSH 和 LH 水平

初步激素测定应包括基础的血浆 LH 和 FSH 值,以及 GnRH 激发试验后 LH 和 FSH 水平。GnRH 激发试验是中枢性性早熟的重要诊断依据,一般采用静脉注射 GnRH,按照 2.5 μg/kg,于注射前(基础值)和注射后 30 分钟、60 分钟、90 分钟及 120 分钟分别采血测定血清 LH 和 FSH 值。当激素峰值 LH/FSH>0.66 或 LH>15 U/L(女),或 LH>25 U/L(男)对中枢性性早熟有诊断意义。虽然 GnRH 激发试验是中枢性性早熟的重要诊断依据,但在疾病的极早期,GnRH 激发试验可以呈阴性结果,此时,应进行随访,若第二性征不消退则可在 3~6 个月后复查。

二、骨龄测定

可拍摄左手和腕部 X 线正位片,用 Greulich-Pyle 图谱或 TW_2 法判断骨骼发育是否超前。

三、盆腔超声检查

选择盆腔 B 超测量卵巢的容积和结构、子宫与子宫颈的比例、子宫长度、子宫容积和子宫内膜回声均有助于女童性早熟的诊断,同时可了解卵巢有无占位性病变。男孩则注意睾丸和肾上腺等部位。中枢性性早熟时卵巢容积增大,卵巢容积>1 ml 或者显示任一侧卵巢有 4 个月以上直径≥4 mm 的卵泡,都可提示性腺轴已进入青春期发动,卵泡大小可能比卵巢容积更能反映卵巢发育状况,而且还是性早熟治疗监测的有意义的指标。宫体长度>3.5 cm 时可确定子宫已进入发育状态,子宫和卵巢同时呈发育表现对中枢性性早熟诊断有重要意义。但仅子宫大而卵巢无发育表现则需考虑为外周性性早熟。

四、CT 和 MRI

头颅 CT 和 MRI 检查对发现中枢器质性病变具有重要意义。对已确诊中枢性性早熟的女孩,年龄在 6 岁以下或发育进程过于快速时应作鞍区的 CT 或 MRI 检查。目前认为 MRI 检查是甄别隐匿性颅内肿瘤患儿的唯一途径。也有发现 CT 所见垂体高度对中枢性性早熟有诊断意义,青春期女孩垂体平均高度不超过 9 mm。中枢性性早熟患儿垂体高度大于青春前期 1.2 mm,提示垂体-性腺轴过早活动。

五、其他检查

根据患儿的临床表现可进一步选择其他检查,如先天性肾上腺皮质增生症患儿血 17-羟孕酮和尿 17-酮类固醇明显增高;先天性甲低可测定 T_3、T_4、TSH;性腺肿瘤睾酮和雌二醇浓度增高。

【诊断】

诊断要点

1. 病史 详细询问病史是正确诊断性早熟的关键,如第二性征出现的时间,是否接触过含有

性激素的食品、保健品和避孕药品、化妆品等；头部有无外伤史或中枢系统感染病史，以及相关遗传史和家族史等。

2. 查体　对患儿均需测定升高、体重、躯体比例。女孩乳房发育按照 Tanner 标准分期，应测量乳房直径及乳核直径。男孩应测量睾丸大小、质地及双侧对称性，阴茎长度、直径及有无阴毛、喉结等。

3. 临床表现　女孩在8岁以前出现第二性征，或10岁以前月经初潮；男孩在9岁以前出现第二性征作为诊断性早熟的标准。

4. 辅助检查　盆腔超声检查、骨龄测定及血浆 FSH 和 LH 等性激素检测作为常规项目，疑有头颅疾病者加作 MRI 检查，阴道涂片检查可作为性激素检测的补充手段，智力低下伴生长落后应检查甲状腺功能。

总之，需要以上各诊断手段的综合判断，对诊断模糊时，随访是有用的手段，因为中枢性性早熟是进行性的，体征进展时重复有关辅助检查，可获得最后确诊。

【鉴别诊断】

1. 先天性肾上腺皮质增生症　在男孩引起同性性早熟，但睾丸不增大，女性为异性性早熟伴原发性闭经。若男性患儿用皮质激素替代治疗过晚，可发展为中枢性性早熟，睾丸增大，骨龄提前。

2. McCune-Albright 综合征　绝大多数发病为女性，除性早熟外，还伴有单侧或双侧多发性的骨纤维结构不良，同侧肢体皮肤有片状的棕褐色色素沉着（牛奶咖啡斑），也可伴有多种内分泌腺的功能异常。

【治疗】

一、中西医结合治疗思路

性早熟治疗目的是改善成年身高，控制延缓第二性征成熟速度，预防初潮提前出现，恢复相应年龄的心理行为。疾病早期和轻证，可用中医辨证论治，临床多从肝肾而治，采取滋阴降火等法，通过调整阴阳使患儿机体处于平衡状态，抑制或延缓青春期的提早启动，在临床上已经取得了可靠疗效。重者用西药治疗。

二、中医治疗

（一）辨证论治

1. 辨证要点

（1）辨病位：病位在肝、脾、肾三脏，以肾为主。凡出现不同程度的纵食和肥胖，为痰热困中；出现潮热，口干，盗汗，舌红少苔者，为肾阴不足；出现胸闷，烦躁，嗳气，太息者，为肝郁化火。

（2）辨虚实：本病病机属虚实夹杂，阴虚为本，阳亢、痰湿、瘀血为标。

2. 治疗原则　调整阴阳，补其不足，损其有余。

3. 证治分类

(1) 阴虚火旺证

证候：女孩提早出现乳房发育,月经来潮；男孩提早出现睾丸增大,或有喉结、遗精等。伴有手心内热,面色潮红,口干,睡眠不宁,盗汗,头晕,乏力,舌质红,苔薄,脉细。

辨证：本证除主症外,以口渴,面红,手心内热,盗汗和舌质红等为辨证要点。

治法：滋补肾阴,清泻相火。

方药：知柏地黄丸加减。

烦躁易怒,加柴胡、泽泻、丹皮；若女孩见乳核胀痛,加龙胆草、郁金和枳壳。

(2) 肝郁化火证

证候：女孩提早乳房发育,乳房触痛,月经来潮；男孩提早出现睾丸增大,阴茎勃起,喉结突出。伴有胸闷不舒,心烦易怒,嗳气叹息,舌红,苔黄。

辨证：本证以胸闷不舒,心烦易怒,痤疮,嗳气叹息和舌脉等为辨证要点。

治法：清肝解郁,滋阴平肝。

方药：丹栀逍遥散加减。

肝郁气滞证较甚者,加香附、陈皮；肝胃不和者,加青皮、麦芽。

(3) 痰热互结证

证候：女孩提早乳房发育,乳房触痛,月经来潮,白带增多；男孩提早出现睾丸增大,阴茎勃起,喉结突出。伴有体形肥胖,易饥善食,纳呆,乏力,头晕,大便不畅,舌质红,苔白腻,脉象滑数。

辨证：本证以体形肥胖,易饥善食,纳呆,大便不畅,乏力,头晕等为辨证要点。

治法：化痰利湿,理气和胃。

方药：参苓白术散合六味地黄丸方加减。

如有肝郁痰结,乳块肿大者,可加制香附、浙贝母、鳖甲、穿山甲等理气软坚散结之品；如有肺中积热,面部痤疮者,可加金银花、连翘、竹叶等清肺降火之品；若心烦不宁,则可加黄连、枣仁、百合等清心安神之品。

(二) 中成药

知柏地黄丸　每次6g,每日2次,口服。用于性早熟阴虚火旺证。

三、西医治疗

1. 对因治疗　对于有器质性疾病的性早熟,应该针对病因治疗,如果发现颅脑肿瘤、性腺肿瘤应该手术切除、放疗化疗,脑积水可以进行脑脊液引流,有些孩子在原发病治愈后可以恢复到青春发育前的状态。先天性甲低导致的中枢性性早熟可以应用甲状腺素替代治疗。如发现是属于外源性因素应该立即停止含有性激素类药物和食品的摄入。部分性早熟一般不需要治疗能自行缓解,但需要随访观察。

2. 药物治疗　目前国内外采用促性腺激素释放激素类似物进行治疗中枢性性早熟,常用药物为曲普瑞林、亮丙瑞林和戈舍瑞林,等等,此制剂能使性腺激素合成和分泌性激素显著减少,这种抑制是暂时的、可逆的,停药6个月至1年后可以恢复青春期功能,治疗后可以有效抑制性发育,抑制骨龄增长效果很好,使骨龄增长速度与年龄相适应,最终提高患儿身高。该药物适用于女孩骨龄在13岁以下、男孩14岁以下的患儿。该药副作用较少,但价格昂贵,少数有体重增加的倾向,个别有过敏现象。其他药物如甲地孕酮、环丙孕酮、达那唑等,因副作用较多,目前较少使用。

3. 心理治疗　部分患儿由于提早发育,因自己在体型上与周围小伙伴不同,而产生自卑、恐惧和不安,如果被确诊为性早熟后,家长除了积极配合医生治疗外,还应给予各方面的关心和爱护,并对其进行适当的性教育,使患儿了解自己疾病的真实情况,消除精神压力。

【预防与调护】

(1) 避免环境类激素的影响,如部分农药在土壤中有残留,具有类似雌激素样的活性,因此瓜果蔬菜食用前一定要浸泡清洗干净。

(2) 注意少给孩子过多食用某些含有激素的水果、牛肉、羊肉、鸡肉等食品。

(3) 要妥善存放避孕药、丰乳美容品等,避免孩子误服或接触。

(4) 避免孩子过早接触到不当的性心理刺激。

第十三章
结缔组织及免疫性疾病

导 学

本章主要介绍小儿免疫系统发育特点、结缔组织疾病的主要实验室及相关检查,以及风湿热、幼年特发性关节炎、过敏性紫癜、皮肤黏膜淋巴结综合征等疾病的诊断和治疗。其中风湿热、过敏性紫癜是重点内容。

通过学习,掌握风湿热、过敏性紫癜的临床特征、诊断,中医证治分类及中西医治疗原则和措施。熟悉中西医对风湿热、幼年特发性关节炎、过敏性紫癜、皮肤黏膜淋巴结综合征的鉴别诊断。了解风湿热、幼年特发性关节炎、皮肤黏膜淋巴结综合征的其他治疗方法。

第一节 结缔组织及免疫系统概论

免疫(immunity)是机体的生理性保护机制,其本质是识别自身,排斥异己。正常的功能包括:防御感染,清除衰老、损伤或死亡的细胞,识别和清除突变细胞。如果免疫功能失调可以导致异常免疫反应,即变态反应、自身免疫反应、免疫缺陷,发生恶性肿瘤。

一、小儿免疫系统发育特点

由于小儿免疫状况与成人有着明显的不同,因此导致了儿童免疫性疾病的特殊性。传统的观点认为:小儿时期特别是新生儿期免疫系统尚未发育成熟。实际上,小儿在出生时免疫器官和免疫细胞均已相当成熟,出现免疫功能低下可能与尚未接触抗原,没有建立免疫记忆机制有关。具体表现在:

1. 单核/巨噬细胞　新生儿单核细胞发育已完善,但因缺乏辅助因子,其趋化、黏附、吞噬、氧化杀菌,产生 G-CSF、IL-8、IL-6、γ干扰素(IFN-γ)、IL-12 和抗原提呈能力均较成人差,新生儿因为接触抗原或过敏原的类型和剂量会直接影响单核/巨噬细胞功能的产生,由此将影响新生儿的免疫状态。

2. 中性粒细胞 受分娩的刺激,生后12小时外周血中性粒细胞计数较高,72小时后渐下降,继后6~7岁上升逐渐达成人水平。严重新生儿败血症易发生中性粒细胞减少。新生儿趋化和黏附因子表达不足,尤其是未成熟儿和剖宫产者表现明显。中性粒细胞功能暂时性低下,是易发生化脓性感染的原因。

3. T淋巴细胞及细胞因子

（1）成熟T细胞:占外周血淋巴细胞的80%,因此外周血淋巴细胞计数可反映T细胞数量。出生时淋巴细胞数目较少,6~7个月时超过中性粒细胞的百分率,6~7岁时两者相当;此后随着年龄的增长逐渐降少,直至老年的低水平。

（2）T细胞表型和功能:绝大多数脐血T细胞(97%)为$CD45RA^+$"初始"T细胞(成人外周血为50%),而$CD45RO^+$记忆性T细胞极少。新生儿T细胞表达CD25和CD40配体较成人弱,辅助B细胞合成和转换免疫球蛋白、促进巨噬细胞和细胞毒性T淋巴细胞(CTL)的能力差。

（3）Th亚群:新生儿Th_2细胞功能较Th_1细胞占优势,有利于避免母子免疫排斥反应。由于Th细胞功能不足,不能刺激B细胞产生荚膜多糖细菌抗体,故易患荚膜细菌感染疾病。

（4）细胞因子:新生儿T细胞产生肿瘤坏死因子和粒细胞巨噬细胞集落刺激因子仅为成人的50%,$IFN-\gamma$、$IL-10$和$IL-4$为10%~20%。生后可因抗原的反复刺激,各种细胞因子水平逐渐升高。

（5）NK和ADCC:NK的表面标记CD56于出生时几乎不表达,整个新生儿期亦很低,NK活性于生后1~5个月时表达成人水平。ADCC功能仅为成人的50%,于1岁时达到成人水平。

4. B淋巴细胞及免疫球蛋白

（1）B细胞表型和功能:胎儿和新生儿有产生IgM的B细胞,但无产生IgG和IgA的B细胞。分泌IgG的B细胞于2岁时、分泌IgA的B细胞于5岁时达成人水平。

（2）IgG:是唯一能通过胎盘的免疫球蛋白,其转运过程为主动性。大量IgG通过胎盘发生在妊娠后期。新生儿自身合成的IgG比IgM慢,生后3个月血清IgG降至最低点,至10~12个月时体内IgG均为自身产生,8~10岁时达成人水平,IgG亚类随年龄增长而逐渐上升。

（3）IgM:胎儿期已能产生IgM,出生后更快,男孩于3岁时、女孩于6岁时达到成人血清水平。

（4）IgA:发育最迟,至青春后期或成人期才达成人水平,由于分泌型IgA水平较低,因此小儿时期容易出现呼吸系统或消化系统的感染。

5. 补体和其他免疫分子

（1）补体:母体的补体不转输给胎儿,包括新生儿补体经典途径(补体C3、C4、C5、C50等),而且活性是母亲的50%~60%,至生后3~6个月达成人水平。旁路途径的各种成分发育就更为落后。

（2）其他免疫分子:新生儿血浆纤连蛋白浓度仅为成人的1/3~1/2,未成熟儿则更低。

二、结缔组织疾病概述

自身免疫性反应是由不同原因(包括物理、化学和生物学因素)诱导的宿主异常免疫反应,是错将自身组织和细胞作为靶向进行反应。若这种自身免疫反应非常强烈,引起组织严重和持久的结构和功能破坏,出现临床症状,则称为自身免疫性疾病。

风湿性疾病是一组原因不明的自身免疫性疾病,因主要累及不同脏器结缔组织和胶原纤维,故曾称为结缔组织疾病。一般认为大多数的风湿性疾病虽然病因不够明确,但发病机制均有共同规律,即感染原刺激具有遗传学背景(多基因遗传)的个体,发生异常的自身免疫反应。在经典的风湿性疾病如风湿热、幼年特发性关节炎、系统性红斑狼疮等疾病外,许多原因不明的血管炎性疾病如过敏性紫癜、皮肤黏膜淋巴综合征等现在已明确归属于自身免疫性疾病,并纳入风湿性疾病的范畴。另一些病因不明的疾病如1型糖尿病、重症肌无力、吉兰-巴雷综合征、原发性血小板减少性紫癜等,现已确认其发病机制为自身免疫性反应所致,因为会对机体自身的组织器官造成免疫损伤,因此疾病的发生可以累及多系统,从而引起多系统发生病变。

实验室及相关检查

1. 链球菌感染　血清ASO滴度升高,同时测定抗脱氧核糖核酸酶B(Anti-DNaseB)、抗链球菌激酶(ASK)、抗透明质酸酶(AH),则阳性率可提高到95%。

2. 风湿热活动指标　白细胞计数和中性粒细胞分类增高,血沉增快,CRP阳性,α_1球蛋白和黏蛋白异常。

3. 免疫学检查　RF、ANA、免疫球蛋白、补体C3、补体C4、细胞因子IL-1、细胞因子IL-6,了解免疫功能情况。

4. 血生化　肝肾功能及血凝四项,了解脏器及凝血功能情况。

5. 心电图　了解心脏受累情况。

6. 超声波　关节局部B超、超声心动图,了解病变部位情况。

7. 影像学检查　X线摄片、CT、MRI等,了解病变部位及受累情况。

三、中医对结缔组织及免疫系统疾病的认识

结缔组织及免疫性疾病,多属于中医学的顽疾、痼病。目前在临床没有特异性的有效治疗方法,有些病情严重的患儿,很可能会产生并发症或是遗留不同程度的后遗症。西医治疗本病多应用激素、细胞毒性药物、免疫抑制剂、生物制剂进行治疗,但这些药物,副作用明显。中西医结合的综合治疗措施对尽早的缓解病情、改善症状,减少或避免并发症和后遗症发生的作用日益受到重视。中医根据急性期和缓解期的不同阶段进行辨证论治。急性期大多邪盛正实,中医治疗常以清热解毒、疏风散寒、利湿化瘀等祛邪方法;缓解期大多有脏腑气血或阴阳损伤,治疗当以扶正为主,采用补益脏腑、养阴益气等法,恢复脏腑肢体功能,同时兼清余邪。临床治疗时常配合针灸、推拿、拔罐以及穴位敷贴等中医特色的综合治疗方法,对疾病进行有效的治疗。

第二节 风 湿 热

风湿热(rheumatic fever)是因 A 组乙型溶血性链球菌感染后发生的全身性结缔组织免疫性疾病。临床主要表现为心脏炎、游走性关节炎、舞蹈病,也可累及皮肤及皮下组织出现环形红斑和皮下小节。心脏炎是最严重的表现。急性期可危及患儿生命;慢性反复发作可致永久性心脏瓣膜病变。本病学龄儿童多见,初次发作多见于 6~15 岁小儿,无性别差异,一年四季均可发病,以冬春多见,寒冷、潮湿、居住拥挤容易致病。

本病属中医学"痹证"范畴,如并发心脏炎可参照"心悸"、"怔忡"、"胸痹"等病证。

【病因病理】

一、中医病因病机

中医认为本病的病因有内外之别。外因是感受风、寒、湿、热之邪,如《素问·痹论》曰:"风寒湿三气杂至,合而为痹也";内因主要为机体脏腑气血不足。

1. 风、寒、湿(热)痹阻　小儿为稚阴稚阳之体,阳气未充,卫外不固,腠理稀疏,因不慎外感风寒湿热之邪,不易及时驱散,外邪留滞经络,痹阻气血、肌肉、关节,导致痹证;小儿若长期居住潮湿之处,易感受寒湿之邪,湿邪黏滞,寒主收引,寒湿凝滞经络,则气血运行不畅,筋脉失养,关节疼痛,局部不红,遇寒加剧,得温痛减;若感受风热之邪与湿邪相合,或风寒湿痹郁久化热,湿热与人体气血相搏,阻于经络,则见发热、关节红肿热痛等症。风为阳邪,善行而数变,故关节痛游走不定;湿为阴邪,留恋缠绵,病情难愈。若风邪留于肌肤腠理之间,营卫不和,皮肤可见环形红斑;若湿邪蕴郁,凝结于肌肉筋脉之间可见皮下小结;若湿热久羁,郁火伤阴,阴虚风动,或痰湿中阻,筋脉失养,可致手足舞蹈,挤眉眨眼等。

2. 心脾阳虚　痹证迁延,正虚邪恋,经脉凝滞,气血不畅,久病入络,损及五脏气血,导致心脉痹阻,血不养心则心悸气短;血行不畅,瘀血内生,气虚血瘀,则心悸、唇甲发绀、舌质紫;气血亏虚,阳气受损,心脾阳虚,水液失于温化,泛溢周身,则气短,怔忡,水肿,不能平卧。

总之,本病起病较急,病初多属实证,久病则正虚邪实而成虚实夹杂证。

二、西医病因病理

(一) 病因

风湿热是 A 组乙型溶血性链球菌感染,导致咽峡炎后的晚期并发症。有 0.3%~3% 因该菌感染引起咽峡炎的患儿,于病后 1~4 周发生风湿热。但 A 组乙型溶血性链球菌感染皮肤及其他部位后不会引起风湿热。影响本病发生的因素有:① 链球菌在咽峡部存在时间愈长,发病机会愈大;② 特殊的致风湿热 A 组溶血性链球菌株,如 M 血清型和黏液样菌株感染;③ 患儿的遗传学背景,表现出一些人群具有明显的易感性。

(二) 发病机制

1. 分子模拟 A组乙型溶血性链球菌的抗原性很复杂,各种抗原分子结构与机体器官存在同源性,机体的抗链球菌免疫反应可与人体组织产生免疫交叉反应,导致器官损害是风湿热的主要发病机制。这些交叉抗原包括:① 荚膜由透明质酸组成,与人体关节滑膜有共同抗原。② 细胞壁外层蛋白质中 M 蛋白和 M 相关蛋白、中层多糖中 N-乙酰葡糖胺和鼠李糖均与人体心肌和心瓣膜有共同抗原。③ 细胞膜的脂蛋白与人体心肌肌膜和丘脑下核、尾状核之间有共同抗原。

2. 自身免疫反应 人体组织与链球菌的分子模拟导致的自身免疫反应包括:

(1) 免疫复合物:与链球菌抗原模拟的自身抗原与链球菌抗体可形成循环免疫复合物沉积于人体关节滑膜、心肌、心瓣膜,激活补体成分产生炎性病变。

(2) 细胞免疫反应异常:① 周围血淋巴细胞对链球菌抗原的增殖反应增强,患儿 T 淋巴细胞具有对心肌细胞的细胞毒作用;② 患儿外周血对链球菌抗原诱导的白细胞移动抑制试验增强,淋巴细胞母细胞化和增殖反应降低,自然杀伤细胞功能增强;③ 患儿扁桃体单核细胞对链球菌抗原的免疫反应异常。

3. 遗传因素 有人发现 HLA-B35、HLA-DR2、HLA-DR4 和淋巴细胞表面标记 D8/17$^+$ 等有关,但还应进一步研究证实。

4. 毒素 A组乙型溶血性链球菌还可产生多种外毒素和酶类,直接对人体心肌和关节产生毒性作用,但尚未得到证实。

(三) 病理

1. 急性渗出期 主要受累部位心脏、关节、皮肤等结缔组织,出现变性、水肿,淋巴细胞和浆细胞浸润等炎性反应,心包膜纤维素性渗出,关节腔内浆液性渗出。本期持续约1个月。

2. 增生期 主要发生于心肌和心内膜(包括心瓣膜),特点为形成风湿小体(Aschoff 小体),小体中央为胶原纤维素样坏死物质,外周有淋巴细胞、浆细胞和巨大的多核细胞(风湿细胞)浸润。此外风湿小体还可分布于肌肉和结缔组织,好发部位为关节处皮下组织和腱鞘,形成皮下小结,这是诊断风湿热的病理依据,表示风湿活动。本期持续 3~4 个月。

3. 硬化期 风湿小体中央变性和坏死物质被吸收,炎症细胞减少,纤维组织增生和瘢痕形成,心瓣膜增厚形成瘢痕。二尖瓣最易受累,其次为主动脉瓣关闭不全,此期持续 2~3 个月。

此外,大脑皮质、小脑、基底核可见散在非特异性变性和小血管透明变性。

【临床表现】

急性风湿热发生前 1~5 周有链球菌咽峡炎病史。一次急性风湿热发作如未经治疗,活动期一般不超过6个月;未进行预防的患儿常反复周期性发作,多呈急性起病,亦可为隐匿性进程。临床表现为关节炎、心脏炎、舞蹈病、皮下小结和环形红斑,发热和关节炎是最常见的主诉。

1. 一般表现 发热,急性起病者体温在 38~40℃ 间,无一定热型,1~2 周后转为低热。隐匿性起病者仅为低热或无发热。其他表现有面色苍白、多汗、疲倦、精神不振、胃纳不佳、腹痛等。

2. 关节炎 占急性风湿热患者的50%~60%。典型病例为游走性多关节炎,以膝、踝、肘、腕等大关节为主。表现为关节红、肿、热、痛,活动受限,愈后不留畸形。但此起彼伏,可延续3~4周。

3. 心脏炎 40%~50%的风湿热可累及心脏,此为风湿热唯一的持续性器官损害。首次风湿热发作时,一般在起病1~2周内出现心脏炎的症状。首次发作以心肌炎和心内膜炎者最多见,同时累及心肌、心内膜和心包膜者,称为全心炎。

(1) 心肌炎:轻者可无症状,重者可伴不同程度的心力衰竭,表现为安静时心动过速,且与体温升高不成比例,心脏扩大,心尖搏动弥散,心音低钝,可闻及奔马律,心尖部可闻及收缩期吹风样杂音。X线检查:心脏扩大,心脏搏动减弱。心电图示:P-R间期延长,伴有T波低平和ST段异常或有心律失常。

(2) 心内膜炎:主要侵犯二尖瓣和(或)主动脉瓣,造成瓣膜关闭不全。二尖瓣关闭不全,为心尖部2/6~3/6级吹风样全收缩期杂音,向腋下传导,有时可闻及二尖瓣相对狭窄所致舒张中期杂音;主动脉瓣关闭不全时胸骨左缘第3肋间可闻及舒张期叹气样杂音。急性期瓣膜损害多导致充血性水肿,恢复期可渐消失。多次复发可造成心瓣膜永久性瘢痕形成,形成风湿性心瓣膜病。超声心动图能敏感发现心脏听诊时无异常的隐匿性心瓣膜炎。

(3) 心包炎:积液量很少时,临床上很难发现,有时心底部听到心包摩擦音;积液量多时心前区搏动消失,心音遥远,有颈静脉怒张、肝大等心包填塞表现。X线检查:心影向两侧扩大呈烧瓶形。心电图提示:低电压,早期ST段抬高,随后ST段回到等电线,并出现T波改变。超声心动图可确诊少量心包积液。

5%~10%风湿性心脏炎患儿初次发作出现充血性心力衰竭,再次发作时发生率更高。如风湿性心瓣膜病患儿伴有心力衰竭者,提示有活动性心脏炎存在。

4. 舞蹈病 占风湿热患儿的3%~10%,也称Sydenham舞蹈病。临床表现为全身或部分肌肉的无目的的不自主快速运动,如伸舌歪嘴、挤眉弄眼、耸肩缩颈、语言障碍、书写困难、细微动作不协调等,在兴奋或注意力集中时加剧,入睡后消失,常在其他症状出现后数周至数月出现。若风湿热其他症状较轻者,舞蹈病也可能成为首发症状。8~12岁女孩多见,可单独存在或与心脏炎并存。舞蹈病病程1~3个月,个别病例在1~2年内反复发作。

5. 皮肤症状

(1) 环形红斑:较少见。为环形或半环形边界明显的淡红色斑,大小不等,中心苍白,出现在躯干和四肢近端,呈一过性,或时隐时现,可持续数周。

(2) 皮下小结:呈坚硬无痛结节,与皮肤不粘连,直径0.1~1cm,出现于肘、膝、腕、踝等关节伸面,或枕部、前额头皮,以及胸、腰椎棘突的突起部位,2~4周自然消失,常伴有严重心脏炎。

【实验室及相关检查】

一、链球菌感染证据

咽拭子培养可发现 A 组乙型溶血性链球菌。80% 风湿热患儿血清 ASO 滴度升高,链球菌感染 1 周后血清 ASO 滴度开始上升,2 个月后逐渐下降。同时测定抗脱氧核糖核酸酶 B、ASK、抗透明质酸酶,则阳性率可提高到 95%。

二、风湿热活动指标

包括血常规白细胞计数和中性粒细胞分类增高,血沉增快,CRP 阳性,α_1 球蛋白和黏蛋白增高等。但这仅能反映疾病的活动情况,对诊断并无特异性。

【诊断】

诊断要点

Jones 诊断标准 风湿热的诊断有赖于临床表现和实验室检查的综合分析。1992 年修改的 Jones 诊断标准包括 3 个部分:① 主要表现;② 次要表现;③ 链球菌感染证据。在确定链球菌感染证据的前提下,有 2 项主要表现或 1 项主要表现伴 2 项次要表现即可作出风湿热诊断(见表 13-1)。但近年风湿热不典型和轻症病例增多,硬性按照 Jones 标准,易造成诊断失误,因此,应进行综合判断,必要时需追踪观察,提高确诊率。

表 13-1 风湿热的 Jones 诊断标准

主要表现	次要表现	链球菌感染证据
心脏炎	发热	咽拭子培养阳性或快速链球菌抗原试验阳性
多关节炎	关节痛	抗链球菌抗体滴度升高
舞蹈病	血沉增高	
环形红斑	CRP 阳性	
皮下小结	P-R 间期延长	

注:主要表现为关节炎者,关节痛不再作为次要表现;主要表现为心脏炎者,P-R 间期延长不再作为次要表现。在有链球菌感染证据的前提下,存在以下 3 项之一者应考虑风湿热:① 排除其他原因的舞蹈病;② 无其他原因可解释的隐匿性心脏炎;③ 以往已确诊为风湿热,存在 1 项主要表现,或有发热和关节痛,或急性期反应物质增高,提示风湿热复发

【鉴别诊断】

一、与风湿性关节炎的鉴别

1. 幼年类风湿关节炎 多见于 3 岁以下起病,常侵犯指趾小关节,关节炎无游走性特点,反复发作后遗留关节畸形,X 线骨关节摄片可见关节面破坏、关节间隙变窄和邻近骨骼骨质疏松。

2. 急性化脓性关节炎 为全身脓毒血症的局部表现,中毒症状重,好累及单侧大关节,血培养阳性,常为金黄色葡萄球菌。

二、与风湿性心脏炎的鉴别

1. **感染性心内膜炎** 先天性心脏病或风湿性心脏病合并感染性心内膜炎时，易与风湿性心脏病伴风湿活动相混淆。贫血、脾大、皮肤瘀斑或其他栓塞症状有助诊断，血培养可获阳性结果，超声心动图可见到心瓣膜或心内膜有赘生物。

2. **病毒性心肌炎** 杂音不明显，较少发生心内膜炎，较多出现期前收缩等心律失常，实验室检查可发现病毒感染证据。

【治疗】

一、中西医结合治疗思路

本病为感染A组乙型溶血性链球菌引起的免疫性疾病。急性期应积极采用中西医结合治疗。西医治疗提倡早期应用抗生素，清除链球菌感染；合理应用肾上腺皮质激素，减少对关节、心脏的损害。中医治疗，急性期以祛邪为主，缓解期扶正兼以祛邪为要，同时配合针灸、火罐、推拿及中药外治疗法等综合治疗和理疗，缓解病情，改善症状。

二、中医治疗

（一）辨证论治

1. 辨证要点

（1）辨病期：急性期正盛邪实，起病急，变化快，全身发热、关节肿痛或心悸气短较为明显，病邪有风寒湿邪之不同。缓解期正虚邪恋，发热已退，关节肿痛大多已消，由于气阴两虚、血瘀湿恋出现气短乏力、心悸怔忡，或遗留皮下结节、舞蹈病。

（2）辨轻重：轻者一过性发热，关节肿痛；重者心悸气短，浮肿尿少，难以平卧，可在短期内并发心阳虚衰等危急变证，需积极抢救。

2. 治疗原则 本病治疗以清热解毒，活血通络为主。急性期清热解毒，分别予以祛风、散寒、利湿之法。稳定期当补脾养心，益气和血，化瘀通络为法。在本病治疗中，可配合针灸、中药涂敷、火罐、推拿等疗法。

3. 证治分类

（1）寒湿阻络证

证候：关节酸痛肿胀，疼痛明显，屈伸不利，局部不红，遇寒疼痛加重，得温痛减，或有低热，肌肤麻木，舌质淡，苔白腻，脉弦紧。

辨证：本证为外感风寒湿邪所致，以关节酸痛遇寒加重，得温痛减为辨证要点。

治法：散寒除湿，养血祛风。

方药：蠲痹汤合独活寄生汤加减。

若关节肿胀，皮肤色白，可加防己、木瓜、苍术，祛湿；肌肤麻木不仁，加海桐皮、桂枝、千年健，祛风通络。

(2) 湿热阻络证

证候：关节肿痛，或呈游走性，局部灼热，发热恶风，口渴欲饮，汗出不解，可有红斑，大便秘结，小便黄赤，舌质红，苔黄厚腻，脉滑数。

辨证：本证由外感风热湿邪发病，以发热恶风，关节肿痛，局部灼热为辨证要点。

治法：清热祛湿，祛风通络。

方药：宣痹汤加减。

若关节肿痛明显，加桑枝、海风藤，通络祛风；关节痛剧，加乳香、没药，活血止痛；皮肤红斑，加丹皮、紫草，凉血化斑；口渴，加麦冬、石斛，养阴生津；鼻衄，加白茅根、黄芩，凉血止血。

(3) 风湿淫心证

证候：发热不退，关节肿痛，头重身困，神疲乏力，心悸气短，纳呆泛恶，舌质淡，苔白腻，脉濡滑。

辨证：本证为湿浊浸淫心脾所致，以关节肿痛，心悸气短，纳呆泛恶为辨证要点。

治法：祛风除湿，通络宁心。

方药：大秦艽汤加减。

若心悸肢冷，加人参、郁金、丝瓜络，益气活血；关节肿痛明显，加桑枝、海风藤，通络祛风；纳呆泛恶，加竹茹、法半夏、生姜，降逆止呕。

(4) 心脾阳虚证

证候：心悸怔忡，动则气短，难以平卧，手足不温，面色无华，浮肿尿少，舌质淡胖，苔薄白，脉结代。

辨证：本病多见于疾病后期，以心悸怔忡，动则气短，难以平卧，手足不温为辨证要点。

治法：温阳利水，活血通络。

方药：真武汤合理中汤加减。

若喘息不得卧，动则汗出，可加五味子、煅龙骨、煅牡蛎，益气敛汗；心悸怔忡，加党参、枳壳、丹参，养阴益气，活血通脉；手足不温，加桂心，温阳通络。

(5) 气虚血瘀证

证候：病程日久，关节肿痛，神疲乏力，心悸气短，动则尤甚，面色晦暗，唇甲发绀，形体瘦弱，舌质紫黯，苔薄，脉细弱或结代。

辨证：本证出现在久病后期，以心悸气短，面色晦暗，唇甲发绀为辨证要点。

治法：养血活血，益气通脉。

方药：补阳还五汤加减。

若消瘦面黯，心悸气短明显，可加人参、桃仁、薤白、丹参，益气温阳活血；若咳嗽有痰，质黏，可加白芥子、法半夏、苏子，化痰平喘。

（二）中成药

1. 小活络丹　3～6岁每次2g，7～10岁每次4g，10岁以上每次6g，每日2次，口服。用于寒湿阻络证。

2. 四妙丸　3～6岁每次2g，7～9岁每次4g，9岁以上每次6g，每日3次，口服。用于湿热阻络证。

（三）针灸疗法

1. 针刺治疗　关节痛常用穴位为肩髃、曲池、外关、阳陵泉、足三里、膝眼等每次取穴3～5个，中强刺激，以泻法为主；心脏炎常用穴位间使、神门、心俞等，每日1次，10次1个疗程。

2. 灸法　采用温和灸法，用于寒湿性关节痛。

（四）推拿疗法

发热重，清天河水、开天门、推坎宫；上肢关节痛，揉肩井、推三关、揉一窝风；下肢关节痛，揉按足三里、掐膝眼、揉昆仑、拿委中。每日1次，10次为1个疗程。

三、西医治疗

1. 控制链球菌感染　应用青霉素80万单位肌内注射，每日2次，持续2周，彻底清除链球菌感染；青霉素过敏者，可改用其他有效抗生素治疗。

2. 抗风湿治疗　心脏炎时宜早期使用肾上腺皮质激素，泼尼松片每日2 mg/kg，最大剂量≤60 mg/d，分次口服，2～4周后减量，总疗程8～12周。无心脏炎患儿可用阿司匹林，每日100 mg/kg，最大剂量≤3 g/d，分次口服，2周后逐渐减量，疗程4～8周。

3. 对症治疗　发热有充血性心力衰竭时，给予氧气吸入，及时给予大剂量肾上腺皮质激素，如甲泼尼龙，剂量10～30 mg/kg，共1～3次；低盐饮食，必要时给予利尿剂和血管扩张剂。慎用或不用洋地黄，以免引起洋地黄中毒。舞蹈病时可用苯巴比妥、地西泮等镇静剂。

【预防与调护】

（1）每月注射长效青霉素120万单位，预防注射时间至少5年，最好持续到25岁；有风湿性心脏病患儿，宜作终身药物预防；对青霉素过敏者可改用红霉素类药物口服，每月口服6～7天，持续时间同前。

（2）宜多晒太阳，避免居室潮湿，避免受凉，注意休息保暖。急性期关节肿痛时需制动，心脏炎者要卧床休息。

（3）饮食要营养丰富，容易消化。

（4）疾病后期注意体质锻炼。

第三节　幼年特发性关节炎

幼年特发性关节炎（juvenile idiopathic arthritis，JIA）是儿童时期常见的风湿性疾病，以慢性滑膜炎为主要特征,伴全身多脏器功能损害。多数患儿预后良好,仅约20%患儿可能留下关节永久损害及严重残疾或失明,是小儿时期残疾或失明的重要原因。本病可发生于任何年龄,但以1岁以内居多。多数患儿预后良好,大约20%患儿可能留下关节永久损坏及严重残疾。

本病根据临床症状属于中医学"温病"、"痹证"、"尪痹"等范畴。

【病因病理】

一、中医病因病机

中医认为本病是内外因相互作用的结果。内因主要为胎禀不足、脏腑亏损、气血两虚、腠理不固;外因是感受风寒湿热之邪,外邪侵袭肌肉、筋骨、关节,加之内因作用,致经络气血痹阻,运行不畅,气滞血瘀。

1. 感受外邪　患儿因气候变化,或居处潮湿,感受风寒湿邪,侵袭肌肉、筋骨、关节,气血运行不畅,则关节肿痛,遇寒加重,得温痛减,形成寒痹;若素体阳气偏亢,内有蕴热,或阴虚阳亢之体,感受外邪从阳化热,或风、寒、湿邪留注经络关节,日久不愈,郁而化热,湿热损伤血脉,可致反复发热,关节灼热红肿疼痛,形成热痹。小儿为纯阳之体,外邪化热生火,热毒内传,气营两燔,可致高热弛张,汗多口渴,甚至烦躁谵语。

2. 痰瘀互结　痹证日久,风寒湿热之邪留注经络关节,凝津成痰,瘀血内生,痰瘀互结致关节僵硬变形,痛有定处。若寒邪伤阳,进一步可致阳虚寒凝,或阳邪伤阴,致阴虚火旺,或耗损气血,致气血亏虚,引起经络、筋骨、关节失养疼痛,僵硬变形,屈伸受限。

3. 肝肾亏损　疾病屡发不已,正虚体弱,邪恋日久,病邪内舍于脏,致肝肾虚损。肝藏血、主筋,肾藏精、主骨,肝肾同源,以养筋骨。若肝肾精血不足,邪气损伤筋骨,痹阻经络,流注筋骨关节,渐至筋挛骨松、关节变形,形成残疾。

二、西医病因病理

(一) 病因

病因至今尚不明确,可能与多种因素有关。

1. 感染因素　虽有许多关于细菌、病毒、支原体和衣原体感染与本病有关的报道,但都不能证实是诱导本病的直接原因。

2. 遗传因素　诸多资料证实JIA具有遗传学背景。其中研究最多的是人类白细胞抗原(HLA),具有HLA-DR4、HLA-DR8和HLA-DR5位点者是JIA的易发病人群;其他与JIA发病有关的HLA位点为HLA-DR6、HLA-A2等;也发现另外一些HLA位点与JIA发病有关。

3. 免疫学因素　有许多研究证实JIA为自身免疫性疾病:① 部分患儿血清和关节滑膜液中存在类风湿因子(RF)和抗核抗体(ANA)等自身抗体;② 关节滑膜液中有IgG包涵体和类风湿因子的巨噬细胞(类风湿关节炎细胞,RAC);③ 多数患儿的血清IgG、IgM和IgA上升;④ 外周血$CD4^+T$细胞克隆扩增;⑤ 血清炎症性细胞因子明显增高。

（二）发病机制

JIA 发病机制至今还不明确，可能为：各种感染性微生物的特殊成分作为外来抗原，作用于具有遗传学背景的人群，激活免疫细胞，通过直接损伤或分泌细胞因子、自身抗体触发异常免疫反应，引起自身组织的损害和变性。此外，自身组织变性成分（内源性抗原）或变性 IgG 或变性的胶原蛋白，也可作为抗原引发自身组织成分的免疫反应，进一步加重免疫损伤。

（三）病理

本病的主要病理改变为关节的慢性非化脓性滑膜炎。早期受累关节呈非特异性水肿、充血、纤维蛋白渗出、淋巴细胞和浆细胞浸润；软骨可被吸收，软骨下骨质被侵蚀，随之关节面相互粘连，并被纤维性或骨性结缔组织所代替，引起关节畸形、僵直；胸膜、心包膜和腹膜呈非特异性纤维素性浆膜炎，眼部病变可见虹膜睫状体炎及肉芽肿样浸润。

【临床表现】

根据起病最初 6 个月的临床表现主要可分为三型。

一、全身型（systemic JIA）

任何年龄均可发病，大多起病于 5 岁以前。发热是本型的突出特征。一日内可出现 1~2 次高峰，发热至少 2 周以上，伴有关节炎，同时伴有以下 2~5 项之一或更多症状；短暂的、非固定的红斑样皮疹；淋巴结肿大；肝脾肿大；浆膜炎，如胸膜炎、腹膜炎及心包炎。本型的发热呈弛张热，每天体温波动在 36~40℃ 之间，出现皮疹特点为随体温升降而出现或消退；关节症状主要是关节痛或关节炎，发生率在 80% 以上，常在发热时加剧，热退后减轻或缓解；部分患儿有神经系统的症状。

二、多关节型

（一）多关节型，类风湿因子阴性（polyarticular JIA, RF negative）

本型任何年龄均可发病，起病有两个年龄高峰 1~3 岁和 8~10 岁；女孩多见；发热最初 6 个月，受累关节≥5 个，大小关节均可受累，多为对称性；类风湿因子阴性；10%~15% 患者最终出现严重关节炎。

（二）多关节型，类风湿因子阳性（polyarticular JIA, RF positive）

发热最初 6 个月受累关节≥5 个；女孩多见；类风湿因子阳性；多于儿童后期起病，本型临床表现基本上与成人 RA 相同，关节症状较类风湿因子阴性组为重，后期可侵犯髋关节，最终的半数以上发生强直变形而影响关节功能。

三、少关节型（oligoarticular JIA）

发病最初 6 个月有≤4 个关节受累；本型女孩多见，起病多在 5 岁以前；大关节如膝、踝、肘或腕关节为好发部位，常为非对称性。虽然关节炎反复发作，但很少致残，20%~30% 患儿发生慢性虹膜睫状体炎而造成视力障碍甚至失明，疾病又分为两个亚型。

1. **持续型少关节型 JIA** 整个疾病过程中关节受累均在 4 个以下。
2. **扩展型少关节型 JIA** 在疾病发病后 6 个月发展成关节受累≥5 个。

【实验室及相关检查】

一、炎症反应证据

血沉明显增快,但少关节型血沉多数正常,多关节型和全身型患儿急性期 CRP、IL-1、IL-6 等增高。

二、自身抗体

① 类风湿因子:阳性提示严重关节病变及有类风湿结节,阴性中的 75% 患儿能检出隐匿型类风湿因子,对 JIA 诊断有一定帮助。② 抗核抗体:40% 的 JIA 患儿出现低中度的抗核抗体。

三、血常规

急性期可有轻-中度贫血,外周血白细胞总数和中性粒细胞增高,甚至类白血病反应。

四、X 线检查

早期(病程 1 年左右)X 线表现为关节附近软组织肿胀、关节周围骨质疏松和滑膜炎,晚期可出现关节面破坏和软骨间隙变窄、融合,尤其是类风湿因子阳性者,以手腕关节破坏多见。

五、其他影像学检查

骨放射性核素扫描、CT、MRI 有助于发现骨关节损害,超声波可以发现关节炎时关节腔渗出和滑膜增厚。

【诊断】

诊断要点

JIA 的诊断主要是依靠临床表现,采用排除诊断法。凡 16 岁以下儿童不明原因关节肿痛,持续 6 周以上,排除了其他疾病后方能诊断幼年特发性关节炎。

【鉴别诊断】

一、以高热、皮疹等全身症状为主者应与以下疾病鉴别

1. **全身感染** 败血症有严重的感染史,全身中毒症状重,血培养可获致病菌;结核有结核病接触史,伴潮热、盗汗、咯血、消瘦等症状,PPD 试验阳性;病毒感染:发热甚,血象有病毒感染征象或有病毒分离阳性及相应抗体升高。
2. **恶性疾病** 白血病发热伴有出血征象,肝脾肿大,全血细胞减少,骨穿可确诊。其他恶性肿瘤:恶病质病征,有局部肿瘤病灶,可通过影像学检查或活检确诊。

二、与以外周关节受累为主的疾病鉴别

风湿热以大关节为主,呈游走性、多发性,急性期后不留畸形;化脓性关节炎单个关节红肿热痛,有明显全身中毒症状,血象明显升高;结核性关节炎有结核病史,多为单个关节如髋、颈椎、腰椎等骨关节破坏,结核菌素试验阳性。

三、与其他风湿性疾病合并关节炎相鉴别

系统性红斑狼疮 面部蝶形红斑,肾脏受累率高,抗核抗体阳性,可找到狼疮细胞;过敏性紫癜:双下肢对称性瘀点瘀斑,高出皮面压之不褪色,一过性关节肿痛、腹痛、便血、尿血、蛋白尿。

四、其他

JIA 还需注意与骨髓肿瘤、腰椎感染、椎间盘病变、先天性髋关节病变以及溃疡性结肠炎、局限性小肠炎、银屑病和 Reiter 综合征合并脊柱炎相鉴别。

【治疗】

一、中西医结合治疗思路

本病病程长,关节肿痛反复发作,有关节功能不全或残废和失明的可能,应积极采用中西医结合治疗。急性期主要应用西医对症治疗,缓解急性期各种临床症状;稳定期多根据疾病对机体的不同损害以及正虚邪恋的表现,应用中医辨证施治。在治疗中积极配合针灸、推拿、中药浴等综合治疗方法可减轻症状,缩短病程;加强各项功能锻炼也是本病稳定期的关注内容。

二、中医治疗

(一)辨证论治

1. **辨证要点** 本病的辨证重在辨清急性期和缓解期。急性期起病急,以发热、关节肿痛实证为特征;缓解期正虚邪恋,气虚血瘀,关节肿或痛如针刺,或僵硬变形为特征;若关节疼痛不已,拘挛不利,伴头晕目眩,腰膝酸软为肝肾亏损特征。

2. **治疗原则** 急性期为邪实正盛阶段,治疗应以祛邪为主,根据感受风、寒、湿、热邪性质的不同分别以祛风、散寒、利湿、清热为法祛除实邪,疏通经络;缓解期正虚邪恋治疗当扶正为主,兼以祛除余邪,分别采用益气化痰、通络祛瘀、补益肝肾等治法,治疗中适时配合针灸、推拿、中药浴等综合治疗。

3. **证治分类**

(1) 湿热蕴结证

证候:起病较急,多伴发热,手足小关节红肿灼痛,关节屈伸不利,呕恶纳呆,大便干结或便溏,舌红,苔黄腻,脉滑数或细数。

辨证:本证多见于病程早期,湿热之邪流注经络关节,以起病较急,小关节灼痛红肿,伴发热呕恶为辨证要点。

治法：清热利湿，祛瘀通络。

方药：薏苡仁汤加减。

关节肿痛较剧者，加鸡血藤、秦艽、海风藤，清热利湿通络；大关节受累，肌肉萎缩，舌紫黯者，加木瓜、乌梢蛇、全蝎、桃仁，活血通络。

(2) 气营两燔证

证候：高热弛张，面红目赤，关节肿胀疼痛，斑疹显现，汗多口渴，烦躁谵语，舌质红绛，舌苔黄，脉洪数。

辨证：本证多见于疾病早期，热邪充斥气营，损伤血脉，以关节肿胀疼痛，高热弛张为辨证要点。

治法：清气泄热，凉营化斑。

方药：清瘟败毒饮加减。

热重，加银花、连翘、败酱草，清热解毒；便干，加生大黄，通腑泻热；汗多口渴，加石斛、天花粉，清热生津；下肢肿痛，小便短赤者，加海桐皮、防己，清热利湿。

(3) 寒湿郁滞证

证候：体温正常或低热，关节拘急疼痛，患处不红不热，得温痛减，遇寒加重，形寒肢冷，指趾晨僵，舌淡，苔白滑，脉沉细。

辨证：本证常见于疾病早期，寒湿凝滞经络关节，以形寒肢冷，关节拘急疼痛，得温痛减，遇寒加重为辨证要点。

治法：温经散寒，活血通络。

方药：乌头汤加减。

湿甚者，加苍术、薏苡仁，健脾燥湿；风甚者，加海风藤、乌梢蛇，祛风活络；关节腔有积液者，加白芥子、细辛、苏木，温经通络化湿；关节肿大变形，加当归、红花、乳香、没药，活血通络。

(4) 痰瘀痹阻证

证候：关节肿痛日久，僵硬变形，活动不便，痛有定处或痛如针刺，面色晦暗，纳少神疲，舌质紫黯，或有瘀斑，苔白腻，脉涩或弦滑。

辨证：本证多见于病程后期，邪蕴经络生痰化瘀，以关节肿僵变形，痛有定处如针刺为辨证要点。

治法：化痰行瘀，蠲痹通络。

方药：双合汤加减。

痰浊滞留，皮下有结节者，加胆南星、天竺黄，化痰泄浊；瘀血明显，关节痛有定处，如针刺，舌质紫黯，脉涩者，加莪术、三七、地鳖虫，破瘀通络；疼痛不已者，加穿山甲、白花蛇、全蝎、蜈蚣，搜剔络道。

(5) 肝肾亏损证

证候：关节疼痛反复发作，屈伸不利，局部轻度灼热红肿，伴头晕目眩，腰膝酸软，潮热盗汗，舌红,苔少或无苔,脉细数。

辨证:本证见于疾病后期,精血不足邪袭筋骨,以反复发作关节疼痛,拘挛不利,伴头晕目眩,腰膝酸软为辨证要点。

治法:补益肝肾,养血通络。

方药:独活寄生汤加减。

气虚者,加黄芪、党参,益气养血;关节不利者,加桑枝、地龙、白僵蚕,通络止痛;关节疼痛较重者,加姜黄、豨莶草,祛风通络。

(二) 中成药

1. 雷公藤多苷片　1~1.5 mg/(kg·d),每日分3次口服。可用于各型幼年特发性关节炎。

2. 尪痹冲剂　每次3~5 g,每日3次,口服。用于久病体虚,关节疼痛,僵硬畸形,屈伸不利等症。

(三) 针灸疗法

早期发热较盛者,取合谷、外关、曲池、大椎,泻法不留针;下肢关节肿痛者,取环跳、足三里、阳陵泉、昆仑,平补平泻法;下肢关节肿痛者,取合谷、外关、曲池,平补平泻法,每日1次,一般留针时间10~15分钟为宜。

(四) 其他疗法

1. 推拿疗法　发热重,清天河水,清大肠、阳池穴,补脾,推外劳宫,揉一窝风;局部取穴,揉按足三里,掐内外膝眼,揉指尖关节,捏脊。每日1次,5~7次1个疗程。

2. 中药外治法　中药威灵仙、全蝎、千年健、当归、细辛、苏木、防风、鸡血藤,研磨加醋做饼,加热贴敷,每日1次,10日1个疗程。治疗寒湿郁滞证、痰瘀痹阻证。

三、西医治疗

1. 非甾体消炎药(non-steroidal anti-inflammatory drugs,NSAIDs)

(1) 肠溶阿司匹林:推荐剂量60~80 mg/(kg·d),分4~6次口服,1~4周见效,病情缓解后逐渐减量,最后以最低临床有效剂量维持,可持续数月至数年。不良反应为胃肠道反应、肝肾功能损害、过敏反应等。

(2) 萘普生:为高效低毒类抗炎药,长期服用耐受良好,剂量为10~15 mg/(kg·d),分早晚两次口服。不良反应为胃肠道反应和出血时间延长。

(3) 布洛芬:对各种类型的类风湿病均有效。剂量为30~40 mg/(kg·d),分2~3次口服。对全身型需用较大剂量40 mg/kg才能控制发热。毒性低,小儿易耐受。

2. 缓解病情抗风湿药(disease modifying anti-rheumatic drugs,DMARDs)

(1) 羟氯喹:剂量为5~6 mg/(kg·d),每日不超过0.25 g,每日1~2次,口服,疗程3个月至1年。不良反应为视网膜炎、白细胞减少、肌无力和肝功能损害。

(2) 柳氮磺吡啶:剂量为50 mg/(kg·d),每日1~2次,口服,服药1~2个月即可起效。不良反应为恶心、呕吐、皮疹、哮喘、贫血、溶血、骨髓抑制、中毒性肝炎和不育症。

3. 肾上腺皮质激素　可减轻 JIA 关节炎症状,但不能阻止关节破坏。用药指征:全身型 JIA、伴虹膜睫状体炎及危重症者。全身型 JIA 非甾体消炎药或其他治疗无效的可加服泼尼松 $0.5 \sim 1$ mg/(kg·d)(每日≤40 mg)。危重病例可用甲泼尼龙冲击,$5 \sim 10$ mg/(kg·d),每日 $1 \sim 2$ 次,连用 3 日,静脉滴注。

4. 免疫抑制剂

(1) 甲氨蝶呤:10 mg/m^2,每周 1 次顿服,服药 $3 \sim 12$ 周即可起效。不良反应为不同程度的胃肠道反应、一过性转氨酶升高、口腔溃疡、贫血和粒细胞减少。长期使用可能发生 B 细胞淋巴瘤。

(2) 其他免疫抑制剂:可选择使用环孢素 A、环磷酰胺、来氟米特、硫唑嘌呤、雷公藤多苷片。

5. 其他　大剂量免疫球蛋白治疗难治性全身型 JIA,但疗效尚未得到确认。

6. 物理疗法　对保持关节活动、肌力强度极为重要。

【预防与调护】

(1) 注意防寒、防潮和保暖。

(2) 饮食宜营养丰富,少食辛辣刺激性食物,酌情选择各种补养食品。

(3) 注意自身功能锻炼,循序渐进,持之以恒,增强机体的抗病能力,防止病情的变化。

第四节　过敏性紫癜

过敏性紫癜(anaphylactoid purpura)又称亨-舒综合征(Henoch-Schonlein purpura,HSP),是以小血管炎为主要病变的免疫性疾病。临床特点为双下肢反复出现对称性紫癜,常伴关节肿痛、腹痛、便血、血尿和蛋白尿。多发生于 $2 \sim 8$ 岁的儿童,男孩多于女孩,一年四季均可发病,以春秋两季居多。多数患儿预后良好,大多患儿半年内复发,也可反复 1 年以上。若发生肾衰竭或伴脑出血者预后不良。

本病属于中医学"紫癜"、"血证"、"肌衄"、"紫斑"等范畴。

【病因病理】

一、中医病因病机

中医认为本病的发生与感受外邪、饮食失节、瘀血阻络等因素有关。

1. 外感因素　小儿为稚阴稚阳之体,易为六淫外邪所伤。风邪外感,与血热相搏,损伤脉络,血溢脉外则见紫癜;邪郁化热,由表入里,入营入血,迫血妄行,血不循经,泛溢肌肤则为肌衄;若内伤胃肠血络,则见腹痛或便血、呕血;下注膀胱而见尿血;瘀血阻滞四肢经络、关节,则见关节肿痛。

2. 饮食因素　饮食不节或饮食不洁，可致脾胃运化失司，气机不利，内热聚生，外发于肌肤，迫血外溢，则腹痛、紫癜；若饮食不洁，内生虫积，也可诱发本病。

3. 虚损因素　禀赋不足，或疾病反复发作，则脏腑受损，气虚血瘀，气不摄血，血不循经，则成紫癜。

4. 瘀血阻滞　离经之血可成瘀血，瘀血留于体内，滞于经络脏腑之间，阻塞气机，则腹痛、关节痛，紫癜反复发作。

本病病机为风热毒邪侵袭腠理，燔灼营血；阴虚内热；瘀血伤及经络；或气不摄血，血不循经，溢于脉外而发病。与心、肺、脾关系密切，也可涉及肝肾。新病以阳证、热证、实证居多；久病以虚实夹杂或虚证为多。

二、西医病因病理

（一）病因

本病的病因尚未明确，某些食物（蛋类、乳类、肉类等）、药物（抗生素、阿司匹林等）、微生物（细菌、病毒、寄生虫等）、疫苗接种等与发病有关，但均无确切证据。

（二）发病机理

过敏性紫癜的发病机制可能为各种刺激因子，导致 B 淋巴细胞克隆活化，产生大量抗体，主要为 IgA，引起自身免疫反应，形成免疫复合物沉积在血管壁上，损伤小动脉和毛细血管，引起广泛的小血管炎，导致毛细血管通透性增高，皮下组织、黏膜及内脏器官出血水肿。

（三）病理

广泛的白细胞碎裂性小血管炎，以毛细血管炎为主，亦可波及小静脉和小动脉。血管壁可见胶原纤维肿胀和坏死，中性粒细胞浸润，周围散在核碎片；间质水肿，有浆液性渗出；同时看见渗出的红细胞，内皮细胞肿胀，可有血栓形成。病变累及皮肤、关节、肾脏和胃肠道，少数涉及心、肺、脑等脏器。轻者可为轻度系膜增生、微小病变、局灶性肾炎，重者为弥漫增殖性肾炎伴新月体形成。也可见 IgA 肾病。但过敏性紫癜和 IgA 肾病的病程全然不同，不是同一疾病。

【临床表现】

多为急性起病，多数患儿首发症状以皮肤紫癜为主，少数病例以腹痛、关节炎或肾脏症状首现。起病前 1~3 周常有上呼吸道感染史。

1. 皮肤紫癜　反复出现皮肤紫癜为本病特征。多见于下肢、臀部，对称分布，伸侧较多，面部及躯干较少。初起为紫红色斑丘疹，高出皮面，压之不褪色，数日后转为黯紫色，最终呈棕褐色而消退。紫癜可融合成片或大疱伴出血性坏死，皮疹无压痛，或微痒，分批出现，新旧并存；部分病例可伴有荨麻疹和血管神经性水肿。一般 1~2 周消退，大多不留痕迹；也可迁延数周或数月。

2. 胃肠道症状　约 2/3 病例，由血管炎引起肠壁水肿。一般以阵发性剧烈腹痛为主，常位于脐周或下腹部,可伴呕吐,部分患儿可有便血,偶有肠套叠、肠梗阻或肠穿孔严重并发症出现,需外科手术治疗。

3. 关节症状 约1/3病例可出现膝、踝、肘、腕等大关节肿痛,可单发也可多发,呈游走性、对称性,活动受限,关节腔有浆液性积液,数日内消失,不留后遗症。

4. 肾脏症状 30%~60%病例有肾脏受累的临床表现。肾脏症状多发生于起病1个月内,也可在其他症状消退后发生。症状轻重不一,多数患儿出现血尿、蛋白尿和管型尿,可伴血压增高及水肿,称为紫癜性肾炎;少数表现为肾病综合征。肾脏病变轻重与预后关系密切,多数患儿肾脏病变能完全恢复,少数发展为慢性肾炎,而死于慢性肾衰竭。

5. 其他表现 偶发颅内出血、惊厥、昏迷等。偶尔累及循环系统发生心肌炎和心包炎,累及呼吸系统发生喉头水肿、哮喘、肺出血等。

【实验室及相关检查】

一、外周血象

白细胞正常或增加,中性粒细胞和嗜酸性粒细胞可增高,血小板计数正常或升高,出凝血时间正常,血块退缩试验正常。

二、尿常规

肾脏受累时可出现镜下血尿或蛋白尿、管型,重症有肉眼血尿。

三、大便潜血试验

腹痛病例,大便潜血试验可阳性。

四、免疫学检查

可有 CRP 升高,血沉增快。血清 IgA 升高,IgM、IgG 正常或轻度升高;抗核抗体阴性、类风湿因子阴性;补体 C_3、C_4 正常或升高;重症血浆黏度增高。

五、其他

腹部超声检查有利于早期肠套叠诊断;头颅 MRI 对有中枢神经系统症状患儿可予确诊;肾脏症状较重和迁延者可行肾活检以了解病情,给予相应治疗。

【诊断】

诊断要点

主要依靠典型的皮肤紫癜,或同时伴腹痛、关节肿痛、便血、肾损害等表现来进行诊断。

【鉴别诊断】

1. 特发性血小板减少性紫癜 皮肤、黏膜可见出血点及瘀斑,不高出皮肤,分布在全身各处,血小板计数减少，出血时间延长，血块退缩试验阳性，骨髓中成熟巨核细胞减少。

2. **急腹症** 在紫癜出现前发生腹痛等症状应与急腹症鉴别。后者出现腹痛，腹肌紧张，右下腹压痛、反跳痛伴呕吐，腹部平片有气液平面，腹部超声有利于早期鉴别。

3. **系统性红斑狼疮** 有皮疹、关节炎、肾脏损伤，但有发热史，日光性皮炎、面部蝶形红斑、浆膜炎，抗核抗体阳性，可找到狼疮细胞等有利于鉴别。

【治疗】

一、中西医结合治疗思路

本病病程较长，病情轻重不一，临床通过中西医结合治疗及适宜的护理，预后大多良好。在疾病早期以邪实为主，中医以清热解毒化湿，凉血止血为法；久病则湿毒内蕴，气阴损伤，治以滋阴补肾，活血化瘀为法；恢复期采用扶正祛邪，补肺益肾，益气健脾防止复发。西医主要采用支持和对症治疗。

二、中医治疗

（一）辨证论治

1. **辨证要点** 主要辨虚实，起病急，病程短，邪实较盛者，病性属实；病情反复，阴虚邪恋，虚实夹杂证；病程长，倦怠乏力，纳少盗汗，手足心热，则属虚证。紫癜反复、色青，伴腹部刺痛，舌质黯有瘀点瘀斑，为瘀血内停。辨表证里证，紫癜色鲜红，有痒感，伴发热，微恶风寒，咳嗽，咽红为表证；紫癜密集成片，伴壮热口渴心烦，大便秘结，小便短赤，苔黄燥为里热证。

2. **治疗原则** 疾病初期，邪盛正实，治以清热解毒，凉血止血为原则；恢复期，正虚邪恋，治以健脾化湿，滋阴益肾，活血化瘀为原则。

3. **证治分类**

（1）风热伤络证

证候：紫癜下肢及臀部为多，呈对称分布，颜色鲜红，呈丘疹或红斑，大小形态不一，可融合成片，压之不褪色，或有痒感，伴发热，微恶风寒，咳嗽，咽红，或见关节痛，腹痛，便血，尿血，舌质红，苔薄黄，脉浮数。

辨证：本证因感受风热之邪损伤脉络，以双下肢对称紫癜颜色鲜红，伴发热，咳嗽，咽红为辨证要点。

治法：清热疏风，凉血解毒。

方药：银翘散加减。

皮肤瘙痒者，加地肤子、蝉蜕，祛风止痒；尿血，加白茅根、小蓟、茜草，凉血止血；关节肿痛者，加秦艽、鸡血藤、牛膝，祛风通络；腹痛者，加木香、元胡，行气止痛。

（2）血热妄行证

证候：起病急骤，壮热面赤，口渴心烦，渴喜冷饮，双下肢皮肤瘀点瘀斑密集成片，对称分布压之不褪色,伴鼻衄、齿衄,或腹痛,大便干结,小便黄赤,舌质红绛,苔黄燥,脉弦数。

辨证:本证因邪热炽盛,以起病急骤,壮热面赤,皮肤瘀点瘀斑密集成片,伴口渴便干为辨证要点。

治法:清热解毒,凉血止血。

方药:犀角地黄汤加减。

皮肤紫癜多者,加藕节炭、茜草炭、地榆炭、三七粉,凉血化斑;鼻衄量多者,加白茅根、炒栀子,凉血解毒;尿血,加小蓟、仙鹤草,凉血止血;便血者,加地榆炭,收敛止血;腹痛便秘者,加生大黄,通腑泻热。

(3) 湿热痹阻证

证候:皮肤紫癜多见于踝、膝关节周围,以膝踝关节为主,关节肿胀灼痛,肢体活动受限,偶见腹痛、尿血,舌质红,苔黄腻,脉滑数或弦数。

辨证:本证因湿热阻络,以皮肤紫癜伴关节肿胀灼痛为辨证要点。

治法:清热利湿,通络止痛。

方药:四妙散加味。关节肿胀疼痛,活动受限者,加赤芍、鸡血藤、忍冬藤,清热利湿通络;尿血者,加小蓟、石韦,凉血止血;腹痛明显者,加芍药甘草汤,缓急止痛。

(4) 胃肠积热证

证候:瘀斑遍布,下肢多见,紫癜色鲜红,对称分布,压之不褪色,腹痛阵作,口臭纳呆,腹胀便秘,或伴齿衄,便血,舌红,苔黄,脉滑数。

辨证:本证因邪热积滞胃肠,以瘀斑遍布伴腹痛阵作,口臭纳呆,腹胀便秘为辨证要点。

治法:泻火解毒,清胃化斑。

方药:枳实导滞丸加减。

热毒盛者,加大青叶、焦山栀,清热解毒;腹痛甚者,加白芍、丹参、元胡,缓急止痛;便血者,加槐花炭、地榆炭,收敛止血。

(5) 气虚血瘀证

证候:紫癜反复发作,斑疹紫黯,腹痛绵绵,关节肿痛,神疲倦怠,面色萎黄,纳少,舌淡边尖有瘀点瘀斑,苔薄白,脉细弱。

辨证:本证因气虚瘀血内生,以紫癜反复发作,斑疹紫黯,神疲倦怠,纳少面黄为特点。

治法:益气活血,化瘀消斑。

方药:八珍汤加减。

关节肿痛者,加独活、威灵仙、薏苡仁,除湿止痛;腹痛便血者,加地榆、木香,理气止痛;食欲不振者,加砂仁、神曲,醒脾消食。

(6) 肝肾阴虚证

证候:起病缓慢,形体消瘦,潮热盗汗,腰膝酸软,头晕耳鸣,便血,尿血,舌质红,少苔,脉细数。

辨证：本证因肝肾阴虚，以紫癜时发时隐，五心烦热，潮热盗汗，腰膝酸软为特点。

治法：滋阴补肾，活血化瘀。

方药：知柏地黄汤加减。

五心烦热，盗汗，腰膝酸软者，加二至丸，滋阴清热；尿血者，加三七粉、琥珀粉，清热凉血止血。

（二）中成药

1. **六味地黄丸或大补阴丸** 7岁以上儿童每次4.5g，每日2~3次，温水送服。用于肝肾阴虚证。

2. **犀角地黄丸** 3~6岁每次1/2丸，6岁以上每次1丸，每日2~3次，温水送服。用于血热妄行者。

（三）其他疗法

1. **针灸疗法** 主穴选曲池、足三里、血海；腹痛者加太冲、三阴交、内庭；关节痛者加阳陵泉、昆仑，均平补平泻法，每日1次。

2. **推拿疗法（腹型）** 补脾，补肾，清大肠，清心，平肝，揉一窝风，泻六腑，泻三关，摩腹，揉神阙，揉天枢，捏脊，每日1次，5~7次1个疗程。

三、西医治疗

1. **一般治疗** 卧床休息，积极寻找和去除致病因素，如控制感染，有血管神经性水肿时，应用抗组胺药和钙剂，消化道出血时应禁食，静滴西咪替丁。

2. **激素与免疫抑制剂** 急性期对腹痛、关节痛可缓解症状，但不能预防肾脏损害，也不能改善预后。重症过敏性紫癜性肾炎可加免疫抑制剂如环磷酰胺或雷公藤多苷片。

3. **抗凝治疗** 本病可有纤维蛋白原沉积，尤其是紫癜性肾炎者，可选用肝素、尿激酶、双嘧达莫阻止血小板凝集和血栓形成。

【预防与调护】

（1）注意寻找引起本病的各种原因，去除致病原。

（2）清除慢性感染灶，积极治疗上呼吸道感染。

（3）急性期或出血量多时，要卧床休息。

（4）发病期间，饮食宜清淡，避免摄入蛋白类食物；待病情好转后逐渐添加蛋白类食物。

（5）密切观察病情变化，注意便血患儿的出血量、腹部体征、血压及神志的情况。

第五节 皮肤黏膜淋巴结综合征

皮肤黏膜淋巴结综合征（mucocutaneous lymphnode syndrome, NCLS）又称川崎病（Kawasaki disease,KD),是一种以全身进行性中小动脉炎为主要病理改变的血管炎综合征。临床表现为发热、皮疹、球结膜充血、口腔黏膜充血、手足红斑和硬性水肿及颈部淋巴结肿大。本病一年四季均可发病,发病年龄以婴幼儿多见,80%在5岁以下,以6~18个月婴儿、男孩多见,男:女为1.5:1。本病于1967年由日本川崎富作首先报道。

本病中医古代文献没有确切的描述和记载,根据临床症状属于中医学的"温病"范畴。

【病因病理】

一、中医病因病机

中医认为本病主要是外感温热毒邪,毒热炽盛,侵袭肺胃,蕴于肌腠,邪犯营血而致。

1. **外感温邪** 温热毒邪从口鼻而入,蕴于肌肤,邪正相争,则发热、皮疹;温邪袭肺蕴胃,咽喉为肺胃之门户,则咽红肿痛。

2. **邪入营血** 毒热炽盛,邪入营分,热毒流注经络,出现手足红肿,指趾肿痛;温热毒邪炼液成痰,痰阻脉络出现瘰核肿大;毒入血分,肝火上炎,目为肝窍,则目赤红肿。

3. **气血耗伤** 热盛伤津,津气耗损,气阴两伤,肢末失养,出现黏膜干红脱皮。

二、西医病因病理

(一)病因

本病病因目前尚不明确,流行病学资料提示立克次体、葡萄球菌、链球菌、丙酸杆菌、病毒、支原体感染为其病因,但均未能证实。

(二)发病机制

本病的发病机制尚不清楚。推测感染原的特殊成分,如超抗原(热休克蛋白65,HSP_{65}等)可不经过单核/巨噬细胞,直接通过与T细胞抗原受体Vē片段结合,激活$CD30^+$T细胞和CD40配对表达。在T细胞诱导下,B淋巴细胞多克隆活化和凋亡减少,产生大量免疫球蛋白和细胞因子、抗中性粒细胞浆抗体、抗内皮细胞抗体和细胞因子,损伤血管内皮细胞,导致血管壁的损伤。

(三)病理

本病的病理变化为全身性血管炎,好发于冠状动脉,病理过程可分为四期:

Ⅰ期 1~9天,小动脉周围炎症,冠状动脉主要分支血管壁上的小营养动脉和静脉受到侵犯,心包、心肌间质及心内膜炎症,炎症细胞浸润,包括中性粒细胞、嗜酸性粒细胞及淋巴细胞。

Ⅱ期 12~25天,冠状动脉主要分支全层血管炎,血管内皮水肿,血管平滑肌层及外膜炎症细胞浸润,导致弹力纤维和肌层断裂,可形成血栓和动脉瘤。

Ⅲ期 28~31天,动脉炎症渐消退,血栓和肉芽形成,纤维组织增生,内膜明显增厚,导致冠状动脉部分或完全阻塞。

Ⅳ期 数月至数年,病变逐渐愈合,心肌瘢痕形成,阻塞的动脉可能再通。

【临床表现】

一、主要表现

1. 发热　39~40℃,持续7~14天或更长,呈稽留热或弛张热型,抗生素治疗无效。
2. 球结合膜充血　于起病3~4天出现双侧球结膜充血,无脓性分泌物,热退后消散。
3. 唇及口腔表现　口腔黏膜弥漫性充血,唇充血潮红皲裂,时有血痂,舌乳头突起、充血,呈杨梅舌。
4. 手足症状　急性期手足硬性水肿和掌跖红斑,恢复期指、趾端甲下和皮肤交界处出现膜状脱皮,指趾甲有横沟,重者指、趾甲可脱落。
5. 皮肤表现　多形性红斑和猩红热样皮疹,常在第1周出现,肛周皮肤发红、脱皮。
6. 颈淋巴结肿大　单侧或双侧,坚硬有触痛,但表面不红,无化脓,病初出现,热退时消散。

二、心脏表现

于病程第1~6周出现心包炎、心肌炎、心内膜炎、心律失常,发生冠状动脉瘤或狭窄,可无临床表现,少数可有心肌梗死的症状。冠状动脉损害多发生于病程第2~4周,但也可发生于疾病恢复期。心肌梗死和冠状动脉瘤破裂可致心源性休克,甚至猝死。

三、其他

可有间质性肺炎,无菌性脑膜炎,消化系统症状,关节痛和关节炎。

【实验室及相关检查】

一、血液检查

周围血白细胞增高,以中性粒细胞为主,伴核左移。轻度贫血,血小板早期正常,第2~3周时增多。血沉增快,CRP等急相蛋白、血浆纤维蛋白原和血浆浓度增高,血清转氨酶升高。

二、免疫学检查

免疫球蛋白(IgG、IgM、IgA、IgE)和血循环免疫复合物升高;Th_2类细胞因子如IL-6增高,总补体、补体C3正常或增高。

三、心电图

早期呈非特异性ST-T变化,心包炎时可有广泛ST段抬高和低电压,心肌梗死时ST段明显抬高、T波倒置及异常Q波。

四、胸部平片

胸部平片示,肺部纹理增多、模糊或有片状阴影,心影可扩大。

五、超声心动图

急性期可见心包积液,左室内径增大,二尖瓣、主动脉瓣或三尖瓣反流;可有冠状动脉扩张

（>3 mm，≤4 mm 为轻度；4~7 mm 为中度）、冠状动脉瘤（≥8 mm）、冠状动脉狭窄。

六、冠状动脉造影

超声检查有多发性冠状动脉瘤或心电图有心肌缺血者，应进行冠状动脉造影，以观察冠状动脉病变程度。

【诊断】

诊断标准

发热 5 天以上伴有下列 5 项临床表现中 4 项排除其他疾病者，即可诊断川崎病。

（1）四肢变化，可见急性期掌跖红斑，手足硬性水肿；恢复期指趾端膜状脱皮。

（2）多形性红斑。

（3）眼结合膜充血。

（4）唇充血皲裂，口腔黏膜弥漫性充血，舌乳头突起、充血，呈草莓舌。

（5）颈部淋巴结非化脓性肿大。

【鉴别诊断】

1. 猩红热 病后 1~2 天出现皮疹，为粟粒状弥漫性均匀皮疹，疹间皮肤潮红，指、趾肿胀不明显，有口周苍白圈、巴氏线（Pastia lines）、杨梅舌等特殊体征，青霉素治疗有效。

2. 幼年类风湿关节炎 持续低热反复发作，皮疹时隐时现（热退疹隐），关节肿痛，无指、趾末端红肿，无掌跖潮红、球结膜充血、口唇潮红、口咽黏膜充血及杨梅舌，无冠脉损害等症状。

3. 传染性单核细胞增多症 持续性发热，颈部淋巴结肿大，肝脾肿大。无球结膜充血及口腔黏膜改变，四肢末端无硬肿脱皮。外周血白细胞分类以淋巴细胞为主，异性淋巴细胞达 10% 以上。

【治疗】

一、中西医结合治疗思路

本病多发于婴幼儿，起病急，病情重，目前无特效的治疗方法。中医按照温病卫气营血病变的发展变化进行辨证论治。西医强调及时诊断，早期抗免疫、抗凝治疗以及对症支持治疗。早期短期应用静脉丙种球蛋白可以改善预后，减轻临床症状；恢复期应用中药扶正祛邪，可以清除余邪，达到恢复脏腑功能的目的。

二、中医治疗

（一）辨证论治

1. 辨证要点 本病以卫气营血辨证。初起表现卫气同病，典型临床症状则表现气营（血）两燔，后期热退多表现为气阴耗伤或正虚邪恋。

2. 治疗原则 本病以清热解毒,活血通络为主。病初清热解毒,辛凉透表;气营两燔清热解毒,清气凉营;后期热退则清除余邪,益气养阴。活血化瘀贯穿始终。

3. 证治分类

(1) 卫气同病证

证候:起病急骤,持续发热,口渴喜饮,无汗,目赤头痛,唇口潮红,咽部红肿,手掌足底潮红硬肿,面部、躯干出现皮疹,颈部臖核肿大,胃纳减退,或有吐泻,舌边尖红,苔薄白或薄黄腻,指纹紫达风气之间或脉浮数。

辨证:因温热之邪炽盛,卫气同病,以起病急,持续发热,无汗,目赤咽红为辨证要点。

治法:清热解毒,辛凉解表。

方药:银翘散合白虎汤加减。

若有轻度腹泻,加炒薏仁、车前子,利湿止泻;颈部臖核肿大,加猫爪草、僵蚕、牡蛎,消肿散结;皮疹鲜红,加大青叶、野菊花、玄参,清热解毒。

(2) 气营两燔证

证候:壮热不退,少汗或无汗,渴欲冷饮,目赤唇红,斑疹鲜红,偶有瘙痒,单侧或双侧颈部臖核肿大,坚硬触痛,表面不红,手足肿胀坚实,掌跖及指、趾端潮红,舌质红如杨梅,指纹紫或脉滑数。

辨证:因邪炽气营,以壮热不退,目赤唇红,斑疹鲜红,渴欲冷饮,杨梅舌为辨证要点。

治法:清热解毒,凉营活血。

方药:清营汤加减。

臖核肿大,加夏枯草、牡蛎,消肿散结;唇红干燥,加沙参、天花粉,养阴生津;斑疹瘙痒,加当归、赤芍、地肤子,通络止痒。

(3) 气阴两虚证

证候:身热已退或低热,神疲乏力,自汗盗汗,纳少,指趾末端出现膜样脱皮,口渴喜饮,或心悸,舌红少津,苔少或花剥,指纹紫达气关,脉细数或结代。

辨证:疾病后期邪热损伤气阴,以身热已退或有低热,神疲多汗,指趾末端出现膜样脱皮,舌红苔花剥为辨证要点。

治法:清除余邪,益气养阴。

方药:沙参麦冬汤加减。

热未退净,加地骨皮、银柴胡,养阴清热;纳呆食少,加谷芽、麦芽、山药,健脾消食;心悸,脉结代,加生脉散、丹参,益气活血养阴。

(二) 中成药

1. 丹参注射液 每次 2~4 ml,加入 5%~10% 葡萄糖注射液 100 ml 内静脉滴注,1 日 1 次。可增加冠脉血流量,改善心肌代谢。

2. 蒲地蓝口服液 每次 0.5~1 支,每日 2~3 次,饭后服。清热解毒,用于卫气同病证。

3. 生脉饮口服液　每次5~10ml,每日2~3次,口服。用于气阴两虚心悸者。

(三) 针灸推拿治疗

1. 针灸治疗　热在气营者,取穴大椎、曲池、合谷、十宣,快针强刺激,泻法不留针;热在营血,扰动心神者,取穴心俞、神门、内关。平补平泻,留针20分钟,每日1次。

2. 推拿治疗　补脾,清大肠,逆八卦,掐五指节,清心,平肝,泻六腑,摩腹,直推涌泉,提捏大椎,推脊(由上至下),每日1次,5~7次1个疗程。

三、 西医治疗

1. 阿司匹林　30~50 mg/(kg·d)分2~3次口服,热退3天后逐渐减量,2周左右减至3~5 mg/kg,维持6~8周。如有冠状动脉病变时,应延长用药时间,直至冠状动脉恢复正常。

2. 静脉注射丙种球蛋白(IVIG)　剂量为1~2 g/kg于8~12小时静脉缓慢输入,宜于发病早期(10天内)应用,部分患儿效果不好,可重复使用1~2次。可迅速退热,预防冠状动脉病变发生。应用IVIG患儿在9个月内不宜进行麻疹、风疹、腮腺炎等疫苗的预防接种。

3. 肾上腺皮质激素　IVIG治疗无效的患儿可考虑使用肾上腺皮质激素抑制免疫。因肾上腺皮质激素可促进血栓形成,产生冠状动脉瘤和影响冠脉病变修复,故不宜单独应用。可以与阿司匹林和双嘧达莫联合应用,剂量为1~2 mg/(kg·d),分2~3次口服,用药2~4周。

4. 其他治疗

(1) 抗血小板凝集:双嘧达莫片,3~5 mg/(kg·d),每日3次,口服。

(2) 对症支持治疗:如补充液体、保护肝脏、控制心力衰竭、纠正心律失常等,有心肌梗死时应及时进行溶栓治疗。

(3) 心脏手术:严重的冠状动脉病变需要进行冠状动脉搭桥术。

【预防与调护】

(1) 合理喂养,按时添加辅食。

(2) 补充足够的水分,做好口腔护理。

(3) 保持安静,限制活动。

(4) 注意饮食的调理,饮食宜清淡、新鲜。

(5) 注意观察患儿病情变化,如体温、面色、呼吸、脉搏及心脏检查。

第十四章
感染性疾病

导 学

本章主要介绍临床常见的感染性疾病的病因病理、临床表现、诊断、鉴别诊断及中西医治疗等。其中临床常见出疹性疾病在皮疹的形态、部位、颜色等方面的鉴别是本章的难点和重点。

通过学习,掌握麻疹、风疹、猩红热、水痘、手足口病等病的临床表现、诊断及中西医治疗。熟悉幼儿急疹、流行性腮腺炎、中毒型细菌性痢疾等病的临床表现及中西医治疗。了解常见感染性疾病的流行病学、预防与调护和中医的其他治疗方法等。

第一节 麻 疹

麻疹(measles,rubeola)是由麻疹病毒引起的小儿常见的急性呼吸道出疹性传染病,临床以发热、上呼吸道炎症(咳嗽、流涕)、结膜炎、口腔麻疹黏膜斑(又称科氏斑,Koplik spots)、皮肤斑丘疹及疹退后有糠麸状脱屑伴有色素沉着为特征。

本病一年四季都可发病,以冬春季节最为多见。传染性强,患病后一般可获得持久性免疫。发病年龄以6个月到5岁小儿为多。过去常常每隔2~3年就有一次大流行,自从20世纪60年代起我国普遍接种麻疹减毒活疫苗后,麻疹发病率和病死率显著降低,基本控制了麻疹的大范围的流行。但近年来出现了麻疹小范围的流行和散发病例,且临床表现多呈非典型,同时发病年龄有提前及后移现象,8个月以内的小婴儿和大年龄患儿出现麻疹,也有成人发病的报道,绝大多数患儿预后良好,出现并发症者少见。

中医亦称"麻疹"。《小儿斑疹备急方论》是第一部论述麻疹的专著。本病被列为古代儿科四大要证之一。

【病因病理】

一、中医病因病机

中医学认为麻疹的病因为感受麻毒时邪。其主要病变在肺脾两脏。麻毒时邪由口鼻而入，侵袭肺卫，肺失宣肃，故麻疹初起见发热、咳嗽、鼻塞、流涕等类似伤风感冒症状，此为初热期；麻毒时邪由表入里，由肺及脾，正邪相争，正气驱邪外泄，邪毒出于肌表，则皮疹透发，此为出疹期；疹透出齐，毒随疹泄，麻疹依次收没，热去津伤，肺胃阴伤，此为恢复期。以上为麻疹顺证病机演变过程。

麻疹以外透为顺，以内传为逆。发病过程中，若正气不足，或邪毒太盛，或复感外邪，或失治、护理不当等导致麻毒内陷而出现逆证、险证。若麻毒内闭于肺，致肺气郁闭，发为肺炎喘嗽之证；麻毒时邪循经上攻咽喉，形成麻毒攻喉之证；麻毒内陷厥阴，蒙蔽心包，引动肝风，形成邪陷心肝之证。

二、西医病因病理

（一）病因

麻疹病毒属于副黏液病毒，仅有一个血清型，前驱期和出疹期病毒存在于患者的口、鼻、眼分泌物，血和大小便中。抗原性稳定。在人体外生存力弱，在流通空气中或阳光下，半小时失去活力。麻疹病毒对理化因素抵抗力弱，对热、强光、酸、干燥和一般消毒剂都很敏感，但在低温中能长期存在。麻疹患儿及病毒携带者是传染源，患者口、鼻、咽、气管及眼部的分泌物均含有麻疹病毒，通过喷嚏、咳嗽和说话等飞沫传播。

（二）发病机制

麻疹病毒进入鼻咽或结膜后，在呼吸道黏膜上皮细胞及局部淋巴组织内繁殖，同时有少量病毒侵入血液而到达全身单核巨噬细胞系统，为第一次病毒血症，此为潜伏期表现，无临床征象；以后病毒在这些部位大量繁殖并破坏侵袭的细胞，并大量进入血流，引起第二次病毒血症，导致全身广泛性损害，出现临床表现。免疫反应受到抑制，故部分麻疹患儿常继发中耳炎、鼻窦炎和支气管肺炎或结核病复燃。

（三）病理

麻疹为全身性疾病，以皮肤、黏膜和呼吸系统处病变最为明显。基本病变见于皮肤、淋巴组织、呼吸道和肠道黏膜及结膜。病变部位的单核细胞浸润、增生及形成多核巨细胞是本病的病理特征。麻疹黏膜斑系颊黏膜下层的微小分泌腺炎性单核细胞浸润和坏死。真皮的表浅毛细血管内皮细胞增生，血浆渗出、红细胞相对增多形成皮疹；表皮细胞发生退行性病变，形成脱屑；由于皮疹处红细胞裂解，血红蛋白渗出血管，疹退后留有棕色色素沉着。

【临床表现】

潜伏期6~18天（平均10~12天），经被动免疫后可延长21~28天，潜伏期末可有低热、全身不适等症状。

一、典型麻疹

（一）前驱期（初热期）

一般3～4天，主要表现如下。

1. 发热　多为中度以上，体温≥38℃，常逐渐升高。

2. 发热同时出现咳嗽、流涕、喷嚏、咽部充血等上呼吸道感染症状，同时有眼结膜充血，畏光，流泪，眼睑水肿等明显的卡他症状，为本病特点。

3. 麻疹黏膜斑　是麻疹早期诊断的重要依据，发热2～3天后，于口腔两颊黏膜近臼齿处，出现针尖大小灰白色斑点，直径0.5～1mm，周围有红晕，最初只有几个，之后逐渐增多，相互融合。在皮疹出现后即消失。经主动免疫后的患儿可不出现黏膜斑。

4. 其他症状　婴儿可有呕吐、腹泻、腹痛等症状。

（二）出疹期（见形期）

发热3～4天后出疹，高热，39～40℃。皮疹自耳后、发际、颈部开始，渐及额、面，然后自上而下延至躯干及四肢，最后达手掌、足底。皮疹初起为玫瑰色斑丘疹，继而颜色加深成黯红色，大小不等，散在，后增多融合，疹间可见正常皮肤，出疹时全身症状较前明显加重，伴有嗜睡、烦躁、咳嗽，肺部湿啰音，全身浅表淋巴结和肝脾轻度肿大等。

（三）恢复期（收没期）

出疹3～4天后，皮疹按出疹顺序消退，疹退处皮肤有糠麸状脱屑及棕褐色色素沉着，2～3周后消失。随着皮疹消退，全身症状好转。整个病程持续10天左右。

二、非典型麻疹

1. 轻型麻疹　前驱期短且症状轻微，体温大都在39℃以下，常无麻疹黏膜斑，皮疹稀疏色淡，很快消失，可无脱屑及色素斑，病程1周左右，无并发症。多见于对麻疹病毒有一定免疫力的患儿，如近期接受过被动免疫，或接种过麻疹疫苗，或<8个月的小婴儿。

2. 重型麻疹　此型中毒症状严重，伴有惊厥、昏迷，起病后高热，持续在40～41℃，出疹期一般较长，皮疹常密集融合呈紫蓝色者，若伴有黏膜出血，如鼻衄、呕血、血小板减少等，称为黑麻疹，可能是DIC的一种形式，或疹出不透，皮疹黯红稀少，或出而骤退。常伴有肺炎、喉炎，常出现循环衰竭或中枢神经系统症状。此型预后差，病死率高。多见于继发严重感染或原有严重疾病者。

3. 无疹型麻疹　整个病程可不见皮疹，有时可见麻疹黏膜斑，此型诊断不易，只有依赖前驱症状和血清学检查才能确定。主要见于白血病、恶性肿瘤等应用免疫抑制剂的患者，或注射过麻疹减毒活疫苗者，或4～6个月婴儿，体内尚有母传抗体。

三、并发症

1. 肺炎　是麻疹最常见的并发症，也是引起麻疹病死亡的主要原因。多见于5岁以下患儿，出疹期多见，临床以支气管肺炎为主，分原发性和继发性两种，原发性系麻疹病毒本身引起的巨细胞性肺炎;继发性病原有金黄色葡萄球菌、流感杆菌、腺病毒等。

2. 喉炎 麻疹时常有轻度喉炎,如喉部受金黄色葡萄球菌等化脓性细菌侵犯,导致喉部组织水肿,分泌物增多,喉腔阻塞,表现为嘶哑、犬吠样咳嗽、吸气性呼吸困难及三凹征等,尤在婴幼儿,感染后易产生呼吸道梗阻,甚至窒息死亡。

3. 心肌炎 麻疹并发心肌炎,轻者表现心音低钝、心率快、心电图改变等,严重者出现心力衰竭、心源性休克。

4. 脑炎 发病率为1‰~2‰,临床有高热、昏迷、惊厥、肌强直及痉挛,甚至呼吸衰竭等症状,病情轻重与麻疹轻重无关,临床表现和脑脊液检查同一般病毒性脑炎相仿,约有50%患者可以完全复原,30%左右发生轻度痉挛性瘫痪及智力障碍,病死率约为20%。

【实验室及相关检查】

一、血常规

前驱期外周血中白细胞总数正常或减少,淋巴细胞相对增多。淋巴细胞严重减少提示预后不好。白细胞总数及中性粒细胞增加,提示继发细菌感染。

二、血清抗体检测

用ELISA法检测患儿出疹后3天至4周血,血清中的特异性IgM抗体阳性。或取病程早期和恢复期血清,测定麻疹抗体效价增高4倍以上,有助于早期诊断。

三、多核巨细胞检查

出疹前2天至出疹后1天,取患儿鼻、咽、眼分泌物做涂片,镜检有多核巨细胞。

四、病毒抗原检查

用免疫荧光法检查鼻咽分泌物中的脱落细胞或尿沉渣涂片中的麻疹病毒抗原,有早期诊断意义。

五、病毒分离

前驱期取患儿的血、尿,或鼻咽分泌物作组织培养,分离到病毒,具有早期诊断意义。

【诊断】

诊断要点

典型麻疹根据流行病学史(发病季节、年龄、接触史、疫苗接种史等)及典型临床表现(前驱期卡他症状,口腔麻疹黏膜斑、皮疹形态和出现顺序,出疹和发热的关系,退疹后皮肤脱屑和色素沉着等)较易作出诊断,但发病初期或不典型病例,需借实验室检查以助诊断。

【鉴别诊断】

与风疹、幼儿急疹、猩红热进行鉴别,详见本章第四节(见表14-1)。

【治疗】

一、中西医结合治疗思路

本病中西医结合治疗效果较好。中医根据麻疹不同阶段,分别采取解表透疹、清热解毒、养阴等法,治疗疗效肯定。西医目前无特异性的治疗方法,主要采取对症治疗、加强护理、预防感染。对于重症麻疹或出现合并症者,多采用中西医结合治疗。

二、中医治疗

（一）辨证论治

1. 辨证要点

（1）辨顺证、逆证：从发热、精神、出疹情况等判断顺逆。顺证身热不甚,微汗,皮疹按顺序布发,疹点色泽红活,分布均匀,一般不出现变证；逆证表现为壮热持续不退,皮疹密集,颜色紫黯,或皮疹透发不畅,易出现麻毒闭肺、邪毒攻喉、邪陷心肝等变证。

（2）辨病期：从发病至出疹前为初热期；从出疹至疹子出透为见形期；疹子回退为收没期。

2. 治疗原则　麻为阳毒,以透为顺,以清为要,古有"麻喜清凉,麻不厌透"之说。因此,麻疹治疗以辛凉透疹解毒为基本原则。初期治以辛凉宣肺透疹为主；见形期治以清热解毒透疹为主；收没期治以养阴清热为主。临证须注意：透疹贯穿始终；透疹勿过于辛散,清解勿过于寒凉,养阴勿过于滋腻。

3. 证治分类

顺证

（1）邪犯肺卫证（初热期）

证候：发热咳嗽,微恶风寒,鼻塞流涕,喷嚏,泪水汪汪,畏光羞明,两目红赤,咽喉肿痛,倦怠纳差,小便短少,大便不调,发热2～3天口腔两颊近白齿处见麻疹黏膜斑,舌质偏红,舌苔薄白或薄黄,脉浮数。

辨证：本证常见于麻疹初期,以发热咳嗽,鼻塞流涕,泪水汪汪,畏光羞明及麻疹黏膜斑为辨证要点。

治法：辛凉透表,清宣肺卫。

方药：宣毒发表汤加减。

咽喉肿痛者,加马勃、射干,清利咽喉；大便稀溏者,加藿香、佩兰,解表化湿；若气候寒冷,影响麻疹透发,加麻黄、紫苏、细辛,辛温透表；若素体阴虚,加玄参、生地、天花粉,养阴清热；若素体虚弱无力透疹,加人参、黄芪,扶正透表。

（2）邪入肺胃证（见形期）

证候：壮热持续,起伏如潮,疹点按序而现,由稀疏逐渐稠密,色先鲜红后黯红,压之褪色,稍觉凸起,抚之碍手,烦躁不安,咳嗽加剧,口渴引饮,目赤眵多,大便干结,小便短赤,舌质红赤,苔黄腻,脉洪数。

辨证:本证常见于麻疹的出疹期,以高热,皮疹按顺序布发为辨证要点。此期容易出现并发症。

治法:清热解毒,佐以透发。

方药:清解透表汤加减。

若壮热烦渴者,加石膏、栀子、知母,清热泻火;皮疹紫黯成片者,加丹皮、赤芍,清热凉血;咳嗽加剧者,加桑白皮、杏仁、桔梗,清肺化痰止咳;壮热抽搐者,加羚羊角粉(另吞服)、钩藤,清热息风;鼻衄、齿衄者,加仙鹤草、白茅根,凉血止血。

(3) 阴津耗伤证(收没期)

证候:皮疹出齐,热势渐退,干咳少痰,胃纳增加,精神好转,疹点依次收没,皮肤糠麸状脱屑,并有色素沉着,舌红少津,苔薄或无苔或少苔,脉细数。

辨证:本证常见于麻疹恢复期,以疹回热退,精神好转,皮肤脱屑为辨证要点。

治法:养阴益气,清解余邪。

方药:沙参麦冬汤加减。

纳谷不香者,加山药、麦芽、谷芽,健脾开胃;潮热盗汗,手足心热者,加地骨皮、银柴胡,清退虚热。

逆证

(1) 麻毒闭肺证

证候:高热不退,烦躁不安,咳嗽气促,喉间痰鸣,鼻翼扇动,唇周发绀,疹点紫黯密集,或疹出骤没或疹出不多,舌红,苔黄,脉数。

辨证:本证即麻疹合并肺炎,为麻疹最常见的逆证,以疹点紫黯密集,或疹出骤没或疹出不多,伴有咳嗽气促,喉间痰鸣,鼻翼扇动为辨证要点。

治法:宣肺开闭,清热解毒。

方药:麻杏石甘汤合黄连解毒汤加减。

喘甚者,加桑白皮、葶苈子,泻肺平喘;咳嗽痰多者,加川贝、鲜竹沥、猴枣散,清肺化痰;疹出不透者,加葛根、升麻,透疹;皮疹紫黯稠密,口唇发绀者,加桃仁、红花、紫草,活血化瘀。

(2) 麻毒攻喉证

证候:咽喉肿痛,声音嘶哑,喉间痰鸣,咳声重浊,声如犬吠,甚则吸气困难,胸高胁陷,唇面发绀,舌红,苔黄腻,脉滑数。

辨证:本证即麻疹合并喉炎,以咽喉肿痛,咳声重浊,状如犬吠,吸气困难为辨证要点。如出现喉头梗阻,窒息,要紧急救治。

治法:清热解毒,利咽消肿。

方药:清咽下痰汤加减。

咽喉肿痛甚者,加服六神丸,清利咽喉;吸气困难,面色发绀等喉部梗阻危象时,采用中西医结合治疗,必要时行气管切开术。

(3) 邪陷心肝证

证候:高热不退,甚则昏迷抽搐,皮疹紫黯密集成片,舌红绛,苔黄起刺,脉数有力。

辨证:本证即麻疹合并脑炎,亦为麻疹逆证中危重症之一,以高热,神昏,抽搐,皮疹紫黯密集为辨证要点。

治法:平肝息风,清心开窍。

方药:羚角钩藤汤加减。

痰涎壅盛者,加鲜竹沥、石菖蒲,清热化痰开窍;高热,神昏,抽搐者,加紫雪丹,清热解毒,镇痉开窍;若疹点色淡或骤没,面色青灰,汗出肢冷,脉微欲绝者,此为内闭外脱之危候,急宜独参汤或参附龙牡救逆汤以回阳救逆固脱。

(二) 中成药

1. 六神丸　每次2~6粒,每日3次。清热解毒,利咽消肿。用于麻疹逆证并发喉炎。

2. 柴胡注射液　每次2 ml,肌内注射。用于麻疹高热时退热。

3. 清开灵注射液　每次2 ml,每日2~3次,肌内注射;或每次10~20 ml,静脉滴注。清热解毒,芳香开窍。用于邪陷心肝。

(三) 针灸治疗

主穴取肺俞、大椎、曲池。配穴:发热期加列缺、合谷,见形期加合谷、尺泽、足三里,并发肺炎时加尺泽、膻中、丰隆,并发喉炎时加少商、鱼际、内庭,神昏抽搐加人中、十二井穴、印堂、神门。用泻法,留针15~20分钟,每隔5分钟行针1次。人中宜久留针,风门、肺俞穴出针后加拔火罐,留罐5~10分钟,每日1~2次。

(四) 其他疗法

1. 推拿疗法　初热期:推攒竹,分推坎宫,推太阳,擦迎香,按风池,清肺经,推上三关,揉肺俞;见形期:拿风池,清脾胃,清肺经,清天河水,按揉二扇门,推天柱。收没期:补脾胃,补肺经,揉中脘,揉脾俞、胃俞,揉足三里。

2. 药物外治法　苏叶15 g、浮萍15 g、西河柳30 g,加水煮沸,用毛巾沾药液擦周身,用于见形期,疹点透发不畅者。

三、西医治疗

(一) 对症治疗

高热者给予退热剂,前驱期和出疹期发热时一般不予退热剂,以免影响出疹。咳嗽重者可用非麻醉镇咳剂,并行超声雾化吸入。烦躁者可选用镇静剂。继发细菌感染者可给予抗生素。对维生素A缺乏有眼部症状患儿应补充维生素A。

(二) 并发症治疗

1. 肺炎　麻疹病毒性肺炎,给予利巴韦林注射液,疑有细菌性肺炎,根据咽或痰培养选用敏感抗生素。

2. **喉炎** 细菌性喉炎选用抗生素和肾上腺皮质激素,缓解喉水肿,严重喉梗阻,及时吸氧,必要时行气管切开术。

3. **脑炎** 按第八章第三节病毒性脑炎治疗。

【预防与调护】

(1) 对麻疹患儿做到早发现、早报告、早隔离、早治疗。患儿隔离至出疹后5天,合并肺炎者延长至出疹后10天。

(2) 麻疹流行期间,勿带小儿去公共场所,对易感儿进行麻疹减毒活疫苗预防接种。

(3) 患儿注意休息,卧室空气流通,但避免直接吹风受寒,室内温度、湿度适宜,避免强光刺激。

(4) 饮食宜易消化、富营养、清淡食物,忌油腻辛辣食物,补充足够水分。

(5) 出疹期高热时物理降温不宜冷敷,保持口腔、鼻腔、眼睛、皮肤的清洁卫生。

第二节 风 疹

风疹(german measles,rubella)是由风疹病毒引起的一种急性呼吸道传染病,临床以低热、上呼吸道轻度炎症、全身散在细沙样淡红色斑丘疹、耳后及枕部淋巴结肿大为特征。

本病一年四季均可发生,以冬春季节为多见。发病年龄以1~5岁小儿为多。常在幼托机构造成流行。病情多轻浅,预后良好,合并症少见,患病后可获得持久性免疫。孕妇在妊娠早期感染风疹,病毒可通过胎盘传给胎儿而致各种先天缺陷,称为先天性风疹综合征。

本病属于中医学"瘾疹"、"风痧"范畴。

【病因病理】

一、中医病因病机

中医学认为本病病因为感受风热时邪,其主要病变在肺卫,病机为时邪与气血相搏,正邪交争,外泄肌肤所致。风疹时邪自口鼻而入,犯于肺卫,与气血相搏,发于肌肤而出疹。本病邪轻病浅,一般只伤及肺卫,故见恶风、发热、咳嗽、流涕、疹稀色淡等。个别患儿邪毒较重,可内传入里,燔灼气营,甚至迫伤营血,出现高热,烦躁,口渴,疹色鲜红或紫黯等。邪毒与气血相搏,阻滞于少阳经络,则发为耳后及枕部臀核肿大。邪毒外泄,疹点透发后,即热退而解。

二、西医病因病理

(一) 病因

风疹病毒是一种囊膜病毒,人是风疹病毒唯一宿主,只有一种抗原,存在于鼻咽分泌物、血、粪和尿中,不耐热,在37℃室温中就可以灭活,也可被紫外线、强酸等灭活,但耐寒和干燥。成人患者是本病主要传染源,经呼吸道飞沫传播。

(二)发病机制

病毒侵入咽部后,先在局部黏膜和淋巴结内增殖,然后侵入血液引起病毒血症。

(三)病理

皮疹系病毒直接侵入真皮层毛细血管。病毒血症导致呼吸道轻度炎症及淋巴结肿大。妊娠早期感染严重,引起胎儿多器官损害,发生器官内的血管内皮坏死和细胞融解。

【临床表现】

一、典型风疹

1. 潜伏期 一般为14~21天,平均18天。

2. 前驱期 多数为1~2天,可有低热、咳嗽、咽痛等轻度上呼吸道症状,或伴有呕吐、腹泻。耳后、枕后、颈部淋巴结肿大,有轻度压痛,因症状轻微或时间短,易被忽视。

3. 出疹期 发热1~2天出疹,始于面部、颈部,一天内遍及全身,常常面部皮疹消退后下肢皮疹方现,皮疹呈充血性细小淡红色斑丘疹,多为散在,亦可融合,也可呈大片皮肤发红或针尖状猩红热样皮疹,伴有瘙痒。出疹1~2天后,皮疹消退,疹退后皮肤有细小脱屑但不明显,无色素沉着。可有轻度脾大。常伴有全身淋巴结肿大,多在发病前3~5天出现,以耳后、枕部、颈部淋巴结肿大明显,至出疹当日肿大达到高峰,有轻微压痛,并发症少,偶可见合并气管炎、脑炎、关节炎、血小板减少性紫癜。

二、先天性皮疹综合征

孕妇在妊娠早期感染风疹病毒,其胎儿可发生先天性风疹感染,表现为:① 一过性新生儿期表现,如肝脾肿大、血小板减少、紫癜、淋巴结肿大、脑膜脑炎等;② 永久性器官畸形和组织损伤,如动脉导管未闭、生长发育迟缓、肺动脉瓣狭窄、白内障、青光眼、视网膜病、耳聋等;③ 慢性或自身免疫引起的晚发疾病,如糖尿病、慢性进行性全脑炎、甲状腺炎、间质性肺炎等,这些迟发症状可在生后2个月至20年内发生。

【实验室及相关检查】

一、血常规

白细胞总数正常或降低,淋巴细胞相对增高,可见异型淋巴细胞。

二、病毒分离

患儿鼻咽分泌物及血清中可分离出病毒,病毒分离法需时长,不宜用于早期诊断。孕妇原发感染风疹病毒后可取羊水、胎盘绒毛或胎儿活检组织进行病毒分离和鉴定。

三、血清学检查

风疹特异性 IgM 抗体阳性(1 个月内未接种过风疹减毒活疫苗),可作为早期诊断、先天性风疹诊断;或取患儿急性期和恢复期双份血清,检测特异性抗体,抗体滴度增加 4 倍以上可确诊,但早期诊断无意义。

【诊断】

诊断要点

根据流行病学史(年龄、季节、流行情况、接触史)及典型临床表现(如轻度上呼吸道炎症状,耳后及枕部淋巴结肿大,轻度压痛,出疹迅速且持续时间短的特点),临床诊断一般并不困难,但确定诊断需作病毒分离或血清学检测。

先天性风疹综合征诊断标准:① 典型先天性缺陷,如青光眼、白内障、心脏病、听力丧失等。② 实验室分离到病毒或检出风疹 IgM 抗体。如未见畸形而仅有实验室证据,称之为先天性风疹感染。

【鉴别诊断】

1. **麻疹、幼儿急疹、猩红热** 根据初期症状、发热与出疹的关系、特殊体征、皮疹特点等方面相鉴别,详见本章第四节(表 14-1)。

2. **川崎病** 发热持续时间较长,多在 5 日以上,多形性皮疹、球结合膜充血、口唇干裂甚至出血,四肢末端肿胀,还可伴有淋巴结肿大等表现。

3. **药物疹** 多由苯巴比妥、磺胺类或抗生素类等药物引起。可出现皮疹,但无卡他症状,可根据服药病史,停药后皮疹即消退等帮助鉴别。

【治疗】

一、中西医结合治疗思路

本病西医尚无特效药物,中医辨证治疗有一定的优势,以疏风清热为基本法则。西医主要采取对症和支持治疗。

二、中医治疗

(一)辨证论治

1. **辨证要点** 本病主要辨轻重。低热,疹色淡红,分布均匀稀疏,其他症状轻者属轻证;壮热烦渴,疹色鲜红或紫黯,分布稠密者属重证,临床较少见。

2. **治疗原则** 疏风清热为基本法则。轻证邪郁肺卫,治以疏风解表清热;重证邪入气营,治以清气凉营解毒。

3. 证治分类

（1）邪郁肺卫证

证候：发热恶风，喷嚏流涕，轻微咳嗽，精神倦怠，纳差微烦，疹点稀疏细小，颜色淡红，分布均匀，伴有轻微瘙痒，耳后及枕部淋巴结肿大、触痛，舌质红，苔薄黄，脉象浮数。

辨证：风疹患儿大多数属于本证。以低热，疹点稀疏细小，耳后及枕部淋巴结肿大、触痛，全身症状不重为辨证要点。

治法：疏风清热，解表透疹。

方药：银翘散加减。

咽喉肿痛者，加玄参、板蓝根，清热利咽；皮肤瘙痒者，加蝉蜕、僵蚕、白鲜皮，祛风止痒；耳后、枕部淋巴结肿胀疼痛者，加蒲公英、夏枯草以清热解毒散结。

（2）邪入气营证

证候：壮热烦渴，疹色鲜红或紫黯，疹点稠密，甚至融合成片，小便短赤，大便秘结或泄泻，舌质红赤，舌苔黄糙，脉象洪数。

辨证：此证临床较少，但病情较重。以壮热烦躁，疹点稠密，色鲜红或紫黯为辨证要点。

治法：清热解毒，凉血透疹。

方药：透疹凉解汤加减。

口渴多饮，加石斛、天花粉、鲜芦根，清热生津；大便干结，加大黄、芒硝，泻火通腑；皮疹稠密，疹色紫黯，加生地黄、牡丹皮，清热凉血。

（二）中成药

1. 板蓝根颗粒　每次1包，每日2～3次，口服。用于邪郁肺卫证。

2. 牛黄解毒片　每次2片，每日3次，口服。

3. 清开灵颗粒　每次1包，每日2～3次，口服。用于邪入气营证。

（三）药物外治法

花生油50 g，煮沸后稍冷加入薄荷叶30 g，完全冷却后过滤去渣。外涂皮肤痒处，有止痒作用。

三、西医治疗

采取抗病毒和对症处理，可用干扰素、利巴韦林等抗病毒。先天性风疹患儿可长期携带病毒，影响其生长发育，应早期检测听力、视力损害情况，给予特殊教育与治疗，以提高生活质量。

【预防与调护】

（1）风疹流行期间，不要带易感儿去公共场所。

（2）保护孕妇，尤其在妊娠早期（妊娠3个月内），应避免与风疹患者接触。

（3）接种风疹疫苗，对1岁以上小儿、育龄妇女及所有没有风疹免疫史的人进行接种，其抗体阳转率可达98%。

(4) 对患儿采取隔离措施，一般隔离至出疹后5天。

(5) 患病期间注意休息与保暖，多饮开水，对体温较高者可作物理降温。

(6) 饮食宜清淡而易于消化，不宜吃辛辣、煎炸爆炒的食物。

第三节 幼儿急疹

幼儿急疹(exanthema subitum, ES)又称婴儿玫瑰疹，是由人类疱疹病毒(human herpesvirus, HHV)6型(HHV-6)或7型(HHV-7)引起的一种急性出疹性传染病，临床以突然高热，持续3~4天后体温骤降，同时全身出现玫瑰红色小丘疹为主要特征。

本病一年四季均可发生，以冬春季节为多见。发病年龄以2岁以内婴幼儿为多，6个月至1岁最多，6个月以内和3岁以后少见。患儿多能顺利康复，病后可获得持久性免疫。本病的主要传染源为成人患者。经呼吸道飞沫传播。由于婴幼儿活动范围较小，故一般不易流行。本病很少有并发症发生，预后良好。

中医因其多发生于乳婴儿，故称为"奶麻"；又因其皮疹形似麻疹，又称"假麻"。

【病因病理】

一、中医病因病机

中医学认为本病病因为感受幼儿急疹时邪，其属于风热时邪范畴，由口鼻而入，侵袭肺卫，故初起可见肺卫表证。继而邪蕴肺胃，正邪交争，故见高热。风热时邪与气血相搏，外发肌肤，故见皮疹。

二、西医病因病理

本病病原体是HHV-6与HHV-7，主要存在于健康成人的唾液中。病毒可能经呼吸道侵入血液，致病毒血症与临床症状和体征，发病机制不是十分清楚。

【临床表现】

突然高热，体温达39~40℃或更高，全身症状轻微；高热3~4天后骤然下降，热退出疹，皮疹为玫瑰红色斑丘疹，以躯干、腰、臀部为多，面部及肘膝关节少见。2~3天后疹退，无脱屑及色素沉着斑。

【实验室及相关检查】

一、血常规

外周血白细胞总数偏低，分类淋巴细胞增高。

二、病毒分离

病毒分离是 HHV-6、HHV-7 感染的确诊方法，但不适于早期诊断。

三、病毒抗体测定

测定 HHV-6、HHV-7 的 IgG、IgM 抗体，是目前最常使用和最简便的方法。

四、病毒核酸检测

用聚合酶链反应（PCR）方法及核酸杂交方法检测 HHV-6 DNA、HHV-7 DNA。

【诊断】

诊断要点

出疹前常常难以诊断。根据发病年龄，本病患儿的暴露史，典型临床表现为突然高热，一般情况良好，持续3~4天，热退出疹，即可诊断为幼儿急疹。

【鉴别诊断】

与麻疹、风疹、猩红热进行鉴别。详见本章第四节（表14-1）。

【治疗】

一、中西医结合治疗思路

本病主要用中医辨证治疗，辅以西医对症治疗。原发性 HHV-6 感染一般不需特殊治疗，但若感染严重，危及生命，应考虑使用抗病毒疗法。

二、中医治疗

（一）辨证论治

1. 辨证要点　本病以卫气营血辨证为纲，病位以卫气为主，一般不深入营血。

2. 治疗原则　疏风清热为基本法则。

3. 证治分类

（1）邪郁肌表证

证候：突然高热，神情正常或稍有烦躁，伴纳呆、呕吐、腹痛、泄泻、纳差，可有囟填，或见抽风，咽红，舌质偏红，舌苔薄黄，指纹浮紫。

辨证：本证常见于幼儿急疹初起，以突然出现高热，持续3~4天，其他伴随症状不多为其辨证要点。

治法：解表清热。

方药：银翘散加减。

若高热烦渴，唇红面赤者，加生石膏、知母，除烦止渴；食欲不振，大便溏薄者，加焦山楂、炒麦芽,消食止泻。

(2) 毒透肌肤证

证候:热退,肌肤出现玫瑰红色小丘疹,皮疹从颈部很快延及全身,经1~2天皮疹消退,舌质偏红,苔薄少津,指纹淡紫。

辨证:本证常见于幼儿急疹出疹期,以热退疹出为辨证要点。

治法:疏风透疹,清热解毒。

方药:化斑解毒汤加减。

食欲不振者,加鸡内金、麦芽,健脾和胃;大便干结者,加火麻仁、瓜蒌仁,润肠通便。

(二) 中成药

1. 清开灵颗粒　每次5~10 ml,每日2~3次。用于邪郁肌表证热盛者。
2. 银黄口服液　每次5~10 ml,每日2~3次。用于邪郁肌表证及兼见咽喉红肿疼痛者。

(三) 药物外治法

紫浮草30 g、白鲜皮10 g,加水煎煮去渣,以药液洗浴。用于热蕴肺胃皮疹稠密者。

三、西医治疗

高热患儿口服解热镇静药。加强水分及营养供给等护理工作,其他对症处理。

【预防与调护】

(1) 隔离患儿,至出疹后5天。

(2) 在托幼机构如发现可疑患儿,应隔离观察7~10天。

(3) 患病期间婴幼儿应安静休息,避免风寒,以防感冒。

(4) 饮食宜清淡、富营养、易消化。多饮开水。

(5) 对高热患儿可行物理降温,必要时暂用退热剂。

第四节　猩 红 热

猩红热(scarlet fever)是由A组乙型溶血性链球菌引起的急性呼吸道传染病。临床以发热、咽峡炎、全身弥漫性猩红色皮疹及疹退后脱皮、脱屑为特征。少数在病后2~3周发生风湿热或急性肾小球肾炎。

一年四季都可发病,以冬春季节最为多见。儿童尤其是3~7岁是主要易感人群。感染后可获得较长久的抗感染和抗红疹毒素能力。由于红疹毒素有型特异性,型间无交叉免疫,故可见到再次罹患本病者。婴儿从母体获得的被动免疫可持续到1岁末。

本病属于中医学"丹痧"、"烂喉痧"、"疫痧"范畴。《丁甘仁医案》记载:"有烂喉丹痧一症,发于冬春之际,不分老幼,遍相传染",指出丹痧是一种具有强烈传染性的疾病。

【病因病理】

一、中医病因病机

中医学认为猩红热的病因为感受痧毒疫疠之邪。乘时令不正之气,寒暖不调之时,病邪从口鼻而入,蕴于肺胃二经。按卫气营血进行传变。时邪初起,犯于肺卫,正邪抗争,而见壮热骤起,继而邪毒化火化毒入里,炽盛于肺胃,咽喉是肺胃的门户,咽通于胃,喉通于肺,邪毒熏蒸咽喉,导致咽部红肿糜烂。肺主皮毛,脾主肌肉,邪毒内蕴肺胃,外泄肌表,则全身出现皮疹。邪毒进一步化火入里,传入气营,或内逼营血,见壮热烦渴,嗜睡委靡,痧疹密布,成片成斑,痧疹色泽转红紫或见瘀点等症,若邪毒炽盛,内陷心肝,可见昏迷、抽搐等症。邪从火化,最易伤阴耗津,故后期可见肺胃阴伤之证。

此外,本病在病程中或恢复期,毒热伤于心络,耗损气阴,可致心悸;若毒热流窜筋骨、关节,可致痹证;若余邪内归,损伤肺脾肾,导致三焦水液通调失职,则可致水肿。

二、西医病因病理

(一)病因

病原为具有红疹毒素的A组乙型溶血性链球菌。有较强的侵袭力,能产生A、B、C三型红疹毒素,人体感染后可获得抗菌与抗毒两种免疫。由于红疹毒素有型特异性,各型之间无交叉免疫,故可再患猩红热。传染源为患者及带菌者,主要通过呼吸道飞沫传播,或经皮肤伤口、产道感染也可致猩红热。

(二)发病机制

链球菌侵入人体后先黏附在咽部上皮细胞上,进入组织引起炎症,同时向邻近组织扩散,引起各种炎症。病原菌所产生的红疹毒素及其他产物进入血液,引起毒血症及皮肤和黏膜血管弥漫性充血,形成猩红热样皮疹,及引起发热。其细菌表面纤丝的M蛋白具有抗吞噬作用,并与其相应抗体形成免疫复合物,少数患儿病后1~5周,发生肾、心和关节滑膜等处的胶原纤维变性和坏死、小血管内皮细胞肿胀与单核细胞浸润等变态反应性病变。临床形成风湿热、肾炎等病变。

(三)病理

病理改变主要是细菌本身所致损害和它产生毒素造成的中毒性改变。皮肤真皮层毛细血管充血、水肿,表皮有炎性渗出,毛囊周围皮肤水肿、上皮细胞增生及白细胞浸润,表现为丘疹样鸡皮疹。恢复期表皮角化、坏死,大片脱落。少数可见淋巴结、肝、脾等网状内皮组织增生。部分患儿心、肾和关节滑膜等处的胶原纤维发生变性和坏死,小血管内皮细胞肿胀和单核细胞浸润。

【临床表现】

潜伏期1~7天,通常2~4天,外科型猩红热为1~2天。其临床表现轻重差别较大,可有几种不同类型。

一、普通型

典型病例可分为三期。

1. 前驱期　起病急骤,从发热到出疹时间在24小时内,发热,头痛,咽痛,呕吐,腹痛。体温在38~40℃,幼儿常有惊厥。咽部、扁桃体明显充血水肿,扁桃体腺窝处可有点状或片状白色脓性分泌物,易剥离。软腭充血,有细小红疹或针尖大小出血点,称为黏膜内疹。病初舌被白苔,红肿的乳头突出于白苔之外,称为白草莓舌(white strawberry tongue);以后白苔脱落,舌面光滑鲜红,舌乳头红肿突起,称为红草莓舌。颈部及颌下淋巴结肿大并有触痛。

2. 出疹期　皮疹多在发热第2天出现,最先见于颈部、腋下、腹股沟等处,一天之内布满全身。皮肤出现弥漫性成片、猩红色针尖大小细小皮疹,呈鸡皮样,触之似砂纸感;疹间见皮肤潮红,用手按压消退,显出苍白色,去压后红疹又现。面部潮红,没有皮疹,而口唇周围皮肤苍白色,形成环口苍白圈。皮疹在皮肤皱褶处,如腋窝、肘窝、腹股沟等处密集,并伴有出血点,形成明显的横纹线,称为巴氏线(Pastia lines)或称线状疹。

3. 恢复期　体温降至正常,一般情况良好。皮疹按出疹的顺序消退,疹退1周后开始脱皮,先从面部及颈部开始,渐及躯干,最后四肢(手掌、足底),脱皮的程度与出疹轻重有关,轻者糠屑样,重者则大片状脱皮,可迁延2~4周,无色素沉着。

二、轻型

不典型,低热或不发热,皮疹稀少色淡,可仅见于腋下及腹股沟处,无草莓舌。发病1周后,在面额部、耳壳、手足趾端发现轻微脱屑或脱皮。易被漏诊,常因皮肤轻微脱屑或并发肾炎等症时才被回顾性诊断。由于容易漏诊,未能进行充分治疗,继发肾炎的可能性反而较大。

三、重型

又称中毒型。近年来本型少见,除上述典型症状外,全身中毒症状重,并可出现不同程度的嗜睡、烦躁或意识障碍,常可并发肺炎、化脓性脑膜炎、败血症等;甚至可发生中毒性休克、中毒性肝炎。

四、外科型

链球菌经损伤的皮肤或黏膜伤口侵入,故无咽炎及草莓舌,而有局部急性化脓性病变,皮疹首先出现在伤口附近皮肤,然后蔓延至全身,局部淋巴结可肿大。

【实验室及相关检查】

一、血常规

白细胞总数可达10×10^9~20×10^9/L或更高,中性粒细胞>0.75,有时胞浆可见到中毒性颗粒,恢复期可见嗜酸性粒细胞增多。

二、病原学检查

咽拭子或伤口细菌培养有 A 组乙型溶血性链球菌生长。

三、血清学

85%～90%链球菌感染患者于感染后 1～3 周至病愈后数月可检出 ASO，一般效价在 1∶400 以上，并发风湿热的患者血清滴度明显增高。

四、尿常规

链球菌感染急性期或恢复期早期，尿中可出现一过性蛋白尿、镜下血尿，这与感染 2 周后出现的急性肾炎不同。

【诊断】

诊断要点

根据流行病学史（发病季节、年龄、接触史等）及临床表现（发热、咽峡炎、草莓舌及典型皮疹），结合血象即可作出诊断，病原学检查阳性者更可确诊。

【鉴别诊断】

1. 与麻疹、幼儿急疹、风疹相鉴别　见表 14-1。

表 14-1　四种出疹性疾病的鉴别诊断

病 名	麻 疹	风 疹	幼儿急疹	猩 红 热
病原	麻疹病毒	风疹病毒	人疱疹病毒 6 型或 7 型	乙型溶血性链球菌
潜伏期	6～18 天	14～21 天	6～21 天	1～7 天
前驱期	3 天左右	半天到 1 天	3～4 天	1 天左右
初期症状	发热、咳嗽、泪水汪汪，畏光羞明	轻度发热、咳嗽，枕部淋巴结肿大	突然高热，一般情况好	发热，咽喉肿痛、糜烂
发热与出疹的关系	发热 3～4 天出疹，出疹时发热更高	发热半天至 1 天出疹	高热 3～4 天，热退出疹	发热数小时至 1 天出疹，出疹时高热
特殊体征	麻疹黏膜斑	无	无	环口苍白圈，草莓舌，线状疹
皮疹特点	黯红色斑丘疹，顺序为耳后发际→额面、颈部→躯干→四肢	淡红色斑丘疹，较麻疹稀少，顺序依次为头面→躯干→四肢	玫瑰红色斑丘疹，较麻疹细小，发疹无一定顺序	皮肤弥漫充血，上有密集针尖大小斑点疹，自颈部、腋下、腹股沟开始，2～3 天遍及全身，颜面部潮红，而无皮疹
恢复期	疹后有糠麸状脱屑及色素沉着	疹退后无色素沉着，无脱屑	疹退后无脱屑及色素沉着	疹退后无色素沉着，1 周后有大片脱皮
周围血象	白细胞总数下降，淋巴细胞升高	白细胞总数下降，淋巴细胞升高	白细胞总数下降，淋巴细胞升高	白细胞总数升高，中性粒细胞升高

2. 金黄色葡萄球菌感染　金黄色葡萄球菌感染后可引起咽炎、败血症，也会引起猩红热样皮疹，但皮疹消退快，疹退后无脱皮，全身症状也不减轻，并伴有迁徙性病灶，病原学检查为金黄色葡萄球菌。

3. 川崎病 多见于3岁以下儿童,发热持续时间较长,可有草莓舌,猩红热样皮疹,同时有眼结膜充血,唇红干裂,手足硬肿,指趾末端薄片或膜样脱皮,可引起冠状动脉病变,病原学检查阴性,抗生素治疗无效。

4. 药物疹 颠茄合剂、莨菪类制剂等可引起猩红热样皮疹,但缺乏全身症状,皮疹分布不均,药停疹退。

【治疗】

一、中西医结合治疗思路

采取中西医结合治疗方法。中医以清热解毒利咽为原则,分期辨证治疗。由于本病为链球菌感染引起,西医治疗以控制感染,消除症状,预防合并症为主。

二、中医治疗

(一)辨证论治

1. 辨证要点 猩红热属于温病范畴,中医按卫气营血辨证为主,其证候与病期有一定的联系,前驱期属于邪侵肺卫证,出疹期属于毒炽气营证,恢复期属于疹后阴伤证。

2. 治疗原则 以清泄邪毒为基本原则。初期治以辛凉宣透,清热利咽;出疹期治以清气凉营,泻火解毒;恢复期治以养阴清热,生津增液。若发生痹证、水肿、心悸等病证,则按照有关病证辨证治疗。

3. 证治分类

(1)邪侵肺卫证

证候:发热骤起,头痛畏寒,灼热无汗,咽喉红肿疼痛,常影响吞咽,上腭有粟粒样红疹,皮肤潮红,痧疹隐隐,舌质红,苔薄白或薄黄,脉浮有力。

辨证:本证见于起病之初,病期较短,以发热,咽喉红肿疼痛,皮肤潮红,痧疹隐现为辨证要点。

治法:辛凉宣透,清热利咽。

方药:解肌透痧汤加减。

咽喉肿甚者,加土牛膝根、板蓝根,清咽解毒;呕吐者,加竹茹以清胃止呕;腹痛者,加芍药、甘草,缓急止痛。

(2)毒炽气营证

证候:本证见于疾病的出疹期,以壮热烦躁口渴,咽喉肿痛糜烂,痧疹密布,色红如丹,草莓舌为特点。

辨证:本证见于疾病的极期,传变极快,容易出现变证,以壮热烦躁口渴,咽喉肿痛糜烂,痧疹密布,色红如丹,草莓舌为辨证要点。

治法:清气凉营,泻火解毒。

方药：凉营清气汤加减。

皮疹布而不透，壮热无汗者，加浮萍、淡豆豉，发表透邪；舌苔糙，便秘，咽喉腐烂者，加玄明粉、生大黄，通腑泻热。若邪毒内陷心肝，出现神昏、抽搐等症，选用安宫牛黄丸、紫雪丹清心开窍。

(3) 疹后阴伤证

证候：丹痧布齐后，身热渐退，咽部糜烂疼痛减轻，或见低热，唇干口燥，或伴有干咳，食欲不振，舌红少津，苔剥脱，脉细数。约2周后可见皮肤脱屑，或呈大片脱皮。

辨证：本证见于恢复期，以口干唇燥，皮肤干燥脱屑、脱皮，舌红少津为辨证要点。

治法：养阴生津，清热润喉。

方药：沙参麦冬汤加减。

若口干咽痛，舌红少津明显者，加玄参、桔梗、芦根以养阴清热润喉；大便秘结难解，可加瓜蒌仁、火麻仁，清肠润燥；低热不清者，加地骨皮、银柴胡、生地黄以清热。若后期产生心悸、水肿、痹证等变证，参阅有关章节治疗。

(二) 中成药

1. 三黄片　每次2～3片，每日3次。用于毒炽气营证。

2. 银黄口服液　1岁以下每次1/2支，每日2次；1～2岁每次1/2支，每日3次，口服。用于邪侵肺卫证。

3. 五福化毒丸　每次1丸，每日2次。用于毒炽气营证。

(三) 针灸治疗

发热咽痛，针刺风池、天柱、合谷、曲池、少商、膈俞、血海、三阴交。每次选穴2～3次，用泻法，每日1次。咽喉疼痛属实热者，以大肠、肺、胃经穴位为主，可选：少商或商阳或委中，三棱针针刺出血；咽喉肿痛属阴虚者，以肾经穴位为主，针刺太溪、照海、鱼际。便秘加丰隆。

(四) 药物外治法

咽喉肿痛腐烂者可选用锡类散、冰硼散吹喉，已溃烂者用金不换散、珠黄散吹喉，每日2～3次。

三、西医治疗

青霉素为首选药物，早期应用可以缩短病程，减少并发症。2万～4万 U/(kg·d)，分2次肌内注射，疗程7～10天。重症患儿适当加大青霉素用量并予静脉滴注，或两种抗生素联合使用。如青霉素过敏，可选用红霉素，亦可选用第一代头孢菌素。近年来采用青霉素V钾片，也取得较满意的疗效。

【预防与调护】

(1) 隔离传染源，猩红热患者及患急性咽炎、扁桃体炎的患者都是传染源，均需隔离至咽拭子培养阴性。密切观察者应医学观察7~12日。

（2）切断传播途径，流行期间，禁止小儿去公共场所，接触患者要戴口罩，对患者污染物、分泌物及时消毒处理。

（3）高热患儿应卧床休息，减少不必要的活动，热退患儿也不宜过度活动，减少并发症的发生。

（4）居室空气流通，但避免直接吹风。供给充分的营养和水分，饮食宜以清淡易消化流质或半流质为主。

（5）注意皮肤与口腔的清洁卫生，可用淡盐水漱口。皮肤瘙痒者不可抓挠，脱皮时不可撕扯，可用炉甘石洗剂。

第五节 水 痘

水痘（chickenpox，varicella）是由水痘-带状疱疹病毒引起的一种传染性极强的儿童期出疹性传染病，临床以皮肤黏膜分批出现斑疹、丘疹、疱疹和结痂，各型皮疹可同时存在，全身症状或轻或重为特征。

一年四季均可发病，但以冬春季多发，多为散发性，偏僻地区偶可暴发。发病年龄以6~9岁居多。水痘患者为本病的传染源。主要通过空气飞沫经呼吸道传播，也可通过接触患者疱疹浆液而感染。人群普遍易感，感染后可获得持久的免疫力，但以后可以发生带状疱疹。

本病中医亦称水痘，又有"水花"、"水喜"、"水疱"、"水疮"等名称。

【病因病理】

一、中医病因病机

本病由于感受水痘时邪，经口鼻而入，蕴郁于肺脾，时邪与内湿相搏，发于肌表而成。病位在肺脾两脏。

1. 邪伤肺卫 水痘时邪由口鼻入侵，上犯于肺，肺卫失宣，则见发热、流涕、咳嗽等症；病邪深入，内郁于脾，脾不运化水湿，时邪夹湿透于肌表，则发为水痘；因邪毒尚轻，则疱疹稀疏，点粒分明，全身症状轻浅。

2. 毒炽气营 少数患儿素体虚弱，或感邪较重，调护不当，邪盛正虚，邪毒炽盛，内犯气营，外透肌表，则致壮热，烦躁，水痘密集，疱浆混浊，疱疹紫黯。

若邪毒炽盛，内陷心肝，可见神昏、抽搐，此为内陷心肝之变证；若邪毒内犯，闭阻于肺，宣肃失司，可见咳嗽、气喘、鼻扇等症，此为邪毒闭肺之变证。

二、西医病因病理

（一）病因

水痘的病原体为水痘-带状疱疹病毒，属疱疹病毒科α亚科，只有一个血清型，与单纯疱疹病毒抗原有部分交叉免疫。该病毒在体外抵抗力弱,对热、酸和各种有机溶剂敏感,不能在痂皮中存活。

（二）发病机制

病毒经上呼吸道侵入易感者体内,在局部黏膜及淋巴组织内繁殖,然后释放入血,形成病毒血症,如患儿的免疫能力不能清除病毒,病毒可到达单核巨噬细胞系统繁殖,再次入血,形成第二次病毒血症,病毒波及多脏器。尤其是皮肤和黏膜,偶尔累及内脏。皮疹分批出现与间隙性病毒血症有关。皮疹出现1~4天后,产生特异性细胞免疫和抗体,病毒血症消失,症状随之缓解。

（三）病理

皮肤的病理改变表现为真皮层毛细血管内皮细胞肿胀,表皮棘状细胞层上皮细胞水肿变性,液化后形成水疱,内含大量病毒,以后液体吸收、结痂;有时疱疹破裂,留下浅表溃疡,很快愈合。黏膜的病理改变与皮肤类似。免疫功能低下的患儿可发生全身播散性水痘,病变波及肺、肝、脾、胰、肾、肠等,受累器官可有局灶性坏死、充血水肿和出血;并发脑炎者,可有脑水肿、充血和点状出血。

【临床表现】

一、典型水痘

皮疹出现前24小时可见前驱症状,如低热、不适、厌食等,幼儿可不表现明显前驱期。皮疹特点:① 分批出现红色斑疹或斑丘疹,迅速发展为清亮、卵圆形、泪滴状小水疱,周围有红晕,无脐眼,壁薄,经24小时后,水疱内容物变为浑浊,疱疹持续3~4天,然后从中心干缩,迅速结痂。② 在疾病高峰期可见到斑疹、丘疹、疱疹和结痂等各期皮疹同时存在。③ 皮疹呈向心性分布,首见于头皮、颜面,迅速波及躯干、四肢,痒感明显。④ 黏膜皮疹可出现在口腔、结膜、生殖器等处,易破溃形成浅溃疡。轻型水痘为自限性疾病,7~10天痊愈,全身症状轻,皮疹结痂后一般不留瘢痕。

二、重症水痘

多发生在恶性疾病或免疫功能低下的患儿,表现为持续高热,全身中毒症状明显,皮疹多、易融合成大疱型或呈出血性,可继发感染或伴血小板减少而发生暴发性紫癜。

三、先天性水痘

孕妇在妊娠早期感染水痘,可导致胎儿患多发性先天畸形,出现大脑皮质萎缩、眼部异常、生长发育落后等;若发生水痘数天后分娩可导致新生儿水痘,病死率25%~30%。

四、并发症

最常见的并发症有皮肤继发感染;免疫缺陷患儿、新生儿可并发水痘肺炎;神经系统并发症则可见水痘后脑炎、横贯性脊髓炎、面神经瘫痪、Reye综合征等;还有部分患儿可并发心肌炎、肝炎、肾炎、关节炎等。

【实验室及相关检查】

一、血常规
白细胞计数正常或稍低，淋巴细胞比例相对增高。

二、疱疹刮片
取新鲜水疱底部刮取物涂片，用瑞氏染色找到多核巨细胞与核内包涵体，可供快速诊断。

三、血清学检查
取双份血清检测补体结合抗体，抗体滴度有 4 倍增高有回顾性诊断意义；血清特异性抗体 IgM 则对早期诊断有意义。

四、病毒分离
取水痘疱疹液、咽部分泌物或血液作病毒分离。

【诊断】

诊断要点
典型水痘根据接触史、发病季节、典型皮疹的特点即可诊断；非典型水痘可选择实验室检查帮助确诊。

【鉴别诊断】

1. 丘疹性荨麻疹　皮疹为红色丘疹，大小形态不一，痒感更明显，多不伴发热。
2. 脓疱疮　皮损为化脓性疱疹，疱液可培养出细菌。
3. 手足口病　皮疹呈离心性分布，以四肢远端、手足部位出现疱疹为主，不结痂。

【治疗】

一、中西结合治疗思路
本病为自限性疾病，轻证采用中医治疗，重证则需中西医结合治疗。中医以清热利湿解毒为原则。西医治疗本病以抗病毒和对症治疗为主。

二、中医治疗
（一）辨证论治

1. 辨证要点　本病辨证重在辨轻重。轻证病在卫气，疹形小而稀疏，色红润，疱内浆液清亮，或伴轻度发热、咳嗽、流涕等感冒症状；重证水痘邪毒较重，疹形大而稠密，色赤紫，疱浆较混，伴有高热、烦躁等热毒炽盛之证。

2. 治疗原则　轻证治以疏风清热解毒,佐以利湿;重证气营受累,则需清热凉营,解毒化湿;对邪毒内陷之变证,治当清热解毒,镇惊开窍。

3. 证治分类

(1) 邪犯肺卫证

证候:发热轻微,鼻塞流涕,偶有喷嚏及咳嗽,疹色淡红而润,疱浆清亮,点粒稀疏,躯干为多,二便如常,舌苔薄白,脉浮数。

辨证:本证为水痘轻证,以发热轻微,疹色淡红而润,疱浆清亮,点粒稀疏为辨证要点。

治法:疏风清热,利湿解毒。

方药:银翘散加减。

咳嗽有痰者,加杏仁、浙贝母;疱疹作痒,加僵蚕、蝉蜕、白蒺藜。

(2) 毒炽气营证

证候:壮热烦躁,口渴欲饮,面赤唇红,便秘溲赤,痘大而稠密,疹色红赤或紫黯,疱浆较混,根盘红晕显著,口、眼等处亦见疱疹或溃疡,舌苔黄糙而干,脉滑数。

辨证:本证为水痘重证,以痘大而稠密,疹色红赤或紫黯,疱浆较混,伴见里热炽盛证候为辨证要点。本证易导致变证发生。

治法:清气凉营,解毒化湿。

方药:清胃解毒汤加减。

口唇干燥者,加麦冬、石斛;便秘,加大黄、全瓜蒌。

(二) 中成药

1. 板蓝根冲剂　每次1袋,每日3次,开水冲服。用于水痘轻证。

2. 清开灵注射液　每次4~10 ml,加入5%葡萄糖注射液100~250 ml,静脉滴注,每日1次。用于水痘重证或变证。

(三) 其他疗法

(1) 苦参、芒硝各30 g,浮萍15 g,煎水外洗,每日2次。用于水痘皮疹密集,瘙痒明显者。

(2) 青黛散麻油调敷,每日1次。用于疱疹破溃,焮红化脓者。

(3) 锡类散、冰硼散、珠黄散,任选1种吹口,每日2~3次。用于口内黏膜水泡破溃或溃疡者。

三、西医治疗

1. 一般治疗　保持空气流通,供给足够的水分和清淡易消化的食物;勤换内衣,剪短指甲、戴手套以防抓伤。

2. 对症治疗　皮肤瘙痒可局部使用炉甘石洗剂。瘙痒剧烈可适当给予少量镇静剂。

3. 抗病毒治疗　首选阿昔洛韦,应尽早使用,一般在皮疹出现的48小时内开始使用。口服每次20 mg/kg,每日4次;重症患儿需静脉给药,每次10~20 mg/kg,每8小时1次。早期使用干扰素可较快抑制皮疹发展,促进病情恢复。

继发细菌感染时可给予抗生素治疗；肾上腺皮质激素可导致水痘病毒播散，一般不宜用。

【预防与调护】

（1）控制传染源，隔离患儿至皮疹全部结痂为止。
（2）水痘减毒活疫苗副作用少，接触水痘后立即给予可以预防。
（3）注意室内空气流通，防止复感。
（4）清淡饮食，多饮开水。
（5）避免搔抓，以防皮肤感染。

第六节 手 足 口 病

手足口病（hand-foot-and-mouth disease,HFMD）是由肠道病毒[以柯萨奇A组16型（CoxA16）、肠道病毒71型（EV71）多见]引起的儿童期常见的急性出疹性传染病。临床以发热，手足肌肤、口腔黏膜疱疹为特征。

本病一年四季均可发病，但以夏秋季多发，学龄前儿童容易发生，尤以3岁以下儿童多见，本病传染性强，易引起流行，患者和隐性感染者均为传染源，主要通过消化道、呼吸道和密切接触等途径传播。发病后一般预后良好，少数重症病例可出现脑膜炎、脑炎、脑脊髓炎、肺水肿、循环障碍等并发症，多由EV71感染引起，致死原因主要为脑干脑炎及神经源性肺水肿。

本病中医古籍无专门记载，根据其流行特点及临床特征，当属于"湿温病"范畴。

【病因病理】

一、中医病因病机

本病由湿温时疫之邪所致。湿温时疫之邪由口鼻而入，侵袭肺脾。肺气失宣，故发热、咳嗽、流涕；脾为湿困，则纳呆、恶心、呕吐、泄泻等；时邪化热，蕴于肺脾，肺失通调，脾失健运，水湿内停，湿热相搏，上熏口咽，外蒸肌肤，故口腔黏膜、手足肌肤发生疱疹。

感邪轻者，疱疹分布稀疏，全身症状轻浅，很快向愈；感邪较重，或素体不足者，湿热内陷，燔灼气营，外蒸肌肤，则疱疹稠密，波及四肢、臀部，全身症状较重，甚或邪毒内陷而见神昏抽搐等；若湿热留滞不去，内犯于心，气阴暗耗，心神被扰，还可出现心悸气短、胸闷乏力、虚烦不眠等，甚则阴损及阳，心阳虚衰，而危及生命。

二、西医病因病理

（一）病因

引发手足口病的肠道病毒有20多种（型），柯萨奇病毒A组的16、4、5、9、10型，B组的2、5型，以及EV71型均为手足口病较常见的病原体，其中以柯萨奇病毒A16型（CoxA16）和EV71最为常见。患者和隐性感染者均为传染源,主要通过消化道、呼吸道和密切接触等途径传播,感染后对同型病毒能产生较持久的免疫力。人群普遍易感,但成人大多已通过隐性感染获得了相应的抗体。

(二) 发病机制

病毒由呼吸道或口腔至消化道侵入局部黏膜,病毒与宿主细胞膜蛋白受体结合,数分钟内即完成插入、脱衣壳和释放 RNA 基因入宿主细胞质中,进行装配和复制,病毒在上皮细胞以及咽部或肠壁淋巴细胞居留和增殖,可由此从口咽分泌物或粪便排出,并可由原发病灶经淋巴通道扩散至局部淋巴结以及血液循环至其他器官,如中枢神经系统、皮肤黏膜、心脏、肺、肝、胰、肌肉、肾上腺等,在该处增殖,引起各种病变,出现相应的临床表现。

(三) 病理

口腔溃疡性损伤和皮肤斑丘疹为手足口病的特征性病变。光镜下斑丘疹可见表皮内水疱,水疱内有中性粒细胞、嗜酸性粒细胞碎片,水疱周围上皮有细胞间和细胞内水肿,水疱下真皮有多种白细胞的混合型浸润。电镜下可见上皮细胞内有嗜酸性包涵体。脑膜脑炎表现为淋巴细胞性软脑膜炎,脑灰质和白质血管周围淋巴细胞、浆细胞浸润,局灶性出血和局灶性神经细胞坏死以及胶质反应性增生。心肌炎表现为局灶性心肌细胞坏死,偶见间质淋巴细胞和浆细胞浸润。肺炎表现为弥漫性间质淋巴细胞浸润、肺泡损伤、肺泡内出血和透明膜形成,可见肺细胞脱落和增生,有片状肺不张。

【临床表现】

一、前驱表现

病前 1~2 周有手足口病接触史,潜伏期 2~7 天,多数患儿突然起病,于发病前 1~2 天或发病的同时出现发热,多在 38℃ 左右,可伴头痛、咳嗽、流涕、口痛、纳差、恶心、呕吐、泄泻等症状。一般体温越高,病程越长,则病情越重。

二、典型表现

口腔及手足部发生疱疹。口腔疱疹多发生在硬腭、颊部、齿龈、唇内及舌部,破溃后形成小的溃疡,疼痛较剧,年幼儿常表现烦躁、哭闹、流涎、拒食等。在口腔疱疹后 1~2 天可见皮肤斑丘疹,呈离心性分布,以手足部多见,并很快变为疱疹,疱疹呈圆形或椭圆形,扁平凸起,如米粒至小豆粒大,质地较硬,多不破溃,内有混浊液体,周围绕以红晕,其数目少则几个,多则百余个。疱疹长轴与指、趾皮纹走向一致。少数患儿臂、腿、臀等部位也可出现,但躯干及颜面部极少。疱疹一般 7~10 天消退,疹退后无瘢痕及色素沉着。

三、严重表现

近年来由 EV71 感染后个别病例可伴有严重并发症,如脑干脑炎、心力衰竭、肺水肿、肺出血等,以 2 岁以内小儿多见,多持续高热,病情进展迅速,重症病例多在发病后 3~7 天内出现中枢神经系统、呼吸系统、循环系统严重并发症,并可引起死亡。

【实验室及相关检查】

一、血常规

白细胞计数正常,淋巴比例增高,重症病例白细胞计数可升高。

二、脑脊液检查

合并脑炎者脑脊液外观清亮,压力增高,白细胞增多,蛋白正常或轻度增多,糖和氯化物正常。

三、病毒分离

从患儿体液中(胸水、脑脊液、血液、疱浆液等)分离出病毒,从死亡病例内脏组织中分离出病毒诊断意义最大。

四、血清学检查

疾病恢复期血清中出现抗体或抗体效价上升4倍以上有诊断意义。

【诊断】

诊断要点

(一)临床诊断病例

参照卫生部办公厅印发的手足口病诊疗指南(2010年版)。

(1)在流行季节发病,常见于学龄前儿童,婴幼儿多见。

(2)发热伴手、足、口、臀部皮疹,部分病例可无发热。

(3)极少数重症病例皮疹不典型,临床诊断困难,需结合病原学或血清学检查作出诊断。

(4)无皮疹病例,临床不宜诊断为手足口病。

(二)确诊病例

临床诊断病例具有下列之一者即可确诊。

(1)肠道病毒(CoxA16、EV71等)特异性核酸检测阳性。

(2)分离出肠道病毒,并鉴定为EV71、CoxA16或其他可引起手足口病的肠道病毒。

(3)急性期与恢复期血清EV71、CoxA16或其他可引起手足口病的肠道病毒中和抗体有4倍以上的升高。

(三)临床分型

1. 普通型 手、足、口、臀部皮疹,伴或不伴发热。

2. 重型 出现神经系统受累表现。如:精神差、嗜睡、易惊、谵妄;头痛、呕吐;肢体抖动、肌阵挛、眼球震颤、共济失调、眼球运动障碍;无力或急性弛缓性麻痹;惊厥。体征可见脑膜刺激征,腱反射减弱或消失。

3. **危重型** 出现下列情况之一者：频繁抽搐、昏迷、脑疝；呼吸困难、发绀、血性泡沫痰、肺部啰音等；循环功能障碍。

【鉴别诊断】

1. **水痘** 本病好发于冬春季，多见于学龄前儿童。由水痘-带状疱疹病毒感染引起，以发热，皮肤黏膜分批出现斑丘疹、疱疹、结痂为特征，疱疹较大，皮疹为向心性分布，多见于头面部及胸背部。

2. **疱疹性咽峡炎** 亦由柯萨奇病毒感染引起，临床以高热伴随咽峡部疱疹为主要特征，疱疹主要发生于咽部和软腭，很少累及颊黏膜、舌、牙龈以及口腔以外的皮肤。

3. **脊髓灰质炎** EV71 引起的无菌性脑膜炎临床症状与流行性脊髓灰质炎极为相似，但前者多发生于夏秋季，中毒症状较轻，脑膜刺激征少见，后者多见于春季。病毒分离是最佳鉴别方法。

【治疗】

一、中西结合治疗思路

本病轻证以中医辨证治疗为主，宜清热祛湿解毒之法。危重证则需中西医结合方法积极抢救。西医采取对症治疗和抗病毒治疗。

二、中医治疗

（一）辨证论治

1. **辨证要点** 本病辨证重在辨轻重。轻证病程短，疱疹分布稀疏，疹色红润，疱液清亮，全身症状轻微；重证病程长，疱疹分布稠密，除见于手足掌心及口腔外，肛周、臀部、四肢等也常累及，且疹色紫黯，疱液混浊，根盘红晕显著，全身症状较重，甚或出现邪陷厥阴、邪毒侵心等变证。

2. **治疗原则** 轻证治以宣肺解表，清热化湿；重证治以清气凉营，解毒化湿；邪毒内陷或邪毒犯心，又当配伍清心开窍、息风镇惊、益气养阴、活血祛瘀等法。

3. **证治分类**

常证

（1）肺脾湿热证

证候：发热，手、足和臀部出现斑丘疹、疱疹，口腔黏膜出现散在疱疹，咽红，流涎，神情倦怠，舌淡红或红，苔腻，脉数，指纹红紫。

辨证：本证为手足口病轻证，以疱疹稀疏，根盘红晕不著，全身症状轻微为辨证要点。

治法：清热解毒，化湿透邪。

方药：甘露消毒丹加减。

便秘，加大黄；咽喉肿痛，加玄参、板蓝根。

(2) 湿热郁蒸证

证候：高热，疹色不泽，精神委顿，口腔溃疡，舌红或绛少津，苔黄腻，脉细数，指纹紫黯。

辨证：本证为手足口病重证，以疱疹分布稠密，根盘红晕显著，全身症状较重为辨证要点。本证若失于调治，则易出现邪毒内陷或邪毒犯心等变证。

治法：清气凉营，解毒化湿。

方药：清瘟败毒饮加减。

偏于湿者，去生地、知母，加藿香、茵陈；大便秘结，加大黄、芒硝；腹胀满者，加枳实、厚朴；瘙痒者，加白鲜皮、地肤子。

变证

(1) 毒热动风证

证候：高热不退，嗜睡，易惊，呕吐，肌肉瞤动，或见肢体痿软、无力，甚则昏蒙，舌黯红或红绛，苔黄腻或黄燥，脉弦细数，指纹紫滞。

辨证：本证以高热不退，嗜睡，易惊，肌肉瞤动，或见肢体痿软、无力，甚则昏蒙为辨证要点。

治法：解毒清热，息风定惊。

方药：羚羊钩藤汤加减。可同时服用安宫牛黄丸、紫雪丹。

(2) 心阳虚衰证

证候：壮热不退，神昏喘促，手足厥冷，面色苍白晦暗，口唇发绀，可见粉红色或血性泡沫液（痰），舌质紫黯，脉细数或沉迟，或脉微欲绝，指纹紫黯。

辨证：本证以壮热不退，神昏喘促，手足厥冷，面色苍白晦暗，口唇发绀，可见粉红色或血性泡沫痰为辨证要点。

治法：回阳救逆。

方药：参附汤加味。也可选用参附注射液静脉滴注。

(二) 中成药

1. **抗病毒口服液** 每次 5~10 ml，每日 3 次，口服。用于手足口病轻证。

2. **热毒宁注射液** 每次 0.5 ml/kg，加入 5% 葡萄糖注射液 100~250 ml，静脉滴注，每日 1 次。用于手足口病重证。

3. **清开灵注射液** 每次 4~10 ml，加入 5% 葡萄糖注射液 100~250 ml，静脉滴注，每日 1 次。用于手足口病毒热动风证。

(三) 其他疗法

1. **西瓜霜、冰硼散、珠黄散** 任选 1 种，涂搽口腔患处，每日 3 次。用于口腔疱疹未溃破者。

2. **锡类散** 涂搽口腔患处，每日 3 次。用于口腔疱疹溃破者。

3. **炉甘石洗剂** 涂搽手足疱疹患处，每日 3 次。用于手足疱疹瘙痒者。

三、西医治疗

（一）普通病例

1. 一般治疗 注意隔离，避免交叉感染。适当休息，清淡饮食，做好口腔和皮肤护理。
2. 对症治疗 积极采用物理、药物的方法降低体温。

（二）重症病例

1. 神经系统受累治疗

（1）控制颅内高压：限制入量，积极给予甘露醇降颅压治疗，每次 0.5~1.0 g/kg，每 4~8 小时 1 次，20~30 分钟快速静脉注射。根据病情调整给药间隔时间及剂量。必要时加用呋塞米。

（2）酌情应用肾上腺皮质激素治疗：参考剂量为甲泼尼龙 1~2 mg/(kg·d)；氢化可的松 3~5 mg/(kg·d)；地塞米松 0.2~0.5 mg/(kg·d)，病情稳定后，尽早减量或停用。个别病例进展快、病情凶险可考虑加大剂量，如在 2~3 天内给予甲泼尼龙 10~20 mg/(kg·d)（单次最大剂量不超过 1 g）或地塞米松 0.5~1.0 mg/(kg·d)。

（3）酌情应用静脉注射免疫球蛋白：总量 2 g/kg，分 2~5 天给予。

（4）其他对症治疗：降温、镇静、止惊。

（5）严密观察病情变化，密切监护。

2. 呼吸、循环衰竭治疗 保持呼吸道通畅，吸氧。确保两条静脉通道通畅，监测呼吸、心率、血压和血氧饱和度；呼吸功能障碍时，及时气管插管使用正压机械通气，建议呼吸机初调参数：吸入氧浓度 80%~100%，PIP 20~30 cm H_2O，PEEP 4~8 cm H_2O，f 20~40 次/分，潮气量 6~8 ml/kg。根据血气分析、X 线胸片结果随时调整呼吸机参数。适当给予镇静、镇痛处理。如有肺水肿、肺出血表现，相应增加 PEEP，不宜频繁吸痰及减轻呼吸道压力的护理操作；根据血压、循环的变化可选用米力农、多巴胺、多巴酚丁胺等药物；酌情应用利尿药物治疗；继发感染时给予抗生素治疗。

3. 恢复期治疗 促进各脏器功能恢复，功能康复治疗。

【预防与调护】

（1）本病流行期间，勿带孩子去公共场所，发现疑似患者，应及时进行隔离。对密切接触者应隔离观察 7~10 天，并给板蓝根颗粒冲服；体弱者接触患儿后，可予丙种球蛋白肌注，以作被动免疫。

（2）注意养成个人良好卫生习惯。对被污染的日常用品、食具和患儿粪便及其他排泄物等应及时消毒处理，衣物置阳光下曝晒。

（3）患病期间，应注意卧床休息，房间空气流通，定期开窗透气，保持空气新鲜。

（4）给予清淡、富含维生素的流质或软食，温度适宜，多饮温开水。进食前后可用生理盐水或温开水漱口,以减轻食物对口腔的刺激。

(5) 注意保持皮肤清洁,对皮肤疱疹切勿挠抓,以防溃破感染。对已有破溃感染者,可用金黄散或青黛散麻油调后撒布患处,以收敛燥湿,助其痊愈。

(6) 密切观察病情变化,及早发现邪毒内陷及邪毒犯心等并发症。

第七节　流行性腮腺炎

流行性腮腺炎(mumps,epidemic parotitis)是由腮腺炎病毒引起的急性呼吸道传染病。临床以耳下腮部肿胀、疼痛为主要特征,并可伴有脑膜脑炎、胰腺炎、睾丸炎。

本病全年均可发病,但以冬春季多见。常见于学龄儿童和青春期。传染性强,主要通过呼吸道传播,可造成小范围流行。发病后一般预后良好,患病后可获得持久免疫力,大龄男孩可并发睾丸炎。

中医称"痄腮",又称"蛤蟆瘟"、"鸬鹚瘟"。

【病因病理】

一、中医病因病机

本病为感受风温时邪,从口鼻而入,壅阻少阳经脉,郁而不散,结于腮部所致。其病位在足少阳胆经,病情严重者可累及足厥阴肝经。

1. **邪犯少阳**　腮腺炎时邪从口鼻而入,首犯肺卫,继而入里,内犯少阳经脉,循经上攻腮颊,与气血相搏,结于耳下腮部而成。

2. **热毒壅盛**　若感邪较重,或素体虚弱,正不胜邪,则邪从火化,毒热炽盛,壅阻少阳经脉,致气血凝滞。若邪毒内窜睾腹,则睾丸肿痛,或脘腹疼痛;邪毒内陷厥阴,扰动肝风,蒙蔽心包,则见高热、昏迷、惊厥等。

二、西医病因病理

(一) 病因

流行性腮腺炎的病原体为腮腺炎病毒,感染后可以获得终身免疫力。人是腮腺炎病毒的唯一宿主,腮腺炎患者为本病的传染源,主要通过呼吸道飞沫传播,亦可因唾液污染食具和玩具,通过直接接触而感染。人群普遍易感,患者在腮腺肿大前6天到发病后5天或更长时间内均可排出病毒。

(二) 发病机制

病毒通过口、鼻进入人体后,在上呼吸道黏膜上皮组织中生长繁殖,导致局部炎症和免疫反应,然后进入血液,形成病毒血症,进而扩散到腮腺和全身各器官,亦可经口腔沿腮腺管传播到腮腺。由于病毒对腺体组织和神经组织具有高度亲和性,可使多种腺体发生炎症改变,如侵犯神经系统,可导致脑膜脑炎等严重病变。

(三) 病理

受侵犯的腺体出现非化脓性炎症为本病的病理特征,间质充血、水肿、点状出血、淋巴细胞浸润和腺体细胞坏死等。腺体导管细胞肿胀,官腔中充满坏死细胞及渗出物,使腺体分泌排出受阻,唾液中的淀粉酶经淋巴系统进入血液,使血、尿淀粉酶增高。

【临床表现】

一、典型表现

潜伏期为2~3周,多无前驱症状而以耳下部肿大为最早病象,少数有中度发热、头痛、肌痛等前驱症状。

耳下腮部肿大为本病首发体征,持续7~10天,常一侧先肿2~3天后,对侧腮部亦出现肿大,偶见肿胀仅为单侧,或腮腺肿大同时有颌下腺肿大,甚或仅有颌下腺肿大而无腮腺肿大。腮腺肿大的特点是以耳垂为中心,向前、后、下蔓延;皮肤和软组织水肿极为明显,因此肿胀腮腺的边缘不清;局部有疼痛及触痛,在张口、咀嚼,特别是吃酸性食物时胀痛加剧;常有腮腺导管口红肿;同侧咽及软腭可有肿胀,扁桃体向中线移位,亦可发生喉水肿;少数患儿可出现上胸部水肿,是由于淋巴管阻塞所致;躯干偶见红色斑丘疹或荨麻疹。

二、并发症

1. 脑膜脑炎 为儿童期最常见的并发症,多在腮腺肿大同时或腮腺肿大后10天左右发生。主要表现为发热、头痛、呕吐、嗜睡或谵语,颈有抵抗感,甚少有惊厥;脑脊液蛋白正常或稍高,细胞数大多 $<500 \times 10^6/L$,亦有 $>1\,000 \times 10^6/L$ 者,以淋巴细胞为主。在疾病早期脑脊液中可分离出病毒。预后大多良好,多在2周内恢复正常而不留后遗症,但如侵犯脑实质,则可能留有神经系统后遗症,甚至死亡。

2. 睾丸炎 是男孩最常见的并发症,常发生在腮腺炎起病后的4~5天、肿大的腮腺开始消退时。开始为睾丸疼痛,随之肿胀伴剧烈触痛,可并发附睾炎、鞘膜积液和阴囊水肿。大多数患儿有严重的全身反应,突发高热、寒战等,一般10天左右消退,1/3~1/2的病例发生不同程度的睾丸萎缩,如双侧睾丸萎缩则可导致不育症。

3. 卵巢炎 7%左右的青春期女性患者可并发卵巢炎,有发热、呕吐、下腹疼痛或压痛,但不影响日后生育功能。

4. 胰腺炎 严重的急性胰腺炎少见。常发生在腮腺肿大数日后,表现为上腹剧痛和触痛,伴发热、寒战、反复呕吐等。由于单纯腮腺炎即可引起血、尿淀粉酶增高,因此淀粉酶增高不能作为诊断胰腺炎的依据,需要作脂肪酶检查以助诊断。

5. 其他 少数合并有心肌炎、肾炎、乳腺炎、甲状腺炎、关节炎、血小板减少性紫癜等。

【实验室及相关检查】

一、血常规

白细胞计数正常或稍低,淋巴细胞相对增高。有并发症时白细胞可增高。

二、病毒分离

急性期患儿唾液、咽拭子及尿液中可分离出病毒。

三、血清学检测

补体结合试验、血凝抑制试验及病毒中和试验均可阳性。恢复期血清抗体效价升高4倍以上有诊断意义。

四、血清淀粉酶

血清淀粉酶,多数患儿有轻至中度升高,合并胰腺炎时明显增高。

【诊断】

诊断要点

根据流行病学史、接触史以及发热、腮腺和邻近腺体肿大疼痛等症状,临床诊断较容易。对可疑病例可进行血清学检查及病毒分离以确诊。

【鉴别诊断】

应当与化脓性腮腺炎、其他病毒性腮腺炎以及其他原因引起的腮腺肿大如白血病、淋巴瘤、口眼干燥关节综合征或罕见的腮腺肿瘤等进行鉴别。

【治疗】

一、中西结合治疗思路

中西医结合治疗本病有较大优势,中医以清热解毒,行气活血,消肿散结为治疗原则,配合外治法疗效更佳。西医采取对症治疗和抗病毒治疗。

二、中医治疗

(一)辨证论治

1. 辨证要点

(1)辨轻重:无发热或发热不甚,腮肿轻微,无明显张口困难为轻证;高热不退,腮肿明显,胀痛拒按,张口困难者为重证。

(2)辨常证、变证:虽有发热腮肿,但神志清楚,无抽搐,无睾丸肿痛及少腹痛为常证;高热不退,神昏抽搐,或睾丸肿痛、少腹疼痛为变证。

2. 治疗原则　　初起以疏风清热，消肿散结为治则；热毒重证以清热解毒，软坚散结为主；毒陷厥阴者，佐以息风开窍；毒窜少腹者，佐以清肝泻火，活血止痛；此外，宜配合外治法，以助局部消肿。

3. 证治分类

常证

（1）邪犯少阳证

证候：轻微发热，一侧或双侧耳下腮部漫肿疼痛，边缘不清，触之痛甚，咀嚼不便，或有咽红、头痛，舌质红，苔薄白或薄黄，脉浮数。

辨证：本证见于感邪较轻或疾病初起的轻证，以耳下腮部漫肿疼痛，边缘不清，触之痛甚，咀嚼不便，伴见风热表证为辨证要点。

治法：疏风清热，散结消肿。

方药：柴胡葛根汤加减。

腮肿明显者，加夏枯草、浙贝；咽喉红肿明显，加山豆根、马勃、蝉蜕。

（2）热毒蕴结证

证候：高热不退，多见两侧腮部肿胀疼痛，坚硬拒按，张口、咀嚼困难，口渴引饮，烦躁不安，或伴头痛，咽喉肿痛，食欲不振，呕吐，便秘，溲赤，舌质红，苔黄，脉滑数。

辨证：本证见于感邪较重，或轻证失治，邪毒入里化火者，以两侧腮部肿胀疼痛，坚硬拒按，张口、咀嚼困难，伴见里热炽盛证候为辨证要点。

治法：清热解毒，软坚散结。

方药：普济消毒饮加减。

腮部肿痛，硬结不散者，加夏枯草、昆布、海藻；高热烦躁者，加生石膏、知母；便秘者，加大黄、芒硝。

变证

（1）邪陷心肝证

证候：腮部尚未肿大或肿后5～7天，壮热不退，头痛项强，嗜睡，甚则昏迷、惊厥，舌质绛，舌苔黄，脉数。

辨证：以壮热不退，头痛项强，嗜睡，甚则昏迷、惊厥为辨证要点。

治法：清热解毒，息风开窍。

方药：清瘟败毒饮加减。

昏迷、抽搐者，加服紫雪丹或安宫牛黄丸。

（2）毒窜睾腹证

证候：腮部肿胀逐渐消退，男性一侧或两侧睾丸肿胀疼痛，女性一侧或两侧少腹疼痛，伴发热、呕吐，舌质红，舌苔黄，脉数。

辨证：本证以男性年长儿童出现睾丸肿痛或较大女性儿童出现少腹疼痛为辨证要点。

治法：清肝泻火，活血止痛。

方药：龙胆泻肝汤加减。

睾丸肿大明显者，加荔枝核、橘核；少腹痛甚伴腹胀便秘者，加大黄、枳实。

（二）中成药

1. 腮腺炎片　每次4~6片，每日3次。用于流行性腮腺炎邪犯少阳证。

2. 安宫牛黄丸　每次1~2g，每日2次。用于流行性腮腺炎邪陷心肝变证。

（三）针灸疗法

针刺法　主穴取少商、合谷、商阳，配穴取颊车、风池、大椎；强刺激，捻转进针，不留针，每日1次。

（四）外治疗法

（1）青黛散2g，醋或清水调成糊状，涂腮部，每日2~3次。

（2）新鲜仙人掌1块，去刺，捣泥或切成薄片，贴腮部，每日1~2次。

（3）青黛、芒硝以3:1混匀，以蛋青调成糊状，每日1次。

三、西医治疗

1. 对症处理　本病为自限性疾病，以对症处理为主。注意保持口腔清洁，清淡饮食，忌酸性食物，多饮水。对高热、头痛和并发睾丸炎患儿给予解热止痛药物，睾丸肿痛时可用丁字带托起。

2. 抗病毒治疗　发病早期可使用利巴韦林15 mg/(kg·d)，静脉滴注，疗程5~7天。也可使用干扰素治疗，有缩短热程、促进消肿的作用。

3. 肾上腺皮质激素的应用　重症患儿可短期使用肾上腺皮质激素，疗程3~5天。

【预防与调护】

（1）流行期尽量避免去人群密集的公共场所。

（2）流行期可注射腮腺炎免疫γ-球蛋白以进行被动免疫。

（3）隔离患儿至腮腺肿胀完全消退，易感者应检疫3周。

（4）发热期应卧床休息，饮食以流质、半流质为主，忌肥腻、辛辣、坚硬及酸性的食物。

（5）居室应空气流通。

（6）注意口腔卫生。

第八节　中毒型细菌性痢疾

中毒型细菌性痢疾（bacillary dysentery, toxic type）简称毒痢，是急性细菌性痢疾的危重型。临床以起病急骤,突然高热,反复惊厥,嗜睡、昏迷或休克为特征。本病常见于夏秋季节。发病年龄以学龄前儿童,尤其是2~7岁居多。病死率较高,必须积极抢救。

本病中医称"疫毒痢",又称"时疫痢"、"疫痢"。

【病因病理】

一、中医病因病机

1. **邪实内闭** 秽浊疫毒之邪由口而入,蕴于肠胃,夏秋之季,湿热内盛,脾胃受困,毒聚肠中。正气尚盛者,正邪交争,则湿从热化,热盛化火,内窜营血,蒙蔽心包,扰动神明,见高热神昏;热极生风,肝风内动,则见抽搐,发为邪实内闭之证。

2. **内闭外脱** 若小儿正虚邪盛,正不胜邪,可使阳气暴脱于外,则汗出肢冷,呼吸微弱,脉微欲绝,发为内闭外脱之证。

邪毒蕴积肠胃,阻滞气机,气机不利则腹痛。热毒凝滞津液,伤及肠络,则见赤白下痢。总之,本病的病变主要在肠腑,为邪毒滞于肠腑,凝滞津液,蒸腐气血所致。

二、西医病因病机

（一）病因

病原为痢疾杆菌,属肠杆菌的志贺菌属,分A、B、C、D四个血清群(志贺菌、福氏菌、鲍氏菌、宋氏菌)。我国以福氏志贺菌多见。

（二）发病机制

病原菌经口进入胃肠道,侵入结肠上皮细胞并生长繁殖,细菌裂解后产生的大量内毒素与少量外毒素,导致上皮细胞缺血、缺氧,以致发生变性、坏死、脱落,形成浅表性溃疡。内毒素作用于肠壁,使其通透性增高,更促进毒素的吸收。进入血液循环的内毒素,作用于机体,导致一系列病理生理变化。内毒素导致全身微血管痉挛,引起缺氧、缺血、肾上腺皮质出血或萎缩。由于全身微循环障碍而导致休克、DIC,脑微循环障碍而出现脑水肿、颅内高压,甚则组织细胞坏死,引起全身多器官功能衰竭。

【临床表现】

潜伏期多数为1~2天,短者数小时。起病急,发展快,高热可>40℃,少数患儿体温不升,未腹泻前即出现严重的感染中毒表现,反复惊厥,迅速发生呼吸衰竭、休克或昏迷;出现或不出现肠道症状。临床分为四型。

1. **休克型(皮肤内脏微循环障碍型)** 主要表现为感染性休克。轻者早期可见精神委靡,面色苍白,肢端发凉,脉压变小,脉搏细数,呼吸加快,心率增快,心音低钝。重者可见神志模糊或昏迷,面色苍灰,四肢湿冷,血压下降或测不到,脉搏微弱或摸不到,皮肤花纹,口唇发绀,可伴心、肺、血液、肾脏等多系统功能障碍。

2. **脑型(脑微循环障碍型)** 因脑缺氧、水肿而发生反复惊厥、昏迷和呼吸衰竭。早期出现委靡、嗜睡、烦躁交替出现,继而频繁抽搐,昏迷。瞳孔大小不等,对光反射迟钝或消失,呼吸深浅不匀、节律不整,甚至呼吸停止。此型较严重,病死率高。

3. **肺型(肺微循环障碍型)** 又称呼吸窘迫综合征,以肺微循环障碍为主,常在中毒性痢疾脑型或休克型基础上发展而来,病情危重,病死率高。

4. **混合型** 上述两型或三型同时或先后出现,是最为凶险之一型,病死率高。严重病例常合并DIC、肾衰竭等。

【实验室及相关检查】

一、大便常规

病初可正常。脓血便时,镜检可见成堆脓细胞、红细胞和巨噬细胞。

二、粪便细菌培养

在使用抗生素前,取粪便中有脓血部分,可培养出痢疾杆菌。

三、外周血象

白细胞总数多增高至$10 \times 10^9 \sim 20 \times 10^9/L$以上,以中性粒细胞为主,并可见核左移,当有DIC时,血小板明显减少。

四、免疫学检测

应用荧光物质标记痢疾杆菌的抗体,检测粪便中致病菌。此法快速、简便,但其特异性有待进一步提高。

五、特异性核酸检测

采用核酸杂交或PCR可直接检查粪便中的痢疾杆菌核酸,具有特异性强、灵敏度高、快速简便等优点。

【诊断】

诊断要点

2~7岁健壮儿童,夏秋季节突起高热,伴反复惊厥、脑病和(或)休克表现者,均应考虑本病,可用冷盐水灌肠获取粪便,镜检有大量脓细胞或红细胞可初步确诊,必要时反复检测大便以确诊。

【鉴别诊断】

1. **高热惊厥** 多见于6个月~3岁小儿,可发生在任何季节,常在上呼吸道感染体温突然升高时出现惊厥,抽搐时间短,多不反复发作,止惊后神志恢复快,一般情况良好,无其他感染中毒症状，大便常规正常。

2. **流行性乙型脑炎** 本病有严格的季节性(7~9月份发生)，其高热、惊厥、意识障碍与中毒型细菌性痢疾相似，但脑膜刺激征明显阳性，如颈强直、克氏征阳性、布氏征阳性，脑脊液多有改变，大便常规检查正常可鉴别。

【治疗】

一、中西结合治疗思路

由于本病病情危急，发展迅速，疾病早期应积极抢救，以中西医结合综合治疗。中医以急则治其标，缓则治其本为原则，待闭开脱回后，再对痢疾进行辨证施治。西医采取抗感染、抗休克、防治脑水肿和呼吸衰竭及抗菌治疗等方法。

二、中医治疗

（一）辨证论治

1. **辨证要点** 主要应注意邪毒内闭证、内闭外脱证的不同。邪毒内闭者体质尚好，多表现为高热、反复惊厥、昏迷等闭证；内闭外脱者正气不足，多表现面色苍白、四肢厥冷、汗出不温、脉微欲绝等脱证。

2. **治疗原则** 本病来势急暴，往往未见脓血便而以感染性休克和脑水肿为主要表现，辨证注意毒邪内闭、内闭外脱的不同，以解毒为主要原则，闭证加泄热凉血，息风开窍；内闭外脱急于回阳固脱，挽救生命于垂危，再行其他辨证治疗。

3. **证治分类**

（1）邪毒内闭证

证候：突然高热，烦躁委靡，或恶心呕吐，反复惊厥，昏迷或见呼吸困难，节律不整。可有痢下脓血；或虽未见下痢脓血，但用棉签在肛门内检到黏液粪便。舌质红，苔黄厚或灰糙，脉数。

辨证：本证见于正气尚充者，以突然高热，昏迷，反复惊厥为辨证要点。

治法：清肠解毒，泄热开窍。

方药：黄连解毒汤合白头翁汤加味。

有抽搐者，加钩藤、全蝎、僵蚕，平肝息风；烦躁，神志不清者，应用安宫牛黄丸、羚角钩藤汤以开窍息风；壮热，皮肤出血者，可用犀角地黄汤，凉血解毒；呕吐入药困难者，可用黄连解毒汤保留灌肠；脘腹作胀，大便不行者，可加大黄、枳实以荡涤肠中积滞，导毒下行。

（2）内闭外脱证

证候：突然面色苍白或青灰，四肢厥冷，汗出不温，皮肤花纹，口唇紫绀，呼吸浅促，节律不匀，神志不清，脉细数无力或脉微欲绝。

辨证：本证见于素体虚弱者，以面色苍白或青灰，四肢厥冷，汗出脉微为辨证要点。

治法：回阳救逆，益气固脱。

方药：参附龙牡救逆汤加味。

呼吸浅促不匀者,乃肾不纳气,重用五味子、山萸肉以固摄肾气;口唇青紫,有血瘀者,可加用桃红四物汤以活血化瘀。

（二）中成药

1. 清开灵注射液　每次4~10 ml加入10%葡萄糖注射液50~100 ml静脉滴注。适用于毒邪内闭证。

2. 牛黄醒脑注射液　每次2~6 ml加入10%葡萄糖注射液50 ml静脉滴注。适用于毒邪内闭证。

（三）针灸治疗

（1）高热惊厥者,取穴大椎、十宣放血,针刺人中、百会、内关以中强刺激。

（2）脱证,针刺人中、中冲以间歇刺激法,进针后每隔4~5分钟捻针一次,并可同时在气海、百会加用艾灸。呼吸不匀者,可频频针刺会阴穴。

（四）其他疗法

1. 刮痧　刮胸前、后背及两手、腿弯部,以宣营卫之气,使邪气外越。

2. 灌肠法　白头翁汤合芍药汤,水煎取汁,每次30~50 ml保留灌肠。用于中毒型痢疾呕吐者。

三、西医治疗

1. 降温止惊　可用物理、药物降温或亚冬眠疗法,尽快使体温降至36~37℃。惊厥不止者可静脉注射地西泮,每次0.3~0.5 mg/kg（每次最大剂量≤10 mg）;或水合氯醛溶液每次40~60 mg/kg保留灌肠或苯巴比妥每次5~10 mg/kg肌内注射。

2. 感染性休克的治疗　参照第十五章第三节感染性休克。

3. 防治脑水肿和呼吸衰竭　保持呼吸道通畅,给氧。如出现呼吸衰竭时,应采用呼吸兴奋剂或机械通气。脱水者首选20%甘露醇,每次0.5~1 g/kg,静脉注射,必要时6~8小时重复一次,或与利尿剂交替使用,以降低颅内压。改善微循环,在充分扩容基础上应用血管活性药物以改善微循环,常用药物有东莨菪碱、酚妥拉明、多巴胺和重酒石酸间羟胺（阿拉明）等血管活性药物。可短期应用激素如肾上腺皮质激素,具有抗炎、减轻脑水肿和抗休克作用。应早期、大剂量应用。

4. 抗菌治疗　为了迅速控制感染,应选用强有力的广谱抗菌药物,因耐药菌株日渐增多,可适当选用头孢噻肟钠或头孢曲松钠（头孢三嗪）等药物。或根据大便培养结果选用敏感抗生素。

【预防与调护】

（1）预防感染的传播,加强水、饮食、粪便管理。

（2）做好消毒隔离工作,患儿使用过的餐具、玩具严格消毒。

（3）密切观察神志、瞳孔、血压、脉搏、呼吸节律变化和惊厥情况。

（4）昏迷时注意保持呼吸道通畅,吸氧,吸痰,防止发生窒息。

(5) 维持有效的血液循环,每15~30分钟监测生命体征一次,保持氧气通畅。

第九节 传染性单核细胞增多症

传染性单核细胞增多症(infectious mononucleosis,IM)是由 EB 病毒(Epstein-Barr virus,EBV)引起的急性感染性疾病。临床以发热,咽痛,肝脾和淋巴结肿大,外周血中淋巴细胞增多并出现大量异型淋巴细胞等为特征。

本病以儿童及青少年多见,6 岁以下儿童多呈隐性或轻型感染,15 岁以上感染者多呈典型症状。全年均可发病,以晚秋至初冬为多。

本病无相应的中医病名,根据症状和病机属于中医学"温病"、"温疫"的范畴。

【病因病理】

一、中医病因病机

温疫时邪为本病病因。温热毒邪从口鼻而入,邪郁肺卫,故见发热,恶寒,头痛,咳嗽,咽痛;邪犯胃腑,胃气上逆而见恶心呕吐,食欲不振;邪毒化热生火,肺胃热盛,则肌肤皆热,而见大热大汗;热势鸱张,炼津成痰,痰火瘀结,瘀滞经络,则颈部淋巴结肿大;血行受阻,血流不畅,气血瘀滞,则见肝脾肿大;湿热内蕴,胆汁外溢,发为黄疸;热入营血,灼伤脉络,迫血妄行,可见皮疹;热毒内陷心肝,则见昏迷,抽搐;痹阻脑络,可致口眼㖞斜,失语,吞咽困难,肢体瘫痪;火毒上攻咽喉,则咽喉红肿溃烂;疾病后期气阴耗损而余邪未清,可有低热缠绵,精神委靡,口干少饮,颧红盗汗。

总之,热、毒为主要病因,痰、瘀是主要病理产物,以温病卫、气、营、血规律传变。

二、西医病因病理

(一) 病因

EB 病毒是本病的病原体,为疱疹病毒科的双股 DNA 病毒,有 5 种抗原,可产生 5 种相应的抗体,其中衣壳抗原 IgM 在早期出现,1~2 个月后消失,是新近受 EBV 感染的标志。EB 病毒携带者及患者为本病的传染源,病毒大量存在于唾液腺及唾液中,可持续或间断排毒达数周、数月甚至数年之久。主要通过密切接触传播(口—口传播)。人群普遍易感,病后大多数可获得较为稳固的免疫力。

(二) 发病机制

本病的发病机制目前尚未完全阐明。EBV 由口腔侵入,首先感染咽扁桃体中的 B 淋巴细胞和口腔上皮细胞,在此进行增殖,引起咽及扁桃体炎症改变以及局部淋巴结肿大。病毒同时也可在唾液腺、腮腺等的上皮细胞繁殖,并长期或间歇性向唾液中排放,然后通过血液或受感染的 B 淋巴细胞进行播散累及周身淋巴系统。受感染的 B 淋巴细胞表面抗原发生改变,T 淋巴细胞对其发生强烈免疫应答,转化细胞毒性 T 细胞,亦即在患儿血液中检出的大量异常淋巴细胞,它一方面杀伤感染 EBV 的 B 细胞,另一方面侵犯许多组织器官而产生一系列的临床表现。

(三)病理

淋巴细胞的良性增生是本病的基本病理特征。以非化脓性淋巴结肿大、淋巴细胞及单核-巨噬细胞高度增生为主要病理变化。人体各脏器均可出现淋巴细胞浸润及局限性坏死病灶。脾脏充满异型淋巴细胞,水肿,导致脾脏质脆、易出血,甚至破裂。

【临床表现】

潜伏期一般为 5~15 日。起病急缓不一,多数患儿有全身不适、乏力、头痛、恶心、轻度腹泻等症状,继之出现典型症状。

1. 发热 热型不一,体温波动在 38~40℃ 不等,热程多为 1~2 周,少数可达数月。中毒症状多不严重。

2. 咽峡炎 咽痛,咽部、扁桃体、悬雍垂充血肿胀,有易被剥落的灰白色假膜。因局部水肿致喉梗阻者罕见。

3. 淋巴结肿大 为本病的主要特征,与发热同时出现,以颈淋巴结急性肿大最常见,两侧不对称,尤以左侧颈后多见,轻压痛,无粘连,不化脓。约 80% 患儿可触及肱骨内上髁淋巴结。热退后数周到数月消肿。

4. 肝脾肿大 1/3~2/3 患者有肝大,可出现肝功能异常,部分可出现黄疸,因肝功能衰竭而致死亡的病例少见。半数患者有脾大,伴疼痛及轻压痛。脾破裂罕见。

5. 皮疹 幼儿多见,多形性,如丘疹、斑丘疹、荨麻疹、猩红热样皮疹、出血性皮疹等,以风疹样红色斑丘疹最为多见。皮疹多在病程 4~6 日出现,持续 1 周左右消退。使用氨苄西林可增加皮疹的发生率,应予避免。

6. 并发症 重症患儿可并发神经系统疾病,如吉兰-巴雷综合征、脑膜脑炎、周围神经炎等。急性期可并发心包炎、心肌炎。还有一些少见的并发症如间质性肺炎、胃肠道出血、肾炎、自身免疫性溶血、再生障碍性贫血、粒细胞缺乏症、血小板减少症等。脾破裂罕见,但极严重,轻微创伤即可诱发。

【实验室及相关检查】

一、血常规

白细胞总数增多,$10 \times 10^9 \sim 20 \times 10^9$/L,可高于 50×10^9/L,分类以淋巴细胞总数增多为主,>60%,并出现异型淋巴细胞,>10% 以上具有诊断意义。

二、血清嗜异凝集试验

1:40 以上为阳性反应。一般在病程第 2~3 周达高峰,持续数月,但 4 岁以下小儿很少阳性。

三、特异性 EBV 抗体检测

95%的患者可产生由病毒衣壳抗原(viral capsid antigen, VCA)所致的特异性抗 VCA-IgM 抗体和抗 VCA-IgG 抗体,分别出现在本病的急性感染期和恢复期。IgM 可以维持 4~8 周,IgG 可终身存在。VCA-IgM 抗体阳性后转阴或急性期及恢复期双份血清检测结果 VCA-IgM 抗体效价呈 4 倍以上增高提示本病急性感染。

四、EBV-DNA 检测

PCR 方法能快速、敏感、特异地检测患儿血清中的 EBV-DNA,提示存在病毒复制。

五、肝功能

75%患者有不同程度损害,多于 5 周内恢复。

【诊断】

诊断要点

根据流行情况、典型临床表现、外周血异常淋巴细胞>10%、血清嗜异凝集试验阳性和 EB 病毒特异性抗体阳性可作出临床诊断。

【鉴别诊断】

发热应与伤寒、风湿热鉴别。早期以咽峡炎为主时,应与渗出性扁桃体炎鉴别。淋巴结及肝脾肿大应与结核病、白血病、霍奇金病等鉴别,必要时作淋巴结活检或骨髓穿刺明确诊断。巨细胞病毒感染,相似表现有发热、脾大、典型血常规改变及肝功能异常等,无咽痛和淋巴结肿大,血清嗜异凝集试验阴性。

【治疗】

一、中西结合治疗思路

西医对本病无特效治疗方法,主要采取中医治疗为主,清热解毒,佐以软坚散结。西医主要采用对症处理。

二、中医治疗

(一)辨证论治

1. 辨证要点

(1)辨卫气营血:本病以卫气营血传变为特点。邪在卫分,多以发热为主要证候;邪入气分,肺胃热盛,则以壮热不退、咽喉肿痛、口渴烦躁等实热证为主;邪入营血,气营两燔,则发斑出血,神昏抽搐;后期气阴耗伤,余毒未尽,表现为神萎,盗汗。

(2)辨虚实:凡起病急,病程短暂者,以实证居多;起病缓慢,病情迁延,反复不愈者,多为虚中夹实。就其病程而论,初中期多为实证,恢复期多为虚证,或虚实夹杂证。

2. 治疗原则　总以清热解毒,化痰祛瘀为基本治则。

3. 证治分类

(1) 温毒袭表证

证候:发热头痛,微恶风寒,咳嗽咽痛,乳蛾红肿,全身不适,颈部臖核微肿,或见皮疹隐隐,舌质红,苔薄黄,脉浮数。

辨证:本证为疾病初发,以发热微恶风寒,乳蛾红肿,颈部臖核微肿为辨证要点。

治法:辛凉解表,解毒利咽。

方药:银翘散加减。

咽喉痛甚,加山豆根、蒲公英、射干;高热不退者,加生石膏、知母;臖核肿大者,加夏枯草、浙贝。

(2) 热毒炽盛证

证候:壮热不退,烦躁口渴,咽喉肿痛,甚则溃烂,神萎嗜睡,甚或神昏谵语,颈强抽搐,大便干结,小便黄赤,舌红苔黄,脉弦数。

辨证:本证以壮热不退,咽喉肿痛,甚则溃烂,甚或神昏谵语,颈强抽搐为辨证要点。

治法:清气泄热,解毒利咽。

方药:普济消毒饮加减。

神昏,加安宫牛黄丸;抽搐,加紫雪丹;便秘,加大黄、芒硝。

(3) 痰热流注证

证候:发热,臖核肿大,周身可及,颈腋多见,脾脏肿大,舌红,苔黄腻,脉滑数。

辨证:本证以周身臖核肿大,脾脏肿大为辨证要点。

治法:清热化痰,通络散结。

方药:黛蛤散合清肝化痰汤加减。

若身热甚,肿块触痛明显者,去昆布、海藻,加蒲公英、忍冬藤、赤芍、丹皮;呕吐痰涎者,加法夏、竹茹;淋巴结肿大,质硬无痛者,加桃仁、红花、皂角刺;肝脾肿大,久而不消者,用血府逐瘀汤。

(4) 肝胆湿热证

证候:发热缠绵,身倦乏力,肢体困重,脘痞腹胀,恶心呕吐,甚或身目俱黄,肝脾肿大,小便短黄,舌质红,苔黄腻,脉濡滑。

辨证:本证以身目发黄,脘痞呕恶,胁下痞块为辨证要点。

治法:清热利湿,疏肝利胆。

方药:茵陈蒿汤加减。

呕吐者,加法夏、竹茹;胁胀者,加柴胡、枳壳;腹胀者,加枳实、槟榔;黄疸已退,肝大长期不消者,用桃红四物汤。

(5) 正虚邪恋证

证候：低热盗汗,消瘦纳呆,面色不华,神疲气短,肝脾尚大,舌质淡紫,脉细无力。

辨证：本证为疾病后期表现,以神疲气短,低热盗汗,胁下痞块久不消退为辨证要点。

治法：益气养阴,清解余邪。

方药：竹叶石膏汤加减。

(二) 中成药

1. 六神丸 5岁以上小儿,每日2次。用于咽喉肿痛者。

2. 安宫牛黄丸 <3岁,每次1/4丸；4～6岁,每次1/2丸。每日1～3次,口服。用于热毒炽盛证神昏者。

(三) 其他疗法

1. 锡类散或冰硼散 取适量喷吹于咽喉,每日数次。用于咽喉红肿疼痛、糜烂。

2. 如意金黄散 取适量以水或醋调糊,外敷。用于早期淋巴结肿大。

三、西医治疗

1. 对症处理 本病为自限性疾病,临床无特效的治疗方法,主要采用对症治疗。急性期应卧床休息,加强护理,避免严重的并发症。脾大的患儿2～3周内应避免剧烈运动或与腹部接触的运动,以防脾破裂。同时可使用退热、止痛、护肝等治疗措施。

2. 抗病毒治疗 可选用阿昔洛韦800 mg/d,分4次口服,连服5天,有一定的疗效；更昔洛韦10 mg/(kg·d),分2次静脉滴注,可改善病情。干扰素100万U/d,肌内注射,连用5天,有一定的抗病毒效果。

3. 丙种球蛋白的应用 静脉注射丙种球蛋白400 mg/(kg·d),每日1次,连用5天,可以改善临床症状,缩短病程,早期给药效果更好。

4. 肾上腺皮质激素的应用 严重病例如持续高热、伴有咽喉部梗阻或脾大的患儿可短期应用肾上腺皮质激素,3～7天,可减轻症状；并发心肌炎、严重肝炎、溶血性贫血或因血小板减少性紫癜并有出血时,激素应用可延至2周。

5. 脾破裂的处理 发生脾破裂时,应立即输血,并手术治疗。

【预防与调护】

(1) 对急性期患儿应予隔离,口腔分泌物及其污染物要严格消毒。集体机构发生本病流行,可就地隔离检疫。

(2) 注意口腔清洁卫生,防止口腔、咽部并发感染。

(3) 急性期患儿应卧床休息2～3周,减少体力消耗。

(4) 高热期间多饮水,进清淡易消化的食物,保证营养及足够热量。

第十五章 小儿急症

导学

本章主要介绍心搏呼吸骤停与心肺复苏术、小儿惊厥、感染性休克等小儿急症。

通过学习,掌握心搏呼吸骤停的临床表现及心肺复苏方法,单纯性热性惊厥与复杂性热性惊厥的鉴别,急慢惊风的中医治疗原则,小儿惊厥的西医治疗,感染性休克的临床表现及治疗原则。熟悉心搏呼吸骤停、小儿惊厥的病因,急慢惊风的中医证治分类,感染性休克的病因、中医证治分类。了解感染性休克的发病机制。

第一节 心搏呼吸骤停与心肺复苏术

心搏呼吸骤停(cardiopulmonary arrest,CPA)是指患儿突然呼吸及循环功能停止,是最危急和最严重的临床疾病状态。心肺复苏术(cardiopulmonary resuscitation,CPR)是指采用急救手段恢复并有效维持已中断的呼吸及循环功能。心肺复苏技术包括基本生命支持、高级生命支持、稳定及复苏后的监护三个方面。

【病因病理】

一、病因

(一)心搏骤停的病因

1. 心脏疾病 心肌炎、心肌病、严重心律失常、先天性心脏病等。

2. 外伤及意外 颅脑或胸部外伤、电击、烧伤、麻醉意外、心导管检查等。

3. 药物中毒及过敏 洋地黄、氯化钾、奎尼丁等药物中毒;青霉素、普鲁卡因等药物过敏;血清反应等。

4. 严重低血压 感染性休克、失血性休克、严重脱水等。

5. 电解质、酸碱平衡紊乱 严重酸中毒、高血钾、低血钙等。

6. 其他 ① 继发于呼吸骤停或呼吸衰竭。② 婴儿猝死综合征。

（二）呼吸骤停的病因

1. 急性气道梗阻 如气管异物、喉痉挛、喉头水肿、哮喘持续状态、重症肺炎、气道灼伤。

2. 意外及中毒 如溺水、药物中毒（安眠药中毒，有机磷、箭毒）、CO 中毒、严重创伤等。

3. 神经肌肉疾病 如急性感染性多发性神经根炎、进行性脊髓性肌萎缩、肌无力等。

4. 中枢神经系统疾病 颅脑损伤、脑血管意外、颅内炎症、脑肿瘤、脑水肿、脑疝等。

5. 代谢性疾病 低钙性喉痉挛、低血糖、甲状腺功能减退等。

6. 其他 ① 胸廓损伤或双侧张力性气胸。② 继发于心搏骤停或惊厥后。③ 婴儿猝死综合征。

（三）其他

临床难以预料的易触发心搏呼吸骤停的高危因素如大量持续静脉滴注、不适当的胸部物理治疗（拍背、吸痰等）、气道吸引、气管插管、呼吸机的撤离等。

二、病理生理

1. 缺氧与代谢性酸中毒 呼吸心搏骤停时首先导致机体缺氧。心搏一旦停止，氧合血的有效循环中断，随之组织缺氧，引起代谢性酸中毒。严重缺氧时可使心肌传导抑制，引起心律失常及心动过缓；缺氧导致神经细胞代谢紊乱，引起脑损伤。酸中毒可抑制心肌收缩，降低心房纤颤阈值，易发生心室纤颤和停搏。

2. 二氧化碳潴留与呼吸性酸中毒 呼吸心搏骤停后，体内二氧化碳（CO_2）迅速增长、潴留，造成呼吸性酸中毒。CO_2 浓度增高可抑制窦房结和房室结的兴奋与传导，引起心动过缓和心律失常，还可直接抑制心肌收缩力。CO_2 增加可致脑血管扩张和通透性增加造成脑水肿。

3. 脑损伤

（1）缺氧性脑损伤：脑组织耗氧量大，对缺氧最敏感，心脏停搏 2 分钟内脑循环自动调节功能因酸中毒影响而丧失，脑细胞膜泵功能丧失导致脑细胞水肿，星形胶质细胞压迫神经元细胞及脑血管床，使脑血流量减少，加重脑细胞缺血缺氧。

（2）脑血流再灌注损伤：心跳恢复后早期脑血流增加，脑过度灌注，造成脑充血水肿、颅内压增高、血脑屏障功能受损。由于 ATP 不足，钙泵功能无法维持，钙内流可对脑细胞直接造成损害，并释放生物活性物质，致脑血管强烈收缩，脑灌注降低致脑缺血；再灌注后，自由基暴发性增加而清除减少，影响细胞膜的结构、功能，致脑细胞进一步损伤。

【临床表现】

心搏呼吸骤停的临床表现有：

1. 突然昏迷,可有一过性抽搐。

2. 大动脉搏动消失 颈动脉、股动脉、肱动脉搏动消失,血压测不出。

3. 瞳孔扩大,对光反射消失。

4. 心音消失或心跳过缓 心音消失或心音微弱,心率缓慢,年长儿心率低于30次/分,新生儿低于60次/分均需施行心脏按压。

5. 呼吸停止或严重呼吸困难 胸腹式呼吸运动消失,听诊无呼吸音,面色灰暗或发绀,应注意呼吸过于浅弱、缓慢或呈倒吸气样时不能进行有效气体交换所造成的病理生理改变与呼吸停止相同,亦需进行人工呼吸。

6. 心电图表现 常见等电位线、心电机械分离或心室颤动。

7. 眼底变化 眼底血管血流缓慢或停滞,血细胞聚集呈点彩样改变。提示脑血流已中断,脑细胞即将死亡。

前2项即可诊断心搏呼吸骤停,不必反复触摸脉搏或听心音,以免贻误抢救时机。

【心肺复苏方法】

强调立即现场实施CPR,分秒必争。尽快恢复心跳呼吸,迅速建立有效的血液循环和呼吸,以保证全身尤其是心、脑、肾等重要器官的血流灌注及氧供应。《2010心肺复苏与心血管急救指南》推荐,基础生命支持从胸外按压开始心肺复苏,即按 C—A—B 程序进行。即:循环(circulation,C)、气道(airway,A)、呼吸(breathing,B)。

一、循环支持(circulation,C)

(一)胸外心脏按压

胸外心脏按压是简单易行的复苏措施。具体方法包括:将患儿仰卧置于硬板床上,对8岁以上年长儿可用双掌法,即以双掌重叠置于患儿胸骨中下1/3处,或双乳头连线下方1 cm,按压时双手肘关节伸直,有节奏地向脊柱方向挤压。对于1~8岁小儿,可用单掌按压法,用一手固定患儿头部,以便通气,另一手手掌根部置于胸骨下半段(避开剑突),手掌根的长轴与胸骨的长轴一致。对于婴儿和新生儿,采用双手环抱按压法,即用双手围绕患儿胸部,双拇指或重叠的双拇指置于乳头线下一指处按压。按压频率在婴儿、儿童至少100次/分。按压幅度至少为胸部前后径的1/3,对于大多数婴儿相当于大约4 cm,对于大多数儿童相当于大约5 cm。并保证每次按压后充分胸部回弹。心脏按压频率与人工通气频率之比为新生儿3∶1;婴儿、儿童15∶2(双人操作)、30∶2(单人操作)。

(二)胸内心脏按压

儿科临床实践中极少采用,目前主要用于手术过程中发生心搏骤停的患儿。

心脏按压有效的指征为:① 可触及颈动脉或股动脉搏动,动脉血压 >8 kPa(60 mmHg);② 扩大的瞳孔缩小,光反射恢复;③ 口唇及甲床颜色转红;④ 肌张力增强或有不自主运动;⑤ 出现自主呼吸。

二、通畅气道（airway，A）

建立和维持气道开放和保持足够通气是基本生命支持的重要内容。首先快速清除口咽部分泌物、呕吐物或异物，保持头轻度后仰位，使气道平直，一般采用压额抬颏法。怀疑有颈椎损伤，采用托颌手法开放气道。也可放置口腔通气管，使口咽部处于开放状态。

三、建立呼吸（breathing，B）

借助人工方法进行气体交换，改善缺氧状态。需与心脏按压同时进行。

（一）口对口人工呼吸

适用于现场急救。操作时患儿平卧，头稍后仰，术者一手托住患儿下颌，另一手拇指与食指捏住患儿鼻孔。操作者以口覆盖患儿之口，将气吹入，每次送气时间1秒钟以上，停止吹气后，放松鼻孔，让患儿肺内气体自动排出。对1岁以内的小婴儿，可采用口对口鼻吹气。当气管插管人工通道建立后，呼吸频率为8~10次/分。有效通气的判定标准为能否引起胸部扩张。数次吹气后应缓慢挤压患儿上腹部一次，以排除胃内气体。口对口人工呼吸时，吸氧浓度较低（<18%），难以保证通气量，故应尽快用复苏器或呼吸机代替。

（二）复苏器人工呼吸

选择适合的面罩，一手采用"E-C夹"法固定面罩使其紧贴患儿面部覆盖口鼻，并托举患儿下颌，另一手有节律地挤压、放松气囊，挤压与放松时间以1:2为宜，挤压次数和力量视患儿年龄而异。在面罩吸氧时，一定程度的头部伸展能保持气道畅通，婴儿和幼儿最好保持在中间的吸气位置，而不要过度伸展头部，以免产生气道压迫梗阻。在操作过程中注意观察胸廓起伏及呼吸音强弱以了解辅助通气的效果。

（三）气管内插管人工呼吸

气管内插管人工呼吸是通气效果最佳的人工呼吸方法。当需要持久通气，或面罩吸氧不能提供足够通气时，可用气管内插管代替面罩吸氧。小于8岁的患儿选用不带囊气管插管，大于8岁的患儿用带囊插管。插管时应选用与年龄相适应的不同内径的导管，插管后用呼吸机或简易呼吸器进行有效的人工呼吸。插管导管内径选择：无囊气管导管插管时，1岁以内选用内径3.5mm的导管，1~2岁选用4mm的导管，2岁以上计算公式：内径（mm）=年龄（岁）/4+4（无套囊导管），或内径（mm）=年龄（岁）/4+3（无套囊导管）。

四、药物治疗（drugs，D）

在心肺复苏过程中，恰当使用药物有助于促进自主呼吸与心搏的恢复。其目的是提高心、脑灌注压，增加心、脑血流量；提高室颤阈值，为除颤创造条件；减少脑再灌注损伤；减轻酸中毒，以利血管活性药物发挥作用，维持脏器功能。给药途径包括静脉通道（IV）、骨髓（IO）、气管内（ET）给药。强调不能用药物治疗取代人工呼吸和人工循环。常用药物有：

1. 肾上腺素 是肾上腺素受体兴奋剂,为复苏首选药物。适应于各种原因所致的心搏骤停。有正性肌力和正性频率作用。首次剂量:0.01 mg/kg(1:10 000 溶液 0.1 ml/kg),静脉或骨髓内给予,气管内给药剂量为 0.1 mg/kg,间隔 3~5 分钟可重复 1 次。

2. 碳酸氢钠 复苏最初不宜使用。用药指征为:确立有效的通气且通气量足够,pH < 7.20,严重肺动脉高压、高血钾、肾上腺素给药后效果不佳时可考虑使用。先予 5% 碳酸氢钠 5 ml/kg,稀释成等张液后滴入,此后根据血气分析与生化检查结果决定补充量,以维持机体 pH > 7.25 为宜。如果患儿有足够通气量,第一次肾上腺素给药后效果不佳即可考虑使用。

3. 阿托品 不建议常规使用。用于心脏复跳后心动过缓、Ⅱ度房室传导阻滞、预防气管插管引起的迷走神经性心动过缓。剂量每次 0.01~0.02 mg/kg,最大剂量 0.1 mg/kg,间隔 5 分钟可重复使用。最大剂量儿童不超过 1 mg,青少年不超过 2 mg,可通过静脉、骨髓、气管内给药。

4. 钙剂 仅在疑有低钙血症、高钾血症(非洋地黄中毒)、高镁血症、钙通道阻滞剂过量时,可考虑使用。对心跳已停搏者不宜使用。剂量:葡萄糖酸钙 100~200 mg/kg(10% 葡萄糖酸钙 1~2 ml/kg),每次最大剂量 2.0 g。

5. 葡萄糖 在婴幼儿心脏复苏时,应快速进行床边的血糖检测,在低血糖时应立即给葡萄糖,剂量 0.5~1.0 g/kg,宜 25% 葡萄糖注射液静脉注射。

6. 利多卡因 可抑制自律性和室性异位起搏点,提高室颤阈值。用于心室颤动。负荷量为 1 mg/kg,负荷量给后即静脉维持,剂量为 20~50 μg/(kg·min)。

7. 其他治疗 ① 根据病情酌情选用血管活性药物、脱水剂、镇静剂、肾上腺皮质激素等。② 氧疗:复苏的关键是保证组织器官恢复氧合血灌注,因此氧疗在复苏中不可忽视。在复苏时短时需要吸入 100% 氧,无需顾及氧中毒。一旦缺氧缓解,只需给予使血氧饱和度稳定在 94% 以上的最低吸氧浓度。

五、电击除颤 (electricity, E)

当患儿出现心室颤动、室性心动过速和室上性心动过速时,可用电击除颤复律。对 1 岁以内婴儿,选用手动除颤仪,1~8 岁儿童选用自动体外除颤仪(AED),最好为儿童衰减型 AED。首次给予双相 2 J/kg,之后的能量至少为 4 J/kg,最大不超过 10 J/kg。

【复苏后的处理】

经心脏按压、人工呼吸及药物急救治疗,心搏恢复并能维持者,视为一期复苏成功。一期心肺复苏成功后,还需注意维持有效循环血容量,纠正低血压、心律失常等;积极实施脑复苏;维持肾功能及水、电解质平衡;加强呼吸道的管理;治疗原发病及防治感染。

【脑复苏】

心肺复苏的最终目标,不仅是重建呼吸、循环,而且要维持脑细胞功能,不留神经系统后遗症,保证生存质量。脑功能是否恢复是衡量复苏成败的关键。脑复苏不能使死亡的脑细胞复活和再生,主要是防止尚未呈现不可逆损害的脑细胞继续受损,终止其病理过程的发展,为恢复正常功能创造条件。由于脑损伤是多因素的,因此脑复苏应采取综合措施。实施脑复苏的措施包括:

1. 提供充分的氧和能量供应　减轻或消除继发的脑低灌注状态,保证脑组织有充分的氧和能量供应,促进脑细胞功能及早恢复。脑复苏时最好能使 $PaO_2 > 13.3$ kPa,同时纠正贫血和提高心输出量。

2. 镇静止惊　降低脑细胞代谢以终止病理过程。常用药物如地西泮、苯巴比妥等。

3. 低温疗法　低温治疗的作用可能与降低大脑氧代谢率,减轻再灌注损伤,降低颅内压,减轻脑水肿,延缓 ATP 耗竭有关。复苏后昏迷、血流动力学稳定的患儿可行低温疗法。温度不宜过低,32~34℃维持12~24小时。一般采取外部降温法,如冰帽、降温毯,在腹股沟、腋下和颈部放置冰袋等。

4. 消除损害脑细胞的生化代谢因素　如颅内葡萄糖过多,使颅内乳酸酸中毒,加重脑水肿、脑细胞死亡。故高危患儿主张不用葡萄糖,血糖 >10 mmol/L 可加用胰岛素。

【停止复苏的指征】

经30分钟积极抢救,心电监护仍显示等电位线,可考虑停止复苏术。部分患儿可较长时间存在心电机械分离,临床表现深昏迷、瞳孔散大固定,无自主呼吸,往往提示脑细胞不可逆性损伤,继续复苏机会甚少。在复苏期间不作脑死亡判断,必须待心血管功能重新恢复后再作判断。只要心脏对各种刺激(包括药物)尚有反应,心脏按压至少应持续1小时。

第二节　小儿惊厥

小儿惊厥(convulsion)是由多种病因所引起的全身或局部骨骼肌群突然发生的不自主收缩,常伴有意识障碍。惊厥是儿科常见危急重症。一年四季均可发生,以1~5岁小儿为多见,年龄越小发病率越高,儿童期发病率为4%~6%,较成人发生率高10~15倍。

属于中医学"惊风"范畴。古人根据临床表现归纳为"惊风八候",即搐、搦、颤、掣、反、引、窜、视。因发作时常危及生命,故列为四大要证之一。

凡起病急暴,症状强劲有力,属阳证、实证者,统称为"急惊风";起病缓慢,症状迟缓无力,属阴证、虚证者,统称"慢惊风"。

【病因病理】

一、中医病因病理

（一）急惊风

急惊风起病急骤，以高热、抽搐、神昏为主要临床表现。其病因以感受时邪、湿热内蕴及暴受惊恐为常见。

1. **感受时邪** 包括六淫之邪、温热之邪和疫疠之邪。

（1）感受风邪：小儿肌肤薄弱，卫外不固，加之寒温不能自调，冬春之季，气候骤变，则易外感风邪。风寒或风热之邪从肌表或口鼻而入，风为阳邪，易于化热，热极生风，故症见发热、抽搐等。

（2）感受温热之邪：小儿元气薄弱，真阴不足，感受风温、春温、暑温之邪，则病随卫气营血传变，内陷心包、引动肝风见高热、抽搐、神昏等症。

（3）感受暑瘟疫疠之邪：起病急骤，传变尤速，化热化火，火盛动风，很快即见高热、抽搐、昏迷症状。暑多夹湿，炼液成痰，痰热蒙蔽心窍，则见呕吐、痰鸣、痰黄黏稠、舌苔黄腻等症。

2. **湿热疫毒** 饮食不洁，或误食污秽毒物，湿热疫毒蕴结肠腑，郁而化火，痰火湿浊蒙蔽心包，引动肝风而致高热神昏，反复抽搐，下痢赤白脓血便，重者现口鼻气凉，肢冷脉伏，皮肤花斑等危象。

3. **暴受惊恐** 小儿神气怯弱，元气未充，若乍见异物或闻异声，或不慎跌仆，暴受惊恐，惊则气乱，恐则气下，气机逆乱，心神失守，轻者神志不宁，惊惕不安；重者心神失主，痰蒙清窍，引动肝风而致惊搐不安。

急惊风时，热、痰、惊、风四证并出，其病位主要在心肝二脏，亦可累及脾胃。

（二）慢惊风

慢惊风多由大病久病，久吐久泻，或急惊治疗不愈正气暗伤，邪气留恋，或素体体弱，脾肾素虚，病后形成慢惊。

1. **脾虚肝亢** 由于暴吐暴泻，或久吐久泻，伤及脾阳胃阴，或过用峻利之品，而中气受损。脾胃虚弱，脾虚肝旺，肝亢生风，故成慢惊风之证。

2. **脾肾阳虚** 禀赋不足，脾肾素亏，加之久吐久泻，损伤脾阳，日久损及肾阳，导致脾肾阳虚，阴寒内盛，不能温煦筋脉，虚极生风而成慢脾风。

3. **阴虚风动** 温热病后，或急惊风治疗不愈，热邪久羁，消灼真阴，致肾阴亏损，不能滋养肝木，虚风内动而致慢惊。

总之，小儿慢惊风多有素体脾胃虚弱或脾肾阳虚，而致脾虚肝亢或虚极生风。也有因热病伤阴，阴虚风动者。其病位主要在肝、脾、肾。病性以虚为主，或虚中夹实。

二、西医病因病理

(一) 病因

1. 颅内疾病

(1) 感染性因素：病毒、细菌、结核、真菌、寄生虫感染引起的脑炎、脑膜炎、脑膜脑炎。

(2) 非感染性因素：各种原发性癫痫；颅脑外伤；脑血管畸形；颅内占位性病变如肿瘤、血肿、囊肿、脑脓肿；脑发育异常如脑回畸形、灰质异位、各种染色体畸变等。

2. 颅外疾病

(1) 感染性因素：① 热性惊厥：是儿科最常见的急性惊厥。多见于呼吸道感染，不包括颅内感染和各种颅脑病变引起的急性惊厥。② 中毒性脑病：大多在严重急性感染过程中出现。并非病原体直接侵入脑组织，而与感染、细菌毒素导致脑水肿有关。常见于败血症、重症肺炎、中毒性菌痢、伤寒等。

(2) 非感染性因素：① 代谢性疾病：如重度脱水、低血钙、低血镁、低血钠及高血钠、低血糖等水、电解质紊乱；苯丙酮尿症、半乳糖血症、肝豆状核变性等遗传代谢性疾病。② 中毒：如中枢兴奋剂、氨茶碱、异烟肼、马钱子、毒菌、发芽马铃薯、马桑子、白果；磷化锌与有机氟类等杀鼠药；有机氯、有机磷等农药；一氧化碳、煤油、汽油等。③ 其他：如严重心律失常致急性心源性脑缺氧综合征、高血压脑病（急性肾炎、肾动脉狭窄等）。

(二) 发病机制

惊厥发生机制尚不明确。可能是多种原因使脑神经功能紊乱而导致脑内兴奋与抑制过程失衡，大脑运动神经元的异常放电所致。惊厥的产生机制可能有以下几方面：病灶处神经细胞减少，神经胶质细胞增加，树突分支减少和变形，使传入减少而致神经性过敏，产生重复放电；轴突末梢放电使神经细胞的活动增加；神经外离子浓度的改变，使神经细胞的兴奋性发生变化。

【临床表现】

惊厥为突然发生的全身或局限性肌群强直性或阵挛性抽动，常伴不同程度的意识障碍。

一、典型临床表现

惊厥发作前可有先兆，如惊跳、烦躁不安、精神恍惚等。多数起病急骤，突然发作，典型者突然意识丧失，头向后仰或偏向一侧，两眼凝视，牙关紧闭，口吐白沫，全身骨骼肌非自主性、持续性、强直性收缩，呼吸暂停，面色苍白或青紫，继之阵挛性收缩，不同肌群交替收缩，肢体及躯干有节律地抖动，持续几秒至数分钟后，深呼吸，肌肉松弛，抽搐缓解，发作后入睡或哭泣。严重者抽搐持续数十分钟或反复发作，抽搐停止后转入嗜睡或昏迷。

二、非典型表现

(1) 婴幼儿惊厥常无开始的强直性发作，只有肢体阵挛性惊厥，但破伤风以强直性惊厥为主。

(2) 新生儿惊厥常表现为呼吸暂停或不规则，阵发性苍白或发绀，两眼凝视或上翻、斜视，眼球转动、震颤,吸吮或咀嚼动作。

三、惊厥持续状态

惊厥发作30分钟以上或间断反复发作,在间歇期意识不能完全恢复者。约5%的高热惊厥病例发生持续状态。因时间过长,引起缺氧性脑损伤、脑水肿,甚至脑疝,病死率高。

四、热性惊厥

占小儿时期惊厥的30%左右。是小儿惊厥最常见的原因,3%~4%的小儿曾发生过热性惊厥。首次发作年龄多见于6个月~3岁之间,平均18~22个月。男性略多于女性,常有热性惊厥家族史。惊厥发生在热性疾病初期体温骤然升高时,70%以上与上呼吸道感染有关,其他见于下呼吸道疾病、出疹性等疾病。根据临床特点,分为单纯性(典型)热性惊厥与复杂性(非典型)热性惊厥(见表15-1)。

表15-1 单纯性热性惊厥与复杂性热性惊厥的鉴别要点

	单纯性热性惊厥	复杂性热性惊厥
初发年龄	多见于6个月~5岁小儿	初发年龄<6个月或>6岁
惊厥发作形式	全身性发作	局限性或不对称
惊厥持续时间	短暂发作,发作时间在5~10分钟内	时间长,常超过15分钟
惊厥发作次数	一次热程中只发作1~2次	24小时内反复多次发作
神经系统异常体征	发作后无神经系统异常体征	发作后有暂时神经系统异常
预后	良好	存在发生癫痫的危险性

【实验室及相关检查】

一、三大常规与血生化检查

血、尿、大便常规检查。血钙、钠、镁、血糖、肌酐、尿素氮等测定。

二、脑脊液检查

脑脊液检查是诊断、鉴别中枢神经系统疾病的重要方法,对颅内感染、颅内出血的诊断十分重要。包括脑脊液常规、生化检查、涂片染色、培养。

三、脑电图

脑电图对癫痫的诊断及观察治疗效果有重要价值。

四、头颅CT、MRI

头颅CT、MRI对颅脑畸形、颅内占位性病变、颅内出血诊断率高。

【诊断】

诊断要点

根据病史(惊厥发作史、既往史、家族史);典型临床表现见全身或局部骨骼肌群突然发生不自主收缩,伴意识障碍;结合年龄、体格检查、辅助检查诊断。主要在于寻找病因,尽早明确病因,以便针对病因进行特殊治疗和判断预后。

【鉴别诊断】

1. **屏气发作** 多发于6~18个月的婴幼儿,在情绪急剧变化如哭喊、恐惧、剧痛等时出现。常有过度换气,使呼吸中枢受抑制,哭闹时屏气,脑血管扩张,脑缺氧时可有昏厥、口唇发绀或阵挛,持续0.5~2分钟恢复呼吸,症状缓解。1天可多次发作。发作期间脑电图正常。

2. **多发性抽动症** 多种原因引起的身体某部位的一种固定或不固定的单处或多处肌肉群的收缩动作,具有突发、快速、多变、不随意和重复刻板发作的特点。不伴意识障碍,有的伴发声抽动。

3. **癔症** 女孩多见。精神刺激、情绪紧张时发生,症状多样易变、暗示性强。发作形式常为强直性,不发生跌倒或摔伤,面色无改变,无尿失禁或舌咬伤。暗示治疗可终止发作。

4. **血管迷走性晕厥** 发作时突然跌倒、意识丧失、全身肌紧张消失。意识丧失15~20秒可发生阵挛动作。发作时间短暂,持续1~2分钟。晕厥前均有明显诱因,如疼痛、情绪紧张、医疗穿刺及注射,天气闷热、空气污浊、疲劳时易发生。

【治疗】

一、中西医结合治疗思路

本病中西医结合治疗效果较好。发作时以西医急救为主,积极控制惊厥,及时去除病因。中医以"急则治其标,缓则治其本"为基本原则,急惊风宜清热、豁痰、镇惊、息风;慢惊风治以温运脾阳,温补脾肾;育阴潜阳,柔肝息风;固本培元。可配合中成药静脉滴注,并结合针灸急救等法。

二、中医治疗

(一) 辨证论治

1. 辨证要点

(1) 辨急惊风、慢惊风:急惊风,起病急骤,症状强劲有力,伴表、热、实证。慢惊风起病缓,症状迟缓无力,伴虚、寒证。

(2) 辨热、痰、惊、风:热有表热、里热、虚热之分。若发热伴表证,为表热。持续高热,伴里热证为里热。低热伴阴虚证为虚热(慢惊风多见);痰有痰热、痰火与痰浊之别。若高热神昏,喉间痰鸣,则为痰热蒙窍。谵语狂躁则为痰火扰心。嗜睡,昏迷不醒,苔白腻,则为痰浊闭窍;风有外风、内风、虚风不同。外风邪在肌表,惊厥为一过性,持续时间短,热退惊止。内风邪热在里,高热神昏,反复抽搐。虚风多表现肢体蠕动,抽搐无力。

(3) 辨轻重:发作次数少,持续时间短,发作后即醒者,病情较轻;若抽搐频繁,反复不已,发作后神志不清者为重证,多留有后遗症状。

2. **治疗原则** 急惊风以清热、豁痰、镇惊、息风为基本法则。痰盛者急先化痰,热盛者给予清热,风盛者应祛风镇惊。慢惊风的治疗重在治本,以温运脾阳,温补脾肾;育阴潜阳,柔肝息风为主;惊风发作时应以西医抢救治疗为主,可配合应用中药。

3. 证治分类

急惊风

(1) 风热动风证

证候:发热,头痛,恶风,流涕,咳嗽,咽红,烦躁,神昏,抽搐,抽后即醒,舌红苔薄黄,脉浮数,指纹色紫,显于风关。

辨证:感受风邪,热极生痰生风。以高热烦躁,神昏抽搐,抽搐后即醒,舌红,苔薄黄,脉浮数,指纹色紫,显于风关为辨证要点。

治法:疏风清热,息风止惊。

方药:银翘散加减。

可加石决明、钩藤、白僵蚕,息风止惊。高热不退者,加生石膏、知母,清热泻火;神昏痰鸣者,加菖蒲、天竺黄,豁痰开窍;高热便秘者,加生大黄,釜底抽薪。

(2) 邪陷心肝证

证候:高热不退,烦躁口渴,头痛项强,恶心呕吐,神昏谵语,反复抽搐,舌红,苔黄腻,脉数。

辨证:感受疫疠之邪,迅即化火,内陷心肝,引动肝风。以急性温热病过程中出现高热、神昏、反复抽搐为辨证要点。

治法:清心开窍,平肝息风。

方药:羚角钩藤汤加减。

大便秘结者,加生大黄,通腑泻热;头痛烦躁者,加龙胆草、夏枯草、石决明,平肝降火;神昏抽搐重者,加天麻、全蝎,或服安宫牛黄丸清心开窍。

(3) 气营两燔证

证候:起病急骤,高热多汗,头痛项强,烦躁嗜睡,呕吐,神昏惊厥,口渴便秘,皮肤可见斑疹,舌质深红或红绛,苔黄糙,脉弦数。

辨证:感受温热疫疠之邪,邪毒化火,深入气营,内陷厥阴。本证以高热,口渴便秘,抽搐,神昏,皮肤发疹发斑为辨证要点。

治法:清气凉营,息风止惊。

方药:清瘟败毒饮加减。

神昏者,加石菖蒲、郁金或用至宝丹、紫雪丹、安宫牛黄丸息风开窍;大便秘结者,加生大黄、芒硝,通腑泻热;呕吐不止者,加半夏、玉枢丹,降逆止吐;喉间痰多者,加鲜竹沥、天竺黄、猴枣散,涤痰开窍。

(4) 湿热疫毒证

证候:高热持续,神昏谵妄,反复抽搐,或呕吐腹痛,大便黏腻或夹脓血,舌红,苔黄腻,脉滑数。

辨证：感受湿热疫毒，蕴结肠腑，化热化火，痰火湿浊蒙蔽心包，引动肝风。以骤然高热，神昏，抽搐，下痢脓血为辨证要点。

治法：清热化湿，解毒息风。

方药：黄连解毒汤合白头翁汤加减。

神昏者，加用紫雪丹、至宝丹、苏合香丸，开窍息风；呕吐腹痛者，加姜半夏、厚朴、玉枢丹，辟秽解毒止呕；大便脓血重者，加用生大黄煎水灌肠，清肠泻毒。若出现内闭外脱，急投参附龙牡救逆汤，并中西医结合积极抢救。

（5）惊恐惊风证

证候：发病较急，猝受惊吓后突然惊惕不安，面色时青时白，夜间惊啼，甚惊厥神昏，大便色青，脉数不齐。

辨证：由于心神怯弱，猝受惊恐刺激而成，惊则气乱，恐则气下，气机逆乱，心神失守。以猝受惊吓后，惊惕不安，面色时青时白，夜间惊啼为辨证要点。

治法：镇惊安神，平肝息风。

方药：琥珀抱龙丸加减。

气血虚者，加当归、黄芪、白芍、炒枣仁，养血益气安神；夜啼不安者，加磁石、朱砂、龙齿，镇惊安神。

慢惊风

（1）脾虚肝亢证

证候：形神疲惫，面色萎黄，嗜睡露睛，四肢欠温，时抽时止，大便清稀或带绿色，时有肠鸣，舌淡苔白腻，脉沉弱。

辨证：由于久吐久泻，暴吐暴泻致中焦受损，脾胃虚弱，土虚木亢生风。以抽搐时作时止，形神疲惫，面色萎黄，纳呆便溏为辨证要点。

治法：温运脾阳，扶土抑木。

方药：缓肝理脾汤加减。

纳呆食少者，加山楂、神曲、麦芽，运脾消食；久泻不止者，加山楂炭、乌梅炭、肉豆蔻，温中收涩止泻；呕吐频繁者，加姜半夏、吴茱萸，温中降逆止呕；若脾虚及肾者，改用附子理中汤，温中散寒，健脾益气。

（2）脾肾阳虚证

证候：精神委靡，面色㿠白或灰滞，嗜睡昏沉，额汗不温，四肢厥冷，手足蠕蠕震颤，大便澄澈清冷，舌淡，或有齿痕，苔白滑，脉沉细无力。

辨证：此证为阳气衰败，"纯阴无阳"的慢脾风证。脾肾阳衰，阴寒内盛，虚极生风。以四肢厥冷，嗜睡昏沉，手足蠕动，脉沉细微为辨证要点。

治法：温补脾肾，回阳救逆。

方药：固真汤合逐寒荡惊汤加减。

手足蠕动者，加僵蚕、钩藤、白芍，柔肝息风；呕吐频繁者，加半夏、吴茱萸，温中降逆止呕；汗多脉微者，加龙骨、牡蛎、五味子，敛汗固脱。

（3）阴虚风动证

证候：虚烦疲惫，身热消瘦，面色潮红，手足心热，肢体拘挛或强直，时或抽搐，大便干结，舌绛少津，苔少或光剥，脉细数。

辨证：多由急惊风或热病经久不愈而成。热久伤阴，肝肾俱虚，阴虚不能潜阳，水不涵木，虚风内动。以身热消瘦，手足心热，肢体拘挛，大便干结，舌绛，少苔，脉细数为辨证要点。

治法：育阴潜阳，滋水涵木。

方药：大定风珠加减。

阴虚潮热者，加青蒿、银柴胡、地骨皮，清虚热；肢体强直瘫痪，抽搐不止者，加全蝎、乌梢蛇、僵蚕、天麻，息风止痉。

（二）中成药

1. 急惊风

（1）小儿回春丸：每次1~3丸，每日1~2次，口服。用于急惊风。

（2）牛黄抱龙丸：每次1丸，每日1次，口服。用于急惊风，高热，神昏抽搐。

2. 慢惊风

（1）苏合香丸：每次半丸，每日2次，口服。有芳香开窍作用。

（2）小儿琥珀丸：每次1丸，每日2次，口服。有镇惊安神，健脾化痰之效。

（三）针灸疗法

1. 急惊风

（1）体针：惊厥取人中、合谷、内关、中冲、太冲、十宣、涌泉、百会、印堂，或指甲掐人中、中冲、合谷。牙关紧闭取下关、颊车；高热取曲池、大椎、十宣放血；痰多取丰隆。中强刺激，不留针。

（2）耳针：取神门、脑（皮质下）、心、交感。强刺激，每隔10分钟捻转1次，留针60分钟。

2. 慢惊风

（1）针刺：取脾俞、胃俞、中脘、天枢、气海、足三里、太冲，其中太冲用捻转泻法，余穴用补法，用于脾虚肝亢者。取脾俞、肾俞、章门、关元、印堂、三阴交，均用补法，用于脾肾阳虚者。取关元、百会、肝俞、肾俞、曲泉、三阴交、太溪、太冲，皆用补法，用于阴虚风动者。

（2）灸法：取大椎、脾俞、命门、关元、气海、百会、足三里。用悬灸法。用于脾虚肝亢或脾肾阳虚者。

三、西医治疗

急救目的为防止脑损伤，减少后遗症，减少以后的严重癫痫发作和偏瘫，解除长时间惊厥引起的颅内高压、代谢性和生理性紊乱。治疗原则为维持生命功能；用药控制发作，防治脑损伤；寻找并治疗病因；预防惊厥复发。

（一）一般处理

保持安静，禁止一切不必要的刺激；保持呼吸道通畅，及时去除鼻咽分泌物，头偏向一侧卧位；纠正缺氧，减少缺氧性脑损伤；防止舌咬伤。

（二）控制惊厥

1. 地西泮　作为首选药物，剂量 0.3~0.5 mg/kg，静脉缓推，最大剂量不超过 10 mg/次。本药显效快，注射后 1~3 分钟生效，但维持时间短，必要时 30 分钟后可重复。或选氯硝西泮 0.03~0.05 mg/kg 缓慢静脉注射，起效时间短而维持时间长，可达 24~48 小时，呼吸抑制发生率低。如有惊厥持续状态，可选劳拉西泮，0.05~0.1 mg/kg 缓慢静脉注射，最大剂量 4 mg；本品作用迅速、持续时间达 12 小时以上，副作用小，为治疗惊厥持续状态的一线药物。

2. 苯巴比妥钠　15~20 mg/kg，按 1 mg/(kg·min) 静脉注射。本品需 20~60 分钟后在脑内达到血药浓度高峰，用于在地西泮等药物控制后作为长效药物协同使用。副作用有呼吸抑制、血压下降。

3. 苯妥英钠　负荷量为 15~20 mg/kg（总量小于 1 g），用生理盐水稀释，24 小时后按 5 mg/(kg·d) 维持。用于地西泮缓解后维持用药和难治性癫痫持续状态，可致心律失常、低血压等，应注意监测。

4. 水合氯醛　10% 水合氯醛，每次 50 mg/kg，胃管给药或 3% 溶液灌肠。

5. 其他　难以控制的惊厥可试用硫喷妥钠，开始 4~5 mg/kg 静脉慢注，然后用 2.5% 溶液静注，每分钟 2 mg，发作停止后减速、停用。最好在麻醉师协助下，在气管插管下进行。新生儿与婴儿不宜使用。丙泊酚是新近用于惊厥持续状态的药物，首剂 2.5 mg/kg 加入 10% 葡萄糖注射液 10~20 ml 缓慢静注，后以 9~15 mg/(kg·h) 静脉滴注维持。

（三）病因治疗

对惊厥的患儿，强调病因治疗的重要性。感染是小儿惊厥的常见原因，应及早抗感染治疗。代谢原因所致惊厥如低血糖、低血钙及时予以纠正可使惊厥迅速好转。如中毒时及时尽快去除毒物，以减少毒物继续损害。

（四）对症治疗

（1）降温。包括药物及物理降温。

（2）维持水、电解质、酸碱平衡，保证营养。输液量应量出为入，入量稍低于出量。

（3）治疗脑水肿、颅内高压。20% 甘露醇 0.5~1 mg/kg 快速静脉滴注，4~8 小时 1 次。呋塞米每次 0.5~2 mg/kg；地塞米松每次 0.2~0.5 mg/kg，每 6 小时 1 次。

【预防与调护】

（1）保证营养供给，保持呼吸道通畅，保持居室安静，减少刺激。

(2) 抽搐发作时,切忌强行牵拉,防止扭伤筋骨,导致瘫痪或强直等后遗症。

(3) 瘫痪者注意保持皮肤清洁,经常更换体位,勤按摩,防止发生褥疮。

(4) 做好儿童保健工作,提高抗病能力。

(5) 严密监测患儿神志、瞳孔、体温、血压、心率、呼吸等,注意病情变化。

(6) 有高热惊厥史的患儿出现高热时,要及时降温以防惊厥。

第三节 感染性休克

感染性休克(septic shock)是在严重感染的基础上发生的休克,是由致病菌及其产物所引起的急性微循环障碍、有效血容量减少、组织血液灌注不足而致的综合征,是儿科常见危重症之一。

感染性休克相当于中医学"厥证"、"脱证"等范畴。《伤寒论·辨厥阴病脉证并治》说:"凡厥者,阴阳气不相顺接,便为厥。厥者,手足逆冷者是也。"《素问·生气通天论》:"阴阳皆脱者,暴死不知人也。"本病的发生系由于阴阳失调,阴阳不能维系所致。

【病因病理】

一、中医病因病机

病因多为温热邪毒。热毒内郁,阳气伏遏,难达肢末,乃致热深厥深。热毒内陷心肝,发为神昏抽搐;热毒之邪,炼液为痰,结于气道,出现喉中痰鸣。热炽营血,血液凝滞,造成血瘀之证。热毒痰瘀耗气伤阴,导致气阴大伤。病情进一步发展,阴液耗竭,阴竭阳无所附,造成阴竭阳脱之证。总之,本病早期表现为热毒内闭;若正不胜邪,五脏六腑衰败,则由内闭而致外脱,最后阴阳离决。

二、西医病因病理

(一) 病因

细菌是引起感染性休克最主要的病原微生物,病毒性疾病也可引起,但较少见,真菌、螺旋体、立克次体等很少见。致病菌以革兰阴性菌(G^-)感染居首位,占70%~80%,如痢疾杆菌、脑膜炎双球菌、大肠杆菌、铜绿假单胞菌、克雷白菌属、沙门菌属及变形杆菌等;革兰阳性菌(G^+)常见的有肺炎链球菌、金黄色葡萄球菌、表皮葡萄球菌等。近年来,由于广谱抗生素的大量应用,耐药致病微生物所致的感染性休克发生率上升。

(二) 发病机制

感染性休克是多种因素互相作用、互为因果的综合结果。

1. **免疫炎性介质的作用** 病原微生物作用于血管内皮细胞、单核巨噬细胞、T淋巴细胞、中性粒细胞等,释放一系列促炎和抗炎介质,由于促炎和抗炎平衡失调,产生全身炎症反应综合征(SIRS),或代偿抗炎反应综合征(CARS),这是产生感染性休克的始动机制。

2. **微循环障碍** 病原微生物及其有害毒素侵袭后使微血管代偿性收缩,组织缺血缺氧,血液中血管紧张素、儿茶酚胺、血栓素 A_2(TXA_2)、白三烯(LT)等物质增多,进一步加剧血管收缩,微循环灌流减少。病情进一步发展,缺血缺氧加重,血中乳酸生成过多而致酸中毒,此时微静脉端呈痉挛状态,而微动脉舒张,出现微循环瘀血,血管内流体静脉压上升,毛细血管通透性增高,大量血浆外渗,有效循环量锐减,进入瘀血缺氧期;至休克晚期,血液浓缩,血液黏滞度增加,促使红细胞聚集和血管内皮细胞损伤,释放促凝物质,启动内外凝血系统诱发DIC,使肺、肝、脑、肠、肾等重要器官微血管血流阻塞而发生多器官功能衰竭。

3. **神经-内分泌和其他体液因子作用** 感染时神经内分泌系统作出迅速反应,交感-肾上腺系统和肾素-血管紧张素-醛固酮系统兴奋,儿茶酚胺、肾上腺皮质激素等应激激素分泌增加。同时多种活性体液因子高浓度存在,如前列腺素(PGE_2)、前列环素(PGI_2)、NO、肿瘤坏死因子、组胺、内啡肽等使血管舒缩功能障碍、内皮细胞发生炎症反应、心肌抑制、凝血纤溶调节紊乱。

【临床表现】

一、休克的临床表现

中华医学会急诊医学分会儿科组和儿科学分会急诊组于2006年制订了儿科感染性休克诊疗推荐方案。

1. **感染性休克代偿期** 临床表现须符合6项中的3项。

(1) 意识改变:烦躁不安,表情淡漠,意识模糊,甚至昏迷惊厥。

(2) 皮肤改变:面色苍白,唇、指(趾)端发绀,皮肤花纹,四肢凉。

(3) 毛细血管再充盈时间>3秒(需除外环境因素影响)。

(4) 尿量<1 ml/(kg·h)。

(5) 心率、脉搏:外周动脉搏动细弱,心率脉搏增快。

(6) 代谢性酸中毒(除外其他缺血缺氧及代谢因素)。

2. **感染性休克失代偿期** 代偿期临床表现加重伴血压下降,收缩压<该年龄组第5百分位,或<该年龄组平均值减2个标准差。即1~12个月<9.33 kPa(70 mmHg),1~10岁<9.33 kPa(70 mmHg)+[2×年龄(岁)],≥10岁<12.0 kPa(90 mmHg)。

二、全身炎症反应综合征

至少出现以下4项标准中的2项,其中1项为体温变化或白细胞计数异常。

(1) 体温>38.5℃,或<36℃。

(2) 心动过速,平均心率大于同年龄组正常值2个标准差以上,或不可解释的持续性增快超过0.5~4小时;或<1岁出现心动过缓,平均心率小于同龄组正常值第10百分位以下,或不可解释的持续性减慢超过0.5小时。

(3) 平均呼吸频率大于各年龄组正常值2个标准差以上。

（4）白细胞计数增高或下降，或未成熟中性粒细胞>10%。

【实验室及相关检查】

一、外周血象

血白细胞计数大多增高，中性粒细胞增多伴核左移现象。红细胞比容和血红蛋白增高为血液浓缩的标志。

二、病原学检查

在抗菌药物治疗前常规进行血或其他体液、渗出液、脓液的培养，并行药敏试验。

三、动脉血乳酸检测

动脉血乳酸检测可作为评价疾病严重程度及预后的指标之一。通常大于2 mmol/L。

四、血液生化及血气分析

血气分析尤为重要，尤其对低氧血症、酸碱紊乱等，可以明确休克程度和纠正情况，以指导治疗。尿素氮、肌酐及转氨酶等检查，可了解肝肾功能。

五、有关DIC的检查

血小板进行性下降，凝血酶原时间及凝血活酶时间延长，纤维蛋白原减少，纤维蛋白降解产物增多，凝血酶时间延长，血浆鱼精蛋白副凝试验阳性。

六、其他

心电图、X线及B超检查等可按需进行。

【诊断】

诊断要点

本病诊断应综合临床表现、实验室检查。在严重感染的基础上，有发热或体温不升，面色苍白，四肢厥冷，皮肤花纹，嗜睡或烦躁不安，或对周围无反应。呼吸不均匀，心率快，脉搏细数，毛细血管再充盈时间延长>3秒，尿量明显减少，中心或周围温差>3℃，应考虑为休克。如有血压下降则为更可靠的诊断依据。可根据条件作有关检查。

【鉴别诊断】

1. **低血容量性休克** 因失血、失液使血容量减少引起的休克。见于大出血、频繁呕吐、严重腹泻、大面积烧伤等。由于血容量减少，心输出量减少，血压下降，中心静脉压明显降低。

2. **心源性休克** 由于急性心脏排血功能障碍，引起组织器官血液灌注不足，导致休克。常见于心肌炎、心律失常、先天性心脏病等。

3. **过敏性休克** 外界抗原性物质进入体内，与体内抗体相互作用发生全身性过敏反应。此时全身毛细血管扩张、通透性增加、血浆渗出、有效循环血量急剧减少、血压下降。见于青霉素或其他药物、食物、血制品过敏。患儿多有过敏原接触史,症状发生极为迅速,有时伴发荨麻疹或血管神经性水肿。当喉与支气管水肿时,可发生呼吸困难,甚至窒息死亡。

4. 神经源性休克　多因剧烈疼痛等因素,使神经受强烈刺激,5-羟色胺、缓激肽等血管活性物质释放,而致血管扩张、微循环淤血、有效循环血量减少、血压下降。原发病因在诊断中起决定作用。

【治疗】

一、中西医结合治疗思路

本病病情危重,以西医救治为主,在液体复苏、血管活性药物、抗感染基础上,配合中医治疗,如静脉用生脉注射液益气养阴、参附注射液益气温阳等。

二、中医治疗

（一）辨证论治

1. 辨证要点　临床重在辨轻重以判断预后和积极救治。症见发热,喉间痰鸣,胸腹灼热,手足不温但神识清楚,脉象有根为轻,预后尚可;如面色青灰,神志不清,呼吸不整,四肢冰凉过肘膝,脉微欲绝为重证,预后多不良。

2. 治疗原则　本病治疗应"急则治其标",急救以益气回阳,救阴固脱为主,兼以清热解毒,活血化瘀。

3. 证治分类

（1）热毒内闭证

证候：高热,烦躁,或精神委靡,甚则神志昏迷,面色苍白,手足厥冷,喉中痰鸣,胸腹灼热,口渴喜饮,小便短赤,大便秘结,舌红,苔黄燥,脉细数。

辨证：本证多见于早期,热毒内郁,阳气伏遏,以高热,面色苍白,手足厥冷,烦躁,甚则神志昏迷,喉中痰鸣,脉细数为辨证要点。

治法：清热解毒,通腑开窍。

方药：清瘟败毒饮合小承气汤加减。

神昏抽搐者,加钩藤、白僵蚕、石菖蒲、郁金;喉中痰鸣者,加鲜竹沥、天竺黄、胆南星。并配用安宫牛黄丸、紫雪丹、至宝丹,开窍醒神。或用醒脑静注射液静脉滴注。

（2）阴竭阳脱证

证候：神志不清,面色青灰,皮肤紫花或大片瘀斑,皮肤湿冷,四肢冰凉过肘膝,汗出如油,呼吸不整,体温不升,唇紫发青,苔白滑,脉微欲绝,或指纹淡隐。

辨证：本证多见于感邪重,年龄小或素体虚弱的患儿,以神志不清,面色青灰,皮肤湿冷,四肢冰凉过肘膝,汗出如油,唇紫发青,脉微欲绝为辨证要点。

治法：益气回阳，救逆固脱。

方药：参附汤或参附龙牡救逆汤加减。

（二）中成药

1. **参附注射液** 每次10~40ml，加入10%葡萄糖注射液中静脉滴注，每日1~2次。用于阴竭阳脱证。

2. **生脉注射液** 每次10~40ml，加入10%葡萄糖注射液中静脉滴注，每日1~2次。

三、西医治疗

采取在综合治疗基础上，针对主要矛盾予以救治的治疗原则。休克早期以治疗原发病和纠正脏器低灌注并重，休克晚期以减轻细胞损害、纠正代谢紊乱、维护重要器官为重点。

（一）液体复苏

补充血容量是逆转病情，降低死亡率的关键措施，以维持有效循环血量，改善组织灌注。

1. **第1小时快速补液** 常用0.9%氯化钠注射液，首剂20ml/kg，10~20分钟静脉推注。然后评估循环和组织灌注情况，如循环无改善，可重复给予，每次为10~20ml/kg。总量最多可达40~60ml/kg。既要重视液量不足，又要关注心肺功能。有条件者可监测中心静脉压。重症可用低分子右旋糖酐，既可提高血浆胶体渗透压，扩容作用强，又可降低血液黏稠度，改善微循环，防止DIC。一般第1小时液体不用含糖液，控制血糖在正常范围。若有低血糖可用葡萄糖0.5~1g/kg纠正。当血糖大于11.1mmol/L时，可静脉滴注胰岛素0.05U/(kg·h)，称强化胰岛素治疗。

2. **继续输液和维持输液** 由于血液重新分配及毛细血管渗漏等，感染性休克的液体丢失和低血容量可能持续几日，故继快速补液后需继续补液和维持补液。继续补液选用1/2~2/3张液体。可根据血电解质结果进行调整。6~8小时内输液速度为5~10ml/(kg·h)，至休克基本纠正。维持输液选用1/3张液体，24小时内输液速度为2~4ml/(kg·h)，24小时后根据病情进行调整。可适当补充胶体液，如血浆；血细胞比容<30%，应酌情输入红细胞悬液，使Hb>100g/L。

（二）给氧与呼吸支持

保证氧供及通气，充分发挥呼吸代偿作用。早期休克患儿应立即给予鼻导管或面罩给氧，新生儿、小婴儿可应用经鼻持续气道正压通气(nasal continuous positive airway pressure, NCPAP)，必要时小婴儿需积极气管插管及机械通气，以防呼吸肌疲劳。年长儿可选用面罩持续正压通气(continuous positive airway pressure, CPAP)，严重呼吸困难或呼吸衰竭时应经口气管插管行机械通气。肺保护策略同成人。

（三）纠正酸中毒

主要是积极畅通气道，恢复组织的氧合血液灌注而非积极使用碳酸氢钠纠正酸中毒。在保证通气的前提下，根据血气分析结果，给予碳酸氢钠，使血pH达7.25即可。碳酸氢钠仅能起到缓解酸血症的作用，而不能解除产生酸血症的原因，同时碳酸氢钠在使用过程中，可加重细胞内酸中毒。

(四)血管活性药物

用以调整微血管的舒缩功能,改善微血管的灌流。在液体复苏基础上休克未纠正,血压仍低,或有灌注不良表现时可考虑选用。

1. **多巴胺** 具有兴奋多巴胺受体、α 受体和 β 受体作用。一般剂量 5~10 μg/(kg·min)持续静脉泵入,根据血压调整滴速。最大量不超过 20 μg/(kg·min)。

2. **多巴酚丁胺** 为人工合成儿茶酚胺。$β_1$ 效应较多巴胺强,可加强心肌收缩力,增加心排出量。通常情况下,多巴酚丁胺不会升高血压,对心率影响小。对合并心脏功能不全患儿有较好效果。常用剂量为 5~20 μg/(kg·min)持续静脉泵注。

3. **肾上腺素** 剂量为 0.05~0.2 μg/(kg·min)静脉泵入。作为冷休克或有多巴胺抵抗时首选。

4. **去甲肾上腺素** 开始滴速为 0.05 μg/(kg·min),可每 3~5 分钟增加每分钟 0.05~0.1 μg/kg,最高不超过 1~2 μg/(kg·min)。作为暖休克有多巴胺抵抗时首选。

5. **磷酸二酯酶抑制剂(氨力农、米力农)** 对感染性休克合并心功能不全时,若存在儿茶酚胺抵抗,可选用。氨力农负荷量 0.75 mg/(kg·min),维持量 5~15 μg/(kg·min)。米力农负荷量为 0.05 mg/(kg·min),10~15 分钟静脉滴注,维持量 0.25~1 μg/(kg·min)。

6. **莨菪类药物** 可调节微循环舒缩紊乱,既能解除儿茶酚胺所致血管痉挛,又可对抗乙酰胆碱的扩血管作用。首选山莨菪碱(654-2),每次 0.5~1 mg/kg,10~15 分钟 1 次,至面色转为红润,肢暖,血压回升,尿量增多。此后,减小剂量及延长用药间隔时间。如使用 8~10 次无好转,应分析原因,换用其他血管活性药物。

7. **硝普钠** 能释放 NO,使 cGMP 升高而松弛血管平滑肌,扩张小动脉、静脉的血管平滑肌,作用强,生效快,维持时间短。心功能严重损害且同时存在外周高阻力者,在扩容及应用正性肌力药物基础上,可选用 0.5~8 μg/(kg·min),应从小剂量开始,避光使用。

(五)肾上腺皮质激素

肾上腺皮质激素能稳定细胞与溶酶体膜,减少酶释放与组织破坏,有非特异性抗炎、抗内毒素、抗过敏作用,可减轻炎症反应和渗出,还可增加心肌收缩力,增加心搏出量,增加血管壁对血管活性药物的反应,抑制前列腺素合成等,但可降低抵抗力,引起高血糖、消化道溃疡等,现大多主张重症休克时使用,小剂量、中疗程。常用剂量为:甲泼尼龙,2~3 mg/(kg·d);氢化可的松,3~5 mg/(kg·d);地塞米松,0.5 mg/(kg·d)。

(六)纳洛酮

为内啡肽拮抗剂,多用于感染性休克的血流动力学极不稳定,用其他血管活性药物疗效差时。剂量为 0.1~0.2 mg/kg,静脉注射,15~30 分钟见效,亦可在首剂量后以 0.1 mg/(kg·h)连续滴注。

(七) 纠正凝血障碍

早期可给予小剂量肝素 5~10 U/kg 皮下或静脉输注,每 6 小时 1 次。若已明确有 DIC,则应按 DIC 常规治疗。

(八) 控制感染和清除病灶

控制感染和清除病灶是防治感染性休克最基本的措施之一。如病原菌明确,选择敏感有效的抗生素;若未明确者,在进行及时正确的微生物培养后,选用广谱抗生素。其抗生素应用原则是:早期、足量、联合、静脉给药、疗程足够,以迅速彻底控制感染。同时注意保护肾功能,并及时清除病灶。

(九) 其他综合措施

注意重要脏器功能的支持维护及纠正内环境紊乱,可采用肾脏替代治疗维持内环境稳定,清除炎症介质。可酌情使用自由基清除剂与钙通道拮抗剂等。保证能量供应,维持血糖在正常范围。预防应激性溃疡。对于其他方法治疗无效的感染性休克或严重心肺功能障碍者,可采用体外膜氧合(ECMO)治疗。严重脓毒症患儿可静脉注射人免疫球蛋白,减低并发症,改善预后。

【预防与调护】

(1) 严密观察神志、体温、心率、脉搏、呼吸、血压、尿量,观察瞳孔及末梢循环状况。

(2) 在高热、惊厥、呼吸衰竭、气管切开时应予相应的特殊护理。

(3) 积极锻炼身体,提高抗病能力,预防各种感染。

第十六章
中医其他病证

导学

本章主要介绍咳嗽、腹痛、积滞、厌食、尿血、遗尿、夜啼、夏季热等中医病证。这些病证既可以是独立的证候,又可以是多种疾病的一个症状,包括的范围很广,可以出现在多种中、西医疾病过程中。中医对于这些病证,在辨证论治方面有独特的经验和可靠的疗效,所以在学习过程中应注重中医学的基本理论,抓住疾病的临证特点,审证求因,分析病机,真正掌握中医学辨证论治的精髓。

通过学习,掌握各个病证的临床特征、辨证要点、治疗原则及证治分类。熟悉各个病证的病因病机。了解各个病证的历史沿革、预防与调护。

第一节 咳 嗽

咳嗽是儿科常见的肺系病证之一,临床以咳嗽、咯痰为主要表现。有声无痰谓之咳,有痰无声谓之嗽,有声有痰谓之咳嗽。临床上多痰、声并见,故统称为咳嗽。

本病一年四季均可发生,冬春两季多见。发病无明显年龄差异,6岁以下小儿高发。预后一般良好,但若治疗不及时或护理不当,可发展为肺炎喘嗽。小儿咳嗽虽有外感咳嗽和内伤咳嗽之分,但以外感咳嗽居多。

咳嗽既是独立的证候,又是肺系多种疾病的一个症状。它涵盖了以"咳嗽"为主要表现的西医学中的一类疾病,如上呼吸道感染、气管炎、支气管炎、支气管扩张等以咳嗽为主症者。另外,许多外感、内伤疾病及传染病发病过程中也可以兼见咳嗽症状。对于这些疾病,一旦出现了咳嗽为主的症状,就可以参考本节进行辨证论治。但如果"咳嗽"不是导致患儿就诊的主要原因或主要症状时,则不宜按本节内容进行诊治。

【病因病机】

小儿咳嗽的病因,一是外感六淫之邪;二是脏腑功能失调,均可引起肺失宣肃,肺气上逆,而咳嗽。病位在肺，常及于脾。正如《素问·咳论》所说："五脏六腑皆令人咳，非独肺也。"《医学三字经》亦说："肺为脏腑之华盖，呼之则虚，吸之则满，只受得本脏之正气，受不得外来之客气，客气干之则呛而咳矣；亦只受得脏腑之清气，受不得脏腑之病气，病气干之，亦呛而咳矣。"强调了外邪袭肺以及其他脏腑功能失调均可导致咳嗽的发生。

1. **外邪袭肺** 风为百病之长，其犯人体常与他邪合而致病。风邪致病，易袭阳位；肺居上焦，首当其冲。肺为邪侵，气机不畅，清肃失司，肺气上逆，故见咳嗽。若风邪夹寒，则风寒束肺，肺气失宣，而见咳嗽频作，咳声重浊，痰白清稀，咽痒；若风邪夹热，肺失清肃，则见咳嗽不爽，痰黄黏稠，咽红咽干。

2. **痰热蕴肺** 若小儿素有食积内热，或心肝火热，或外感邪热稽留，则气不化津，滋生痰浊，日久炼液成痰，痰热互结，阻于气道，肺失清肃，而致咳嗽痰多，痰稠色黄，不易咯出。

3. **痰湿阻肺** 由于小儿"肺常不足"、"脾常不足"，易为乳食、生冷所伤。脾失健运则水液不能化生津液，水谷不能化生精微，生痰酿湿，上存于肺。肺常不足，不能敷布津液，津聚成痰，痰阻气道，肺失宣降，气机不畅，则见咳嗽痰多，色白清稀。

4. **肺脾气虚** 小儿素体虚弱，或因外感咳嗽迁延日久，正气亏虚，脏腑功能不足。脾气不健，运化失司，气不布津，痰液内生，蕴于肺络，肺气不足，气道不利，则见久咳不止，咳嗽无力，痰白清稀。

5. **肺阴亏虚** 小儿禀赋阴虚，或因邪热日久不去，热伤肺津，正虚邪恋。肺津受损，阴虚内热，热伤肺络，或阴虚生燥，而致久咳不愈，干咳无痰，声音嘶哑。

【辨证论治】

一、辨证要点

1. **辨外感内伤** 发病较急，咳声高扬，咽喉发痒，病程短者，多为外感咳嗽；发病较缓，咳声低沉，病程较长者，多为内伤咳嗽。

2. **辨寒热虚实** 外感咳嗽多属实证；内伤咳嗽多属虚证或虚中夹实。咳嗽见痰白清稀，咽不红，舌淡红，苔白腻或薄白者多属寒证；咳嗽见痰黄黏稠，咽红，舌红，苔黄腻，或舌红少苔者多属热证。

二、治疗原则

咳嗽病证的治疗，须分清外感与内伤。外感咳嗽大多属于邪盛而正未虚，分别采取散寒宣肺、清热宣肺等法，治疗时不宜过早使用镇咳、收涩之品，以免闭门留寇；内伤咳嗽多为虚证或虚实夹杂证，分别治以健脾补肺、益气化痰，养阴润肺兼清余热之法。

三、证治分类

外感咳嗽

1. **风寒咳嗽证**

证候：咳嗽频作，咳声重浊，痰白清稀，鼻塞，流清涕，咽痒，恶寒无汗，发热或体温正常，头痛，全身酸痛,舌苔薄白,脉浮紧或指纹浮红。

辨证:本证以起病急、咳嗽频作、声重、咽痒、痰白、清稀、舌苔薄白、脉浮紧或指纹浮红为辨证要点。

治法:疏风散寒,宣肺止咳。

方药:金沸草散加减。

寒邪较重,表证明显者,加炙麻黄,辛温散寒宣肺;咳嗽明显者,加杏仁、桔梗、枇杷叶,宣肺止咳;痰多者,加橘红、茯苓,化痰理气。平素大便偏干者,可酌加枳壳、厚朴。外寒内热证,方用麻杏石甘汤加减。流感季节可以加大青叶、黄芩、贯众、板蓝根,重清肺热。

2. 风热咳嗽证

证候:咳嗽不爽,痰黄黏稠,不易咯出,口渴,咽干,咽痒肿痛,可见到乳蛾红赤,鼻流浊涕,伴有发热恶风,微汗出,头痛,舌质红,苔薄黄,脉浮数或指纹浮紫。

辨证:本证以咳嗽不爽,痰黄黏稠,咽红肿痛,舌质红,苔薄黄,脉浮数或指纹浮紫为辨证要点。

治法:疏风清热,宣肺止咳。

方药:桑菊饮加减。

肺热重者,加金银花、黄芩,清宣肺热;咽红肿痛,加桔梗、玄参,利咽消肿;咳重者,加枇杷叶、前胡,清肺止咳;痰多者,加浙贝母、瓜蒌皮,化痰止咳。风热夹湿证可加薏苡仁、清半夏、茯苓,宣肺燥湿,化痰止咳。

内伤咳嗽

1. 痰热咳嗽证

证候:咳嗽,痰多色黄黏稠,难以咯出,甚则喉间痰鸣,伴见发热,口渴,烦躁,尿少色黄,大便干结,舌质红,苔黄腻,脉滑数或指纹紫。

辨证:本证以咳嗽痰多,痰色黄、质黏稠,难以咯出,舌红,苔黄腻为辨证要点。

治法:清肺化痰止咳。

方药:清金化痰汤加减。

痰多色黄黏稠难咯者,加瓜蒌皮、胆南星、葶苈子,清肺化痰;咳重,胸胁疼痛者,加郁金、青皮,理气通络;心烦口渴者,加石膏、竹叶,清心除烦;大便秘结者,加瓜蒌仁、制大黄,通腑泻热。

2. 痰湿咳嗽证

证候:咳嗽,痰多壅盛,色白而稀,咳声重浊,或喉间痰声辘辘,胸闷纳呆,神疲倦怠,舌淡红,苔白腻,脉滑。

辨证:本证以咳嗽,痰多壅盛,痰声辘辘、色白而稀,苔白腻为辨证要点。

治法:燥湿化痰止咳。

方药:二陈汤合三子养亲汤加减。

湿盛,加苍术、厚朴,燥湿健脾,宽胸行气;咳嗽重,加白前、紫菀、款冬花、百部、枇杷叶,宣肺化痰;纳呆者,加焦神曲、麦芽、焦山楂,醒脾消食。

3. 气虚咳嗽证

证候：咳声无力，痰白清稀，面色苍白，气短懒言，语声低微，自汗，畏寒，舌淡嫩边有齿痕，脉细无力。

辨证：本证多见于病程长患儿，以咳嗽无力，痰白清稀，反复外感为辨证要点。

治法：健脾补肺，益气化痰。

方药：六君子汤加味。

可加用百部、炙紫菀、五味子，宣肺止咳。气虚明显者，加黄芪、黄精，益气补虚；咳重痰多者，加杏仁、川贝母、炙枇杷叶，化痰止咳；食少纳呆者，加焦山楂、焦神曲，和胃消食。

4. 阴虚咳嗽证

证候：干咳无痰，或为刺激性干咳，或痰少而黏，或痰中带血，不易咯出，伴见口渴咽干，喉痒，声音嘶哑，午后潮热或手足心热，舌红，少苔，脉细数。

辨证：本证常由痰热咳嗽转化而来。本证以干咳无痰，或痰少而黏，喉痒声嘶，舌红少苔，脉细数为辨证要点。

治法：养阴润肺，兼清余热。

方药：沙参麦冬汤加减。

阴虚重者，加地骨皮、石斛、阿胶，养阴清热；咳嗽明显者，加炙紫菀、川贝母、炙枇杷叶，润肺止咳；咳重，痰中带血者，可加仙鹤草、白茅根、藕节炭，清肺止血。

四、中成药

1. 通宣理肺丸　每次<1岁1/3丸，1~3岁1/2丸，4~7岁2/3丸，8~14岁1丸，每日2次。用于风寒咳嗽。婴幼儿可碾磨冲服。

2. 急支糖浆　每次5~10 ml，每日3次。用于风热咳嗽。

3. 蛇胆川贝液　每次10 ml，每日2~3次。用于风热咳嗽。

4. 川贝枇杷露　每次5~15 ml，每日3次。用于痰热咳嗽。

5. 清肺化痰颗粒　每次1袋，每日2~3次。用于痰热咳嗽。

6. 养阴清肺丸　1~3岁1/2丸，4~7岁2/3丸，8~14岁1丸，每日2次。用于阴虚咳嗽。

五、针灸治疗

针刺取穴　①天突、内关、曲池、丰隆。②肺俞、尺泽、太白、太冲。每日取一组，两组交替使用。每日1次，10~15次为1个疗程。中等刺激，或针后加灸。用于气虚咳嗽。

六、其他疗法

1. 药物雾化　可有助于稀释痰液，促进痰液排出。

2. 外治法

（1）贴敷：麻黄1 g，牙皂6 g，细辛10 g，白豆蔻6 g，白芥子16 g，共研细末，过筛。取药粉0.7 g，置万应膏中，铺匀，稍加热后贴患儿背部肺俞穴。3天换1贴，连贴3~5张。

(2) 热熨：白芥子40 g、紫苏子40 g、莱菔子40 g、生姜5片、食盐250 g，焙干共研细末，炒至50℃左右，装入纱布袋内，在两侧胸背及腋下来回熨烫，每次30~40分钟，每日2~3次。

【预防与调护】

(1) 鼓励孩子经常参加户外活动，锻炼身体，增加对外界环境的适应力和抗病力。

(2) 减少不良刺激，避免与煤气、烟尘等接触。疾病高发季节避免滞留在拥挤场所。

(3) 适度休息，保证充足的睡眠。

(4) 疾病期间经常变换体位，叩背，促进痰液排出。注意室内空气流通，保持空气新鲜；室温以18~20℃为宜，相对湿度约60%。

(5) 疾病期间饮食主张给易消化、有营养之品。婴幼儿尽量不改变原有的喂养方法。年长儿饮食宜清淡，不给辛辣、油腻食物，少给生冷、过甜、过咸之品。咳嗽时应停止喂哺或进食，以避免食物呛入气管。

第二节 腹 痛

腹痛，是指胃脘以下、脐之四周以及耻骨以上部位疼痛的病证。包括大腹痛、脐腹痛、少腹痛和小腹痛。大腹痛，指胃脘以下、脐部以上的腹部疼痛；脐腹痛，指脐部周围部位疼痛；少腹痛，指小腹两侧或一侧疼痛；小腹痛，指下腹部的正中部位疼痛。

腹痛属于儿科常见证候，可见于任何年龄，发于任何季节。在西医学中，腹痛是一种症状，可出现在多种疾病的发病过程中，涉及病种范围很广，主要包括全身性疾病及腹部以外器官疾病产生的腹痛；腹部器官的器质性疾病；消化功能紊乱引起的功能性腹痛。本节所讨论的内容主要是消化功能紊乱引起的功能性腹痛，其他原因引起的腹痛应在明确病因诊断，并在相应治疗的基础上，参考本节进行辨证论治。另外，外科急腹症也表现为腹痛，不属于本节讨论的范围，需外科紧急处理，误诊漏诊易造成严重损害，甚至危及生命。

【病因病机】

小儿脏腑娇嫩，形气未充，为"稚阴稚阳"之体。脾胃薄弱，气血尚未充盛，容易为各种邪气所侵扰。六腑以通降为顺，经脉以流通为畅，或感受寒邪，或乳食积滞，或情志刺激，或外伤虫害，皆可导致气机阻滞，不通而痛；或脏腑亏虚，脾胃虚寒，不荣则痛。

1. 感受外邪　风、寒、暑、湿邪气皆可引起腹痛。小儿时期，寒温不能自调，乳食不能自节。若养护不当，衣被单薄，则易致腹部为风冷之气所侵；又或过食生冷瓜果，导致中阳受戕。寒主收引，寒凝气滞，经络不通，气血不畅而腹痛；或感受暑热、湿热邪气，邪气壅滞气机，气血不通而发腹痛。因小儿稚阳未充，故儿科腹痛者以寒凝气滞者为多见。

2. **饮食失宜** 小儿脾常不足，运化力弱，加之乳食不知自节，故易伤食。或过食肥甘厚味，或饥饱失宜，以至于食积停滞，郁积胃肠，气机壅塞，脘腹痞满胀而腹痛。或喜食生冷瓜果，或进食不洁，使虫卵进入肠道，扰乱胃肠气机，脏腑不和而腹痛。或嗜食油腻以致胃肠积热，或积滞日久化热，肠中津液不足，燥热内结。亦有因外感热病，热邪入里，热结阳明，灼伤津液，使气机不利，传导之令不行而导致腹痛发生。

3. **脏腑虚寒** 患儿素体脾阳虚弱，脏腑虚冷，或寒湿内停，损伤阳气，阳气不振，温煦失职，阴寒内盛，导致气机不畅，可见腹部绵绵作痛。

4. **气滞血瘀** 小儿所欲不遂，情志不畅，肝失条达，肝气横逆犯脾犯胃，中焦气机窒塞，血脉凝滞，气血运行不畅而发腹痛。或因外伤跌仆，或手术后，腹部络脉瘀滞，气滞血瘀，不通而痛。

【辨证论治】

一、辨证要点

婴幼儿或不能言语，或言之不可尽信，故腹痛临证望诊很重要，并需详细询问家属及陪同者。患儿多表现为无故啼哭，如见到弯腰捧腹，或呻吟不已，时缓时急者，此多为腹痛。

1. **辨疼痛部位** 结合病史，根据腹痛的部位、程度以及伴随的症状进行判断。中上腹痛者多病在脾胃、大肠、小肠；小腹痛者病多在膀胱和大肠；脐腹痛者病多在大小肠。肝胆疾患痛多在右上腹；虫积痛多在脐周阵痛；阑尾炎痛多在右下腹；少腹痛多属足厥阴肝经病证及疝气腹痛。

2. **辨病情轻重** 病程短，疼痛轻，精神尚可者多属轻证；病程较长，疼痛较剧，精神欠佳者多属重证。若腹痛骤作，伴有腹胀、便血、高热，甚则见到大汗淋漓，四肢厥冷，脉微欲绝之虚脱证候者为危重证候。

3. **辨虚实寒热** 如腹痛阵作，得寒痛减，兼见口渴引饮，大便秘结，小便黄赤，舌红，苔黄少津，指纹紫，脉洪大而数者，属实热；若暴痛无间断，得热痛减，兼见口不渴，下利清谷，小便清利，舌淡，苔白滑润，指纹紫，脉紧或迟者，属实寒。急性腹痛多属实证，特点是痛有定处，拒按；食积腹痛多属实证，腹痛多兼见脘腹胀满，苔黄厚腻或腐苔；慢性腹痛多属虚寒，特点是痛无定处，喜按喜揉，饥则痛作，舌淡少苔，脉弱无力。

二、治疗原则

总的治疗原则是调理气机，疏通经脉。除内服药外，亦可配合使用推拿、外治、针灸等方法治疗，可提高疗效。

三、证治分类

1. **脾胃中寒证**

证候：腹痛阵作，遇寒痛甚，得温痛缓；面色苍白，痛剧者额冷汗出，甚者唇色紫黯，肢冷，或兼吐泻，小便清长，舌淡红，苔白滑，脉沉弦紧，指纹红。

辨证：本证多有外感寒邪或饮食生冷病史，以腹痛阵作，遇寒痛甚，得温痛缓，拘急疼痛为辨证要点。

治法：温中散寒止痛。

方药：养脏汤加减。

腹胀者，加砂仁、枳壳，理气消胀；恶心呕吐者，加法半夏、藿香，和胃止呕；兼泄泻者，加炮姜、煨肉豆蔻，温中止泻；抽掣阵痛者，加小茴香、延胡索，温中活血止痛。

2. 乳食积滞证

证候：脘腹胀满，疼痛拒按，口气酸臭，或腹痛欲泻，泻后痛减，不思乳食，或时有呕吐，吐物酸馊，矢气频作，粪便秽臭，夜卧不安，时时啼哭，舌淡红，苔厚腻，脉沉滑，指纹紫滞。

辨证：本证多有伤乳伤食病史，以脘腹胀满，疼痛拒按，不思乳食，口气酸臭，腹痛欲泻，泻后痛减，苔厚腻为辨证要点。

治法：消食导滞止痛。

方药：保和丸加减。

若大便不通，腹胀明显，或泻下不畅，泻后痛减者，加槟榔、莱菔子，消积导滞；食滞化热，见面赤唇红，烦躁不安，口渴欲饮，大便秘结，舌苔黄糙者，可去苍术、砂仁，加大黄、玄明粉，清热通腑，荡涤肠胃之积热。

3. 胃肠结热证

证候：腹部胀满，疼痛拒按，大便秘结，烦躁不安，潮热口渴，手足心热，唇舌鲜红，舌苔黄燥，脉滑数或沉实，指纹紫滞。

辨证：本证属里热实证，以腹痛胀满，疼痛拒按，便秘为辨证要点。

治法：通腑泻热止痛。

方药：大承气汤加减。

若口干，舌红干者，加玄参、麦冬、生地，养阴生津。因肝胆失于疏泄，肝热犯胃的实热腹痛，可用大柴胡汤加减。

4. 脾胃虚寒证

证候：腹痛绵绵，时作时止，痛处喜温喜按，面白少华，精神倦怠，手足不温，乳食减少，或食后腹胀，大便稀溏，唇舌淡白，脉沉缓，指纹淡红。

辨证：本证以起病缓慢，病程较长，腹痛绵绵，喜按喜温，反复发作为辨证要点。

治法：温中缓急止痛。

方药：小建中汤合理中丸加减。

气血不足明显者，加黄芪、当归，补益气血；肾阳不足者，加附子、肉桂以温补元阳；伴呕吐清涎者，加丁香、吴茱萸以温中降逆；脾虚而兼气滞者，用厚朴温中汤。

5. 气滞血瘀证

证候：腹痛经久不愈，痛有定处，痛如锥刺，或腹部癥块拒按，肚腹硬胀，青筋显露，口唇色黯，舌紫黯或有瘀点,脉涩,指纹紫滞。

辨证:本证常有外伤、手术或癥瘕等病史,以痛有定处,痛如锥刺,拒按或腹部癥块为辨证要点。

治法:活血行气止痛。

方药:少腹逐瘀汤加减。

兼胀痛者,加川楝子、乌药以理气止痛;有癥块或有手术、外伤史者,加三棱、莪术,散瘀消癥。活血逐瘀药物多伤津耗血,应用时注意去病大半则止,康复期加用补气之品,如黄芪、党参等。

6. 虫积腹痛证

证候:脐周腹痛,时作时止,痛甚有条索样包块,疼痛时泛吐清涎,不思饮食,精神不振,不痛时饮食嬉戏如常。或突然右上腹钻顶样绞痛,弯腰曲背,辗转不安,恶心吐蛔,肢冷汗出。舌红,苔黄腻,脉沉滑,指纹紫滞。

辨证:脐周为小肠盘踞之处,蛔虫寄生小肠,故脐周腹痛。本证以脐周痛,时作时止,粪便查见虫卵为辨证要点。

治法:驱虫止痛。

方药:下虫丸。

若发生蛔厥,应安蛔止痛,用乌梅丸。此方辛苦酸并用,使蛔虫得酸则安,得辛则伏,得苦则下。

四、中成药

1. 藿香正气液 每次5~10 ml,每日2~3次。用于脾胃中寒证。
2. 保和丸 每次3 g,每日3次。用于乳食积滞证。
3. 四磨汤口服液 每次3~7岁5~10 ml,>7岁10 ml,每日2次。用于乳食积滞证。
4. 附子理中丸 每次2~3 g,每日2~3次。用于脾胃虚寒证。
5. 元胡止痛片 每次2~3片,每日2~3次。用于气滞血瘀证。

五、针灸治疗

1. 体针 足三里、合谷、中脘。长30号毫针,快速进针,行平补平泻手法,捻转或提插。年龄较大儿童可留针15分钟至腹痛消失。
2. 耳穴 胃、脾、肝、胆。虚证加肾,实证加三焦、大肠;便秘加肛门、直肠。热证用绿豆,寒证用王不留行籽,置于胶布中贴压耳穴。每天按压3~5次,每周换贴2~3次,6次1个疗程。多用于慢性腹痛。

六、其他疗法

1. 药物外治

(1) 公丁香3 g、白豆蔻3 g、肉桂2 g、白胡椒4 g,共研细末,过100目筛,贮瓶备用。用时取药末1~1.5 g,填敷脐中,再外贴万应膏。用于脾胃中寒证、脾胃虚寒证。

(2) 生葱头250 g,捣烂炒熟敷肚脐。用于脾胃虚寒证。

2. 推拿疗法

（1）揉一窝风，揉外劳宫。用于脾胃中寒证。

（2）清脾胃，顺运八卦，推四横纹，清板门，清大肠。用于乳食积滞证。

（3）顺运八卦，清胃，退六腑，推四横纹。用于胃肠结热证。

（4）揉外劳宫，清补脾，顺运八卦。用于脾胃虚寒证。

（5）揉外劳宫，平肝，清胃，清大肠，摩腹（自右下腹沿升结肠、横结肠的解剖部位，自右向左运摩）。适用于虫积腹痛。

【预防与调护】

（1）注意培养孩子良好的饮食习惯，注重饮食卫生，不可过食生冷。

（2）避免感受外邪和腹部受凉。餐后切勿立刻做剧烈运动。

（3）剧烈而持续腹痛者应进行必要的辅助检查，以排除急腹症，及时处理。根据病因，给予相应饮食调护。消除患儿恐惧心理。

（4）寒性腹痛者应温服或热服药液；热性腹痛者应冷服药液；伴呕吐者，药液要少量多次分服。

第三节 积　　滞

积滞是由于小儿内伤乳食，停积中焦，积而不化，气滞不行引起的一种脾胃病证。临床以不思乳食，脘腹胀满，嗳气酸腐，大便酸臭或便秘为特征。

本病一年四季皆可发生，各种年龄均可发生，但婴幼儿居多。预后一般良好。脾胃虚弱、先天不足以及喂养不当的婴幼儿容易发病。个别患儿若迁延不愈或失治日久可出现气血生化乏源，甚至影响其生长发育，可转化成为"疳证"。

本病相当于西医学中的消化不良。

【病因病机】

本病的主要病因是乳食不节，脾胃功能受损，运化不健，或素体脾胃虚弱，腐熟运化不及导致的乳食停滞不化。病机为乳食停滞不化，气滞不行。病位在脾胃。

1. **乳食不化**　小儿脾常不足，乳食不能自节。伤于乳者，多见于哺乳方法不当，或过急过量，或冷热不调；伤于食者，多因喂养不当，偏食嗜食，暴饮暴食，或过食膏粱厚味，煎炸炙煿，或贪食生冷、坚硬难化之物，或添加辅食不当，皆可伤及脾胃，脾胃受损，升降失宜，则宿食停聚，积而不化，发为积滞。伤于乳者，为乳积；伤于食者，为食积。

2. **脾虚夹积**　患儿若禀赋不足，素体脾阳虚弱；或病后失调，脾气亏虚；或过用寒凉攻伐之品,导致脾胃虚寒,腐熟运化不及,加之喂养失宜,乳食停滞不化,发为积滞。

若积滞日久不消,迁延失治,病情进展可继续损伤脾胃的功能,导致气血生化乏源,影响小儿的营养吸收,阻碍小儿的生长发育,可见到形体日渐消瘦,转为疳证。

【辨证论治】

一、辨证要点

本病辨证虽有虚实两端,但以虚实夹杂证居多。可根据病史、伴随症状以及病程长短来辨别虚、实、寒、热。

1. **辨轻重** 轻证多病程较短,主要表现为不思乳食,时有呕吐,大便酸臭见有食物残渣;重证除具有轻证表现外,还可见到脘腹胀满,胸胁苦满,胃纳不振,不思饮食,手足心及腹部灼热,或午后发热,心烦易怒,夜卧不宁等症状。

2. **辨虚实** 病程短,见到脘腹胀满,疼痛拒按,或伴低热,哭闹不安者属实证;病程较长,脘腹胀满,喜温喜按,喜爱热饮,伴神倦乏力,体形瘦弱者多为虚中夹实证。

3. **辨寒热** 脘腹胀满或疼痛,得热则甚,遇凉稍缓,口气臭秽,大便秘结臭秽,手足胸腹灼热,舌红,苔黄厚腻,为热证;若脘腹胀满,喜温喜按,四肢欠温,大便稀溏,小便清长,舌淡,苔白腻,为寒证。

二、治疗原则

以消食化积,理气行滞为治疗原则。实证治宜消乳化食,消积和中;虚中夹实证治宜健脾助运,消积化滞。具体治法当据临床表现的不同而随证施治。本病的治疗,除内服药外,可配合推拿、外治等疗法,可达事半功倍之效。

三、证治分类

1. **乳食内积证**

证候:不思乳食,纳减食少,嗳气酸腐,或呕吐,脘腹胀满,或疼痛拒按,大便酸臭,烦躁哭吵,或有低热,夜卧不宁,手足心热,舌红,苔腻,脉弦滑,或指纹紫滞。

辨证:本证多有乳食不节史,以不思乳食,脘腹胀满,嗳吐酸腐,大便酸臭为辨证要点。

治法:消乳化食,消积和中。

方药:乳积者,宜消乳丸加减。食积者,宜保和丸加减。

腹胀明显者,加木香、厚朴、枳实,行气导滞除胀;腹痛拒按,大便秘结者,加大黄、槟榔,消导积滞;恶心呕吐者,加竹茹、生姜,和胃降逆止呕;大便稀溏者,加扁豆、薏苡仁,健脾渗湿,消中兼补;舌红,苔黄,伴低热口渴者,加胡黄连、石斛、天花粉,清热生津止渴。

2. **脾虚夹积证**

证候:面色少华或萎黄,神疲倦怠,形体消瘦,不思乳食,食则饱胀,腹满喜按,喜俯卧,大便稀溏酸腥,夹有乳片或食物残渣,舌质淡,苔白腻,脉细滑或细弱,指纹淡滞。

辨证：本证多见于素体脾虚患儿，或有病后失调、过用寒凉药物病史者；也可由乳食内积证日久不愈转化而来。本证以神疲倦怠，不思乳食，腹满喜按为辨证要点。

治法：健脾助运，消积化滞。

方药：健脾丸加减。

呕吐者，加生姜、丁香、半夏，温中和胃，降逆止呕；大便稀溏者，加山药、薏苡仁、苍术，健脾化湿；腹痛喜按者，加干姜、白芍、木香，温中散寒，缓急止痛；舌苔白腻，加藿香、佩兰，芳香醒脾化湿。

四、中成药

1. 化积消食口服液　每次5～10 ml，每日2～3次。用于乳食内积证。
2. 枳实导滞丸　每次2～3 g，每日2～3次。用于积滞较重，郁而化热者。
3. 清热化滞颗粒　1～3岁每次1袋，4～7岁每次2袋，8～14岁每次3袋，每日3次。用于积滞较重，郁而化热者。
4. 小儿香橘丸　每次2～3 g，每日2～3次。用于脾虚夹积证。

五、针灸治疗

1. 体针　取穴为足三里、中脘、梁门。乳食内积加里内庭、天枢；积滞化热加曲池、大椎；烦躁加神门；脾虚夹积加四缝、脾俞、胃俞、气海。每次取3～5穴，中等刺激，不留针，实证用泻法为主，辅以补法，虚证用补法为主，辅以泻法。
2. 耳针　取穴胃、大肠、神门、交感、脾。每次选3～4穴，用王不留行籽贴压，左右交替，每日按压3～4次。

六、其他疗法

1. 药物外治

（1）玄明粉3 g、胡椒粉0.5 g，研细粉拌匀。置于脐中，外盖纱布，胶布固定。每日换1次。用于乳食内积证。

（2）神曲30 g、麦芽30 g、山楂30 g、槟榔10 g、生大黄10 g、芒硝20 g，共研细末。以麻油调，敷于中脘、神阙穴。先热敷5分钟，后继续保留24小时。隔日1次，3次为1个疗程。用于乳食内积腹胀痛者。

（3）酒糟100 g，入锅内炒热，分2次装袋，交替放腹部热熨。每次2～3小时，每日1次。用于脾虚夹积证。

2. 推拿疗法

（1）清胃经，揉板门，运内八卦，退四横纹，揉按中脘、足三里，推下七节骨，分腹阴阳。用于乳食内积证。

（2）补脾经，运内八卦，摩中脘，清补大肠，揉按足三里。用于脾虚夹积证。

【预防与调护】

（1）合理喂养。忌暴饮暴食、过食肥甘炙煿及生冷瓜果、偏食零食及妄加滋补。

（2）婴儿添加辅食，应循序渐进。

（3）伤食积滞患儿应暂时控制饮食，不可强迫进食。积滞消除后，逐渐恢复正常饮食。

第四节 厌 食

厌食是指小儿较长时间食欲不振，食量减少，厌恶进食，甚则拒食的一种脾胃病证，是小儿时期的常见病证。各年龄儿童均可发病，但以1~6岁为多见；可发生于任何季节，夏季之时，症状可加重。城市儿童发病率较农村高。患儿除食欲不振外，一般无其他明显不适，预后良好；但长期不愈者，可致气血生化乏源，抗病力下降，而易罹患他病，甚或影响生长发育，转化为疳证。

本病可见于西医学的消化不良。厌食不包括因外感时邪或罹患某些慢性疾病而出现的食欲不振。

【病因病机】

本病多由喂养不当、他病伤脾、先天不足、情志失调引起。其病位主要在脾胃。主要病机为脾胃运化失健。盖胃司受纳，脾主运化，脾胃调和，则口能知五谷饮食之味，正如《灵枢·脉度》所说："脾气通于口，脾和则口能知五谷矣。"

1. 喂养不当　小儿脏腑娇嫩，脾常不足，营养的摄取全赖家长的合理喂养。若家长缺乏正确的育婴保健知识，或添加辅食方法不当；或片面强调高营养饮食，过食肥甘、煎炸炙煿之品；或纵其所好，恣意零食；偏食；或饥饱无度；或滥服滋补之品，均可损伤脾胃，导致厌食发生。

2. 他病伤脾　脾喜燥恶湿，胃喜润恶燥。若因患他病，误用攻伐；或过用苦寒损及脾阳；或过用温燥耗伤及胃阴；或病后未能及时调理；或脾为湿困，均可使受纳运化失常，而致厌食发生。

3. 先天不足　胎禀不足，脾胃薄弱之小儿，往往生后即表现不欲吮乳，若加之后天失于调养，则脾胃怯弱，乳食难于增进。

4. 情志失调　小儿神气怯弱，易受惊恐。若失于调护，猝受惊吓或打骂；或所欲不遂；或环境变更等，均可致情志抑郁，肝失条达，气机不畅，乘脾犯胃，导致厌食。

【辨证论治】

一、辨证要点

本病主要辨类型。凡病程短，仅有纳呆食少，食而乏味，饮食稍多即感腹胀，形体尚可，舌质正常，舌苔薄腻者，为脾失健运；病程长，食而不化，大便溏薄，并伴面色少华，乏力多汗，形体偏瘦,舌质淡,苔薄白者,为脾胃气虚;若食少饮多,口舌干燥,大便秘结,舌红少津,苔少或花剥者,为脾胃阴虚。

二、治疗原则

以运脾开胃为基本法则。脾运失健者,当调和脾胃;脾胃气虚者,宜健脾益气;脾胃阴虚者,则养胃益阴。运脾贯穿于始终。应注意消导不宜过峻,燥湿不宜过寒,补益不宜呆滞,养阴不宜滋腻。在药物治疗的同时注重饮食调养,纠正不良的饮食习惯,这样才能获得满意疗效。

三、证治分类

1. 脾失健运证

证候:食欲不振,厌恶进食,食少而乏味,或伴胸脘痞闷,嗳气泛恶,大便不调,偶尔多食后则脘腹饱胀,形体略瘦,精神良好,舌淡红,苔薄白或薄腻,脉尚有力。

辨证:本证为厌食初期表现,特点是除厌恶进食症状外,其他症状均不显著。

治法:调和脾胃,运脾开胃。

方药:不换金正气散加减。

脘腹胀满者,加木香、厚朴、莱菔子,理气宽中;舌苔白腻,加半夏、佩兰,燥湿醒脾;暑湿困阻者,加荷叶、扁豆花,消暑化湿;嗳气泛恶者,加半夏、竹茹,和胃降逆;大便偏干者,加枳实、莱菔子,导滞通便;大便偏稀者,加山药、薏苡仁,健脾祛湿。

2. 脾胃气虚证

证候:不思进食,食而不化,纳少,大便偏稀夹不消化食物,面色少华,形体偏瘦,肢倦乏力,舌质淡,苔薄白,脉缓无力。

辨证:本证多见于脾胃素虚,或脾运失健,迁延失治者,以不思乳食,面色少华,肢倦乏力,形体偏瘦为辨证要点。

治法:健脾益气,佐以助运。

方药:异功散加味。

苔腻,便溏者,去白术,加苍术、薏苡仁,燥湿健脾;饮食不化者,加焦山楂、炒谷芽、炒麦芽,消食助运;自汗多,易外感者,加黄芪、防风,益气固表;情志不畅者,加柴胡、佛手,解郁疏肝。

3. 脾胃阴虚证

证候:不思进食,食少饮多,口舌干燥,皮肤失润,大便偏干,小便短黄,手足心热,舌红少津,苔少或花剥,脉细数。

辨证:本证多见于温热病后,或素体阴虚患儿,或嗜食辛辣伤阴者,以食少饮多,大便偏干,舌红少苔为辨证要点。

治法:养胃益阴,佐以助运。

方药:养胃增液汤加减。

口渴烦躁者,加天花粉、芦根、胡黄连,清热生津除烦;大便干结者,加火麻仁、郁李仁、瓜蒌仁,润肠通便;食少不化者,加谷芽、神曲,生发胃气;兼脾气虚弱者,加山药、太子参,补益气阴。

四、中成药

1. **小儿香橘丸**　每次1丸,每日2~3次。用于脾失健运证。
2. **小儿健脾丸**　每次1丸,每日2次。用于脾胃气虚证。
3. **江中健胃消食片**　每次4片,嚼碎,每日2次。用于脾胃气虚证。

五、针灸治疗

1. **体针取穴**　① 取脾俞、足三里、阴陵泉、三阴交,用平补平泻法。用于脾失健运证。② 取脾俞、胃俞、足三里、三阴交,用补法。用于脾胃气虚证。③ 取足三里、三阴交、阴陵泉、中脘、内关,用补法。用于脾胃阴虚证。以上各型均用中等刺激不留针,每日1次,10次为1个疗程。
2. **耳针取穴**　脾、胃、肾、神门、皮质下。用胶布粘王不留行籽贴按于穴位上,隔日1次,双耳轮换,10次为1个疗程。每日按压3~5次,每次3~5分钟,以稍感疼痛为度。用于各证型。
3. **刺四缝**　取四缝穴,用三棱针点刺,放出白色黏液,隔日1次,5次为1个疗程。

六、其他疗法

1. 推拿疗法

（1）补脾土,运内八卦,清胃经,掐揉掌横纹,摩腹,揉足三里。用于脾失健运证。

（2）补脾土,运内八卦,揉足三里,摩腹,捏脊。用于脾胃气虚证。

（3）揉板门,补胃经,运八卦,分手阴阳,揉二马,揉中脘。用于脾胃阴虚证。

（4）点穴配捏脊疗法:患儿俯卧,脊背放平,拇、食指自患儿长强穴向上捏拿至大椎穴,要求将皮下脂肪层捏起,随推随捏随搓。第二遍起在肾俞、脾俞、胃俞部位加重手法,连捏10次,然后再从命门向肾俞左右推捏数次。捏脊后选取双内关、双足三里、天枢、中脘、气海、肾俞等穴,用右手拇指螺纹面按压上述有效点。

2. 外治法

（1）敷贴疗法:大黄、大白、白蔻仁、三仙、高良姜、陈皮,研碎过筛,加凡士林调成敷脐膏敷脐,每次8~12小时,每日1次,10天为1个疗程。用于厌食各证型。

（2）炒神曲、炒麦芽、焦山楂各10g,炒莱菔子6g,炒鸡内金5g,共研末,加淀粉1~3g,用开水调成糊状,临睡前敷患儿脐上,绷带固定,次晨取下,每日1次,5次为1个疗程。不愈者,隔1周,再进行第二个疗程。适用于厌食各证型。

【预防与调护】

（1）掌握正确的喂养方法,母乳喂养的婴儿4个月后应逐步添加辅食。出现食欲不振症状时,要及时查明原因,采取针对性治疗措施。

（2）注意精神调护,培养良好的性格。教育孩子要循循善诱,切勿训斥打骂,变换生活环境要逐步适应,防止惊恐恼怒损伤。

（3）培养良好的饮食习惯。不偏食、挑食，不强迫进食，饮食定时适量，荤素搭配，少食肥甘厚味、生冷坚硬等不易消化食物，鼓励多食蔬菜及粗粮。

（4）对待患儿，要遵照"胃以喜为补"的原则，先从小儿喜欢的食物着手，饭菜多样化，讲究色香味，以促进食欲来诱导开胃，暂时不要考虑营养价值，待其食欲增进后，再按营养的需要供给食物。

第五节 尿　血

尿血是指小便中混有血液或伴有血块的一种病证。又名"溺血"、"溲血"。西医学根据尿血轻重分为肉眼血尿或镜下血尿。

尿血是儿科临床上一个常见症状，可发生于任何年龄和季节，见于多种疾病的过程中。大多数见于泌尿系疾病，尤其多见于各种类型的肾小球肾炎、泌尿道感染、泌尿系损伤及畸形、泌尿系结石、特发性高钙尿症等。此外，肾结核、泌尿系肿瘤、药物性肾损害以及全身性疾病如过敏性紫癜、系统性红斑狼疮、流行性出血热、钩端螺旋体病等也可引起尿血。

【病因病机】

本病病因广泛，归纳起来大致有外感、正虚、邪恋三类因素。其共同的病理变化均为肾与膀胱脉络受伤，导致血不归经，溢于水道。病位多在肾与膀胱，可涉及心、肝、脾、肾。

1. 感受外邪　外感风热、湿热、疮毒均可致邪热损伤阴络而发生尿血。尿血的发生与热邪的关系最为密切，外感尿血，无论风热、湿热、疮毒，均伤于太阳，传入阳明，结于下焦，迫血妄行，导致尿血。

2. 正气虚损　因脏腑气血功能受损而出现的尿血多属虚证。其起病隐匿，病程较长，尿色淡红，多伴阴虚、气虚或气阴两虚等证候。或脾失健运，统摄无权，久病不愈；或肾气亏虚，固摄无力，封藏失司；或阴虚火旺，迫血妄行，溢于脉络之外，血不归经，下渗水道，血随尿出，而致尿血。

3. 邪热羁留　若感受外邪，失治误治；或邪热未清，早用固涩，或久病伤络，均可使脉络壅滞，滞久为瘀，瘀血结于下焦，络破血溢，渗入膀胱，而成尿血。

各种病因引起尿血后易致瘀血，瘀血不散，可进一步损伤下焦脉络，而成尿血反复不愈。在尿血的病程中，出血与瘀血常同时并存，瘀血既是尿血的致病因素，也是尿血后形成的病理产物。

【辨证论治】

一、辨证要点

1. 辨虚实　尿血的辨证以虚实为关键。小儿尿血以实证为多。实证尿血以发病急、病程短、伴有外感或有外感病史、尿色鲜红为特点，虚证尿血以起病缓、病程长、伴有全身阴虚或气虚表现为特点。此外,在虚证过程中,常兼有邪热留恋或瘀血内阻,从而形成正虚邪恋,虚中夹实之证。

2. 辨部位　小便时出血的先后,对初步判断出血的部位有一定参考价值。如小便一开始见血,但逐渐清晰,即先血后溲者,多为尿道出血;终末尿血,即先溲后血者,多为膀胱出血;如小便从始至终为血尿者,称全程血尿,多见为肾脏出血。尿道、膀胱出血多实证,肾脏出血则虚实皆见。

二、治疗原则

本证实证较多,总的治疗原则是清热利湿,凉血止血。

三、证治分类

1. 风热外感证

证候:起病前常有感冒病史。症见发热恶寒,咳嗽,咽红咽痛,乳蛾肿大,继见尿血,舌红,苔薄白或薄黄,脉浮数。

辨证:本证多见于急性肾小球肾炎或IgA肾病(反复血尿型),可为肉眼血尿也可为镜下血尿,临床以尿血伴风热表证为辨证要点。

证候:疏风宣肺,清热止血。

方药:银翘散加减。

发热者,加生石膏、葛根,清热生津;咽喉肿痛者,加山豆根、牛蒡子、板蓝根,疏风利咽;咳嗽明显者,加桑白皮、鱼腥草,清肺止咳;尿血明显,加旱莲草、仙鹤草,凉血止血。

2. 湿热内蕴证

证候:起病突然,小便短赤,或尿急、尿频,或发热,口干,腰酸腰痛,少腹作胀,大便秘结,舌红,苔黄腻,脉滑数。

辨证:本证以起病急,小便短赤,舌红,苔黄腻,脉滑数等为辨证要点。

治法:清热利湿,凉血止血。

方药:小蓟饮子加减。

尿血量多,加白茅根、旱莲草,凉血止血;尿血夹有瘀血块或血丝,加丹参、血竭、参三七以化瘀止血;尿中有砂石或频数短少者,加金钱草、石韦、海金沙、鸡内金以清利排石;小腹胀痛者,加延胡索、川楝子以理气止痛;发热,口渴喜饮者,加生石膏、知母、玄参以清热生津;烦躁头痛者,加夏枯草、钩藤以泻火潜阳。

3. 阴虚火旺证

证候:尿血屡发,尿色鲜红或淡红,伴见咽干咽红,手足心热,或有低热、颧红、盗汗,舌红苔少,脉细数。

辨证:本证多见于急性肾炎恢复期或慢性肾小球疾病(隐匿性肾炎、IgA肾病、紫癜性肾炎等)反复发作或迁延不愈病例。临床以尿血反复,伴咽干咽红,手足心热,舌红少苔等阴虚内热证为辨证要点。

治法:滋阴降火,凉血止血。

方药：知柏地黄丸加减。

咽干咽红者，加玄参、山豆根，滋阴清热止血；低热，颧红，盗汗者，加地骨皮、银柴胡、鳖甲以滋阴退热；腰膝酸软，加桑寄生、川断以滋补肾阴。

4. 脾肾不足证

证候：久病尿血，色淡红，面色萎黄，体倦乏力，气短声低，纳呆便溏，腰膝酸软，或兼齿衄、肌衄，舌淡，脉虚弱。

辨证：本证多见于慢性肾小球疾病、凝血异常等引起的尿血。临床以镜下血尿日久不愈，伴面色萎黄，体倦乏力，纳呆便溏，腰膝酸软等脾肾不足证候为辨证要点。

治法：补脾摄血。

方药：归脾汤合二至丸加减。

纳少便溏者，加山药、薏苡仁以健脾助运；尿血量多，加藕节炭、煅龙牡、阿胶以收涩止血。

四、中成药

1. 血尿胶囊　每次2粒，每日3次。用于各种尿血。
2. 百令胶囊　每次4粒，每日2次。用于虚证各型尿血。
3. 知柏地黄丸　每次1丸，每日2次。用于尿血阴虚火旺证。

五、针灸治疗

1. 体针　血海、三阴交、关元、中极、气海、肾俞等。实证尿血用泻法，虚证尿血用补法。
2. 耳针　尿血伴有结石者，取肾、输尿管、膀胱、交感、神门，经电脉冲耳穴治疗，再用王不留行籽贴压耳穴，使结石出而尿血止。

【预防与调护】

（1）加强体育锻炼，增加抵抗力。积极预防各种感染。

（2）彻底治疗呼吸道、皮肤、口腔、中耳等各部位感染。

（3）病初应注意休息，待血压恢复，水肿消退，尿量正常后逐渐增加活动。水肿期及血压增高者，应限制盐和水摄入，高度水肿和明显高血压时，应忌盐，严格限制水入量。尿少尿闭时，应限制高钾食物。

（4）水肿期应每日准确记录尿量、入水量和体重，尤其有水肿、尿量减少、氮质血症者，应限制蛋白质摄入，以减轻肾脏排泄负担。应每日测2次血压（必要时可随时测），预防高血压脑病发生。水肿期应保持皮肤尤其皱褶处的清洁。

第六节　遗　尿

遗尿又称"尿床"，是指5周岁以上的小儿睡中小便自遗，醒后方觉的一种病证。正常1周岁以上小儿能控制自主排尿。超过5岁仍不能控制排尿，熟睡时经常遗尿，轻者数夜一次，重者可一夜数次者为病态。本证若长期不愈，可损伤儿童自尊心，甚至影响患儿的身心健康与生长发育。

古代医籍对本病的记载颇多，最早见于《灵枢·九针论》："膀胱不约为遗溺"。多数医家认为病由肾与膀胱虚冷所致，证属虚寒，病位在肾与膀胱。西医学认为，此类遗尿多与尿路感染有关，此外，通过影像学X线检查，发现部分遗尿与隐性脊柱裂有关。还有部分患儿有家族遗传病史。

本节所述遗尿多为功能性病症，不包括西医学中因器质性疾患导致的遗尿或尿失禁。

【病因病机】

遗尿的病位在肾与膀胱。主要病机是膀胱失约。

1. 肾气不足　肾藏先天元阳，司二便；膀胱为州都之腑，主藏尿液，与肾互为表里。尿液贮藏于膀胱，且开阖有常，全赖肾气的气化与封藏。先天禀赋不足，肾气不足，导致下焦虚寒，气化功能失调，闭藏失司，故不能约束水道而成遗尿。正如《素问·宣明五气》中所说："膀胱……不约为遗尿"。

2. 肺脾气虚　肺为水之上源，主敷布津液；脾为后天之本，中焦枢纽，主运化水湿，肺脾二脏功能共同维持水液代谢的正常。若肺脾气虚，则上虚不能制下，水道制约无权，而发遗尿。

3. 心肾失交　心在上焦，属火，主神明；肾在下焦，属水。心火下降于肾以温肾水，肾水上济于心以滋心阴，水火既济则心有所主，肾有所藏。若因情志失调，导致心肾失交，水火不济，则夜梦纷纭，梦中尿床，或欲醒而不能，小便自遗。

4. 肝经湿热　肝主疏泄，调畅气机。火热内迫，肝经湿热郁结，或湿热下注，迫注膀胱，致膀胱失约，而发遗尿。

【辨证论治】

一、辨证要点

本病主要辨其寒热虚实。虚寒者病程长，体质弱，尿频清长，舌质淡，苔薄滑，或舌有齿痕，舌体胖嫩，兼见面白神疲、纳少乏力、肢冷自汗、大便溏薄、反复感冒等症。实热者病程短，体质尚壮实，尿量少、黄臊，舌质红，苔黄，兼见面红唇赤、性情急躁、头额汗多、龄齿夜惊、睡眠不宁、大便干结等症。

二、治疗原则

以温补下元，固摄膀胱为主要治疗法则。

三、证治分类

1. 肾气不足证

证候：寐中多遗，可达数次，小便清长，肢冷畏寒，面白少华，神疲乏力，智力较同龄儿稍差，舌淡,苔白,脉沉细或沉迟。

辨证:本证以遗尿日久,次数较多,兼见小便清长,肢冷畏寒,舌淡苔白,脉沉细或沉迟为辨证要点。

治法:温补肾阳,固涩膀胱。

方药:菟丝子散加减。

伴有寐深沉睡,不易唤醒者,加炙麻黄、石菖蒲以豁痰醒神;兼有郁热者,适加栀子、黄柏,兼清里热。

2. 肺脾气虚证

证候:夜间遗尿,尿频量多,平素易感冒,面色少华,少气懒言,神疲乏力,食欲不振,大便溏薄,舌质淡,苔薄白,脉沉无力。

辨证:本证以夜间遗尿,日间尿频,平素易感冒,神疲乏力,食欲不振,大便溏薄为辨证要点。

治法:补肺健脾,固涩膀胱。

方药:补中益气汤合缩泉丸加减。

睡眠深,不易唤醒者,可加炙麻黄、石菖蒲,宣肺醒神;兼有里热者,加焦山栀,清其心火;纳呆者,加山楂、神曲,开胃消食。

3. 心肾失交证

证候:梦中遗尿,寐不安宁,烦躁叫扰;白天多动少静,难以自制;或五心烦热,形体较瘦;舌质红,苔薄少津,脉沉细而数。

辨证:以梦中遗尿,寐不安宁,烦躁叫扰,五心烦热,舌红少津为辨证要点。

治法:清心滋肾,安神固脬。

方药:导赤散合交泰丸加减。

若阴阳失调而遗尿者,可用桂枝加龙骨牡蛎汤,调和阴阳,潜阳摄阴。

4. 肝经湿热证

证候:睡中遗尿,次数较少,尿量不多,色黄腥臊,面红唇赤,平时性情急躁,或夜间梦语龂齿,睡眠不宁,舌红,苔黄,脉滑数有力。

辨证:本证以遗尿次数较少,尿量不多,色黄腥臊,平时性情急躁,舌红,苔黄,脉滑数有力为辨证要点。

治法:清热利湿,泻肝止遗。

方药:龙胆泻肝汤。

若久病不愈,身体消瘦,虽有湿火内蕴,但已耗伤肾阴,舌质红者,可用知柏地黄丸治之,以滋阴降火。

遗尿的疗程一般较长,多在1~3个月,因此注重守方。对习惯性遗尿,除尿床外,无其他明显症状者,主要是教育其改变不良的习惯,亦可配合针灸治疗。

四、中成药

1. 五子衍宗丸　每次6g,每日2次。用于肾气不足证。
2. 缩泉丸　每次6g,每日2次。用于肺脾气虚证。
3. 桑螵蛸散　每次3～6g,每日2次。用于心肾失交证。
4. 龙胆泻肝丸　每次3～6g,每日2次。用于肝经湿热证。

五、针灸治疗

1. 体针　关元、中极、肾俞、膀胱俞、三焦俞、委中、三阴交、阳陵泉等。上述穴位交替使用。睡眠较深者,加神门、心俞;面色不华,自汗者,加肺俞、尺泽。每日1次,每次选1～2穴,7～10日为1个疗程。

2. 耳针　取肾、膀胱、皮质下、神门、内分泌、交感、肾上腺。每日1次,每次选2～3穴,中刺激,7日为1个疗程。

六、其他疗法

1. 外治疗法

贴敷疗法:五倍子研末,温开水调敷于脐部,外用纱布覆盖,胶布固定,每晚1次,连用3～5次。

2. 激光疗法　取穴关元、气海、百会、足三里、三阴交。以1.5～2.0 mW的氦氖激光照射。每穴照1～2分钟,每日或隔日1次,6～10次为1个疗程。用于肾气不足与脾肺气虚证之遗尿。

【预防与调护】

(1) 临睡前少饮水,少吃流质类食物。
(2) 安排合理的生活制度,培养孩子按时排尿及睡前排净小便的习惯。
(3) 消除患儿紧张心情,不可打骂责怪孩子,对患儿要采取安慰和鼓励的方法。
(4) 严重遗尿患儿,需在医生指导下进行药物治疗。

第七节　夜　啼

夜啼是指婴幼儿白天能安静入睡,入夜则啼哭不安,时哭时止,或每夜定时啼哭,甚则通宵达旦的一种病证。多见于新生儿及半岁以内的婴儿。预后一般良好。若长时间啼哭不止,睡眠不足,会影响小儿健康。

本节所讨论的内容主要是指婴儿夜间不明原因的反复啼哭。

【病因病机】

本病的病因主要责之脾寒、心热、惊恐。

1. **脾虚中寒** 脾寒腹痛是导致夜啼的常见病因。孕母素体虚寒或恣食生冷可致胎儿胎禀不足，脾寒内生，或胎儿护理不当，腹部中寒，或用冷乳哺食，以致中阳不振，寒邪内侵，凝滞气机，不通则痛，因痛而啼哭。白天阳气相对充足，夜间由阴所主，脾为至阴，阴盛则脾寒愈甚，寒滞气机，入夜腹中作痛而啼哭不止。

2. **心经积热** 孕母平素脾气急躁，或恣食香燥炙烤之物，或过服温热药食，均可热遗于胎儿；抑或胎儿出生后将养过温，受火热之气熏灼。此皆可令婴幼儿体内积热，心火上炎，心神不安而啼哭不止。由于心火炎上，阴不制阳，故夜间啼哭不宁；彻夜啼哭之后，阳气耗损，则白天精神不振，故白天安睡。

3. **惊恐伤神** 心主血脉而藏神。惊则伤神，恐则伤志，可致使心神不宁，神志不安。小儿神气怯弱，若见异常之物，或骤闻特异声响，常致惊恐，以致心神不宁，寐中惊惕而啼哭不止。

总之，寒则痛而啼，热则烦而啼，惊则神不安而啼，是以寒、热、惊为本病主要的病因病机。

【辨证论治】

一、辨证要点

哭声响亮而长为实，哭声低弱而短为虚；哭声绵长，时缓时急，为寒；哭声清扬，延续不休，为热；哭声惊怖，骤然发作，为惊。哭声微弱，时哭时止，四肢不温，便溏溲清，面色白者，属虚寒；哭声响亮，啼哭不止，身腹温暖，便秘溲赤者，属实热；惊惕不安，面色青灰，紧偎母怀，大便色青，面色时白时青者，属惊啼。

二、治疗原则

治疗原则是调整脏腑，通畅气机，佐以安神。

三、证治分类

1. 脾虚中寒证

证候：入夜啼哭，哭声低弱，时哭时止，睡喜蜷曲，腹喜摩按，四肢欠温，胃纳欠佳，大便溏薄，面色青白，唇色淡红，舌苔薄白，指纹多淡红。

辨证：本证多见于初生儿或小婴儿之脾胃虚寒者，以夜啼伴睡喜蜷曲，腹喜摩按，大便溏薄，面色青白为辨证要点。

治法：温脾散寒，行气止啼。

方药：乌药散合匀气散加减。

大便溏薄者，加党参、白术、茯苓，健脾益气；时有惊惕者，加蝉蜕、钩藤，祛风镇惊；胎禀怯弱，哭声微弱，形体羸瘦者，可酌用附子理中汤治之，以温壮元阳。

2. 心经积热证

证候：入夜啼哭，哭声响亮，见灯尤甚；面赤唇红，身腹俱暖，烦躁不宁，大便秘结，小便浑浊，舌尖红，苔薄黄，指纹紫滞。

辨证：本证多见于心火较旺的婴幼儿，以哭声响亮，延声不休，面赤唇红，舌尖红，苔薄黄为辨证要点。

治法：清心泄热，导赤安神。

方药：导赤散加减。

大便秘结而烦躁不安者，加生大黄以泻火除烦；腹部胀满而乳食不化者，加麦芽、莱菔子、焦山楂以消食导滞；热盛烦闹者，加黄连、栀子以泻火除烦。

3. 惊恐伤神证

证候：夜间突然啼哭，哭声尖锐，神情不安，时作惊惕，紧偎母怀，面色乍青乍白，或哭声时高时低，时急时缓，舌苔正常，脉数，指纹青紫。

辨证：本证多见于有暴受惊恐病史的婴幼儿，以睡中突然啼哭，哭声尖锐不已，神情不安，时作惊惕，脉来急数为辨证要点。

治法：定惊安神，补气养心。

方药：远志丸加减。

睡中时时惊惕者，加钩藤、菊花以息风镇惊；喉有痰鸣者，加僵蚕、矾郁金化痰安神，也可用琥珀抱龙丸以安神化痰。

四、中成药

1. 珠珀猴枣散　3个月以内婴儿，每瓶分3次服；3个月～1岁，每瓶分2次服；1～4岁，每次服1瓶；5岁以上者，每次服1.5～2瓶；每日服2～3次。功能镇惊安神，消食导滞，清热化痰，可治疗惊恐伤神之夜啼。

2. 金黄抱龙丸　每次1丸，每日2次，薄荷汤或温开水送服。用于惊恐伤神证之夜啼。

五、针灸治疗

1. 艾灸　将艾条燃着后在神阙穴周围温灸，以皮肤潮红为度。注意不可触到皮肤。每日1次，连灸7日。用于脾虚中寒证。

2. 针刺　取穴中冲，不留针，浅刺出血。用于心经积热证。

六、其他疗法

1. 药物外治

（1）艾叶、干姜粉适量，炒热，用纱布包裹，熨小腹部，从上至下，反复多次。用于夜啼脾虚中寒证。

（2）丁香、肉桂、吴茱萸等量，研细末，置于普通膏药上，贴于脐部。用于夜啼脾虚中寒证。新生儿及小婴儿采用膏药可能会损伤皮肤，亦可改为醋调或水调敷脐部。

2. 推拿疗法

（1）分阴阳，运八卦，平肝木，揉百会、安眠（翳风与风池连线之中点）。脾寒者补脾土，揉足三里、关元；心热者泻小肠，揉小天心、内关、神门；惊恐者清肺金，揉印堂、太冲、内关。

(2) 按摩百会、四神聪、脑门、风池(双),由轻到重,交替进行。患儿惊哭停止后,继续按摩2~3分钟。用于惊恐伤神证。

【预防与调护】

(1) 要注意防寒保暖,但勿过暖。孕妇及乳母不可过食寒凉或辛辣热性食物,勿受惊吓。

(2) 注意保持周围环境安静祥和,检查衣服被褥有无异物刺伤皮肤。不要将婴儿抱在怀中睡眠,不要通宵开启灯具,养成良好的睡眠习惯。

(3) 婴儿啼哭不止,要注意寻找原因。若能除外饥饿、过饱、闷热、寒冷、虫咬、尿布浸渍、衣被刺激等原因,则需要进一步作系统检查,以明确诊断。

第八节 夏 季 热

夏季热又称暑热症,是特指婴幼儿在暑天出现长时间的发热伴有口渴多饮、多尿、少汗或汗闭特征的季节性疾病。中医古籍中没有"夏季热"病名,但有"疰夏"的记载,症状特点与本病类似。

本病多见于6个月至3岁的婴幼儿,5岁以上者少见。多见于南方,发病多在6月、7月、8月,与气温过高、气候炎热有密切联系,秋凉后又可自行消退。本病预后大多良好。随着生活和居住条件的改善,本病发病率明显下降,且不典型病例增加。

【病因病机】

夏季热的病因主要责之小儿体质羸弱,病机主要是暑气伤及正气,内侵肺胃。病位主要在肺、胃、心、肾。

1. **暑热耗伤气阴** 先天禀赋薄弱如未成熟儿、早产儿,或因后天调护失宜,脾胃虚弱者,复因病后体虚,如泄泻、麻疹等气阴两虚者。患儿体质虚弱,在入夏以后,不能耐受暑气熏蒸,肌腠受灼,而发为本病。

暑性炎热,易耗气伤津。暑热内蕴,灼伤肺胃之津,则内热炽盛,故见发热,口渴多饮。肺主宣肃,通调水道,外合皮毛腠理。暑气伤于肺卫,腠理开阖失司,肌肤闭而失宣,又肺津为暑热所伤,津气两亏,水源不足,水液无以输布,故见少汗或汗闭。同时,小儿脾胃薄弱,加之暑伤脾气,中阳不振,气虚下陷,气不化水,使水液下趋膀胱而尿多。汗、尿同属阴津,因此汗闭则尿多,尿过多则津伤,津伤则饮水自救,因而形成少汗或汗闭、口渴多饮、多尿同时出现的征象。

2. **上盛下虚** 疾病日久或小儿体虚,久病及肾,肾不暖土,终至脾肾阳虚。真元受损,命门火衰,肾失封藏,膀胱固摄失职,小便清长无度;真阴不足,津亏不能上济于心,暑热熏蒸于上,则身热心烦。心胃之火并蒸于上,真阳独虚于下,形成热淫于上,阳虚于下的"上盛下虚"证。

【辨证论治】

一、辨证要点

主要辨病位。如发热，口渴多饮，多尿，而饮食如常，舌红，脉数者，多为暑伤肺胃；病程日久，平素体弱多病，或先天禀赋不足者，除暑热症的典型表现外，伴见面色苍白，下肢清冷，大便稀薄者，多为上盛下虚。

二、治疗原则

以清暑泄热，益气生津为治疗原则。在药物治疗同时可佐以食疗，并须注意避暑降温，必要时可易地避暑，有助康复。

三、证治分类

1. 暑伤肺胃证

证候：入夏后体温渐高，持续发热，具有气温越高、体温越高的特点；皮肤灼热，少汗或无汗，口渴引饮，小便频数，甚则饮一溲一，精神烦躁，口唇干燥，舌质稍红，苔薄黄，脉数。

辨证：本证多见于疾病初期或中期，以入夏后体温渐高，持续发热，具有气温越高、体温越高的特点，伴见口唇干燥，舌红，苔薄黄，脉数为辨证要点。

治法：清暑益气，养阴生津。

方药：王氏清暑益气汤加减。

烦躁明显者，加莲子芯、玄参，清心安神；神疲纳少者，加白术、麦芽，健脾和胃；舌苔白腻，加藿香、佩兰、扁豆花，清暑化湿。胃热亢盛，高热，烦渴引饮者，用白虎加人参汤；烦渴欲呕，舌红苔少，为暑气内扰，用竹叶石膏汤。

2. 上盛下虚

证候：精神委靡或虚烦不安，面色苍白，下肢清冷，小便清长，频数无度，大便稀溏，身热不退，朝盛暮衰，口渴多饮，舌质淡，舌苔薄黄，脉细数无力。

辨证：本证多见于病程较长，素体虚弱者，以除主症外伴见下肢清冷，小便清长，频数无度，大便稀溏为辨证要点。

治法：温补肾阳，清心护阴。

方药：温下清上汤加减。

心烦口渴，舌红赤者，加淡竹叶、玄参、莲子心，清心火。肾阴肾阳俱亏者，用白虎加人参汤合金匮肾气丸加减。

四、中成药

1. 生脉饮口服液　每次 5 ml，每日 3 次。用于暑伤肺胃证偏气阴耗伤者。
2. 健儿清解液　每次 5～10 ml，每日 2 次。用于暑伤肺胃证偏热重纳差者。

五、针灸治疗

取足三里、中脘、大椎、风池、合谷等穴,视病情行补泻手法。如下元不足者加用肾俞,针后加艾条灸。每穴2~3分钟,每日1次,7次为1个疗程,一般治疗1~2个疗程。

六、其他疗法

推三关,退六腑,分阴阳,推脾土,清天河水,揉内庭、解溪、足三里、阴陵泉,摩气海、关元。每日1次,7日为1个疗程。用于暑伤肺胃证。

【预防与调护】

(1) 改善居住条件,注意通风,保持凉爽。有条件者采用空调、冰块等降低病室温度,使之保持在26~29℃。

(2) 加强体质锻炼。预防各种疾病如泄泻、痄证、肺炎、麻疹等;已病者病后要注意调理,注意皮肤清洁,防止合并症。

(3) 发病期间饮食宜清淡,注意营养物质的补充;高热时可适当进行物理降温如常温水沐浴。少喝白开水,可用西瓜汁、金银花露等代茶饮,或以蚕茧、红枣、乌梅煎汤代茶饮。

附 录

一、小儿常见实验室检查正常值

（一）小儿各年龄段血液细胞平均正常值

小儿各年龄段血液细胞平均正常值见附表1。

附表1 小儿各年龄段血液细胞平均正常值

项目	第1日	第2~7日	2周	3个月	6个月	1~2岁	4~5岁	8~14岁
红细胞($\times 10^{12}$/L)	5.7~6.4	5.2~5.7	4.2	3.9	4.2	4.3	4.4	4.5
有核红细胞(/100血细胞)	3~10	3~10	0	0	0	0	0	0
网织红细胞比例	0.03	—	0.003	0.015	0.005	0.005	0.005	—
血红蛋白(g/L)	186~195	163~180	150	111	123	118	134	139
红细胞平均血红蛋白(MCH)(pg)	35	—	34	29	28	29	30	31
红细胞平均血红蛋白浓度(MCHC)(%)	32		34	33	33	32	33	34
红细胞平均直径(μm)	8.0~8.6	—	7.7	7.3	—	7.1	7.2	—
红细胞平均体积(MCV)(fl)	109	—	103	81	83	85	91	92
红细胞比容(%)	53		43	34	37	37	40	41
白细胞($\times 10^9$/L)	20	15	12	—	12	12	8	8
中性粒细胞(%)	65	40	35	—	31	35	58	55~65
嗜酸与嗜碱性粒细胞(%)	3	5	4	—	3	2	2	2
淋巴细胞(%)	20	40	55	—	60	56	34	30
单核细胞(%)	7	12	6		6	6	6	6
未成熟白细胞(%)	10	3	0		0	0	0	0

（二）小儿尿液检查正常值

小儿尿液检查正常值见附表2。

附表2　小儿尿液检查正常值

检 查 项 目	国 际 单 位	旧 单 位
蛋白		
定性	阴性	阴性
定量	<40 mg/24 h	<40 mg/24 h
糖		
定性	阴性	阴性
定量	<2.8 mmol/24 h	<0.5 g/24 h
比重	1.010~1.030	1.010~1.030
渗透压	婴儿50~700 mmol/L	婴儿50~700 mmol/L
	儿童300~1 400 mmol/L	儿童300~1 400 mmol/L
氢离子浓度	0.01~32 μmol/L(平均1.0 μmol/L)	4.5~8.0pH(平均6.0)
沉渣		
红细胞	<3 个/高倍视野	<3 个/高倍视野
白细胞	<5 个/高倍视野	<5 个/高倍视野
管型	无或偶见/高倍视野	无或偶见/高倍视野
Addis 计数		
红细胞	0~50 万/12 h	0~50 万/12 h
白细胞	<100 万/12 h	<100 万/12 h
管型	0~5 000/12 h	0~5 000/12 h
钠	95~310 mmol/24 h	2.2~7.1 g/24 h
钾	35~90 mmol/24 h	1.4~3.5 g/24 h
氯	80~270 mmol/24 h	2.8~9.6 g/24 h
钙	2.5~10 mmol/24 h	100~400 mg/24 h
磷	16~48 mmol/24 h	0.5~1.5 g/24 h
镁	2.5~8.3 mmol/24 h	60~200 mg/24 h
肌酸	0.08~2.06 mmol/24 h	11~270 mg/24 h
肌酐	9~18 mmol/24 h	1~2 g/24 h
尿素	250~600 mmol/24 h	15~36 g/24 h
尿胆原	<6.72 μmol/24 h	2.2~7.1 g/24 h
淀粉酶	80~300 U/h(Somogyi 法)	64 U(温氏)
17-羟类固醇	婴儿1.4~2.8 μmol/24 h	0.5~1.0 mg/24 h
	儿童2.8~15.5 μmol/24 h	1.0~5.6 mg/24 h
17-酮类固醇	<2 岁　<3.5 μmol/24 h	<1 mg/24 h
	2~12 岁　3.5~21 μmol/24 h	1~6 mg/24 h

（三）小儿脑脊液正常值

小儿脑脊液正常值见附表3。

附表3　小儿脑脊液正常值

检 查 项 目	年 龄	国 际 单 位	旧 单 位
压力	新生儿	290~780 Pa	30~80 mm H₂O
	儿童	690~1 960 Pa	70~200 mm H₂O
细胞数			
红细胞	<2 周	675×10⁶/L	675/mm³
	>2 周	0~2×10⁶/L	0~2/mm³
白细胞	婴儿	0~20×10⁶/L	0~20/mm³
	儿童	0~10×10⁶/L	0~10/mm³
白蛋白			
定性(Pandy 试验)		阴性	阴性
定量	新生儿	200~1 200 mg/L	20~120 mg/dl
	儿童	<400 mg/L	<40 mg/dl
糖	婴儿	3.9~5.0 mmol/L	70~90 mg/dl
	儿童	2.8~4.5 mmol/L	50~80 mg/dl
氯化物	婴儿	110~122 mmol/L	650~720 mg/L
	儿童	117~127 mmol/L	690~750 mg/L

(四) 小儿血液生化检查正常值

小儿血液生化检查正常值见附表4。

附表4 小儿血液生化检查正常值

测定项目	标本	正常值 国际单位	正常值 旧制单位
总蛋白	血清	60~80 g/L	6~8 g/dl
白蛋白	血清	35~55 g/L	3.5~5.5 g/dl
球蛋白	血清	20~30 g/L	2.0~3.0 g/dl
蛋白电泳	血清		
白蛋白		0.54~0.61	54%~61%
α_1球蛋白		0.04~0.06	4%~6%
α_2球蛋白		0.07~0.09	7%~9%
β球蛋白		0.10~0.13	10%~13%
γ球蛋白		0.17~0.22	17%~22%
C反应蛋白	血清	68~8 200 μg/L	68~8 200 ng/ml
免疫球蛋白	血清		
IgA		760~3 900 mg/L	76~390 mg/dl
IgD		1~4 mg/L	0.1~0.4 mg/dl
IgE		0.1~0.9 mg/L	0.01~0.09 mg/dl
IgG		6~16 g/L	600~1 600 mg/dl
IgM		400~3 450 mg/L	40~345 mg/dl
补体C3	血清	600~1 900 mg/L	60~190 mg/dl
铜蓝蛋白	血清	1.53~3.34 μmol/L	30~65 mg/dl
肌红蛋白	血清	6~80 μg/L	6~80 ng/ml
巨球蛋白(放射免疫法)	全血	1.5~3.55 g/L	150~350 mg/dl
钾	血清	4.1~5.6 mmol/L	4.1~5.6 mEq/L
钠	血清	136~146 mmol/L	136~146 mEq/L
氯	血清	100~106 mmol/L	357~379 mEq/L
磷	血清	0.87~1.45 mmol/L	2.7~4.5 mg/dl
钙	血清	2.1~2.55 mmol/L	8.4~10.2 mg/dl
镁	血清	0.8~1.2 mmol/L	1.6~2.4 mEq/L
锌	血清	7.65~22.95 μmol/L	50~150 μg/dl
铜	血清	10.9~21.98 μmol/L	70~140 μg/dl
铅	血清	<1.45 μmol/L	<30 μg/dl
氨	全血	5.9~35.2 mmol/L	10~60 μg/dl
铁	血清	男 8.95~28.64 μmol/L	50~160 μg/dl
		女 7.16~26.85 μmol/L	40~150 μg/dl
总铁结合力	血清	44.75~71.60 μmol/L	250~400 μg/dl
转铁蛋白	血清	2.0~4.0 g/L	200~400 mg/dl
葡萄糖(空腹)	血清	3.9~5.9 mmol/L	70~105 mg/dl
总胆红素	血清	2~19 μmol/L	0.2~1 mg/dl
直接胆红素	血清	0~6.8 μmol/L	0~0.2 mg/dl
总胆固醇	血清	3.12~5.2 mmol/L	120~200 mg/dl
三酰甘油	血清	0.39~1.10 mmol/L	35~100 mg/dl

续表

测定项目	标本	正常值	
		国际单位	旧制单位
尿素氮	血清	1.78~8.92 mmol/L	5~25 mg/dl
肌酐	血清	27~132 μmol/L	0.3~1.2 mg/dl
凝血酶时间	血清	15~20 s	15~20 s
凝血酶原时间	血清	12~14 s	12~14 s
抗链球菌溶血素"O"	血清	<500 U	<500 U
α_1-抗胰蛋白酶	血清	0.78~2.00 g/L	78~200 mg/dl
乳酸脱氢酶	血清	50~240 IU/L	50~240 IU/L
肌酸激酶	血清	25~200 IU/L	25~200 IU/L
肌酸激酶同工酶	血清	0~25 IU/L	0~25 IU/L
碱性磷酸酶(金氏)	血清	20~220 IU/L	20~220 IU/L
谷丙转氨酶(赖氏)	血清	<30 U/L	<30 U/L
谷草转氨酶(赖氏)	血清	<40 U/L	<40 U/L
脂肪酶	血清	18~128 U/L	18~128 U/L
淀粉酶	血清	35~127 U/L	35~127 U/L

二、小儿推拿疗法

小儿推拿是以中医理论为指导，应用各种手法作用于小儿机体，以调整脏腑气血功能，达到防治疾病之目的的一门学科。小儿推拿疗法用于治疗儿科的一些疾病有良好的疗效。鉴于儿科自身的特点，小儿推拿手法应轻快柔和，手法动作和操作方法以及采用的穴位与成人也有不同之处。

(一) 近代小儿推拿流派

近代小儿推拿流派见附表5。

附表5　近代小儿推拿流派

流派名称	代表人	代表著作	流派特点
推拿三字经派	李德修	《李德修小儿推拿技法》	以取穴少(常用穴位仅30余个)、手法简单(常用手法仅6种)、善用独穴(在一定条件下,只取1个穴位,多推久推以得效为度)而著称
孙重三推拿派	孙重三	《小儿推拿疗法简编》、《通俗推拿手册》	重视天人合一的整体观念,诊病强调闻诊和望诊,治病手穴、体穴并用。手法轻巧、柔和、渗透,有"林氏十三大手法"得以传世
张汉臣推拿派	张汉臣	《实用小儿推拿》	临证重视望诊,取穴以顾护正气为先,每从补肾着手,随症加减。手法应用及取穴也相对简捷。重视推拿机理的研究
小儿捏脊派	冯泉福	《小儿捏脊》	又名"捏积",擅用捏脊手法治疗积聚一类疾病而得名。认为捏脊疗法可通治小儿诸病,常用手法称为"捏脊八法",在北京地区影响颇大,有"捏积冯"的美称
海派儿科推拿	金义成	《小儿推拿》、《小儿推拿图解》、《海派儿科推拿图谱》	对古今推拿医家经验兼收并蓄,着重创新。提出"穴部"观点,认为"穴部"主要适用于6岁以下的小儿。临证首重病证异常反应点的寻找,以痛为腧,通过痛点以祛病。手法除沿袭传统八法外,还融入了上海地区的一指禅推拿、内功推拿等特色手法,并称为"推拿十六法"
刘开运推拿派	刘开运	《中华医学百科全书·小儿推拿学》	擅用五行学说的生克制化理论指导临床,提出补母、泻子、抑强、扶弱等治法,习用推五经治病。临证常用复合手法施穴,对很多疾病有独到见解和疗效

(二) 常用手法

1. 推法　用拇指面(正、侧两面均可)或食、中指面,在选定的穴位上作直线推动,称直推法(见附图-1);用双手拇指面从同一穴位起向两端分开推,称分推法(见附图-2)。

2. 揉法　用指端(食、中、拇指均可)或掌根,在选定的穴位上贴住皮肤,带动皮肉筋脉做旋转回环活动,称揉法(见附图-3)。治疗部位小的用指端揉,部位大的用掌根揉。

3. 捏脊法　用双手的中指、无名指和小指握成半拳状,食指半屈,拇指伸直对准食指前半段(附图-4),然后顶住患儿皮肤,拇、食指前移,提拿皮肉(附图-5)。自尾椎两旁双手交替向前,至大椎两旁,为捏脊一遍。此法多用于小儿疳积,故又称"捏积"。

4. 推脊法　用食、中指(并拢)面自患儿大椎起循脊柱向下直推至腰椎处,称推脊法(见附图6)。此法适用于高热。

5. 按法　用手指或手掌面着力于体表一定部位或穴位上,逐渐用力下压,称为按法。在临床上有指按法和掌按法之分。

6. 摩法　用手掌面或手指指面贴附于治疗部位,以腕关节连同前臂作轻缓而有节律的盘旋摩擦。用手掌操作者称摩擦法,用手指操作者称指摩法。

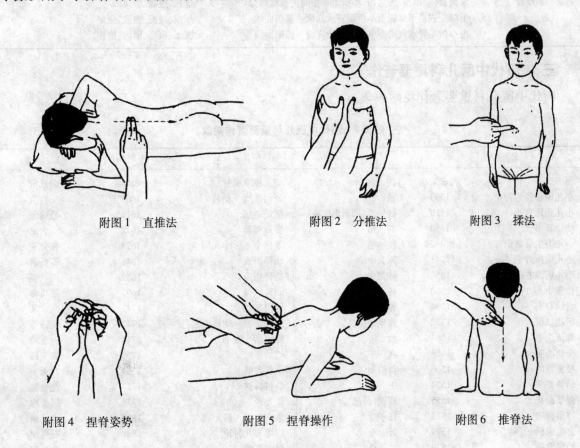

附图1　直推法　　　附图2　分推法　　　附图3　揉法

附图4　捏脊姿势　　附图5　捏脊操作　　附图6　推脊法

(三) 小儿推拿的常用穴位

小儿推拿的常用穴位见附表6。

附表6 小儿推拿的常用穴位

穴位名	位置	主治
脾土穴	拇指螺纹面	腹泻、呕吐
大肠穴	自食指端桡侧边缘至虎口成一直线	食积、腹泻
板门穴	大鱼际隆起处	胸闷、呕吐、食积腹满、食欲不振
三关穴	前臂桡侧边缘,自腕横纹直上至肘横纹成一直线	外感怕冷无汗,营养不良
五经穴	五手指螺纹面	气血不和、腹胀、抽搐
六腑穴	前臂尺侧边缘,自腕横纹直上至肘横纹成一直线	发热、多汗,虚证忌用
天河水	前臂掌侧正中,自腕横纹中点至肘横纹中点成一直线	身热烦躁、外感发热
七节穴	第4腰椎至尾骶骨成一直线	腹泻、痢疾、食积腹胀、肠热便秘
龟尾穴	尾椎骨处	腹泻、脱肛、便闭
丹田穴	脐下2寸	少腹痛、遗尿、脱肛、小便赤少
肚角	脐下2寸旁开2寸两大筋	腹痛、腹泻、腹胀、痢疾、便秘
脊柱	大椎至长强成一直线	发热、惊风、夜啼、疳积、腹泻
攒竹(天门)	两眉中间至前发际成一直线	外感发热、头痛
坎宫	自眉心起至眉梢成一横线	外感发热、头痛
眉心(印堂)	两眉内侧端连线中点	感冒、头痛
山根	两目内眦之中,鼻梁上低洼处	慢惊风、抽搐
囟门	前发际正中上2寸,百会前骨陷中	头痛、惊风、解颅、神昏、烦躁
天柱骨	颈后发际正中至大椎成一直线	呕吐、项强、惊风、咽痛
桥弓	颈部两侧,沿胸锁乳突肌成一直线	小儿肌性斜颈
二扇门	掌背中指根本节两侧凹陷	外感无汗
四横纹	掌面食指、中指、无名指、小指第1指间关节横纹处	疳积、腹痛、惊风
运土入水	由脾土穴沿手掌缘至小指端肾水穴成一弧形曲线	尿频、尿赤、腹胀、便秘
运水入土	由小指端肾水穴沿手掌缘至脾土穴成一弧形曲线	腹胀、腹痛、泄泻、疳积

三、历代中医儿科重要著作

历代中医儿科重要著作见附表7。

附表7 历代中医儿科重要著作简表

书名	年代	作者	书名	年代	作者
颅囟经	唐末宋初	佚名	小儿推拿秘旨	1604	龚廷贤
小儿斑疹备急方论	1093	董汲	证治准绳·幼科	1607	王肯堂
小儿药证直诀	1119	钱乙(阎季忠续集)	活幼心法	1616	聂尚恒
幼幼新书	1150	刘昉	婴童类萃	1622	王大纶
小儿卫生总微论方	约1150	佚名	景岳全书·小儿则	1624	张介宾
小儿痘疹方论	1241	陈文中	幼科折衷	1641	秦昌遇
小儿病源方论	1254	陈文中	幼科指南	1661	周震
仁斋小儿方论	1260	杨士瀛	幼科铁镜	1695	夏禹铸
活幼心书	1294	曾世荣	种痘新书	1741	张琰
活幼口议	1332	曾世荣	医宗金鉴·幼科心法	1742	吴谦等
麻证全书	1364	滑寿	麻科活人全书	1748	谢玉琼
全幼心鉴	1468	寇平	幼幼集成	1750	陈飞霞
婴童百问	1506	鲁伯嗣	幼科要略	1764	叶天士
幼科类萃	1534	王銮	幼科释谜	1773	沈金鳌
保婴撮要	1555	薛铠、薛己	婴儿论	1778	周士祢
博集稀痘方论	1577	郭子章	温病条辨·解儿难	1811	吴瑭
育婴家秘	1579	万全	医原·儿科论	1861	石寿棠
幼科发挥	1579	万全	保赤汇编	1879	金玉相
痘疹传心录	1594	朱惠民	保赤新书	1936	恽铁樵
小儿按摩经	1604	四明陈氏	新纂儿科诊断学	1936	何廉臣

四、计划免疫实施程序

计划免疫实施程序见附表8。

附表8　计划免疫实施程序表

预防疾病	免疫原	接种方法及每次剂量	初种和复种时间	反应及处理	注意事项
结核病	卡介苗（减毒活结核菌混悬液）	皮内注射 0.1 ml	生后到2个月内	接种后4～6周局部有小溃疡，保护创口不受感染。腋下或锁骨上淋巴结肿大或化脓时的处理：肿大用热敷；化脓用干针筒抽出脓液；溃破涂5%异烟肼软膏或20% PAS软膏	
脊髓灰质炎	脊髓灰质炎减毒活疫苗	口服1丸三型混合糖丸疫苗	2个月以上：第一次2个月，第二次3个月，第三次4个月。4岁（复种）	一般无特殊反应，有时可有低热或轻泻	冷开水送服或含服，服后1小时内禁用热开水
麻疹	麻疹减毒活疫苗	皮下注射 0.2 ml	8个月以上易感儿。7岁（复种）	部分小儿接种后9～12天，有发热及卡他症状，一般持续2～3天，也有个别小儿出现散在皮疹或麻疹黏膜斑	接种前1个月及接种后2周避免用胎盘球蛋白、丙种球蛋白制剂
百日咳、白喉、破伤风	百日咳菌液、白喉类毒素、破伤风类毒素混合制剂	皮下注射 0.2～0.5 ml	3个月以上：第一次3个月，第二次4个月，第三次5个月。1.5～2岁，7岁用白破二联类毒素（复种）	一般无反应，个别轻度发热，或局部轻红肿、疼痛、发痒。处理：多饮开水，很快消退。有硬块时可逐渐吸收	掌握间隔期，避免无效注射
乙型肝炎	乙肝疫苗	肌内注射 5 μg	第一次出生时，第二次1个月，第三次6个月	一般无反应，个别局部红肿、疼痛，很快消退	

五、常用方剂索引

一画

一贯煎(《柳州医话》)　沙参　麦冬　当归　生地黄　枸杞子　川楝子

二画

二至丸(《医方集解》)　女贞子　旱莲草

二陈汤(《太平惠民和剂局方》)　半夏　陈皮　茯苓　炙甘草　乌梅　生姜

十全大补汤(《太平惠民和剂局方》)　地黄　白芍　当归　川芎　人参　白术　茯苓　炙甘草　黄芪　肉桂　生姜　大枣

七味白术散(《小儿药证直诀》)　藿香　木香　葛根　人参　白术　茯苓　甘草

八正散(《太平惠民和剂局方》)　木通　萹蓄　车前子　瞿麦　滑石　炙甘草　大黄　山栀　灯芯

八珍汤(《正体类要》)　当归　川芎　白芍　熟地黄　人参　白术　茯苓　甘草　生姜　大枣

人参五味子汤(《幼幼集成》)　人参　白术　白云苓　北五味　杭麦冬　炙甘草

人参乌梅汤(《温病条辨》)　人参　乌梅　木瓜　山药　莲子肉　炙甘草

人参养荣汤(《太平惠民和剂局方》)　人参　黄芪　白术　当归　白芍　茯苓　炙甘草　熟地黄　陈皮　桂心　远志　五味子　生姜　大枣

三画

三子养亲汤(《韩氏医通》)　苏子　莱菔子　白芥子

三仁汤(《温病条辨》)　杏仁　薏苡仁　白蔻仁　滑石　通草　竹叶　厚朴　半夏

三拗汤(《太平惠民和剂局方》)　麻黄　杏仁　甘草

下虫丸(《直指小儿方》)　苦楝根皮　贯众　桃仁　芜荑　槟榔　鹤虱　轻粉　干虾蟆　使君子

大补阴丸(《丹溪心法》)　熟地黄　龟板　知母　黄柏

大青龙汤(《伤寒论》)　麻黄　桂枝　杏仁　炙甘草　石膏　生姜　大枣

大定风珠(《温病条辨》)　白芍　阿胶　龟板　地黄　麻仁　五味子　牡蛎　麦冬　炙甘草　鳖甲　鸡子黄

大承气汤(《伤寒论》)　大黄　厚朴　枳实　芒硝

大秦艽汤(《素问病机气宜保命集》)　秦艽　川芎　独活　当归　白芍　石膏　甘草　羌活　防风　白芷　黄芩　白术　茯苓　生地黄　熟地黄　细辛

大柴胡汤(《伤寒论》)　柴胡　黄芩　半夏　枳实　白芍　大黄　生姜　大枣

小青龙汤(《伤寒论》)　麻黄　桂枝　芍药　细辛　半夏　干姜　五味子　甘草

小建中汤(《伤寒论》)　桂枝　白芍药　炙甘草　生姜　大枣　饴糖

小承气汤(《伤寒论》)　大黄　厚朴　枳实

小柴胡汤(《伤寒论》)　柴胡　黄芩　半夏　人参　甘草　生姜　大枣

小蓟饮子(《玉机微义》)　生地黄　小蓟　滑石　木通　蒲黄　藕节　淡竹叶　当归　山栀子　炙甘草

千金龙胆汤(《备急千金要方》)　龙胆草　钩藤皮　柴胡　黄芩　桔梗　芍药　茯神　甘草　蜣螂虫　大黄

己椒苈黄丸(《金匮要略》)　防己　椒目　葶苈子　大黄

四画

无比山药丸(《太平惠民和剂局方》)　山药　肉苁蓉　干地黄　山茱萸　茯神　菟丝子　五味子　泽泻　赤石脂　巴戟天　杜仲　牛膝

五皮饮(《三因极一病证方论》)　桑白皮　生姜皮　陈皮　大腹皮　茯苓皮

五苓散(《伤寒论》)　白术　桂枝　猪苓　泽泻　茯苓

五虎汤(《医宗金鉴》)　麻黄　杏仁　石膏　甘草　细茶　生姜

五味消毒饮(《医宗金鉴》)　银花　野菊花　蒲公英　紫花地丁　紫背天葵子

不换金正气散(《奇效良方》)　苍术　橘皮　半夏曲　厚朴　藿香　炙甘草

止痉散(验方)　全蝎　蜈蚣　天麻　僵蚕

止嗽散(《医学心语》)　荆芥　桔梗　紫菀　百部　白前　陈皮　甘草

少腹逐瘀汤(《医林改错》)　小茴香　炒干姜　延胡索　没药　当归　川芎　肉桂　赤芍　蒲黄　五灵脂

牛黄夺命散(《幼幼集成》)　白牵牛　黑牵牛　大黄　槟榔

牛黄清心丸(《痘疹世医心法》)　牛黄　黄芩　黄连　栀子　郁金　朱砂

化斑解毒汤(《外科正宗》)　石膏　玄参　知母　连翘　牛蒡子　黄连　升麻　人中黄　淡竹叶　甘草

丹栀逍遥散(《太平惠民和剂局方》)　当归　白芍　白术　柴胡　茯苓　甘草　煨姜　薄荷　牡丹皮　山栀

匀气散(《医宗金鉴》)　陈皮　桔梗　炮姜　砂仁　木香　炙甘草　红枣

乌头汤(《金匮要略》)　麻黄　芍药　黄芪　甘草　川乌

乌药散(《小儿药证直诀》)　乌药　白芍　香附　高良姜

乌梅丸(《伤寒论》)　乌梅　细辛　干姜　黄连　当归　附子　黄柏　桂枝　人参　川椒

六一散(《伤寒标本心法类萃》)　滑石　生甘草

六君子汤(《医方考》)　人参　白术　茯苓　甘草　陈皮　半夏

六味地黄丸(《小儿药证直诀》)　熟地黄　山萸肉　山药　茯苓　牡丹皮　泽泻

六神丸(验方)　麝香　牛黄　冰片　珍珠　蟾酥　雄黄　百草霜

双合汤(《杂病源流犀烛》)　桃仁　红花　当归　川芎　熟地黄　白芍　陈皮　半夏　白芥子　茯苓　竹沥　甘草　姜汁

五画

玉女煎(《景岳全书》)　石膏　熟地黄　牛膝　知母　麦冬

玉枢丹(验方)　山慈姑　麝香　千金子霜　雄黄　红芽大戟　朱砂　五倍子

玉屏风散(《丹溪心法》)　黄芪　防风　白术

甘麦大枣汤(《金匮要略》)　甘草　小麦　大枣

甘露消毒丹(《温热经纬》)　滑石　茵陈　石菖蒲　黄芩　川贝母　连翘　藿香　射干　木通　白蔻仁　薄荷

石斛夜光丸(《原机启微》)　天门冬　麦门冬　人参　茯苓　熟地黄　生地黄　牛膝　杏仁　枸杞子　草决明　川芎　犀角　白蒺藜　羚羊角　枳壳　石斛　五味子　青葙子　甘草　防风　肉苁蓉　黄连　菊花　山药　菟丝子

右归丸(《景岳全书》)　熟地黄　山药　枸杞子　山萸肉　菟丝子　鹿角胶　附子　肉桂　杜仲　当归

左归丸(《景岳全书》)　熟地黄　山药　枸杞子　山萸肉　菟丝子　鹿角胶　牛膝　龟板胶

左金丸(《丹溪心法》)　黄连　吴茱萸

龙胆泻肝汤(《兰室秘藏》)　龙胆草　泽泻　木通　车前子　当归　柴胡　甘草　生地

龙骨散(《小儿药证直诀》)　砒霜　蟾酥　粉霜　龙骨　铅粉　冰片

归脾汤(《校注妇人良方》)　白术　黄芪　龙眼肉　茯苓　酸枣仁　人参　当归　木香　远志　炙甘草　生姜　大枣

四君子汤(《太平惠民和剂局方》)　人参　白术　甘草　茯苓

四妙丸(《成方便读》)　苍术　黄柏　牛膝　苡仁

四妙散(《活人方》)　黄柏　苍术　桑白皮　陈胆星

四物汤(《太平惠民和剂局方》)　当归　川芎　白芍　熟地黄

四神丸(《校注妇人良方》)　补骨脂　肉豆蔻　吴茱萸　五味子　生姜　大枣

生脉散(《内外伤辨惑论》)　麦冬　五味子　人参

失笑散(《太平惠民和剂局方》)　五灵脂　蒲黄

白头翁汤(《伤寒论》)　白头翁　黄柏　黄连　秦皮

白虎加人参汤(《伤寒论》)　人参　知母　石膏　粳米　甘草

白虎汤(《伤寒论》)　知母　石膏　粳米　甘草

瓜蒌薤白半夏汤(《金匮要略》)　瓜蒌　半夏　薤白　白酒

加味导赤散(《证治准绳》)　生地黄　木通　防风　甘草　山栀　薄荷　麦门冬　灯心　竹叶

六画

芍药甘草汤(《伤寒论》)　白芍　炙甘草

桂枝加龙骨牡蛎汤(《金贵要略》)　桂枝　芍药　生姜　甘草　大枣　龙骨　牡蛎

托里透脓汤(《医宗金鉴》)　人参　白术　穿山甲　白芷　升麻　甘草节　当归　生黄芪　皂角刺　青皮

至宝丹(《太平惠民和剂局方》)　朱砂　麝香　犀角　冰片　牛黄　琥珀　雄黄　玳瑁　安息香　金箔　银箔

当归四逆汤(《伤寒论》)　桂枝　细辛　白芍　当归　炙甘草　木通　大枣

竹叶石膏汤(《伤寒论》)　竹叶　石膏　半夏　麦门冬　人参　甘草　粳米

华盖散(《太平惠民和剂局方》)　麻黄　杏仁　甘草　桑白皮　紫苏子　赤茯苓　陈皮

血府逐瘀汤(《医林改错》)　当归　生地黄　牛膝　红花　桃仁　柴胡　枳壳　赤芍　川芎　桔梗　甘草

交泰丸(《韩氏医通》)　黄连　肉桂

冰硼散(验方)　煅硼砂　冰片

安宫牛黄丸(《温病条辨》)　牛黄　郁金　犀角　黄连　朱砂　冰片　麝香　珍珠　山栀　雄黄　黄芩　金箔

异功散(《小儿药证直诀》)　人参　白术　茯苓　陈皮　甘草

导赤散(《小儿药证直诀》)　生地黄　木通　竹叶　甘草

防己黄芪汤(《金匮要略》)　防己　黄芪　白术　甘草　生姜　大枣

七画

麦味地黄丸(《寿世保元》)　麦冬　五味子　熟地黄　山茱萸　牡丹皮　山药　茯苓　泽泻

远志丸(《三因极一病证方论》)　远志　山药　熟地黄　天门冬　龙齿　麦门冬　五味子　车前子　白茯苓　茯神　地骨皮　桂心

苏子降气汤(《太平惠民和剂局方》)　苏子　橘皮　半夏　当归　前胡　厚朴　肉桂　甘草

苏合香丸(《太平惠民和剂局方》)　朱砂　青木香　苏合香油　诃子肉　荜茇　沉香　香附　麝香　犀角　檀香　丁香　冰片　白术　安息香　熏陆香

苏葶丸(《医宗金鉴》)　苏子　葶苈子

杏苏散(《温病条辨》)　杏仁　苏叶　橘皮　半夏　桔梗　枳壳　前胡　茯苓　甘草　大枣　生姜

杞菊地黄丸(《医级》)　熟地黄　山萸肉　山药　茯苓　牡丹皮　泽泻　菊花　枸杞子

连翘败毒散(《伤寒全生集》)　防风　连翘　柴胡　川芎　桔梗　薄荷　羌活　山栀　玄参　升麻　当归　黄芩　芍药　牛蒡子　红花

沙参麦冬汤(《温病条辨》)　沙参　麦门冬　玉竹　甘草　桑叶　白扁豆　天花粉

良附丸(《良方集腋》)　高良姜　香附

补中益气汤(《脾胃论》)　黄芪　人参　白术　炙甘草　当归　陈皮　升麻　柴胡　生姜　大枣

补阳还五汤(《医林改错》)　黄芪　当归　赤芍　川芎　地龙　桃仁　红花

补肾地黄丸(《医宗金鉴》)　熟地黄　山萸肉　山药　茯苓　牡丹皮　泽泻　牛膝　鹿茸

附子泻心汤(《伤寒论》)　大黄　黄连　黄芩　附子

附子理中丸(《太平惠民和剂局方》)　附子　人参　炮姜　甘草　白术

附子理中汤(《三因极一病证方论》)　附子　人参　干姜　炙甘草　白术

鸡苏散(《伤寒直格》)　滑石　甘草　薄荷

八画

青蒿鳖甲汤(《温病条辨》)　青蒿　鳖甲　生地黄　知母　牡丹皮

苓桂术甘汤(《金匮要略》)　茯苓　桂枝　白术　甘草

虎潜丸(《丹溪心法》)　龟板　黄柏　知母　熟地黄　白芍　锁阳　陈皮　虎骨　干姜　甘草　黄芪　肉桂

固真汤(《证治准绳》) 人参 白术 茯苓 甘草 黄芪 附子 肉桂 山药

知柏地黄丸(《医宗金鉴》) 熟地黄 山萸肉 山药 茯苓 牡丹皮 泽泻 知母 黄柏

金沸草散(《类证活人书》) 旋覆花 前胡 荆芥 细辛 姜半夏 赤芍药 炙甘草 生姜 大枣

金匮肾气丸(《金匮要略》) 干地黄 山萸肉 山药 茯苓 牡丹皮 泽泻 桂枝 附子

肥儿丸(《医宗金鉴》) 人参 茯苓 白术 黄连 胡黄连 使君子 神曲 麦芽 芦荟 甘草

炙甘草汤(《伤寒论》) 甘草 生姜 人参 生地黄 桂枝 阿胶 麦冬 火麻仁 大枣

河车八味丸(《幼幼集成》) 紫河车 地黄 牡丹皮 枣皮 茯苓 泽泻 山药 麦冬 五味子 肉桂 附片 鹿茸

河车大造丸(《景岳全书》) 紫河车 熟地黄 龟板 天门冬 麦门冬 山药 牛膝 杜仲 黄柏 砂仁 茯苓

泻心导赤散(《医宗金鉴》) 木通 生地黄 黄连 生甘草 灯心草

泻黄散(《小儿药证直诀》) 藿香叶 山栀 石膏 甘草 防风

定喘汤(《摄生众妙方》) 麻黄 白果 黄芩 法半夏 款冬花 桑白皮 甘草 杏仁 苏子

定痫丸(《医学心悟》) 天麻 川贝母 胆南星 姜半夏 陈皮 茯苓 茯神 丹参 麦门冬 菖蒲 远志 全蝎 僵蚕 琥珀 辰砂 竹沥 姜汁 甘草

实脾饮(《济生方》) 白术 茯苓 大腹皮 木瓜 厚朴 木香 草果仁 附子 干姜 甘草 生姜 大枣

参附汤(《校注妇人良方》) 人参 附子 生姜 大枣

参附龙骨牡蛎汤(验方) 人参 附子 龙骨 牡蛎

参附龙牡救逆汤(验方) 人参 附子 龙骨 牡蛎 白芍 炙甘草

参苓白术散(《太平惠民和剂局方》) 人参 茯苓 白术 桔梗 山药 甘草 白扁豆 莲子肉 砂仁 薏苡仁 大枣

参蛤散(《普济方》) 人参 蛤蚧

九画

荆防败毒散(《摄生众妙方》) 荆芥 防风 羌活 独活 柴胡 川芎 枳壳 茯苓 甘草 桔梗 前胡 人参 生姜 薄荷

茵陈理中汤(《张氏医通》) 茵陈 干姜 人参 白术 甘草

茵陈蒿汤(《伤寒论》) 茵陈 栀子 大黄

枳实导滞丸(《内外伤辨惑论》) 大黄 枳实 黄芩 黄连 神曲 白术 茯苓 泽泻

厚朴温中汤(《内外伤辨惑论》) 厚朴 陈皮 甘草 茯苓 草豆蔻仁 木香 干姜

胃苓汤(《丹溪心法》) 苍术 厚朴 陈皮 甘草 生姜 大枣 桂枝 白术 泽泻 茯苓 猪苓

香苏散(《太平惠民和剂局方》) 香附 苏叶 甘草 陈皮

香砂平胃散(《医宗金鉴》) 香附 苍术 陈皮 厚朴 砂仁 山楂 藿香 木香 枳壳 炙甘草

钩藤饮(《医宗金鉴》) 人参 全蝎 羚羊角 天麻 炙甘草 钩藤

保和丸(《丹溪心法》) 山楂 六神曲 半夏 茯苓 陈皮 连翘 莱菔子

独参汤(《十药神书》) 人参 大枣

独活寄生汤(《备急千金要方》) 独活 桑寄生 秦艽 防风 细辛 当归 芍药 川芎 干地黄 杜仲 牛膝 人参 茯苓 甘草 桂心

养胃增液汤(验方) 石斛 乌梅 沙参 玉竹 白芍 甘草

养脏汤(《普济方》) 木香 白芍 诃子 人参 白术 当归 炙甘草 肉桂 罂粟壳

宣毒发表汤(《医宗金鉴》) 升麻 葛根 枳壳 防风 荆芥 薄荷 木通 连翘 牛蒡子 竹叶 生甘草 前胡 桔梗 芫荽

宣痹汤(《温病条辨》) 防己 杏仁 滑石 薏苡仁 连翘 栀子 半夏 晚蚕沙 赤小豆

十画

珠黄散(《绛囊撮要》) 犀牛黄 冰片 珍珠 煅石膏

都气丸(《张氏医通》) 熟地黄 山萸肉 山药 茯苓 牡丹皮 泽泻 五味子

真武汤(《伤寒论》) 附子 白术 茯苓 白芍 生姜

桂枝甘草龙骨牡蛎汤(《伤寒论》) 桂枝 甘草 龙骨 牡蛎

桃仁汤(《备急千金要方》) 桃仁 虻虫 当归 大黄 桂心 甘草 芒硝 水蛭

桃红四物汤(《医宗金鉴》) 桃仁 红花 地黄 当归 芍药 川芎

逐寒荡惊汤(《福幼编》) 胡椒 炮姜 肉桂 丁香 灶心土

柴胡葛根汤(《外科正宗》) 柴胡 天花粉 葛根 黄芩 桔梗 连翘 牛蒡子 石膏 甘草 升麻

柴胡疏肝散(《景岳全书》) 陈皮 柴胡 枳壳 芍药 炙甘草 香附 川芎

透疹凉解汤(验方) 桑叶 菊花 薄荷 连翘 牛蒡子 赤芍 蝉蜕 紫花地丁 黄连 藏红花

健脾丸(《医方集解》) 人参 白术 陈皮 麦芽 山楂 神曲 枳壳

射干麻黄汤(《金匮要略》) 射干 麻黄 细辛 半夏 紫菀 款冬花 五味子 生姜 大枣

凉营清气汤(《喉痧证治概要》) 犀角尖 鲜石斛 生石膏 鲜生地黄 薄荷叶 生甘草 黄连 山栀 牡丹皮 赤芍 玄参 连翘 竹叶 白茅根 芦根 金汁

凉膈散(《太平惠民和剂局方》)　大黄　朴硝　甘草　山栀　黄芩　薄荷　连翘　竹叶　白蜜

涤痰汤(《奇效良方》)　半夏　橘红　茯苓　甘草　竹茹　枳实　生姜　炙胆南星　人参　石菖蒲

益脾镇惊散(《医宗金鉴》)　人参　白术　茯苓　朱砂　钩藤　炙甘草

消乳丸(《证治准绳》)　香附　神曲　麦芽　陈皮　砂仁　炙甘草

资生健脾丸(《缪仲淳方》)　白术　薏苡仁　人参　桔梗　山楂　神曲　山药　麦芽　枳实　茯苓　黄连　白蔻仁　泽泻　枳壳　藿香　炙甘草　莲肉　扁豆

通窍活血汤(《医林改错》)　赤芍　川芎　桃仁　红花　红枣　鲜姜　麝香　老葱

桑菊饮(《温病条辨》)　桑叶　菊花　杏仁　连翘　薄荷　甘草　桔梗　芦根

桑杏汤(《温病条辨》)　桑叶　杏仁　沙参　浙贝母　栀子皮　淡豆豉　梨皮

十一画

理中丸(《伤寒论》)　人参　干姜　白术　甘草

菖蒲丸(《医宗金鉴》)　人参　石菖蒲　麦门冬　远志　川芎　当归　乳香　朱砂

菟丝子散(《医宗必读》)　菟丝子　鸡内金　肉苁蓉　牡蛎　附子　五味子

黄连解毒汤(《外台秘要》)　黄芩　黄连　黄柏　山栀

黄连温胆汤(《备急千金要方》)　半夏　陈皮　茯苓　甘草　枳实　竹茹　黄连　大枣

黄连阿胶汤(《伤寒论》)　黄连　黄芩　芍药　阿胶　鸡子黄

黄芪建中汤(《金匮要略》)　黄芪　白芍　炙甘草　桂枝　生姜　大枣　饴糖

黄芪桂枝五物汤(《金匮要略》)　黄芪　桂枝　芍药　生姜　大枣

银翘散(《温病条辨》)　银花　连翘　豆豉　牛蒡子　薄荷　荆芥穗　桔梗　生甘草　竹叶　鲜芦根

麻杏石甘汤(《伤寒论》)　麻黄　杏仁　石膏　甘草

麻黄汤(《伤寒论》)　麻黄　杏仁　甘草　桂枝

麻黄连翘赤小豆汤(《伤寒论》)　麻黄　连翘　赤小豆　杏仁　桑白皮　生姜　大枣　甘草

清金化痰汤(《医学统旨》)　黄芩　山栀　桑白皮　知母　瓜蒌仁　贝母　麦冬　桔梗　甘草　橘红　茯苓

清咽下痰汤(验方)　玄参　桔梗　甘草　牛蒡子　贝母　瓜蒌　射干　荆芥　马兜铃

清热泻脾散(《医宗金鉴》)　山栀　石膏　黄连　黄芩　生地黄　赤苓　灯心

清营汤(《温病条辨》)　犀角　生地　玄参　竹叶心　银花　连翘　黄连　丹参　麦冬

清瘟败毒饮(《疫疹一得》)　生石膏　生地黄　犀角　黄连　栀子　桔梗　黄芩　知母　赤芍　玄参　连翘　甘草　牡丹皮　鲜竹叶

清暑益气汤(《温热经纬》)　西洋参　石斛　麦冬　黄连　竹叶　荷梗　知母　甘草　粳

米　西瓜翠衣

清解透表汤（验方）　西河柳　蝉蜕　葛根　升麻　紫草根　桑叶　菊花　甘草　牛蒡子　银花　连翘

清胃解毒汤（《痘疹传心录》）　当归　黄连　生地黄　天花粉　连翘　升麻　牡丹皮　赤芍药

益脾镇惊散（《医宗金鉴》）　人参　白术　茯苓　朱砂　钩藤　炙甘草　灯心

羚角钩藤汤（《重订通俗伤寒论》）　羚角片　霜桑叶　川贝　生地黄　钩藤　菊花　茯神　白芍　甘草　竹茹

十二画

琥珀抱龙丸（《活幼心书》）　琥珀　胆南星　朱砂　檀香　茯苓　天竺黄　山药　枳实　甘草　人参　金箔

葛根黄芩黄连汤（《伤寒论》）　葛根　黄芩　黄连　甘草

紫雪丹（《太平惠民和剂局方》）　滑石　石膏　寒水石　磁石　羚羊角　青木香　犀角　沉香　丁香　升麻　玄参　甘草　朴硝　朱砂　麝香　金箔　硝石

普济消毒饮（《东垣试效方》）　黄芩　黄连　连翘　玄参　板蓝根　马勃　牛蒡子　僵蚕　升麻　柴胡　陈皮　桔梗　甘草　人参　薄荷

葶苈大枣泻肺汤（《金匮要略》）　葶苈子　大枣

犀角地黄汤（《备急千金要方》）　犀角　生地黄　牡丹皮　芍药

犀角消毒饮（《张氏医通》）　犀角　连翘　鼠粘子　荆芥　甘草　防风　忍冬

温胆汤（《备急千金要方》）　半夏　陈皮　甘草　枳实　竹茹　生姜

温下清上汤（徐小圃先生验方）　黄连　附子　磁石　龙齿　菟丝子　覆盆子　桑螵蛸　天花粉　乌药　益智仁

缓肝理脾汤（《医宗金鉴》）　桂枝　人参　茯苓　白术　白芍　陈皮　山药　扁豆　甘草　煨姜　大枣

猴枣散（《古今名方》）　羚羊角　麝香　猴枣　月石　伽楠香　川贝母　青礞石　天竺黄

十三画

新加香薷饮（《温病条辨》）　香薷　银花　鲜扁豆花　厚朴　连翘

解肌透痧汤（《丁氏医案》）　荆芥穗　蝉蜕　射干　生甘草　葛根　牛蒡子　马勃　桔梗　前胡　连翘　僵蚕　豆豉　鲜竹茹　浮萍

十四画以上

缩泉丸（《妇人良方》）　乌药　益智仁

镇惊丸（《医宗金鉴》）　茯神　麦冬　朱砂　远志　石菖蒲　枣仁　牛黄　黄连　钩藤　珍珠　胆南星　天竺黄　犀角　甘草

礞石滚痰丸(《玉机微义》)　大黄　黄芩　沉香　礞石

增液汤(《温病条辨》)　玄参　生地黄　麦冬

藿香正气散(《太平惠民和剂局方》)　藿香　紫苏　白芷　桔梗　白术　厚朴　半夏曲　大腹皮　茯苓　陈皮　甘草

蠲痹汤(《医学心悟》)　羌活　独活　秦艽　桑枝　当归　川芎　炙甘草　桂心　海风藤　乳香　木香

醒脾散(《古今医通》)　人参　白术　茯苓　木香　全蝎

薏苡仁汤(《奇效良方》)　薏苡仁　当归　芍药　麻黄　官桂　甘草　苍术

黛蛤散(验方)　青黛　海蛤壳

六、常用中成药索引

二画

儿童清肺丸　麻黄　苦杏仁　石膏　甘草　桑白皮　瓜蒌皮　黄芩　板蓝根　橘红　法半夏　紫苏子　葶苈子　浙贝母　紫苏叶　细辛　薄荷　枇杷叶　白前　前胡　石菖蒲　天花粉　青礞石

十全大补丸　党参　白术　茯苓　炙甘草　当归　川芎　白芍　熟地黄　黄芪　肉桂

三画

小儿化毒散　牛黄　珍珠　雄黄　大黄　黄连　甘草　天花粉　川贝母　赤芍　乳香(制)　没药(制)　冰片

小青龙口服液　麻黄　桂枝　白芍　干姜　细辛　甘草　半夏　五味子

小儿咳喘口服液　麻黄　苦杏仁　石膏　甘草　金银花　连翘　知母　黄芩　板蓝根　麦冬　鱼腥草

小儿羚羊散　羚羊角　天竺黄　朱砂　甘草　冰片　金银花　紫草　连翘　牛蒡子　浮萍　赤芍　西河柳　牛黄　黄连　葛根　川贝母　水牛角浓缩粉

小儿生血糖浆　熟地黄　山药　大枣　硫酸亚铁

小活络丹　川乌　草乌　地龙　天南星　乳香　没药

小儿回春丸　全蝎　朱砂　蛇含石　天竺黄　川贝母　胆南星　人工牛黄　白附子　天麻　僵蚕　雄黄　防风　羌活　麝香　冰片　甘草　钩藤

小儿金丹片　朱砂　橘红　贝母　胆南星　前胡　玄参　大青叶　木通　桔梗　荆芥穗　羌活　西河柳　地黄　枳壳　赤芍　钩藤　葛根　牛蒡子　天麻　甘草　防风　冰片　人工牛黄　羚羊角粉　薄荷脑　半夏

小儿琥珀丸　山药　甘草　枳壳　琥珀　天竺黄　木香　人参　茯苓　胆南星　朱砂

小儿香橘丸　木香　陈皮　苍术　白术　茯苓　甘草　白扁豆　山药　莲子　薏苡仁　山楂　麦芽　六神曲　厚朴　枳实　香附　砂仁　半夏　泽泻

小儿健脾丸 人参 白术 茯苓 甘草 陈皮 法半夏 白扁豆 山药 莲子 山楂 桔梗 砂仁 六神曲 麦芽 玉竹

三七片 三七

三金片 金樱根 金刚刺（菝葜） 羊开口 金沙藤 积雪草

三黄片 大黄 盐酸小檗碱 黄芩浸膏

大补阴丸 黄柏 知母 熟地黄 龟板

川贝枇杷露 川贝母 枇杷叶 百部 前胡 桔梗 桑白皮 薄荷脑

四画

云南白药 三七 麝香 草乌等

风寒感冒冲剂 麻黄 葛根 紫苏叶 防风 桂枝 白芷 陈皮 苦杏仁 桔梗 甘草 干姜

风热感冒冲剂 板蓝根 连翘 薄荷 荆芥穗 桑叶 芦根 牛蒡子 菊花 苦杏仁 桑枝 六神曲

双黄连口服液 金银花 黄芩 连翘

牛黄解毒片 牛黄 雄黄 石膏 大黄 黄芩 桔梗 冰片 甘草

牛黄醒脑注射液 牛黄 胆酸 珍珠母 栀子 水牛角 板蓝根 黄芩苷 金银花

牛黄抱龙丸 牛黄 胆南星 天竺黄 茯苓 琥珀 麝香 全蝎 僵蚕 雄黄 朱砂

气滞胃痛冲剂 柴胡 延胡索 枳壳 香附 白芍 炙甘草

五苓散 猪苓 茯苓 泽泻 肉桂 白术

五福化毒丸 水牛角浓缩粉 连翘 青黛 黄连 牛蒡子 玄参 地黄 桔梗 芒硝 赤芍 甘草

五子衍宗丸 枸杞子 菟丝子 覆盆子 五味子 车前子

六味地黄丸 熟地黄 山萸肉 干山药 泽泻 牡丹皮 白茯苓

六神丸 人工牛黄 麝香 蟾酥 珍珠粉 冰片 百草霜

丹参注射液 丹参

元胡止痛片 延胡索 白芷

化积消食口服液 山楂 陈皮 麦芽 鸡内金 莱菔子 山药 蜂蜜

五画

生脉注射液 人参 麦冬 五味子

生脉饮口服液 人参 麦冬 五味子

玉屏风口服液 黄芪 防风 白术(炒)

玉泉丸 葛根 天花粉 地黄 麦冬 五味子 甘草

龙牡壮骨颗粒 党参 黄芪 麦冬 龟甲 白术 山药 五味子 龙骨 牡蛎 茯苓 大

枣　甘草　乳酸钙　鸡内金　维生素D_2　葡萄糖酸钙

龙胆泻肝丸　龙胆　柴胡　黄芩　栀子　泽泻　木通　车前子　当归　地黄　炙甘草

归脾丸　党参　白术　炙黄芪　炙甘草　茯苓　远志　酸枣仁　龙眼肉　当归　木香　大枣

宁血糖浆　花生衣等

四妙丸　苍术　牛膝　黄柏　薏苡仁

四磨汤口服液　木香　枳壳　槟榔　乌药

六画

安宫牛黄丸　牛黄　郁金　犀角　黄芩　黄连　雄黄　栀子　朱砂　冰片　麝香　珍珠　金箔

朱砂安神丸　生地黄　黄连　当归　朱砂　甘草

至宝丹　犀角　玳瑁　琥珀　朱砂　雄黄　牛黄　龙脑　麝香　安息香　金箔　银箔

冰硼散　冰片　硼砂　朱砂　玄明粉

防风通圣丸　防风　荆芥　薄荷　麻黄　大黄　芒硝　栀子　滑石　桔梗　石膏　川芎　当归　白芍　黄芩　连翘　甘草　白术

血康口服液　肿节风浸膏（又名：九节风、九爪龙）

西瓜霜　西瓜　芒硝

如意金黄散　姜黄　大黄　黄柏　苍术　厚朴　陈皮　甘草　生天南星　白芷　天花粉

江中健胃消食片　太子参　陈皮　山药　炒麦芽　山楂

血尿胶囊　棕榈子　菝葜　薏苡仁

百令胶囊　冬虫夏草发酵菌粉

百合固金口服液　百合　熟地黄　麦冬　玄参　川贝母　当归　白芍　桔梗　甘草

七画

抗病毒口服液　板蓝根　石膏　芦根　生地黄　郁金　知母　石菖蒲　广藿香　连翘

良附丸　高良姜　香附

纯阳正气丸　藿香　半夏　青木香　陈皮　丁香　肉桂　苍术　白术　茯苓　朱砂　硝石　硼砂

附子理中丸　附子　党参　白术　干姜　甘草

苏合香丸　白术　青木香　乌犀屑　香附子　朱砂　诃黎勒　白檀香　安息香　沉香　麝香　丁香　荜茇　龙脑　苏合香油　薰陆香

八画

参附注射液　人参　附子

参苓白术颗粒　人参　茯苓　白术（炒）　山药　白扁豆　莲子　薏苡仁　砂仁　桔梗

甘草

参麦注射液 红参 麦冬

知柏地黄丸 知母 黄柏 熟地黄 山茱萸 牡丹皮 茯苓 泽泻 山药

肥儿丸 肉豆蔻 木香 六神曲 麦芽 胡黄连 槟榔 使君子仁

麦味地黄丸 麦冬 五味子 熟地黄 山茱萸 牡丹皮 山药 茯苓 泽泻

尪痹冲剂 桂枝 芍药 甘草 麻黄 生姜 白术 知母 防风 附子 淫羊藿 红花 皂刺

板蓝根颗粒 板蓝根

炉甘石洗剂 炉甘石 氧化锌 甘油 纯化水

青黛散 青黛 甘草 硼砂 冰片 薄荷 黄连 儿茶 人中白

金黄抱龙丸 天竺黄 胆南星 牛黄 朱砂 琥珀粉 雄黄

九画

复方丹参注射液 丹参 降香

复方阿胶浆 阿胶 红参 熟地黄 党参 山楂

茵栀黄注射液 茵陈提取物 栀子提取物 黄芩苷 金银花提取物

茵陈五苓丸 茵陈 泽泻 茯苓 猪苓 白术(炒) 肉桂

急支糖浆 鱼腥草 金荞麦 四季青 麻黄 前胡 枳壳 甘草

养阴清肺口服液 地黄 川贝母 麦冬 白芍

枳实导滞丸 大黄 神曲 枳实 黄芩 黄连 白术 茯苓 泽泻

济生肾气丸 熟地黄 山茱萸 牡丹皮 山药 茯苓 泽泻 肉桂 附子 牛膝 车前子

保和丸 山楂 神曲 半夏 茯苓 陈皮 连翘 莱菔子

十画

桂龙咳喘宁 桂枝 龙骨 白芍 生姜 大枣 炙甘草 牡蛎 黄连 半夏 瓜蒌皮 苦杏仁

柴胡注射液 柴胡

珠黄散 西牛黄 冰片 真珠 煅石膏

珠珀猴枣散 茯神 薄荷 钩藤 双花 防风 神曲 麦芽 竺黄 甘草 梅片 真珠 琥珀 猴枣

热毒宁注射液 青蒿 金银花 栀子

通宣理肺丸 紫苏叶 前胡 桔梗 苦杏仁 麻黄 甘草 陈皮 半夏 茯苓 枳壳 黄芩

桑螵蛸散 桑螵蛸 远志 菖蒲 龙骨 人参 茯神 当归 龟甲

健儿清解液 金银花 菊花 连翘 山楂 苦杏仁 陈皮

十一画

黄芪生脉口服液 黄芪 枸杞子 茯苓 太子参 白术 山药 桂圆 大枣 蜂蜜 蔗糖 水

清肺化痰丸 胆南星 苦杏仁 法半夏 枳壳 黄芩 川贝母 麻黄 桔梗 白苏子 瓜蒌子 陈皮 莱菔子 款冬花 茯苓 甘草

清开灵注射液 胆酸 珍珠母 猪去氧胆酸 栀子 水牛角 板蓝根 黄芩苷 金银花

清肺化痰颗粒 麻黄 石膏 苦杏仁 前胡 黄芩 紫苏子 葶苈子 竹茹

清热化滞颗粒 大黄 焦槟榔 大青叶 北寒水石 焦山楂 薄荷 化橘红 草豆蔻 广藿香 前胡 焦麦芽

清上温下汤 黄连 附子 磁石 龙齿 菟丝子 覆盆子 桑螵蛸 天花粉 乌药 益智仁 山药

银黄口服液 金银花 黄芩

蛇胆川贝液 蛇胆汁 川贝母 杏仁水 薄荷脑

十二画

紫雪丹 石膏 寒水石 磁石 滑石 犀角 羚羊角 木香 沉香 元参 升麻 甘草 丁香 朴硝 硝石 麝香 朱砂

葛根芩连微丸 葛根 黄芩 黄连 炙甘草

琥珀抱龙丸 山药 朱砂 甘草 琥珀 天竺黄 檀香 枳壳 茯苓 胆南星 枳实 红参

犀角地黄丸 生地 白芍 丹皮 侧柏炭 荷叶炭 白茅根 栀子炭 大黄炭

十三画

锡类散 象牙屑 青黛 壁钱炭 人指甲 珍珠 冰片 牛黄

蒲地蓝消炎口服液 蒲公英 地丁 板蓝根 黄芩

雷公藤多苷片 雷公藤多苷

腮腺炎片 蓼大青叶 板蓝根 连翘 蒲公英 夏枯草 牛黄

十四画以上

静灵口服液 熟地黄 山药 茯苓 牡丹皮 泽泻 远志 龙骨 女贞子

缩泉丸 乌药 山药 益智仁

醒脑静注射液 麝香 栀子 郁金

藿香正气水 藿香 苍术 陈皮 厚朴 白芷 茯苓 大腹皮 生半夏 甘草浸膏 广藿香油 紫苏叶油